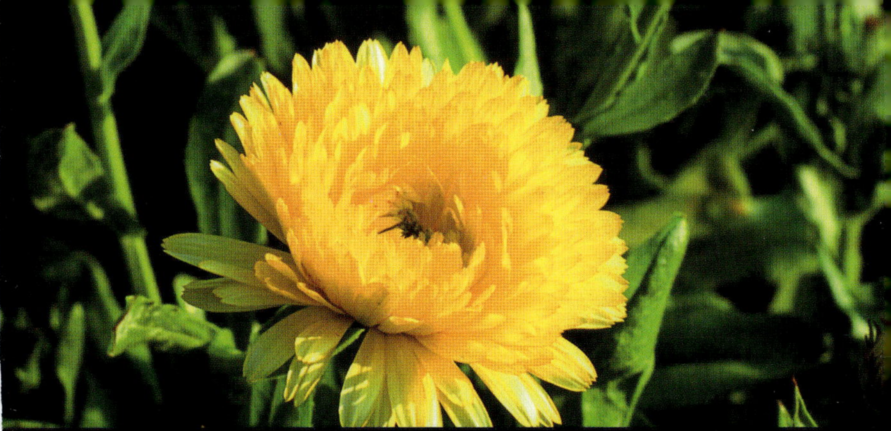

KOMPAKT & VISUELL

Heilpflanzen

ANDREW CHEVALLIER

VORWORT VON

DR. ANN WALKER

DK

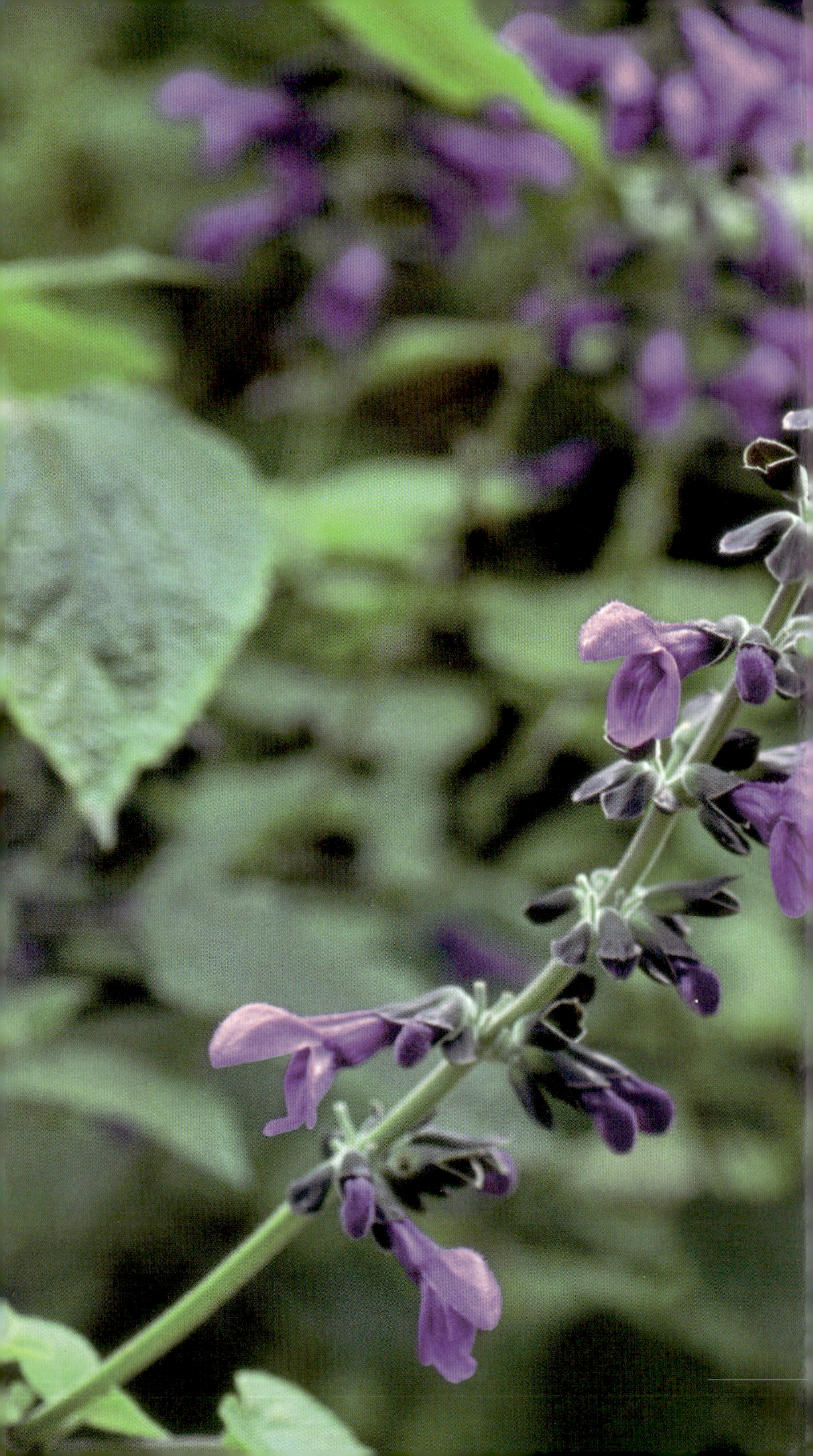

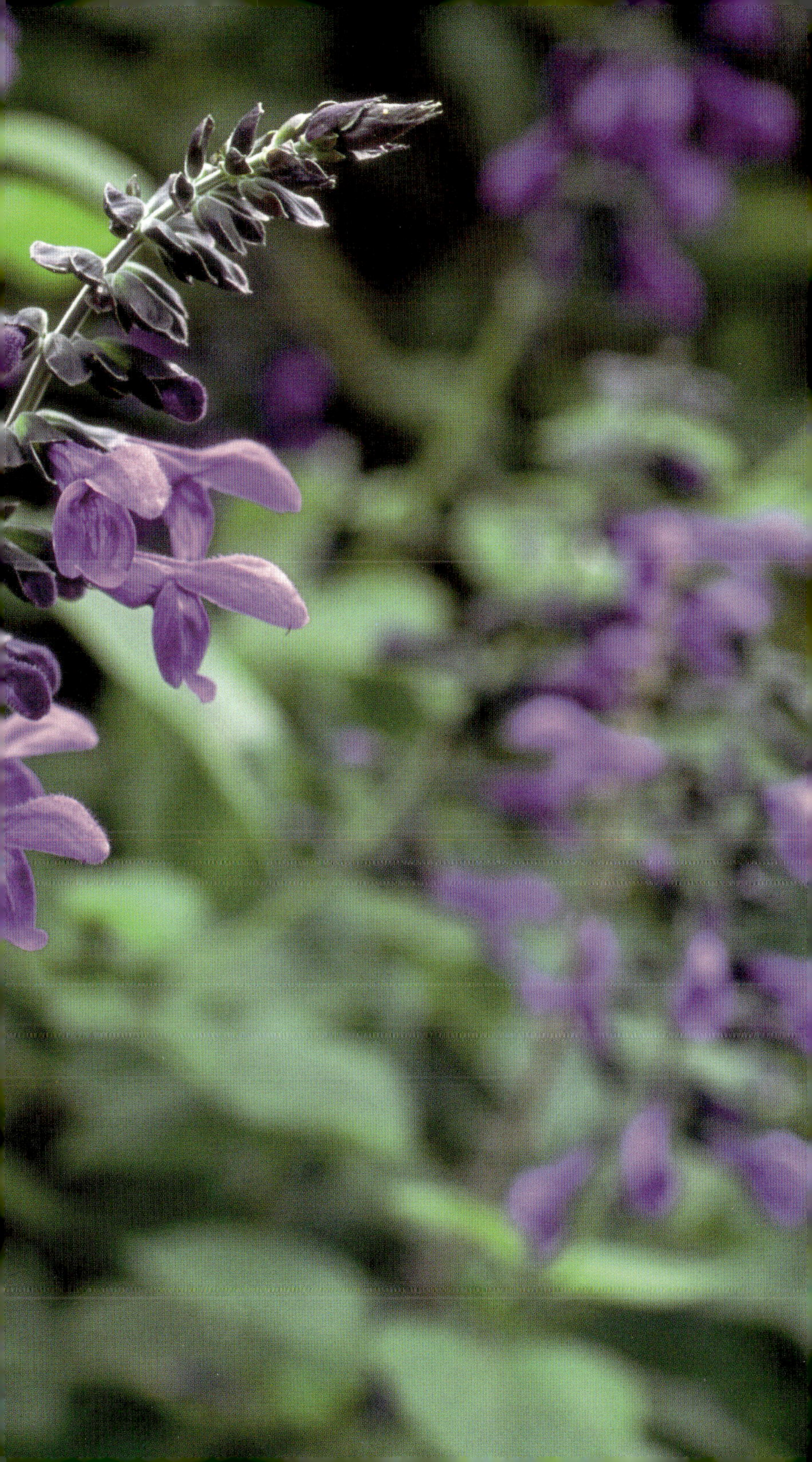

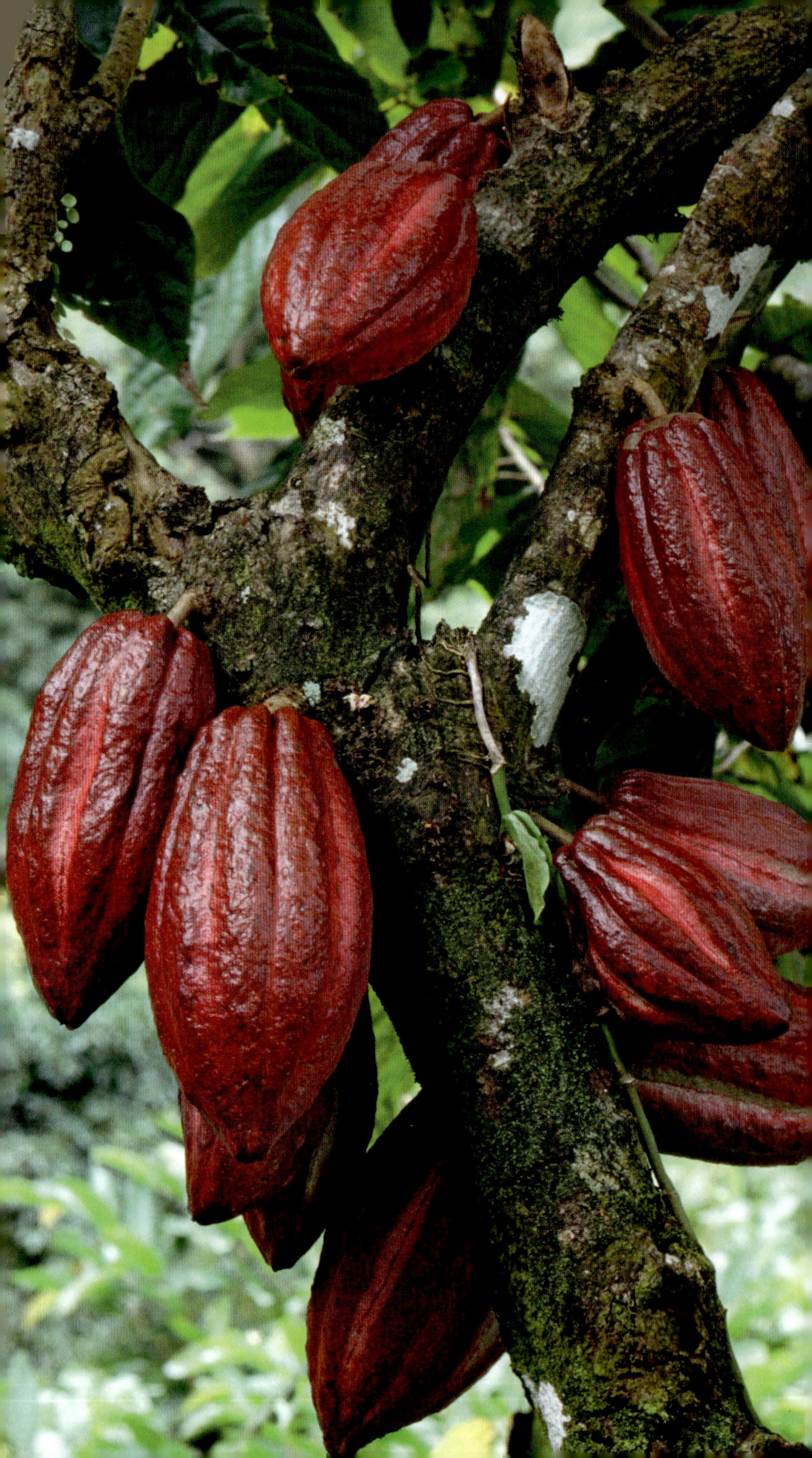

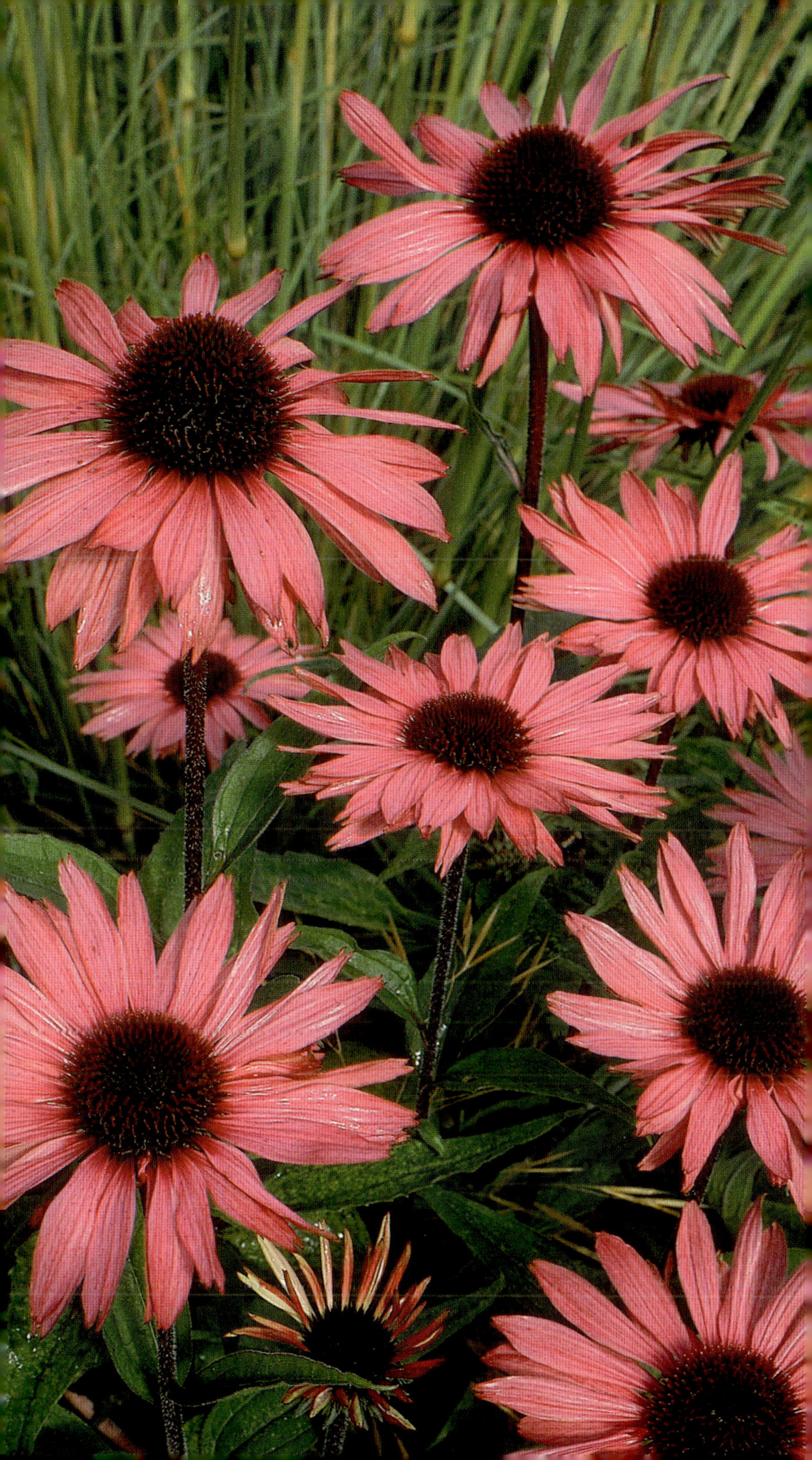

DORLING KINDERSLEY
London, New York, Melbourne, München und Delhi

Gestaltung Arunesh Talapatra, Tannishtha Chakraborty
Redaktion Dipali Singh, Aditi Ray, Pankhoori Sinha
Lektorat Jennifer Latham
Bildredaktion Anne Fisher
Chefbildlektorat Marianne Markham
Cheflektorat Penny Warren
Bildrecherche Myriam Megharbi, Romaine Werblow, Claire Bowers, Lucy Claxton
DTP-Design Sunil Sharma, Harish Aggarwal, Govind Mittal, Pushpak Tyagi
Herstellung Rebecca Short

Für die deutsche Ausgabe:
Programmleitung Monika Schlitzer
Projektbetreuung Silke Körber
Herstellungsleitung Dorothee Whittaker
Herstellung und Covergestaltung Mareike Hutsky

Bibliografische Information Der Deutschen Bibliothek
Die Deutsche Bibliothek verzeichnet diese Publikation in der Deutschen Nationalbibliografie; detaillierte bibliografische Daten sind im Internet über http://dnb.ddb.de abrufbar.

Titel der englischen Originalausgabe:
Herbal Remedies

Übersetzung Dr. Hans W. Kothe
Redaktion Dr. Doortje Cramer-Scharnagl, Edewecht

ISBN 978-3-8310-1161-2

Colour reproduction by
Media Development and Printing, UK
Printed and bound in China by Leo Paper Products

Besuchen Sie uns im Internet
www.dorlingkindersley.de

Wichtiger Hinweis Bei ernsten oder länger anhaltenden Erkrankungen stellen Sie keine Selbstdiagnose und führen Sie keine Selbstbehandlung durch, ohne vorher einen qualifizierten Heilpraktiker oder Arzt aufgesucht zu haben. Lesen Sie vor jeder Anwendung einer pflanzlichen Arznei die Warnhinweise im Artenteil (Seite 54–255) und die wichtigen Informationen auf den Seiten 40–51. Überschreiten Sie keinesfalls die empfohlene Dosis und ziehen Sie einen Arzt zurate, wenn die Beschwerden sich nicht innerhalb kurzer Zeit bessern. Falls Sie bereits verschreibungspflichtige Medikamente nehmen, sollten Sie vor der Anwendung pflanzlicher Arzneien auf jeden Fall den Rat eines Arztes einholen.

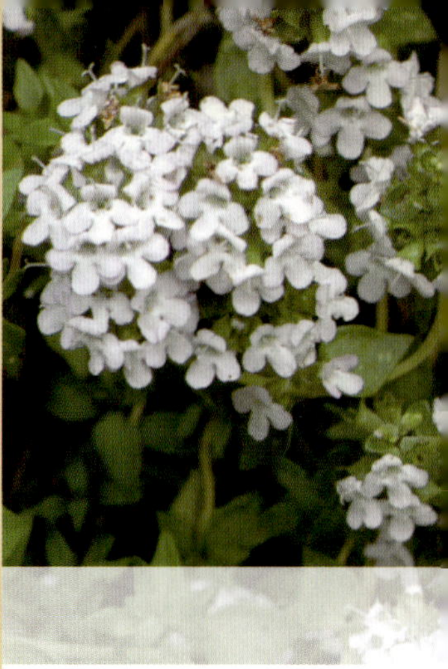

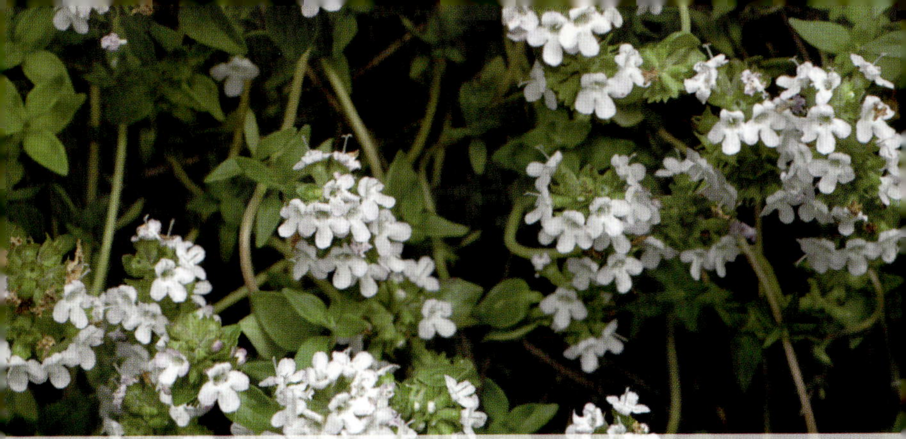

INHALT

Kapitel 3

SICHERHEIT UND QUALITÄT

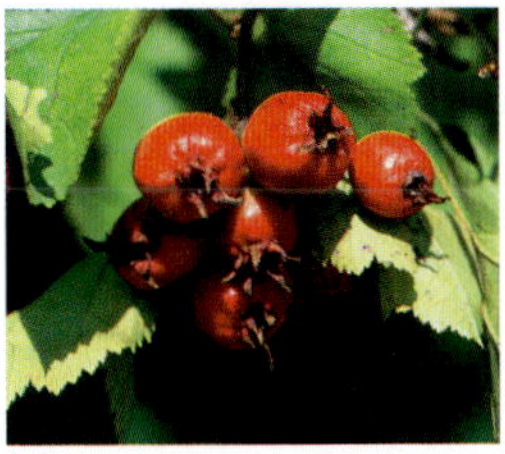

Kapitel 4

HEILPLANZEN VON A–Z

(nach lat. Namen)

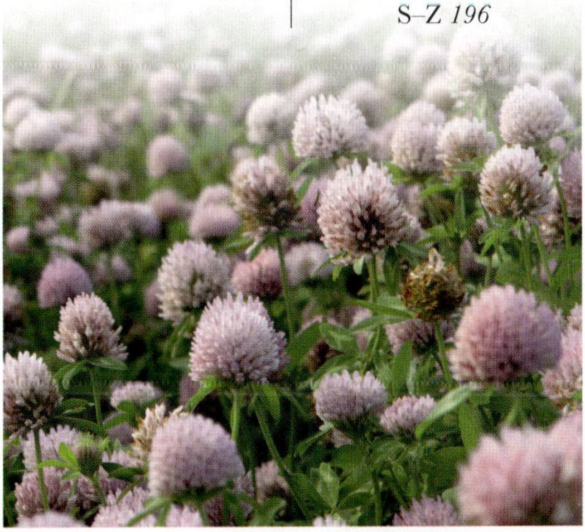

Kapitel 5

HÄUFIGE BESCHWERDEN

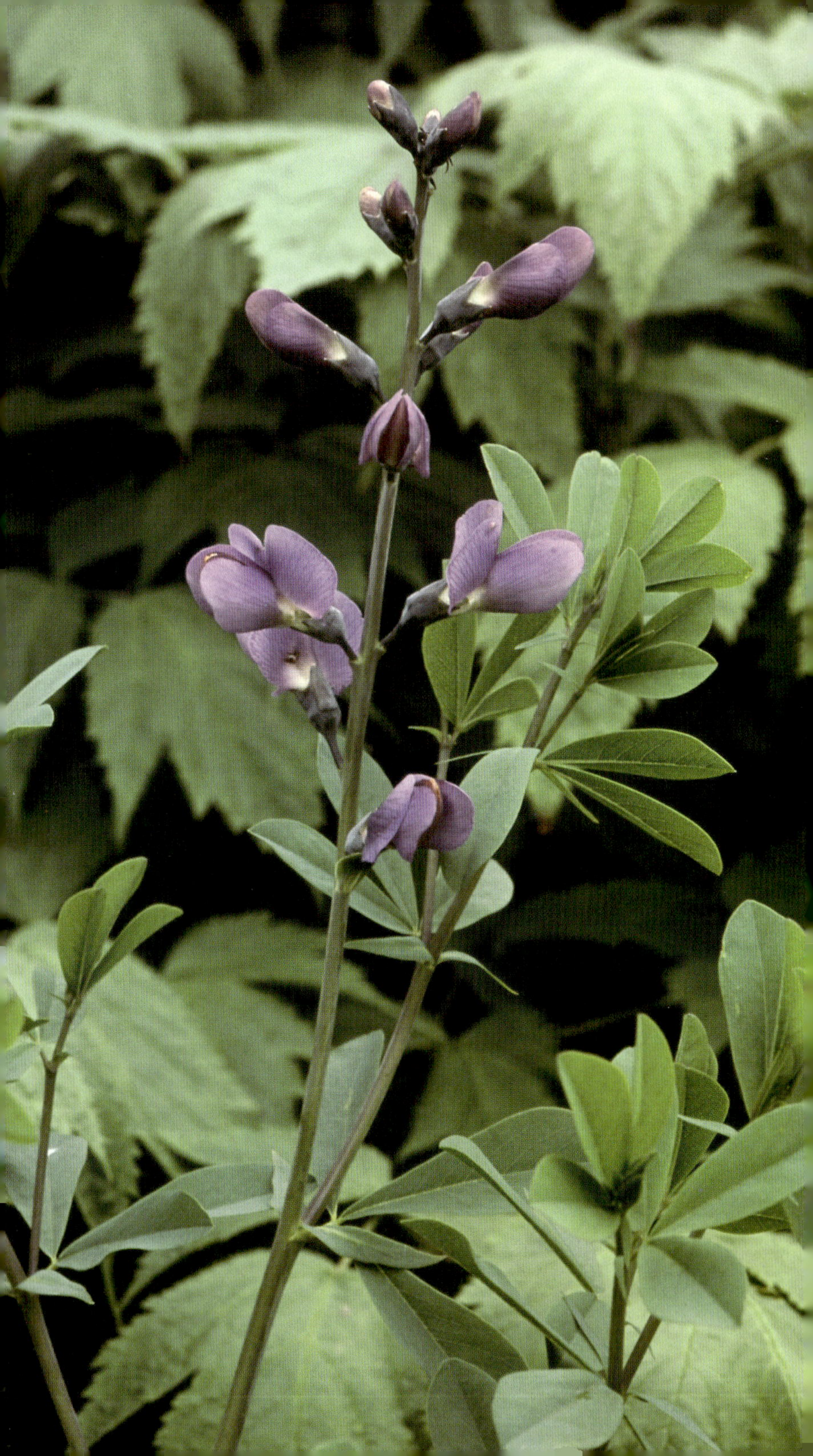

VORWORT

Im letzten Jahrzehnt sind so viele neue Bücher zur Pflanzenheilkunde erschienen wie nie zuvor. Allerdings gibt es nur wenige, die von einem erfahrenen Naturheilkundler für eine breite Leserschaft geschrieben wurden. Eine dieser Ausnahmen ist das vorliegende Buch, in dem nicht nur unzählige Informationen über rezeptfreie Mittel enthalten sind, sondern das außerdem von einem der bekanntesten und angesehensten Naturheilkundlern Großbritanniens stammt, der hier seine jahrelange Erfahrung als Heilpraktiker und Buchautor einbringt. Von ihm stammt auch »Das große Lexikon der Heilpflanzen«, das ebenfalls bei Dorling Kindersley erschienen ist.

Heilkräuter werden schon seit prähistorischen Zeiten in den verschiedensten Kulturen überall auf der Erde genutzt. Aber auch die Schulmedizin wurde von Substanzen aus traditionellen Heilpflanzen inspiriert – einige moderne Medikamente bestehen immer noch aus isolierten Pflanzenwirkstoffen. Ein großer Unterschied ist allerdings, dass die moderne Schulmedizin eine Behandlung mit einzelnen Substanzen bevorzugt, während Kräuterarzneien zumeist mehrere aktive Bestandteile enthalten. Sie wirken synergistisch und erzielen so einen Effekt, den isolierte Substanzen normalerweise nicht bewirken könnten.

Besonders während der letzten 20 Jahre hat das Interesse an der Verwendung von Pflanzenarzneien wieder stark zugenommen. Dafür gibt es mehrere Gründe. Einer davon ist zweifellos die Erkenntnis, dass die Schulmedizin immer häufiger an ihre Grenzen stößt, vor allem bei der Behandlung chronischer Krankheiten. Aber auch die Furcht vor unerwünschten Nebenwirkungen verschreibungspflichtiger Medikamente und die positiven Ergebnisse, die die moderne Forschung vielen Kräuterarzneien bescheinigt, spielen eine Rolle. Allerdings muss die Heilpflanzenkunde nicht unbedingt als Konkurrenz zur Schulmedizin aufgefasst werden. Vielmehr lassen sich die meisten Kräuter sehr gut mit pharmazeutischen Medikamenten kombinieren. Denn ungeachtet anderslautender Meldungen sind negative Wechselwirkungen zwischen Kräuterarzneien und anderen Medikamenten eher selten, und auf die wenigen Fälle wird in diesem Buch angemessen hingewiesen.

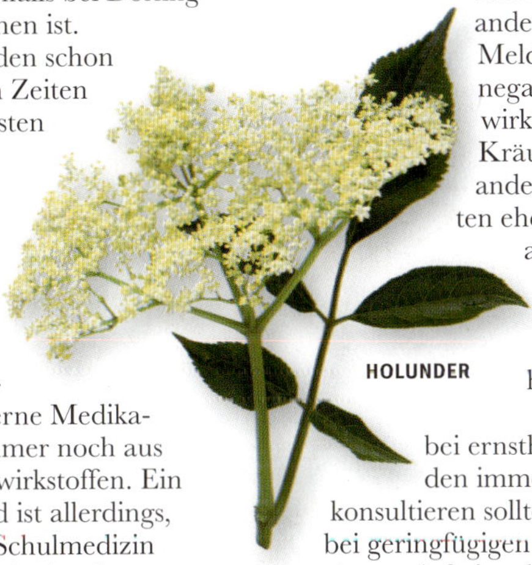

HOLUNDER

Während Sie bei ernsthaften Beschwerden immer einen Arzt konsultieren sollten, können Sie bei geringfügigen Beschwerden oft also auch frei verkäufliche Kräuterarzneien einsetzen. Allerdings gilt es, zunächst einmal das richtige Mittel zu finden. Dafür liefert dieses Buch die notwendigen Informationen.

DR. ANN WALKER
Dozentin für Ernährungslehre,
Universität Reading
Direktorin der Herb Society (UK)
Oktober 2006

URALTE TRADITION
Unser Heilpflanzenwissen verdanken wir zumeist einer langjährigen Tradition. So wurde Indigo (*Baptisia tinctoria*) einst von den amerikanischen Ureinwohnern zum Reinigen von Wunden und zur Behandlung von Schlangenbissen benutzt.

IN DEN LETZTEN JAHREN HABEN VIELE MENSCHEN DIE ZAHLREICHEN VORTEILE VON HEILPFLANZEN WIEDERENTDECKT. DAHER FINDET MAN MITTEL WIE SONNENHUT, KNOBLAUCH UND INGWER INZWISCHEN IN VIELEN HAUSHALTEN. AUCH DIE PALETTE DER IM HANDEL VERFÜGBAREN KRÄUTERPRODUKTE HAT STARK ZUGENOMMEN.

Heute gibt es in Reformhäusern, Drogerien und Apotheken sowie im Versandhandel und Internet unzählige Kräuternarzneien, sodass die Chancen, sichere und wirksame Mittel zu erwerben, besser sind als jemals zuvor. Dabei spielt es keine Rolle, ob man sie verwendet, um häufig auftretende Beschwerden zu behandeln, um möglichen Krankheiten vorzubeugen, oder ob man die Leistungsfähigkeit verbessern will.

Allerdings verursacht die große Auswahl manchmal auch Probleme. So stellt sich oft die Frage, welches der unzähligen Produkte der verschiedenen Hersteller man kaufen muss, wenn man etwa ein Mittel gegen Atemwegsinfekte oder Menstruationsschmerzen benötigt. Und selbst wenn Sie wissen, dass Sie Holunder bzw. die Chinesische Pfingstrose für diese Beschwerden einsetzen können, bleiben immer noch viele Fragen offen: Kann man sicher sein, dass sie tatsächlich wirken? In welcher Form nimmt man sie am besten ein? Gibt es dabei etwas zu beachten? Welche Arznei ist ihr Geld auch wert? Soll ich ein einzelnes Kräuterprodukt oder lieber eine Kombination verschiedener Arten anwenden? Verträgt sich die Arznei mit anderen Medikamenten, die ich gleichzeitig einnehmen muss?

Eine detaillierte Beantwortung dieser Fragen würde zwar den Umfang eines jeden Buches sprengen, aber das vorliegende Werk wird dennoch versuchen, die wichtigsten Informationen zu diesen Themen zu liefern, um es Ihnen zu ermöglichen, sichere und geeignete Kräuterarzneien auszuwählen und anzuwenden.

Im Gegensatz zu herkömmlichen, pharmazeutischen Medikamenten stammen Heilkräuter von ganz unterschiedlichen natürlichen Standorten überall auf der Erde. Und da ihre therapeutischen Fähigkeiten nur ein Aspekt unserer vielfältigen Pflanzenwelt sind, soll dieses Buch mit seinen vielen Fotos und Zeichnungen auch ein wenig von der Schönheit und Vielfalt der Heilkräuter zeigen. Aber vor allem wurde es natürlich in der Hoffnung geschrieben, Ihnen die Welt der Pflanzenheilkunde zu eröffnen, damit Sie Kräuterarzneien stets richtig anwenden können.

KRÄUTERLÄDEN
Kräuterarzneien sind überall auf der Erde erhältlich. Kaufen Sie die Mittel möglichst in Läden, die auf Heilpflanzen spezialisiert sind und die über fachkundiges Personal verfügen.

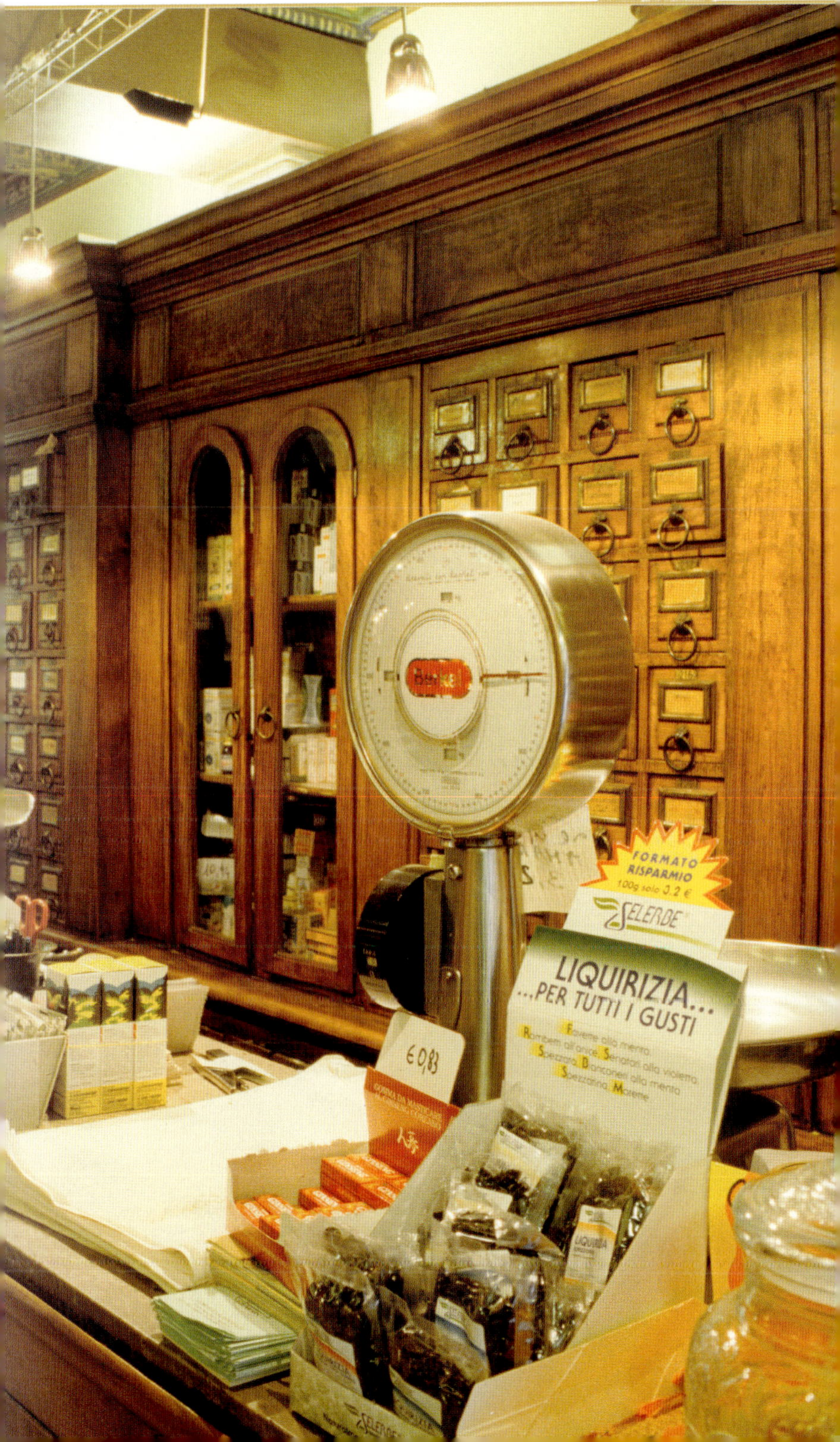
FORMATO RISPARMIO
100g solo 3,2 €
SELERDE
LIQUIRIZIA...
...PER TUTTI I GUSTI
€ 0,83

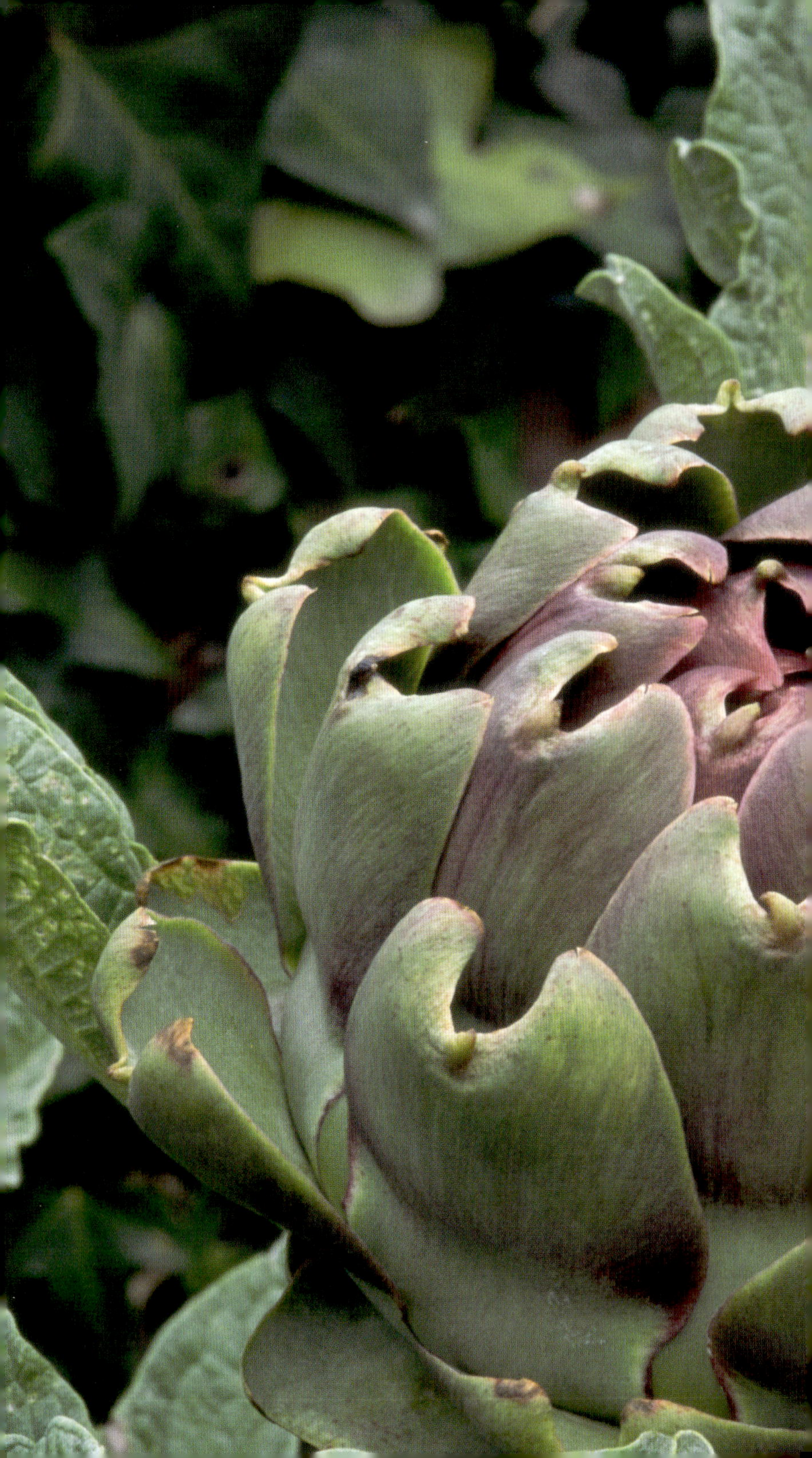

WAS SIND KRÄUTER-ARZNEIEN?

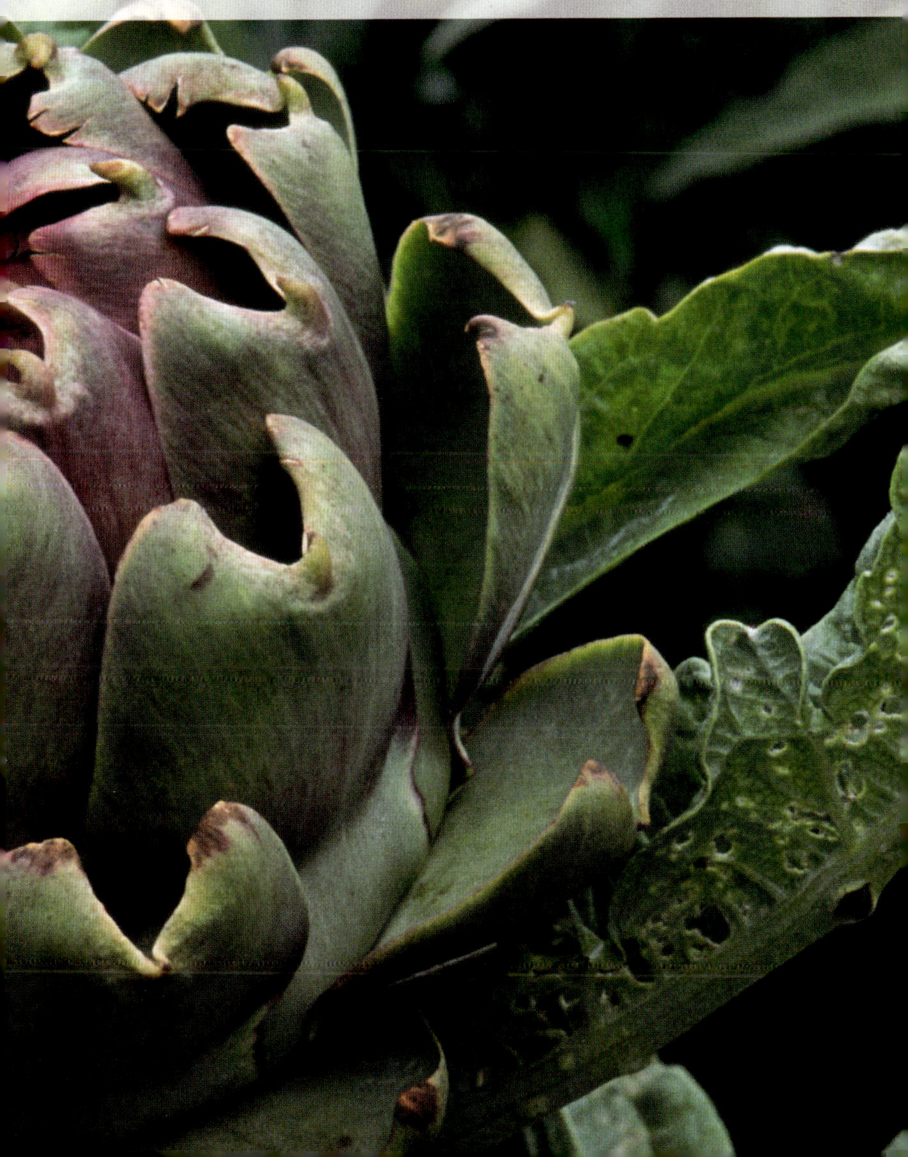

WARUM KRÄUTERMITTEL?

Menschen haben Krankheiten schon immer mit Mitteln aus der Natur behandelt, besonders mit Pflanzenarzneien. Heute haben wir sogar die Möglichkeit, die traditionelle Kräutermedizin mit den Errungenschaften der wissenschaftlichen Forschung zu verbinden.

Zurück zur Natur

Auch wenn es merkwürdig scheint: Einer der Gründe dafür, dass Kräuterarzneien bei Ärzten und Wissenschaftlern im 19. und 20. Jahrhundert recht wenig Interesse fanden, war ihre natürliche Herkunft! Denn während konventionelle Medikamente oft aus nur einer einzigen chemischen Komponente bestehen, setzen sich pflanzliche Mittel manchmal aus Hunderten verschiedener Substanzen zusammen. Daher kann es für Forscher auch eine sehr entmutigende Aufgabe sein, diese Bestandteile zu identifizieren und ihre Wirkung nachzuweisen. So greifen sie lieber auf isolierte Substanzen zurück – die allerdings häufig aus Heilpflanzen stammen!

Viele Menschen stehen Kräuterarzneien aber auch mit Misstrauen gegenüber, nicht zuletzt, weil die Konzentration der Inhaltsstoffe manchmal schwankt, etwa mit den Jahreszeiten. Daher kann man jenem Experten auch nur zustimmen, der die Qualität von Pflanzenarzneien mit der von Wein verglichen hat: Beide müssen zur richtigen Zeit geerntet und fachgerecht verarbeitet werden, um optimale Ergebnisse zu erzielen. Und selbst dann sind einige Weine immer noch besser als andere.

Der stärkste Einwand gegen Pflanzenarzneien ist jedoch die schwierige Einschätzung ihrer Qualität. Schließlich sieht für die meisten Menschen eine Anhäufung getrockneter Blätter aus wie die andere, sodass man minderwertige Ware nicht ohne Weiteres erkennt. Daher ist

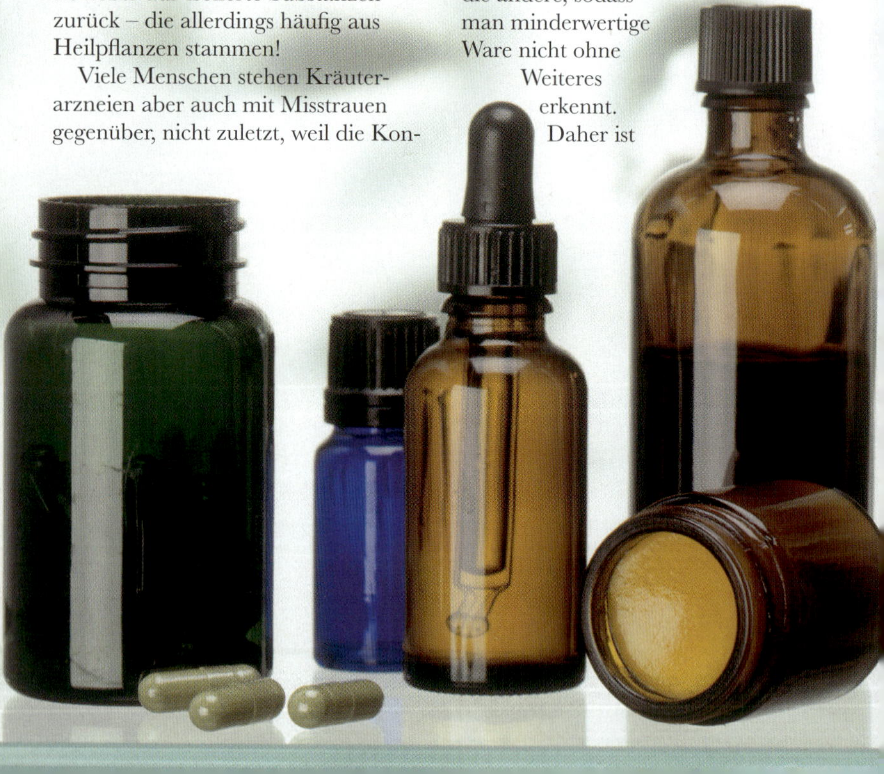

die Qualitätskontrolle in der Pflanzenheilkunde auch besonders wichtig, damit kein minderwertiges Material auf den Markt gelangt.

DIE VORTEILE

Trotz der geschilderten Schwierigkeiten gibt es für die Anwendung von Kräuterarzneien aber dennoch gute Gründe, von denen nachfolgend einige aufgeführt sind:

- Die Menschen nutzen Pflanzen schon sehr lange als Nahrung oder Arznei. Man kann daher auf einen großen Erfahrungsschatz zurückgreifen.
- Kräuterarzneien liegen oft stark verdünnt vor und lassen sich aus diesem Grund gut auf eine individuelle Konzentration einstellen.
- Kräutermittel wirken zumeist in Verbindung mit den physiologischen Prozessen des Körpers.
- Die Forschung bescheinigt vielen Kräuterarzneien eine effektive Wirkung.
- Heilpflanzen lassen sich vor allem bei geringfügigeren Beschwerden sicher anwenden.
- Bei richtiger Dosierung ist ihre Anwendung sehr sicher.
- Einige Mittel können niedrig dosiert auch langfristig eingenommen werden.
- Viele Heilkräuter lassen sich einsetzen, um Krankheiten vorzubeugen oder um die Leistungsfähigkeit zu verbessern.
- Da es sich um nachwachsende Rohstoffe handelt, ist ihre Nutzung keine Belastung für die Umwelt.

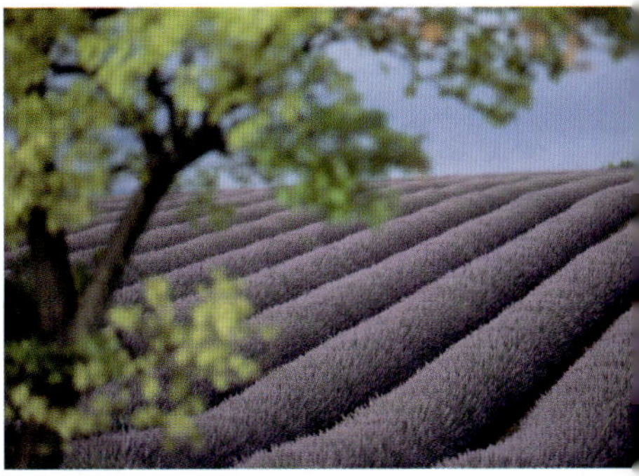

LAVENDEL
Heilkräuter wie Lavendel (*Lavandula officinalis*) sind natürliche Produkte, die – ähnlich wie Wein – von unterschiedlicher Qualität sein können.

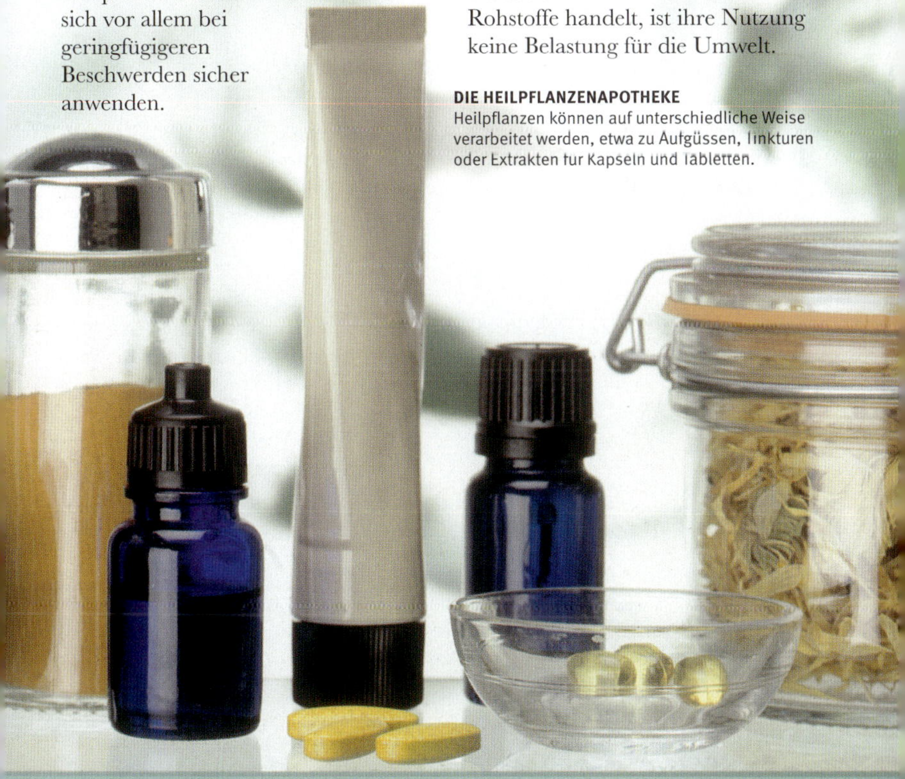

DIE HEILPFLANZENAPOTHEKE
Heilpflanzen können auf unterschiedliche Weise verarbeitet werden, etwa zu Aufgüssen, Tinkturen oder Extrakten für Kapseln und Tabletten.

HEILPFLANZEN ANWENDEN

Dieser Abschnitt soll Ihnen einen kurzen Eindruck vermitteln, wie sich Heilpflanzen in der Praxis sinnvoll anwenden lassen. Detaillierte Ratschläge zur Behandlung häufiger Beschwerden finden Sie dann auf den Seiten 256–275.

Kräuterarzneien kann man besonders effektiv anwenden:

- bei akuten Beschwerden wie Husten, Kopfschmerzen und Hautproblemen.
- zur Behandlung chronischer Beschwerden, z. B. leichter Depression, Arthritis und Krampfadern.
- zur Vorbeugung von Krankheiten.
- zur Verbesserung des allgemeinen Gesundheitszustandes.

Obwohl sie natürlicher Herkunft sind, handelt es sich bei Kräutermitteln dennoch um Medikamente, die Nebenwirkungen haben können. Aus diesem Grund muss man sie ebenfalls mit Vorsicht anwenden!

KLEINERE BESCHWERDEN

Kräuterarzneien eignen sich besonders gut zur Behandlung alltäglicher Beschwerden. Dabei müssen Sie aber Folgendes beachten: Gehen Sie im Zweifelsfall zum Arzt, besonders, wenn Kinder betroffen sind. Bei Kopfschmerzen, Halsentzündung, Husten oder Blähungen kann eine Besserung recht schnell eintreten; häufiger kommt es aber zu einer allmählichen Linderung. Bei geringfügigen Beschwerden genügt normalerweise eine Behandlung von wenigen Tagen. Hautprobleme oder kleinere Wunden und Abschürfungen können äußerlich behandelt werden.

Beispiel Halsschmerzen und Heiserkeit – häufig ein Hinweis auf eine Virusinfektion – können mit Sonnenhut, Süßholz oder Salbei behandelt werden. Verwenden Sie aus einem oder mehreren dieser Mittel hergestellte Tees oder verdünnte Tinkturen und gurgeln Sie vor dem Herunterschlucken zunächst damit. Führen Sie die Behandlung dreimal täglich durch, bis die Symptome verschwunden sind. Verschlechtert sich Ihr Zustand oder ist nach fünf Tagen noch keine Besserung eingetreten, sollten Sie einen Arzt aufsuchen.

CHRONISCHE PROBLEME

Bei langwierigen Beschwerden, etwa Magenübersäuerung, Osteoarthrose und Pilzinfektionen, können Kräuterarzneien ebenfalls erfolgreich angewendet werden. Allerdings sind dafür zumeist längere Behandlungszeiträume notwendig (eine Heilpraktiker-Faustregel lautet: ein Monat Behandlung für jedes Jahr seit Auftreten der Krankheit). Die regelmäßige Einnahme einer Arznei ist normalerweise wirksamer als eine Anwendung jeweils nur beim Aufflammen der Symptome, auch wenn Letzteres natürlich nicht verkehrt ist.

Beispiel Magenübersäuerung lässt sich mit Mädesüß behandeln (und hoffentlich auch kurieren), wobei das

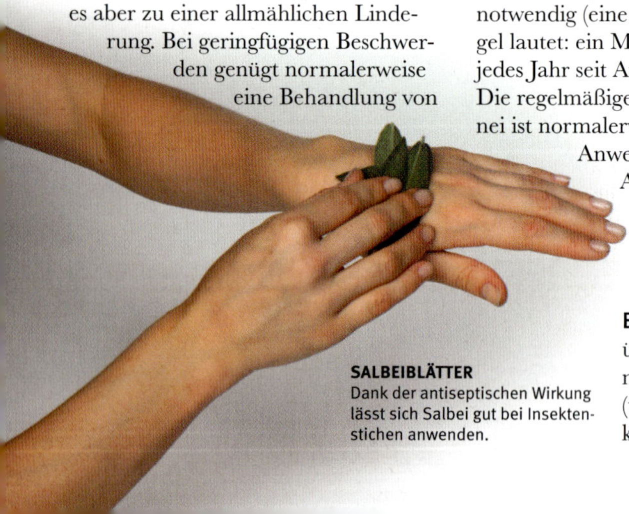

SALBEIBLÄTTER
Dank der antiseptischen Wirkung lässt sich Salbei gut bei Insektenstichen anwenden.

Kraut mehrere Monate lang nach den Mahlzeiten als Aufguss oder Tinktur angewendet werden kann. Andere Arzneien wie Rotulme und Kamille können sich ebenfalls als hilfreich erweisen, wie auch die Einhaltung einer Diät.

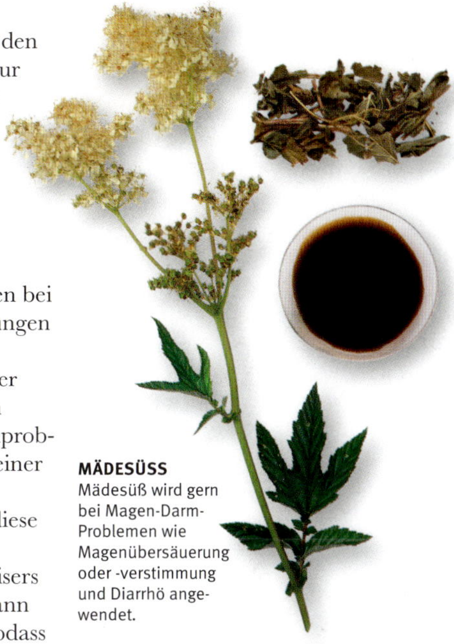

MÄDESÜSS
Mädesüß wird gern bei Magen-Darm-Problemen wie Magenübersäuerung oder -verstimmung und Diarrhö angewendet.

VORBEUGUNG

Zahlreiche Kräuterarzneien können bei langfristiger Anwendung Erkrankungen vorbeugen oder deren Symptome zumindest lindern. Allerdings ist der Ansatz, Kräuterarzneien vor allem vorbeugend anzuwenden, nicht unproblematisch, weil die Auswirkungen einer erfolgreichen Behandlung ja nicht sichtbar werden. Daher lässt sich diese Methode wohl am besten mit der Praxis eines alten chinesischen Kaisers vergleichen, der seine Ärzte nur dann entlohnte, wenn er gesund blieb, sodass diese ihn stets vorbeugend behandelten und nicht erst, wenn Krankheitssymptome sichtbar wurden.

Beispiel Viele Millionen Menschen nehmen täglich Ginkgo, um die Durchblutung der Gliedmaßen und des Gehirns zu fördern und so einer Demenz vorzubeugen. Diese Fähigkeit der Pflanze wurde durch Forschungen belegt; außerdem ist sie ein gutes Antioxidans, das helfen kann, Entzündungen und Allergien zu verhindern.

GESUNDHEIT FÖRDERN

Kräuter können sich auch als äußerst hilfreich bei der Steigerung geistiger und physischer Leistungen erweisen, besonders bei schlechter körperlicher Verfassung. Gleichgültig, ob sie von Studenten vor einer Prüfung genommen werden oder von Sportlern vor einem Wettkampf – Mittel, die den Organismus stärken und schützen, können das Durchhaltevermögen erhöhen und dem Körper helfen, besser mit Stress zurechtzukommen (wobei zu beachten ist, dass auch Kräuterarzneien zu einem positiven Ergebnis bei Dopingtests führen können). Aber auch nachts arbeitende Menschen können von solchen Arzneien profitieren.

Beispiel Bei Prüfungen und Vorstellungsgesprächen lässt sich die Konzentration und geistige Beweglichkeit mit Kräutern wie Rosmarin und dem Chinesischen Spaltkölbchen verbessern – allerdings sollte man diese Arzneien vor dem Termin unbedingt einmal ausprobieren. Dagegen können Menschen, die oft nachts arbeiten müssen, ihre Konstitution und Arbeitsleistung durch Heilpflanzen wie Taigawurzel oder Rosenwurz oft deutlich verbessern.

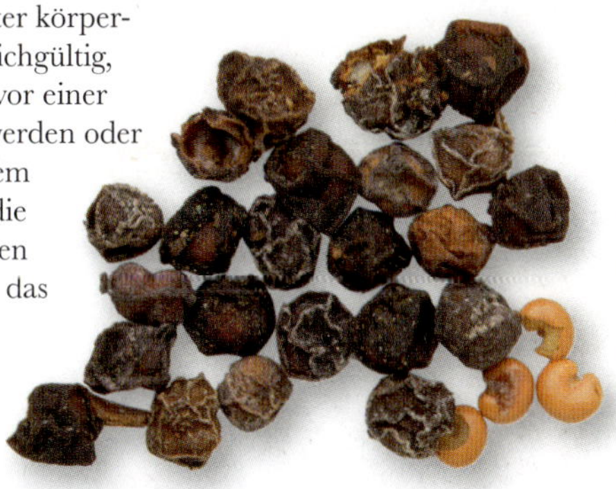

CHINESISCHES SPALTKÖLBCHEN
Das Spaltkölbchen ist ein tonisches Kraut aus China, das man zur Förderung des Leberstoffwechsels und der geistigen Leistungsfähigkeit anwenden kann.

ARZNEIMITTELSICHERHEIT

Bis auf wenige Ausnahmen kann man alle in diesem Buch vorgestellten Kräuterarzneien gefahrlos anwenden. Die übrigen werden zumeist nur in kommerziell hergestellten Mitteln verarbeitet, sodass sie bei vorschriftsmäßiger Anwendung ebenfalls keine Gefahr darstellen.

Unsere Kenntnis von der Wirksamkeit verschiedener Kräuterarzneien stammt aus unterschiedlichen Quellen. So wird die Fähigkeit des Ginkgos, das Gedächtnis zu stärken und einer Demenz vorzubeugen, durch wissenschaftliche Untersuchungen gestützt. Dagegen wurde die Verwendung der Vogelmiere zur Behandlung von juckender Haut und Ekzemen nie wissenschaftlich untersucht, sondern beruht allein auf traditionellem Wissen und persönlicher Erfahrung.

Die therapeutische Wirkung und die sichere Anwendung von Kräuterarzneien sind nicht immer leicht nachzuweisen. Zumeist verdanken wir die Kenntnis über die jeweilige Wirkungsweise der Pflanzen:

- ihrer Nutzung als Nahrungsmittel.
- ihrer oft langjährigen Verwendung als Heilkraut.
- der Erfahrung von Heilpraktikern.
- der wissenschaftlichen Forschung.

ERNÄHRUNG

Pflanzen wie Knoblauch, Zitrone, Hafer und Sojabohne werden nicht nur als Medizin, sondern auch als Nahrung genutzt – und das schon seit Urzeiten. Daher können wir sicher sein, dass sie sich gefahrlos therapeutisch einsetzen lassen, wenngleich die herkömmliche Verwendung wenig über ihre Wirksamkeit aussagt. Auf der anderen Seite wissen wir heute durch wissenschaftliche Untersuchungen, dass einige Heilpflanzen größere Mengen an Nährstoffen aufweisen, etwa der Blasentang.

WISSEN

In traditionellen medizinischen Systemen wie der ayurvedischen Heilkunde und der chinesischen oder westlichen Kräutermedizin wurde das heute vorhandene Wissen über Jahrtausende angesammelt. Damit befinden sich viele Kräuterarzneien schon seit Urzeiten in ständigen »klinischen Tests«, sodass gefährliche oder unwirksame Kräuter weitgehend aussortiert

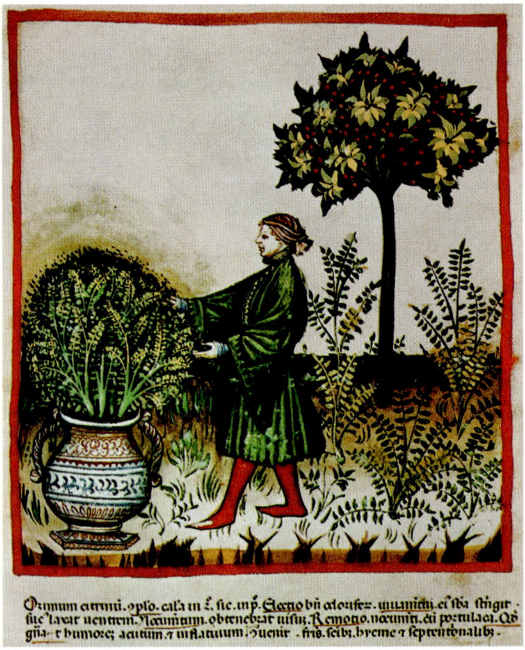

EINE URALTE TRADITION
Besonders effektive Heilkräuter, etwa Süßholz, werden schon seit Jahrtausenden kultiviert und angewendet.

wurden. Daher ist die langjährige Verwendung einer Kräuterarznei ein guter Anhaltspunkt für die Sicherheit und Wirksamkeit eines Heilkrautes, wenn auch keine absolute Garantie.

ERFAHRUNG

Erfahrene Heilpraktiker entwickeln zumeist ein sicheres Gespür dafür, wie man Kräuterarzneien am besten anwendet, und sie achten auch auf mögliche Nebenwirkungen. Dies versetzt sie in die Lage, für jeden Patienten die bestmöglichen Mittel auszuwählen. Außerdem sorgt die kollektive Erfahrung aller Heilpraktiker – wie im Falle der Warnung vor der Anwendung der Teufelskralle bei Patienten mit Magenübersäuerung – für wichtige Hinweise bezüglich der Sicherheit und Wirksamkeit von Arzneien.

FORSCHUNG

Die wissenschaftliche Untersuchung von Heilpflanzen wird zwar auf ganz unterschiedlichen Forschungsgebieten durchgeführt, aber irgendwann ergeben die Befunde dennoch ein komplettes Bild. Untersucht wird normalerweise:

- die Chemie der Pflanzen, also ihre Inhaltsstoffe und deren Wirkung.
- welche Teile wie genutzt werden können, ob es mögliche Nebenwirkungen gibt und Ähnliches.
- wie man eine Arznei am besten zubereitet.
- das Verhalten in klinischen Tests, etwa zur Dosierung, Sicherheit oder Wirksamkeit.

Vor allem die Kenntnis der Pflanzenchemie ermöglicht oft weitere Voraussagen, denn wenn man die wichtigsten Inhaltsstoffe einer Pflanze kennt, kann man häufig auch ihren therapeutischen Wert abschätzen oder eventuelle Gefahren erkennen. So enthalten z. B. Kaffee, Guaranastrauch, Mate und Tee alle Koffein, das auch für ihre anregende Wirkung verantwortlich ist. Allerdings hat jede Art auch noch ihren ganz speziellen Charakter, d. h. ihre Wirkung beruht nicht allein auf dem Hauptinhaltsstoff, sondern sie wird zusätzlich von der Gesamtheit der Einzelbestandteile beeinflusst. Dieses Zusammenwirken der verschiedenen Substanzen – die Synergie – muss man daher sowohl im Hinblick auf die Wirkung als auch auf die Arzneimittelsicherheit berücksichtigen (siehe auch S. 30–33). In guten klinischen Tests wird die Sicherheit und Wirksamkeit von Kräuterarzneien zumeist im Vergleich mit anderen Medikamenten oder einem Placebo (einem wirkstofflosen Produkt) untersucht.

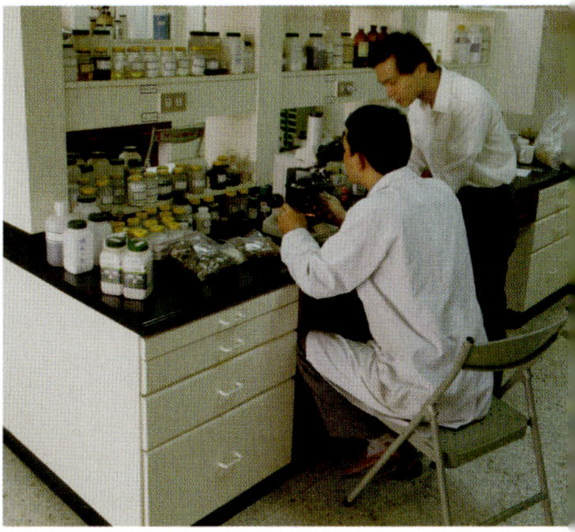

MODERNE METHODEN
Forscher analysieren zunächst die Inhaltsstoffe einer Pflanze, um dann zu untersuchen, wie die Hauptbestandteile auf den Körper wirken.

EINE NEUE ANWENDUNG FÜR ZIMT

Neuere Untersuchungen bringen oft aufregende Ergebnisse. Ein Beispiel dafür ist der Zimt, der in der traditionellen Heilkunde bei Erkältungen, Grippe und Verdauungsproblemen angewendet wird. Nach neuen Forschungsergebnissen hat er aber auch einen stabilisierenden Einfluss auf den Blutzuckerspiegel, sodass man ihn bei Diabetes einsetzen kann, und er zeigt eine Wirkung gegen *Helicobacter pylori* – ein Bakterium, das mit Magengeschwüren in Verbindung gebracht wird.

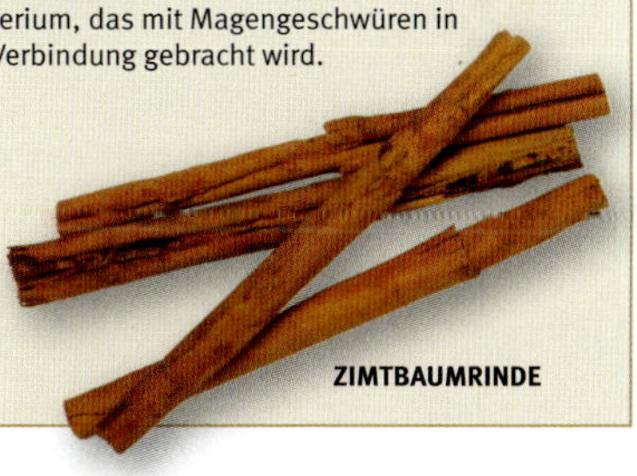

ZIMTBAUMRINDE

WIRKMECHANISMEN

Anders als heute, machte man früher oft Geister für die Wirkung von Heilkräutern verantwortlich oder man glaubte, die Ähnlichkeit bestimmter Pflanzenteile mit einzelnen menschlichen Organen – ihre »Signatur« – würde die geeignete Verwendung anzeigen.

TIERBEOBACHTUNG

Die Beobachtung, dass Tiere einige Pflanzen nur zu bestimmten Zeiten fressen, hat in der Vergangenheit zweifellos eine wichtige Rolle bei der ersten Anwendung vieler Heilkräuter gespielt. Inzwischen wird dieses Phänomen auch wissenschaftlich untersucht. Dabei konnte man beobachten, dass Tiere Kräuter mit einer speziellen therapeutischen Wirkung nur dann fressen, wenn es dafür einen Grund gibt. Diesem Umstand verdanken wir angeblich auch unseren Kaffee, dessen anregende Wirkung von Ziegenhirten entdeckt worden sein soll: Sie beobachteten ein ungewöhnliches Verhalten ihrer Tiere, nachdem diese die roten Beeren des Kaffeestrauches gefressen hatten!

DIE WIRKWEISE

Viele Menschen, darunter auch Heilpraktiker, führen die Wirkung von Heilkräutern zum Teil auf eine spezielle, möglicherweise elektromagnetische Energie zurück, wobei jede Pflanze eine charakteristische Vitalität oder Lebenskraft besitzen soll. Versteht man diese Energie, kann man Anhaltspunkte für die Anwendung erhalten und so geeignete Mittel für die Patienten auswählen. Bessere Hinweise für eine wirksame und gefahrlose Nutzung liefert aber wohl die wissenschaftliche Forschung, denn sie mehrt unser Wissen über die Inhaltsstoffe von Heilpflanzen sowie über die Wirkungsweise bestimmter Substanzen und liefert so genaue Informationen für eine gezielte Anwendung.

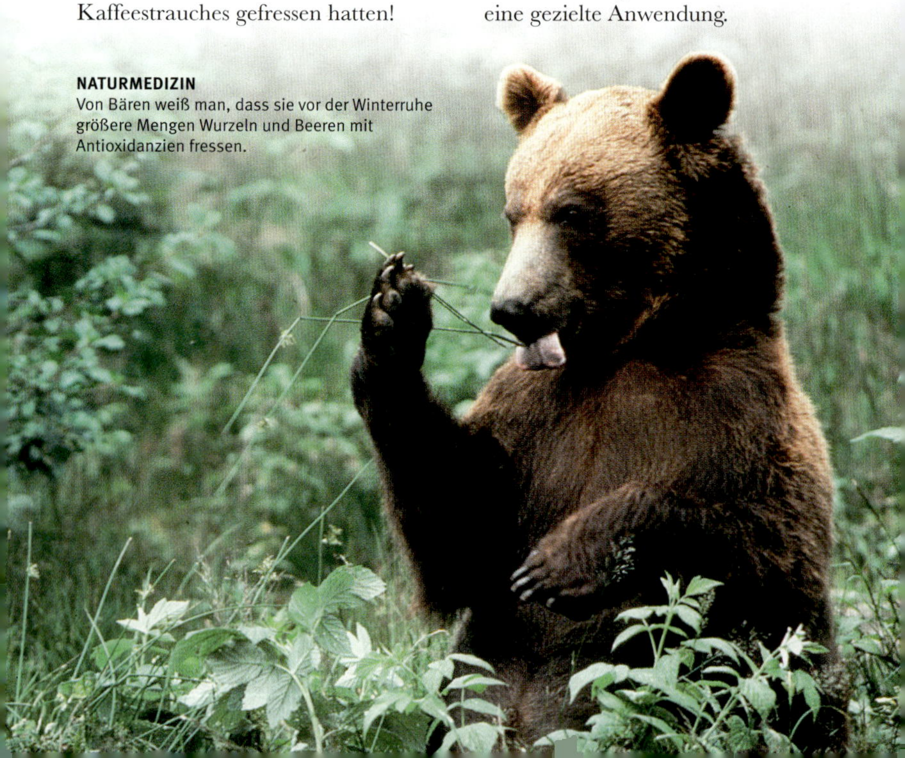

NATURMEDIZIN
Von Bären weiß man, dass sie vor der Winterruhe größere Mengen Wurzeln und Beeren mit Antioxidanzien fressen.

DIE WIRKSTOFFE

Heilkräuter enthalten normalerweise Hunderte verschiedener Substanzen, von denen aber nur wenige eine direkte therapeutische Wirkung haben. Kennt man die aktiven Bestandteile einer Pflanze, kann man zumeist auch ihre Wirkungen voraussagen. Die Linde z. B. enthält ein ätherisches Öl mit einer beruhigenden Wirkung, außerdem Flavonoide, Schleimstoffe und Phenole, sodass die Pflanze normalerweise als Schlaf- und Entspannungsmittel eingesetzt wird, aber auch, um Kopfschmerzen zu lindern oder Fieber bzw. den Blutdruck zu senken. Die wichtigsten pflanzlichen Wirkstoffgruppen sind nachfolgend aufgeführt.

WIRKSTOFFE	THERAPEUTISCHE WIRKUNG	BEISPIELE
Phenole	Wirken häufig entzündungshemmend, antiseptisch und antioxidativ	Salizylsäure aus Weidenrinde (*Salix alba*)
Ätherische Öle	Komplexe Mischungen aus Pflanzeninhaltsstoffen mit einem breiten Wirkspektrum, etwa entzündungshemmenden Eigenschaften	Das ätherische Öl des Teebaums (*Melaleuca alternifolia*)
Flavonoide	Oft Pigmente von gelber oder weißer Farbe; viele sind starke Antioxidanzien, die den Blutkreislauf stärken, andere haben eine östrogene Wirkung	Rutin aus der Schale und den Kernen der Zitrone (*Citrus limon*)
Gerbstoffe	Mit blutstillender Wirkung; sind oft auch starke Antioxidanzien mit entzündungshemmenden Eigenschaften	Catechine, z. B. aus der Zaubernuss (*Hamamelis virginiana*)
Cumarine	Haben oft eine blutverdünnende Wirkung, aber auch krampflösende Eigenschaften	Aesculin aus Rosskastaniensamen (*Aesculus hippocastanum*)
Saponine	Wichtige, den menschlichen Hormonen ähnelnde Substanzen, häufig mit hormoneller oder entzündungshemmender Wirkung	Dioscin aus der in Mexiko heimischen Wilden Yamswurzel (*Dioscorea villosa*)
Anthrachinone	Wirken in richtiger Dosierung abführend	Sennoside aus der Kassie (*Cassia* spp.)
Herzglykoside	Sehr wirksame Herzmittel; oft toxisch	Digitoxin aus dem Fingerhut (*Digitalis purpurea*)
Zyanglykoside	Zyanid enthaltende Substanzen; können in geringer Dosierung zur Beruhigung und Entspannung eingesetzt werden	Sambunigrin aus Holunderblättern (*Sambucus nigra*)
Polysaccharide	Große Moleküle, die häufig eine lindernde Wirkung auf die Schleimhaut haben	Schleimstoffe aus der Rotulme (*Ulmus rubra*)
Bitterstoffe	Stark bitter schmeckende Substanzen, regen den Appetit und die Verdauung an und verlangsamen den Herzschlag	Amarogentin aus dem Gelben Enzian (*Gentiana lutea*)
Alkaloide	Verschiedenartige Substanzen mit oft sehr starker therapeutischer Wirkung, z. B. Morphium	Isochinolinalkaloide im Kalifornischen Mohn (*Eschscholzia californica*)

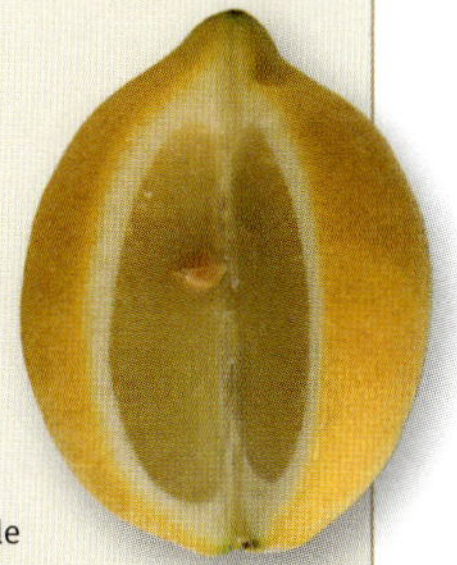
ZITRONE

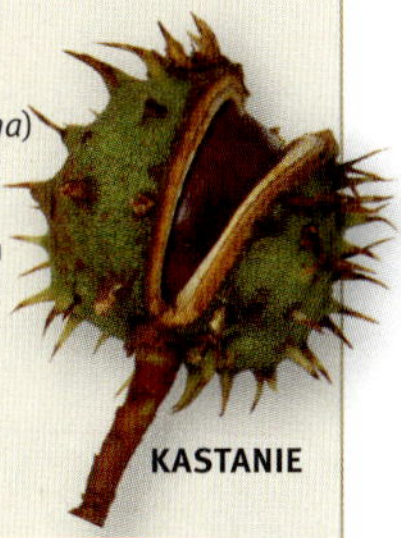
KASTANIE

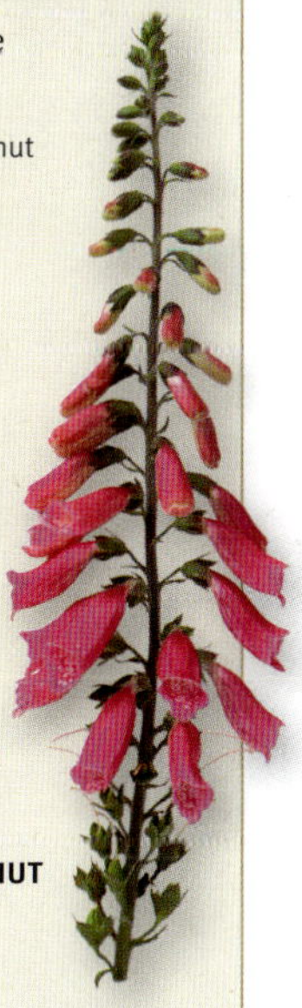
FINGERHUT

Heilkräuter enthalten außerdem Nähr- und Mineralstoffe sowie Vitamine. Einige Arten, z. B. Luzerne und Blasentang, weisen größere Mengen an Vitaminen und Mineralstoffen auf, die sonst zumeist nur in Spuren vorhanden sind.

RUND UM DEN GLOBUS

Aus globaler Sicht sind Heilpflanzen die wichtigste Ressource der Menschheit zur Behandlung von Krankheiten. In den Industrieländern wird der Großteil der ärztlichen Versorgung zwar durch die Schulmedizin geleistet, aber in vielen Teilen der Erde ist das noch völlig anders.

Besonders in China und Indien ist die traditionelle Heilkunde ebenso anerkannt wie die Schulmedizin und die meisten Mittel sind pflanzlicher Natur. In China kann man wählen, ob man eine traditionelle oder schulmedizinische Behandlung wünscht, wobei letztere normalerweise für akute und lebensbedrohliche Krankheiten, die Pflanzenheilkunde für chronische Beschwerden empfohlen wird.

FORSCHUNG

Besonders in China hat die Forschung an traditionellen Naturarzneien für viele neue Einblicke in die Pflanzenheilkunde gesorgt. So wurde bei Untersuchungen des Einjährigen Beifuß – einer traditionellen chinesischen Arznei gegen Malaria – bestätigt, dass er tatsächlich sehr effektiv bei der Behandlung dieser Krankheit ist. Genau genommen ist das Kraut mit dem Hauptwirkstoff Artemisinin zurzeit sogar die sicherste Form der Behandlung schwerer Malariafälle.

In vielen Teilen der Erde, etwa in Afrika, ist die überwiegende Zahl der Arzneien pflanzlichen Ursprungs. In Ghana sind es über 80 Prozent der verwendeten Mittel, wobei die meisten der genutzten Pflanzen aus Westafrika stammen. Inzwischen wird dort auch versucht, ein afrikanisches Arzneibuch zu erstellen, in dem die wissenschaftlichen und medizinischen Daten von 53 wichtigen afrikanischen Heilpflanzen zusammengefasst werden

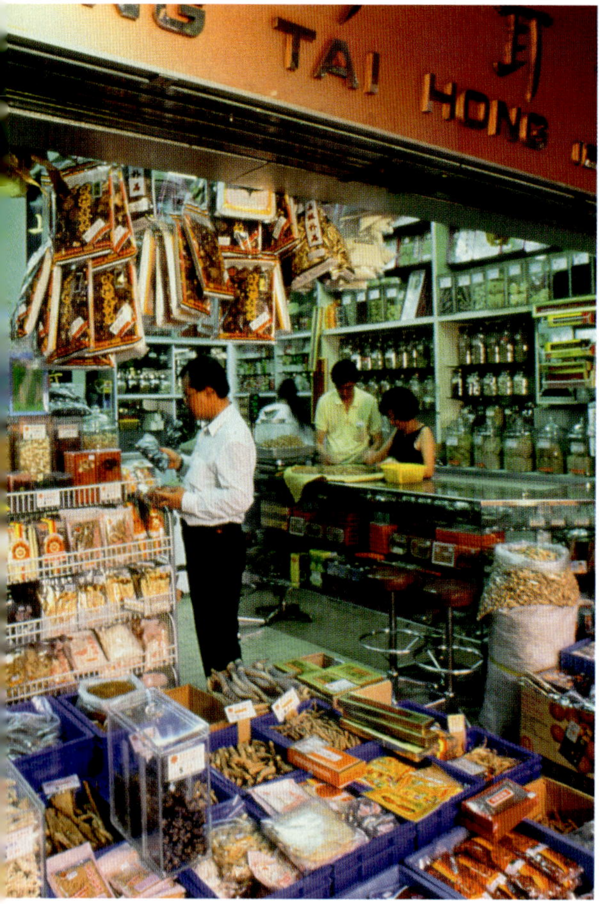

CHINESISCHE HEILKUNDE
Chinesische Kräuterläden gibt es heute schon fast überall auf der Erde. In China selbst sind Kräuterarzneien die bevorzugte Form der Behandlung von alltäglichen Beschwerden, etwa Magenverstimmungen.

sollen, darunter Kräuterarzneien wie Withania.

Aber auch in westlichen Ländern verwenden viele Menschen Kräuterarzneien. So sind etwa 25 Prozent der im nationalen britischen Gesundheitswesen verwendeten Mittel pflanzlichen Ursprungs und in Deutschland verordnen 90 Prozent der Ärzte ihren Patienten routinemäßig Kräuterarzneien, etwa Weißdorn und Sägepalme.

Deutschland gilt auch als führend bei der Erforschung von Naturheilmitteln. Diese werden schon seit den 40er-Jahren des letzten Jahrhunderts durchgeführt, sodass man inzwischen vielen beliebten, nicht rezeptpflichtigen Mitteln eine gefahrlose und effektive Anwendung bescheinigen konnte (z. B. Ginkgo). Aber auch in allen anderen Regionen der Erde nimmt die Erforschung von Pflanzenarzneien mit einem beispiellosen Tempo zu. Viele Länder haben mittlerweile sogar nationale Forschungszentren errichtet.

GROSSES ANGEBOT

Der Verkauf von nicht rezeptpflichtigen Kräuterarzneien ist besonders in den 1990er-Jahren deutlich ange-

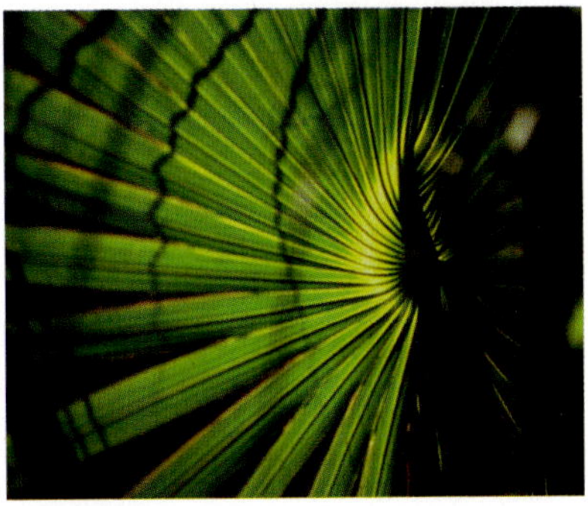

SÄGEPALME
In Europa wird die Sägepalme routinemäßig auch von Schulmedizinern zur Behandlung von Prostatabeschwerden verordnet.

wachsen und hat sich inzwischen auf einem hohen Niveau eingependelt. Die zehn im Jahr 2005 in den USA meistverkauften Kräuterarzneien sind im nebenstehenden Kasten aufgelistet. Viele davon sind auch »weltweite Bestseller«, wobei es mittlerweile immer beliebter wird, verschiedene Kräuter zu kombinieren.

In den Mitgliedsstaaten der Europäischen Union gibt es inzwischen Qualitätsstandards und eine Kennzeichnungspflicht für Kräuterarzneien, die für eine gleichbleibende gute Qualität in Reformhäusern und Apotheken sorgen sollen. Beim Internet- oder Versandhandel ist das allerdings noch nicht durchgängig der Fall.

BELIEBTE REZEPTFREIE KRÄUTERARZNEIEN

Folgende Kräuter wurden in den Vereinigten Staaten im Jahr 2005 am häufigsten verkauft:

1. Knoblauch (*Allium sativum*)
2. Sonnenhut (*Echinacea* spp.)
3. Sägepalme (*Serenoa serrulata*)
4. Ginkgo (*Ginkgo biloba*)
5. Moosbeere (*Vaccinium macrocarpon*)
6. Soja (*Glycine max*)
7. Ginseng (*Panax ginseng*)
8. Silberkerze (*Cimicifuga racemosa*)
9. Johanniskraut (*Hypericum perforatum*)
10. Mariendistel (*Silybum marianum*)

QUELLE HerbalGram 2006 (www.herbalgram.com)

SONNENHUT

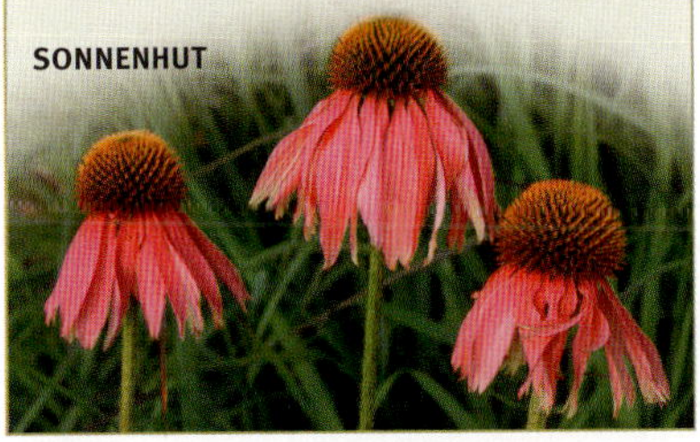

HEILPRAKTIKER

Mit zunehmender Beliebtheit der Kräuterarzneien ist auch der Bedarf an gut ausgebildeten Heilpraktikern gewachsen, die in der Lage sein müssen, ihren Patienten geeignete Behandlungsvorschläge zu machen. In Ländern wie Irland, Großbritannien und den USA ist eine Universitätsausbildung für Naturheilkundler heute die Norm. Dabei muss sowohl eine medizinische als auch ein heilpraktische Ausbildung absolviert werden. In China und Indien bieten die Universitäten ein Studium der traditionellen Heilkunde an, dessen Standard sich mit dem der Schulmediziner vergleichen lässt.

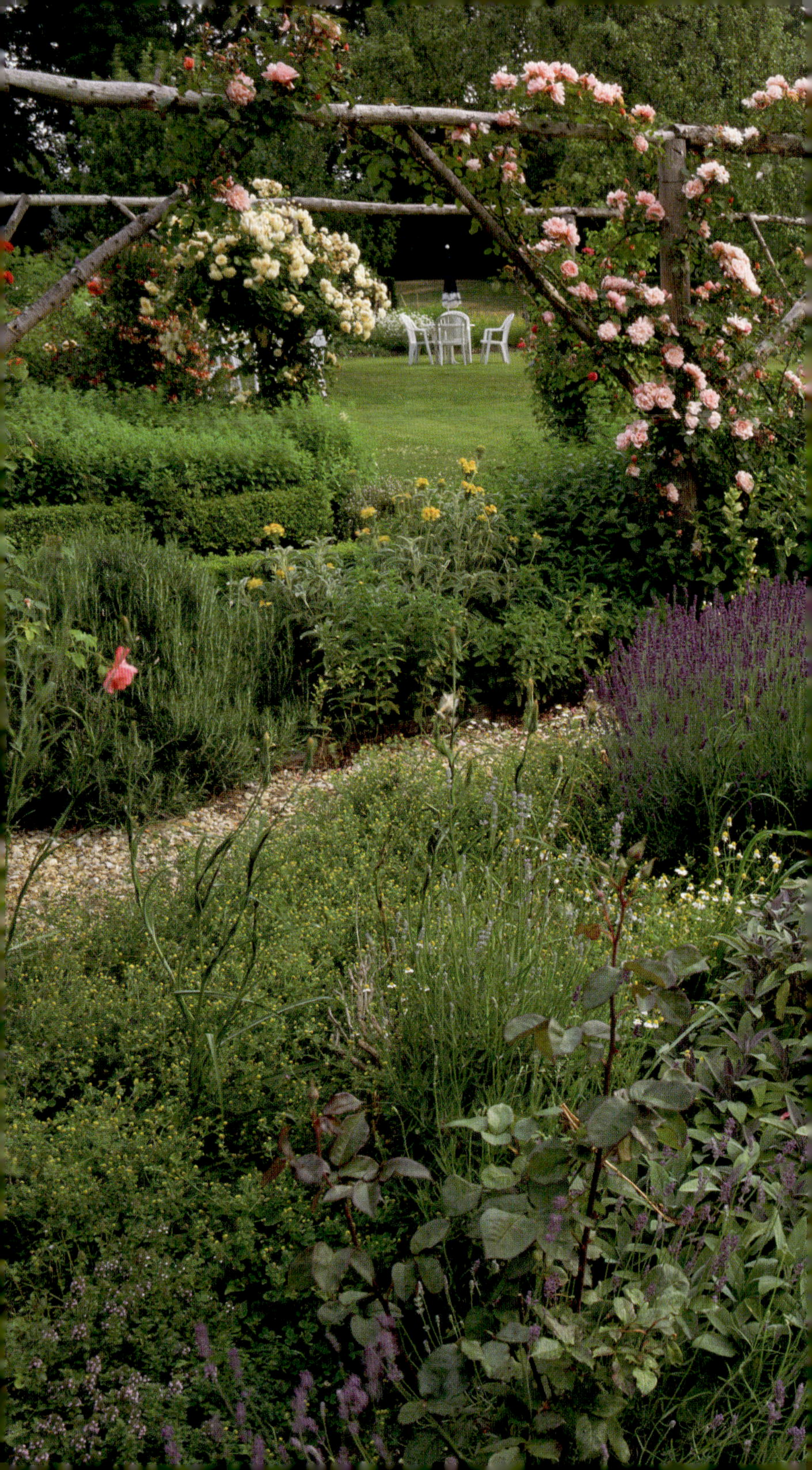

DIE RICHTIGE ANWENDUNG

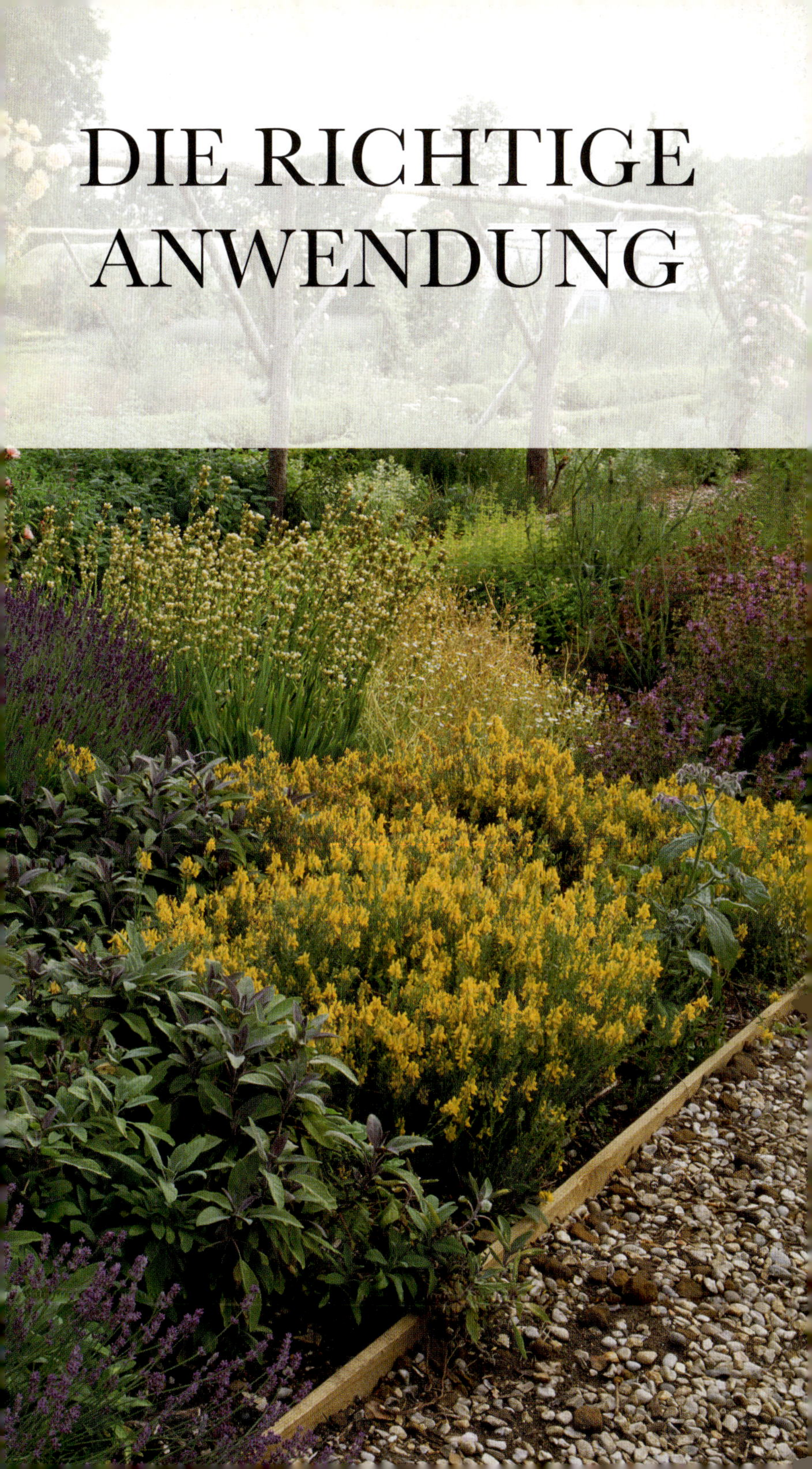

ARZNEIEN HERSTELLEN

Der Weg einer Heilpflanze von der Wiese oder vom Garten bis zum fertigen Produkt kann unterschiedlich sein. Aber wo immer die Kräuter auch herkommen – irgendwann müssen sie fachmännisch geerntet und verarbeitet werden, damit man Qualitätsprodukte erhält.

Sammeln und Anpflanzen

Viele Heilpflanzen werden immer noch in der freien Natur gesammelt. Das gilt auch für die dicht besiedelten Industriestaaten in Europa, wo man beispielsweise die Blüten und Beeren des Schwarzen Holunders immer noch an Weg- oder Waldrändern pflücken kann, um sie anschließend für kommerzielle Zwecke weiterzuverarbeiten oder um Tee und Saft für den Hausgebrauch daraus herzustellen.

In Entwicklungsländern werden normalerweise ebenso viele Kräuter gesammelt wie kultiviert. Es gibt aber auch Ausnahmen, etwa in einigen Regionen Afrikas, wo fast 90 Prozent der verwendeten Pflanzen aus der Natur stammen. Diese Form der Nutzung birgt allerdings die Gefahr eines ständigen Rückgangs wichtiger Heilpflanzen, besonders wenn für die Anwendung hauptsächlich die Wurzeln oder die Rinde benötigt werden.

Sehr stark gefährdet sind dabei Heilpflanzen, die vor allem für den Export gesammelt werden, weil diese dann oft schnell an den Rand der Ausrottung geraten. Beispiele sind Kanadische Gelbwurz und Arnika, die heute in

GEFÄHRDETE ARTEN
Da viele Wildkräuter in ihrem Bestand gefährdet sind, sollten Sie auf ein Gütesiegel für eine kontrollierte, umweltfreundliche Entnahme achten.

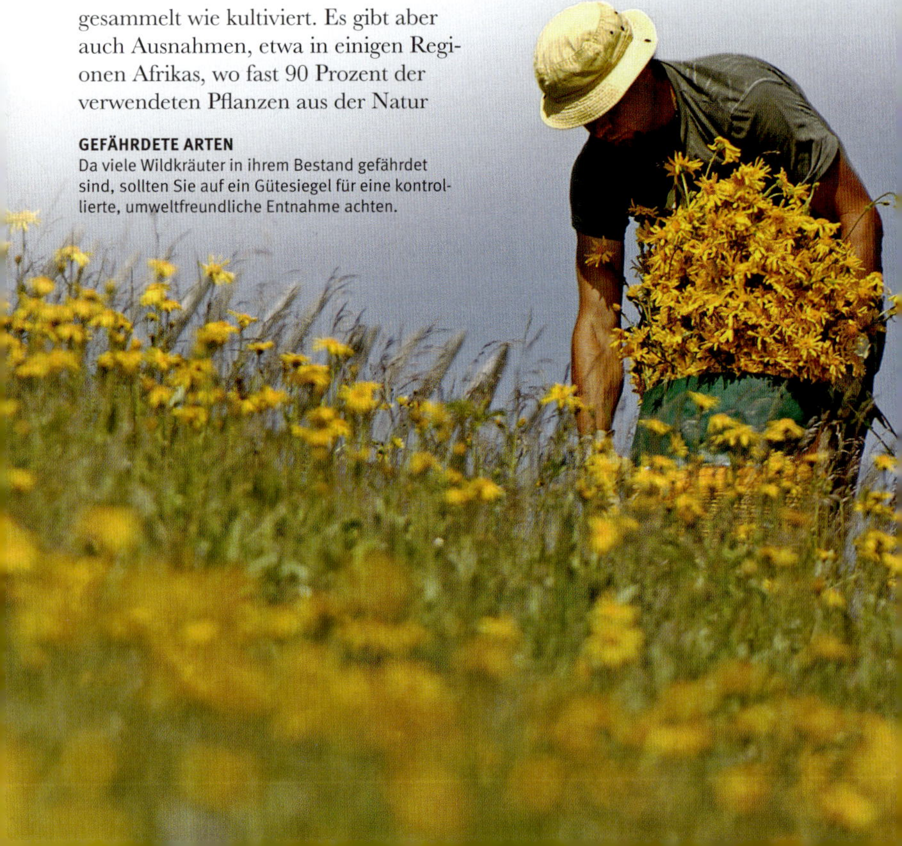

Nordamerika bzw. Europa zu den bedrohten Arten gehören und daher nun in größerem Umfang kultiviert werden müssen. Aber auch weil der internationale Handel mit gefährdeten Pflanzenarten inzwischen durch die »Convention on International Trade in Endangered Species of Wild Fauna and Flora« (kurz CITES oder »Washingtoner Artenschutzübereinkommen«) geregelt ist, muss man heute eine Reihe von Heilkräutern kultivieren.

Sehr häufig genutzte Pflanzen, etwa die Kamille, werden inzwischen ebenfalls in großem Maßstab in Ländern wie Ägypten und Argentinien angebaut, und auch vom Ginkgo gibt es Großplantagen, etwa in Frankreich oder den USA. Je mehr die Nachfrage nach Kräutern steigt, desto wirtschaftlicher lässt sich die Kultivierung in großen Mengen durchführen.

Beim Kauf von kultivierten Heilpflanzen sollte man sich für ökologisch angebaute Produkte entscheiden. Sie werden ohne den Einsatz von Pflanzenschutzmitteln und künstlichen Düngern produziert, sodass sie weitgehend frei von anorganischen Schadstoffen sein sollten. Gekennzeichnet sind solche Produkte zumeist mit einem entsprechenden Hinweis, damit Sie erkennen können, dass die Pflanzen bestimmten Qualitätsstandards entsprechen und unter ökologischen Gesichtspunkten kultiviert wurden.

Ernten und Verarbeiten

Beim Ernten und Verarbeiten von Heilpflanzen sind immer dieselben Grundregeln zu beachten. Wichtig ist es, nur so viele Pflanzen zu sammeln, wie Sie sofort verbrauchen oder trocknen können. Zum Trocknen genügt für den Hausgebrauch ein einfaches Trockengestell oder ein nicht zu heißer Backofen mit offener Tür.

DIE ERNTE

- Ernten Sie möglichst an einem sonnigen, trockenen Morgen, nachdem der Tau verdunstet ist.
- Wählen Sie die richtige Pflanze und die richtigen Pflanzenteile aus.
- Schneiden Sie mehrjährige Arten so ab, dass sie wieder austreiben können.
- Pflücken Sie keine Pflanzen mit Pilzbefall oder Insektenfraß und sammeln Sie nicht an belasteten Standorten.
- Ernten Sie: Blüten kurz vor dem Aufblühen; Blätter, wenn sie vollständig geöffnet sind; Früchte, Beeren und Samen nach der Reife; ganze Pflanzen, wenn sie ausgewachsen sind.

DAS TROCKNEN

- Das Trocknen sollte an einem schattigen, gut belüfteten Platz erfolgen. Für Blätter, Blüten, Wurzeln und Rinde lassen sich Holzgitterrahmen verwenden; von ganzen Pflanzen kann man Sträuße im Schatten aufhängen. Frisches Pflanzenmaterial wird zerkleinert und auf Packpapier ausgebreitet (nicht auf Zeitungspapier, da Druckfarben giftig sind).
- Entfernen Sie schlecht getrocknetes Pflanzenmaterial und verfärbte oder von Pilzen befallene Blätter.
- Zerkleinern Sie das getrocknete Material und bewahren Sie es in beschrifteten Glasgefäßen oder Papiertüten auf.

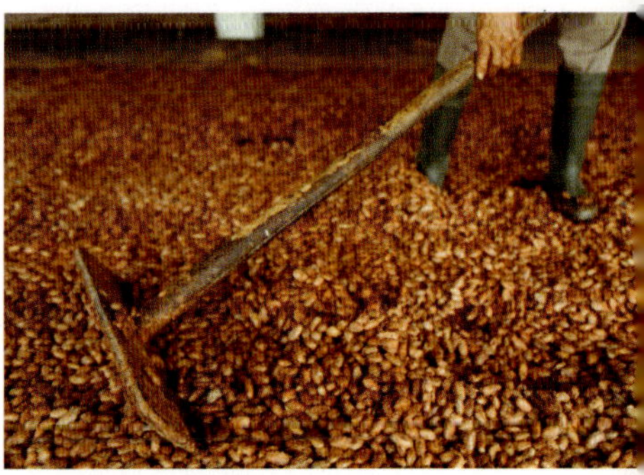

GETROCKNETE KRÄUTER
Eine sorgfältige Trocknung ist, unabhängig von der Menge, eine der wichtigsten Voraussetzungen für hochwertiges Kräutermaterial.

Industrielle Verarbeitung

In der Vorstellung vieler Menschen gehören zur Herstellung von Kräuterarzneien geheimnisvolle Töpfe mit köchelnden Flüssigkeiten oder Flaschen mit fremdartigen Gerüchen. Tatsächlich haben aber besonders kommerzielle Produktionsstätten keinerlei Ähnlichkeit mit einer solchen Kräuterküche, vor allem, wenn man dort Tabletten und Kapseln produziert. Vielmehr werden diese Mittel in hermetisch von der Umgebung abgeriegelten, hochtechnisierten Fabriken hergestellt, welche nicht selten sogar im Besitz von großen Pharmaunternehmen sind, die auch herkömmliche Medikamente produzieren. Hinweise auf den Kräuterursprung der Arzneien findet man zumeist nur noch dort, wo das Rohmaterial angeliefert wird.

Alle Mittel, die in solchen Fabriken und unter Berücksichtigung bestimmter Richtlinien zur Qualitätssicherung (Good Manufacturing Practice; GMP) produziert werden, sind in der Regel hochwertige Arzneien. Man könnte sogar vermuten, sie hätten eine bessere Qualität als Mittel, die auf traditionelle Weise mit weniger Aufwand hergestellt werden. Das ist jedoch nicht unbedingt der Fall. Ähnlich wie bei der Weinproduktion, sind auch bei der Herstellung von Kräuterarzneien gerade die Produkte von kleineren Erzeugern oft von höherer Qualität. Aber grundsätzlich kann man davon ausgehen, dass rezeptfreie, nach GMP-Richtlinien hergestellte Arzneien von einer annehmbaren Qualität sind.

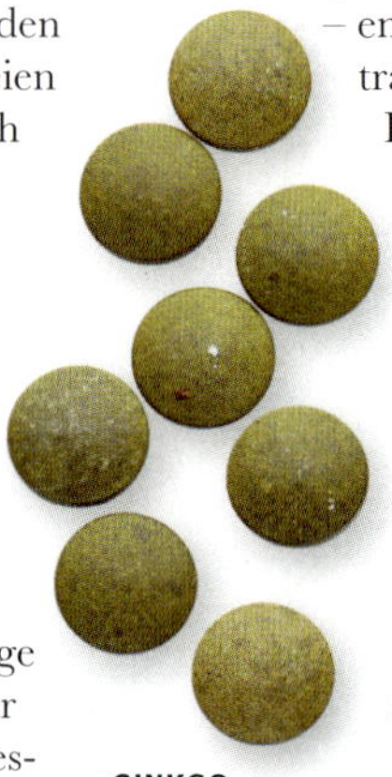
GINKGO-TABLETTEN

KAPSELN UND TABLETTEN

Die meisten Kapseln und Tabletten werden industriell produziert, wobei man in der Regel Pflanzenextrakte verwendet, manchmal aber auch fein pulverisiertes Kräutermaterial. Um die wirksamen Substanzen zu lösen, steht eine Reihe unterschiedlicher Flüssigkeiten zur Verfügung. Diese Lösungen werden anschließend wieder eingedampft, bis eine weiche Masse mit etwa 20–30 Prozent Wasseranteil entsteht oder auch ein Trockenextrakt, der nur noch etwa 5 Prozent Feuchtigkeit enthält. Aus diesen Materialien werden dann die Kapseln oder Tabletten hergestellt.

STANDARDEXTRAKTE

Unter Standardbedingungen hergestellte Produkte – also vor allem Kapseln, Tabletten und Tinkturen – enthalten nur geringe Konzentrationen eines oder mehrerer Hauptwirkstoffe. Die genaue Zusammensetzung lässt sich mit sehr empfindlichen Messmethoden, z. B. der Hochleistungsflüssigkeitschromatografie (HPLC), genau feststellen. Entsprechen die ermittelten Werte einem vorgegebenen Standard, gelten die Arzneimittel als »standardisiert«. So ist Ginkgo beispielsweise auf seinen Flavon-Glykosid-Gehalt standardisiert und die Mariendistel auf ihren Silymarin-Gehalt.

Bei bestimmten Kräutern werden allerdings häufig unterschiedliche Substanzen herangezogen. Ein Beispiel dafür ist das Johanniskraut, bei dem bestimmte Produkte auf den Hypericin-Gehalt standardisiert sind, andere auf den Hyperforin-Gehalt und einige auch auf beide Substanzen!

Daneben gibt es auch noch eine höher entwickelte Methode der Qualitätskontrolle, bei der eine Art »chemischer Fingerabdruck« erstellt wird, welcher die gesamte Komplexität der Pflanze erfasst. Viele Menschen halten diese Untersuchungsmethode für angemessener, weil erst die vollständige Zusammenstellung der therapeutisch wirksamen Bestandteile deren Wirkung

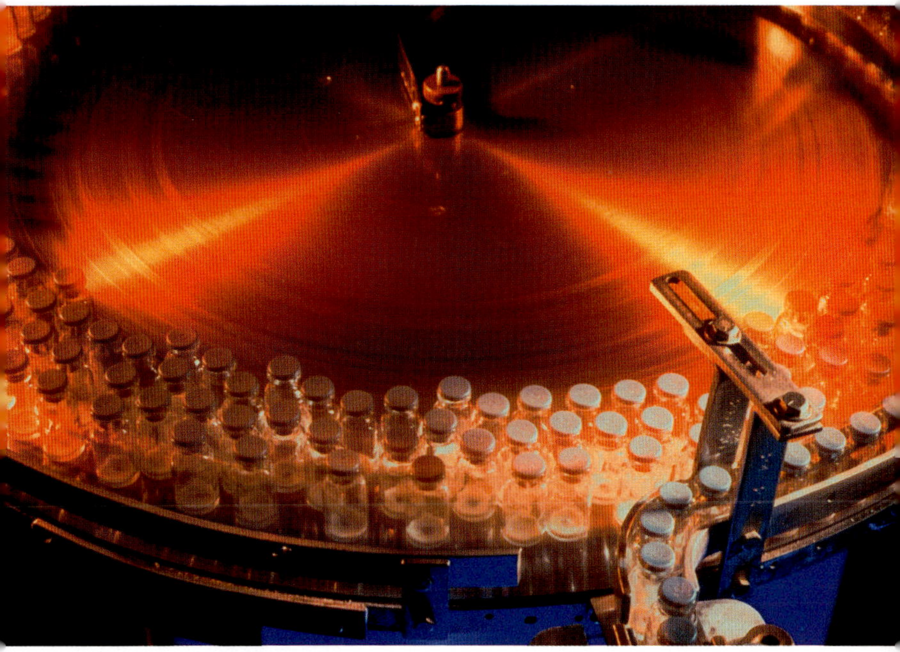

INDUSTRIELLE PRODUKTION
Industriell gefertigte Kräuterarzneien, die den GMP-Richtlinien entsprechen, kann man normalerweise mit gutem Gewissen kaufen.

ausmache und nicht nur ein oder zwei isolierte Wirkstoffe. So wurden z. B. beim Johanniskraut mindestens fünf verschiedene Prozesse identifiziert, die zur antidepressiven Wirkung der Pflanze beitragen. Daher greifen Heilpraktiker bei Kräutern und Tinkturen häufig auf Produkte kleinerer Hersteller zurück, deren Qualitätskontrolle das »volle Spektrum« der Pflanzen umfasst.

SPEZIALEXTRAKTE

Außerdem gibt es noch Arzneien, bei denen die Konzentration bestimmter Bestandteile auf Kosten anderer erhöht wurde, sodass sie streng genommen keine echten Kräuterarzneien sind, sondern Mittel mit teilweise pflanzlichem und teilweise chemischem Ursprung. Außerdem hat man die Extrakte häufig hochkonzentriert – manchmal bis zu 2000-fach –, sodass pflanzliche Substanzen oft nur noch in Spuren vorhanden sind. Solche Mittel können durchaus nutzbringend angewendet werden, aber sie sind keine Kräuterarzneien im eigentlichen Sinne. Isoflavon-Extrakte des Wiesenklees, aber auch bestimmte Aloe-vera-Produkte sind Beispiele für solche Mittel.

Wenn Sie Kräuterarzneien kaufen, sollten Sie daher also stets das Etikett auf Angaben zum Standard überprüfen (siehe auch S. 50–51).

HAUTCREMES
Hochwertige pflanzliche Hautcremes unterliegen ähnlichen Kontrollverfahren wie Kapseln, Tabletten oder Tinkturen.

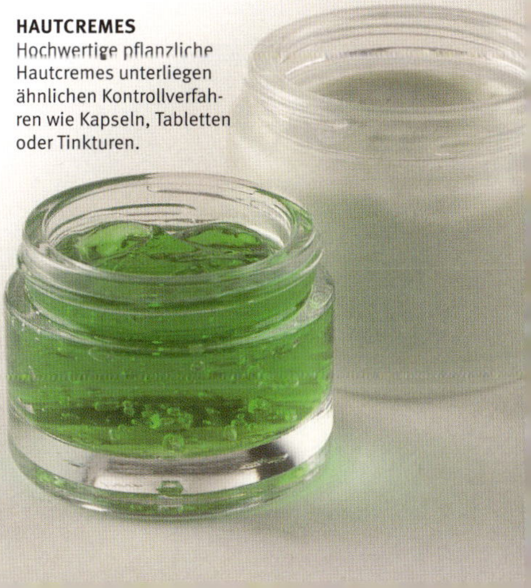

ARZNEIZUBEREITUNG

Kräuterarzneien lassen sich auf die unterschiedlichste Weise zubereiten, sodass es oft nicht ganz einfach ist, das richtige Mittel auszuwählen. Daher finden Sie im folgenden Abschnitt eine Übersicht der wichtigsten Zubereitungsarten mit ihren jeweiligen Vor- und Nachteilen.

Viele Kräuterarzneien, für die man keine spezielle Ausstattung benötigt, etwa Abkochungen, werden schon seit Jahrtausenden auf die gleiche Weise hergestellt und angewendet. Für andere benötigt man dagegen moderne pharmazeutische Extraktionsmethoden und ein breites Spektrum an unterschiedlichen Lösungsmitteln und Techniken. Verarbeitet werden die so gewonnenen Extrakte am häufigsten zu Tabletten und Kapseln.

WIRKSTOFFEXTRAKTION

Kaum bekannt ist, dass die Art der Zubereitung einer Kräuterarznei deren Wirkung manchmal direkt beeinflusst. So kann man Ingwer zur Nahrungszubereitung benutzen, ihn in Form von Pulver oder Kapseln einnehmen, einen Aufguss oder eine Tinktur daraus herstellen oder ihn zu einem Extrakt verarbeiten. Allerdings werden der Pflanze bei jeder dieser Zubereitungen etwas andere Substanzen entzogen, die dann unterschiedlich auf den Körper einwirken. So enthält der Ingwer antiseptische Harze, die sich in Wasser nur schlecht lösen. Daher sind in Ingwertee auch nur geringe Anteile dieser Substanzen enthalten. Anders verhält es sich dagegen bei der Lösung in 90-prozentigem Alkohol (Äthanol), sodass Ingwertinktur eine deutlich größere antiseptische Wirkung aufweist.

Ein vergleichbares Beispiel aus dem alltäglichen Leben ist die Kaffeezubereitung. So hat man die Espressomaschine erfunden, um den Bohnen möglichst viel Aroma und wenig Koffein zu entziehen. Dagegen wird bei herkömmlichen Kaffeemaschinen mehr Koffein frei, während ein Großteil des feinen Aromas durch das fortwährende Aufheizen verloren geht. Deswegen ist Filterkaffee auch nicht besonders gesund.

Nachfolgend werden einige der häufigsten Anwendungsformen von Kräuterarzneien vorgestellt. Details zur Anwendung finden Sie auf S. 36–37, Hinweise zur Dosierung auf S. 44–45.

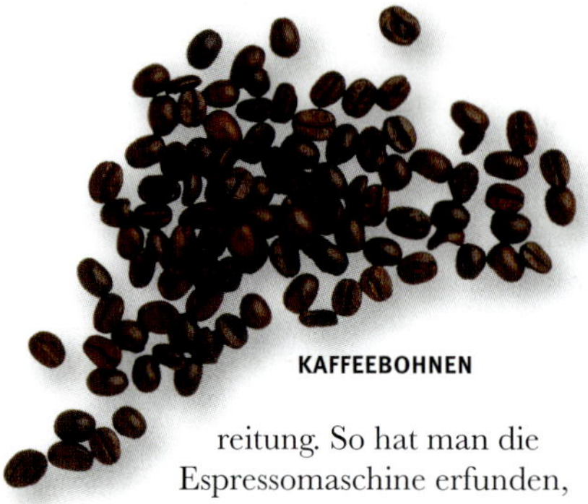

KAFFEEBOHNEN

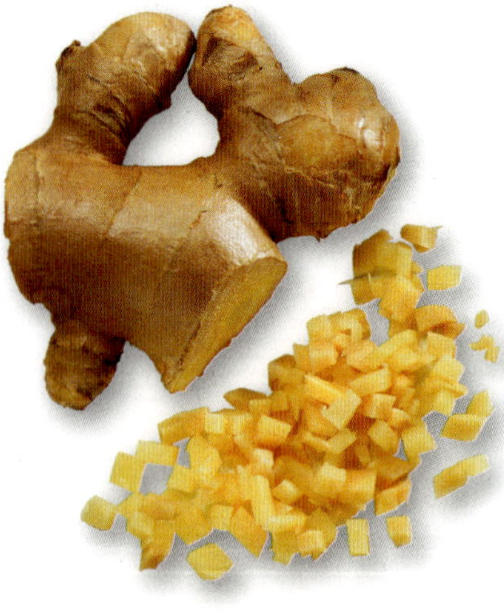

INGWER
Frische und getrocknete Ingwerwurzel wird in China ganz unterschiedlich angewendet, denn beim Trocknen entstehen neue Substanzen, während das ätherische Öl der frischen Wurzel verdunstet.

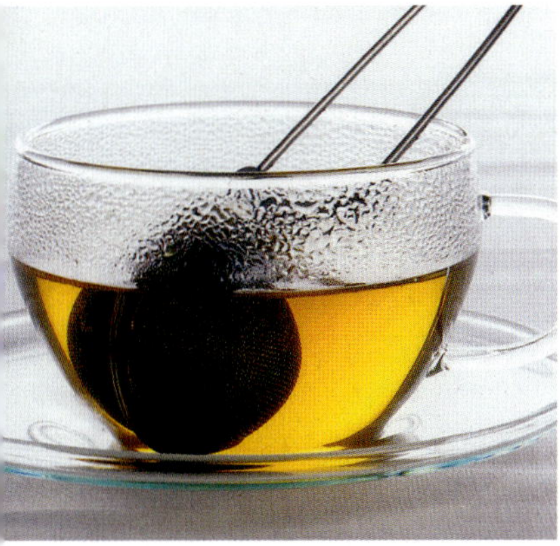

KRÄUTERAUFGUSS
Für einen Aufguss nicht aromatischer Kräuter kann man einen Teebeutel oder ein Tee-Ei in eine offene Tasse hängen; für Kräuter mit ätherischen Ölen sollte man eine Teekanne mit Deckel nehmen.

AUFGUSS (INFUS)

Aufgüsse oder Tees, für die man zumeist frische oder getrocknete Blätter oder Blüten verwendet, sind die einfachste Form der Zubereitung von Kräuterarzneien. Bei Aufgüssen werden vor allem wasserlösliche Bestandteile wie Flavonoide genutzt, etwa bei einem Tee aus Weißdornblättern, oder auch ätherisches Öl, beispielsweise beim Pfefferminztee. Benutzen Sie Glas- oder Porzellangefäße (kein Metall) mit Deckel und lassen Sie den Aufguss 10 Minuten ziehen, um ihn dann abzuseihen.

Vorteile Aufgüsse sind leicht herzustellen; verschiedene Kräuter können kombiniert werden; man kann frisches oder getrocknetes Kräutermaterial verwenden; sie lassen sich auch als Mundwasser, zum Gurgeln, als Lotion, zur Haarspülung usw. einsetzen; die in Wasser gelösten Substanzen werden vom Körper gut aufgenommen.

Nachteile Müssen vergleichsweise schnell verbraucht werden (im Kühlschrank maximal 24 Stunden haltbar); enthalten nur wasserlösliche Bestandteile; können unangenehm schmecken; es muss relativ viel Flüssigkeit aufgenommen werden.

ABKOCHUNG (DEKOKT)

Die Abkochung eignet sich zur Aufbereitung härterer Pflanzenteile, etwa der Rinde. Für die Zubereitung wird das zerkleinerte Material ungefähr 20 Minuten in Wasser geköchelt und die Flüssigkeit dann abgeseiht und getrunken. Dekokte eignen sich gut, um wasserlösliche Bestandteile wie Tannine zu extrahieren, und sie werden wie Aufgüsse auch schon sehr lange genutzt.

Vorteile Man kann verschiedene frische oder getrocknete Kräuter gut miteinander kombinieren; Abkochungen lassen sich auch als Mundwasser, zum Gurgeln, als Lotion usw. einsetzen; die in Wasser gelösten Substanzen werden gut aufgenommen.

Nachteile Zeitaufwendigere Zubereitung; gekühlt höchstens 48 Stunden haltbar; Abkochungen enthalten nur wasserlösliche Substanzen und schmecken oft etwas unangenehm.

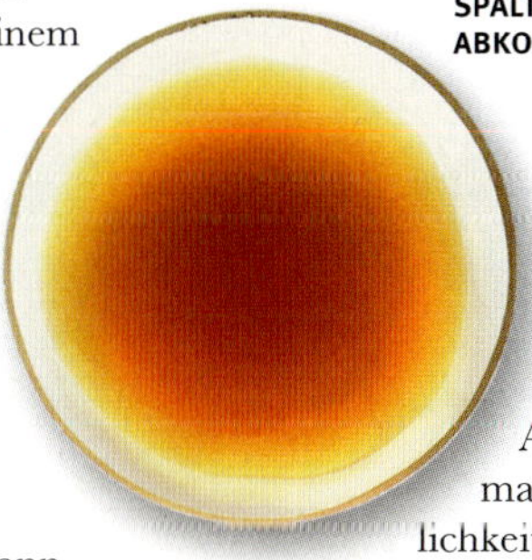

SPALTKÖLBCHEN-ABKOCHUNG

SÄFTE

Viele Säfte können Sie leicht selbst herstellen. Allerdings sollte man nach Möglichkeit elektrische Saftpressen benutzen. Säfte enthalten zahlreiche wichtige Substanzen, darunter Enzyme, die bei getrockneten Pflanzen nicht mehr wirksam sind. Verwenden Sie möglichst ökologisch angebaute Erzeugnisse.

Vorteile Leicht herzustellen; hoher Enzym- und Mikronährstoffgehalt; unterstützen die Verdauung.

Nachteile Müssen kühl aufbewahrt und bei Abfüllung innerhalb von 10 Tagen verbraucht werden; der Geschmack kann unangenehm sein.

TINKTUREN

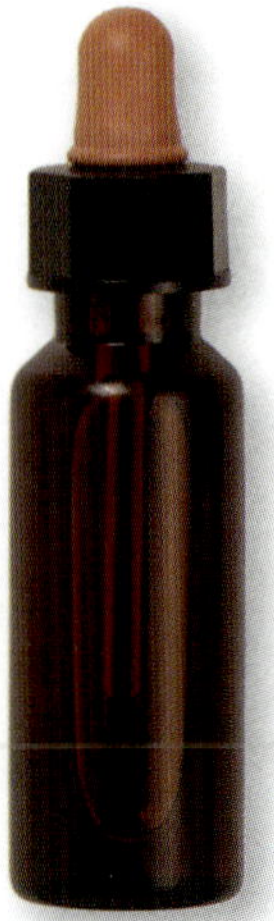

TINKTUR

Tinkturen stellt man aus geschnittenem Pflanzenmaterial her, das in eine Alkohollösung gelegt wird (Mazeration). Der Alkoholanteil kann dabei – je nachdem, welcher Wirkstoff extrahiert werden soll – zwischen 25 und 90 Prozent liegen. Eine häufig verwendete Mischung besteht aus 45 Prozent Alkohol und 55 Prozent Wasser (manchmal wird statt Alkohol auch Essig oder Glyzerin verwendet). Tinkturen kann man drei oder mehr Jahre aufbewahren. Durch das Wasser-Alkohol-Gemisch werden sowohl wasserlösliche als auch wasserunlösliche Bestandteile extrahiert. Das Verhältnis des Kräutermaterials zum Wasser- und Alkoholanteil bestimmt die Stärke der Tinktur. Eine gern verwendete Mischung besteht aus einem Teil Kräutern sowie drei Teilen Wasser-Alkohol-Gemisch.

Vorteile Lange Haltbarkeit; lassen sich miteinander kombinieren; enthalten verschiedenste Inhaltsstoffe; wirken schon in geringer Dosis; werden gut aufgenommen.

Nachteile Etwas zeitaufwendige Herstellung (viele Tinkturen sind aber im Handel erhältlich); oft unangenehmer Geschmack; enthalten häufig vergleichsweise viel Alkohol.

SIRUP

Sirupe stellt man her, indem man Aufgüsse oder Abkochungen mit Rohrzucker oder Honig im Verhältnis von 1:1 versetzt. Dadurch werden bittere Arzneien oft genießbarer; außerdem lindert Zucker Atemwegsreizungen, sodass man Sirup für Hustensäfte benutzt. Diese und andere Mittel auf Sirupbasis kann man im Handel erwerben oder selbst herstellen.

Vorteile Ziemlich lange Lagerfähigkeit; kann wegen des süßen Geschmacks gut mit bitteren Arzneimitteln kombiniert werden; lindert Husten.

Nachteile Enthält große Zuckermengen; eingeschränkte Anwendung.

KAPSELN

Kapseln enthalten zumeist pulverisiertes Kräutermaterial oder eingedickte bzw. getrocknete Pflanzenextrakte. Man kann Kapseln selbst herstellen, denn es gibt leere vegetarische oder nichtvegetarische Gelatinekapseln (Größe 00) zum Befüllen. Die Wirkung von Kapseln mit Öl oder eingedickten Extrakten lässt sich mit der von Tabletten vergleichen, sie enthalten aber weniger Zusätze.

Vorteile Bequeme Einnahme und neutraler Geschmack; genaue Dosierung möglich; oft standardisiert.

Nachteile Lassen sich nicht mischen; einige Pulver können eine Reizwirkung haben; oft hoch konzentriert.

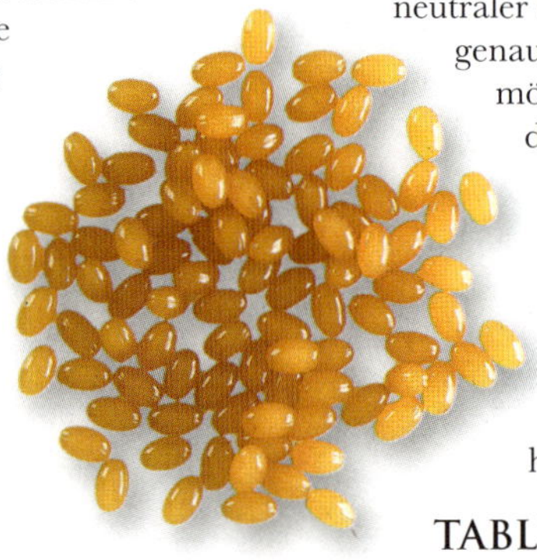

KNOBLAUCH-KAPSELN

TABLETTEN

Getrocknetes Kräutermaterial oder trockene Extrakte lassen sich durch Pressen in die gewünschte Tablettenform bringen. Bei Kräutermaterial werden allerdings normalerweise noch bindende Hilfsstoffe und andere Zusätze benötigt, damit die Tabletten zunächst ihre Form und Struktur behalten, sich dann aber im Körper auflösen. Leider werden manchmal auch Süß- oder Farbstoffe hinzugefügt, sodass man das Etikett genau lesen sollte.

Vorteile Einfache Einnahme konzentrierter Mittel; genau definierte Dosis; oft standardisiert; fast geschmacklos.

Nachteile Lösen sich evtl. schlecht im Verdauungstrakt; oft zu konzentriert; nicht mischbar.

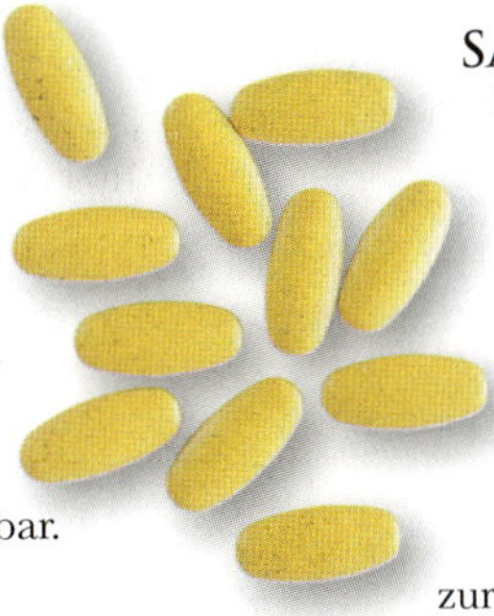
WEIHRAUCH-TABLETTEN

FETTE ÖLE

Fette Öle stellt man durch Einweichen von Kräutermaterial in Pflanzenöl her. Benutzt werden häufig Kräuter mit wundheilenden Eigenschaften, sodass sich die Öle zur Behandlung von kleinen Schnittwunden, Abschürfungen, Verstauchungen usw. nutzen lassen. Man kann sie aber auch für die Herstellung von Cremes und Salben nehmen.

Vorteile Lassen sich sehr gut einmassieren und mit ätherischen Ölen mischen.

Nachteile Sehr fettig, sodass Salben oder Cremes oft empfehlenswerter sind.

GEFRIERTROCKNUNG

Diese Methode wird besonders häufig in der traditionellen chinesischen Heilkunde eingesetzt. Die Extrakte enthalten normalerweise die gesamte Wirkstoffpalette der Kräuter.

Vorteile Bequeme Anwendung; genau definierte Dosis; häufig standardisiert.

Nachteile Teuer; oft nicht verfügbar.

PULVER

Die in Indien sehr beliebten Pulver sind in der Anwendung unkompliziert, verderben aber schneller als normal getrocknetes Material.

Vorteile Bequeme Anwendung.

Nachteile Oft unguter Geschmack; müssen richtig gelagert werden.

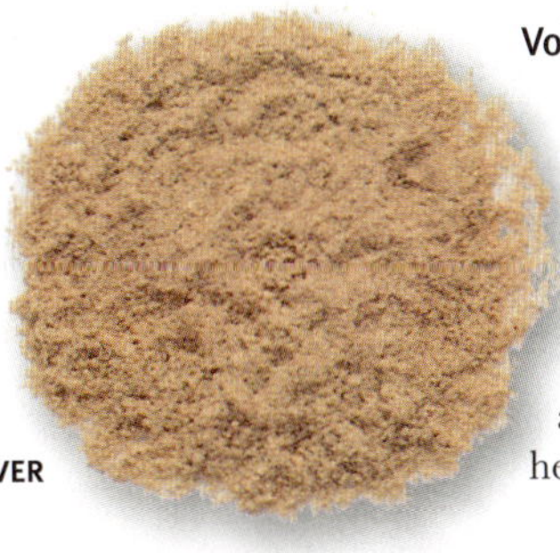
MYRRHEPULVER

SALBEN UND CREMES

Salben, für deren Herstellung normalerweise Öle oder Fette benutzt werden, bilden eine wasserabweisende Schutzschicht auf der Haut, sodass man sie z. B. gut zur Behandlung von Hämorrhoiden und Windel-Ekzemen benutzen kann. Cremes werden durch Emulsion von Öl und Wasser hergestellt. Sie wirken kühlend und verleihen der Haut Feuchtigkeit, sodass man sie gern bei Hautentzündungen anwendet. Auf offene Wunden sollten Salben und Cremes nicht aufgetragen werden.

Vorteile Für die Hautbehandlung optimiert.

Nachteile Enthalten oft Konservierungsmittel und Stabilisatoren.

ÄTHERISCHE ÖLE

Ätherische Öle gewinnt man hauptsächlich durch Destillation. Da sie hoch konzentriert sind, muss man sie mit Vorsicht anwenden. Normalerweise werden sie mit einem Trägeröl bis zu einer höchstens 5-prozentigen Verdünnung gemischt, also z. B. 1 ml ätherisches Öl in 20 ml Trägeröl (5 Tropfen pro Teelöffel). Innerlich sollte man ätherische Öle nur auf ärztliche Anweisung anwenden.

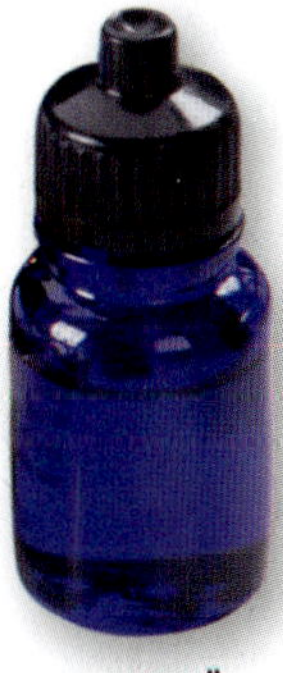
LAVENDELÖL

Vorteile Stark konzentriert; angenehmer Duft; lassen sich verdünnt auf die Haut auftragen oder in Duftlampen verwenden.

Nachteile Können Hautirritationen oder allergische Reaktionen hervorrufen.

ZUBEREITUNG ZU HAUSE

Einfachere Kräuterarzneien lassen sich leicht selbst herstellen. Wichtig ist vor allem, nur richtig bestimmtes Pflanzenmaterial zu verwenden. Die nachfolgenden Dosierungen gelten für die meisten, aber nicht für alle häufig angewendeten Kräuterarzneien (siehe S. 44–45).

ZUBEREITUNG EINES KRÄUTERTEES

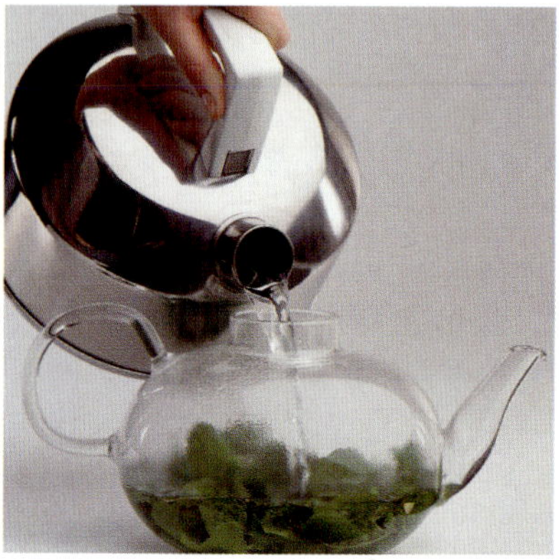

1 Übergießen Sie einen gehäuften Teelöffel frisches oder einen gestrichenen Teelöffel getrocknetes Kräutermaterial mit gerade kochendem Wasser.

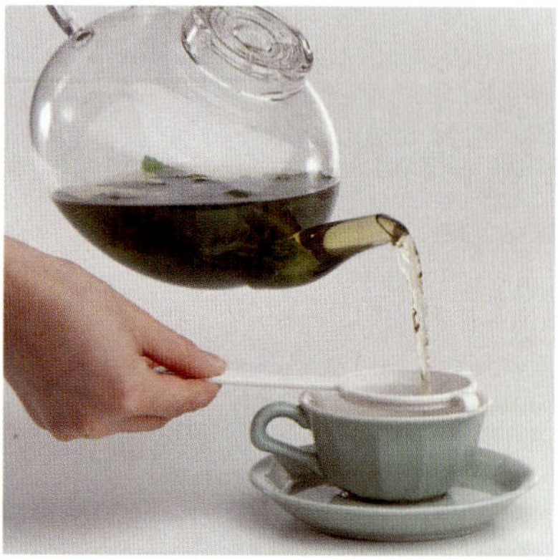

2 Lassen Sie den abgedeckten Tee nach dem Umrühren zehn Minuten ziehen. Gießen Sie ihn dann durch ein Sieb und fügen Sie bei Bedarf Honig hinzu.

ZUBEREITUNG EINER ABKOCHUNG

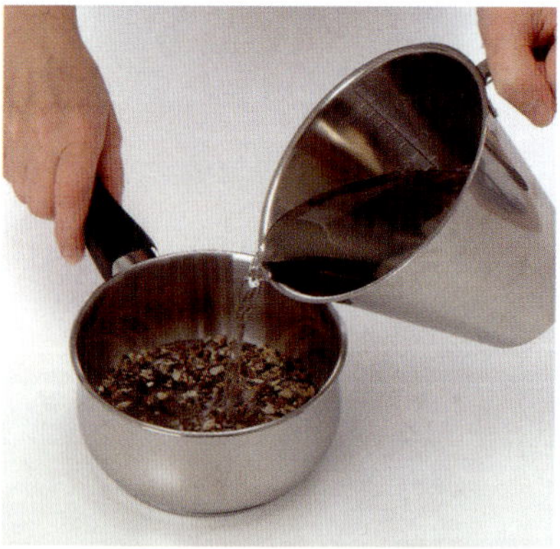

1 Geben Sie einen gehäuften Teelöffel Kräutermaterial in einen Kochtopf (kein Aluminium). Kochen Sie die Kräuter mit 1 ½ Tassen Wasser kurz auf und lassen Sie den Sud dann etwa 20 Minuten köcheln.

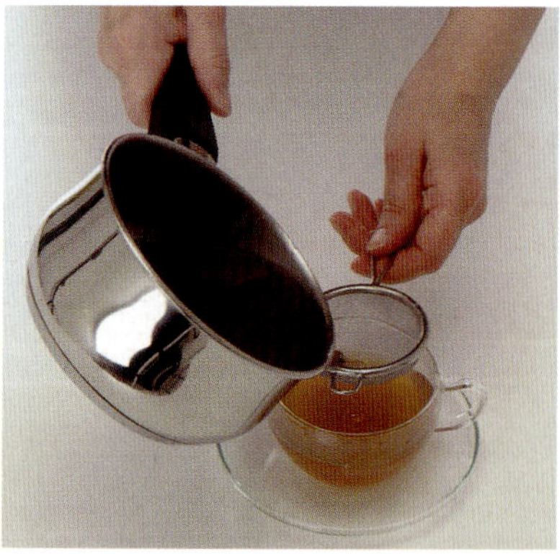

2 Schütten Sie den Sud durch ein Sieb und fügen Sie vor dem Trinken eventuell Honig hinzu. Bei Bedarf lassen sich auch größere Mengen herstellen, beispielsweise mit 25 g Kräutern und 500 ml Wasser.

ZUBEREITUNG EINER TINKTUR

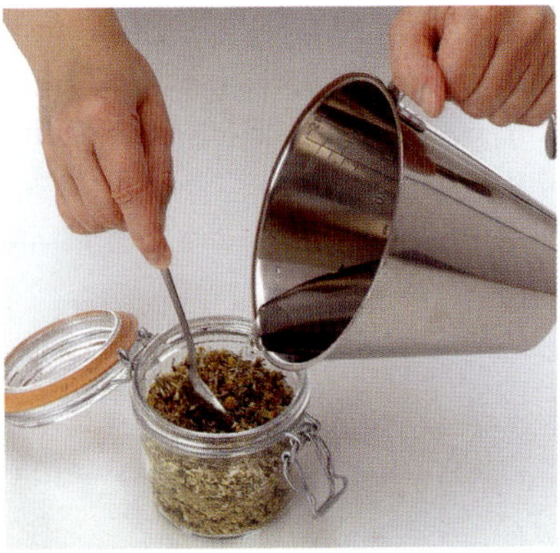

1 Standardtinkturen stellt man aus einem Teil getrockneter Kräuter und drei Teilen Alkohol her. Geben Sie das gehackte Kräutermaterial in ein sauberes, möglichst steriles, etikettiertes Glasgefäß und übergießen Sie es vollständig mit Alkohol. Nehmen Sie für 100 g getrocknetes Kräutermaterial 300 ml der entsprechenden Alkohollösung (siehe Kasten rechts). Rühren Sie gut um, schließen Sie den Deckel und beschriften Sie dann das Etikett.

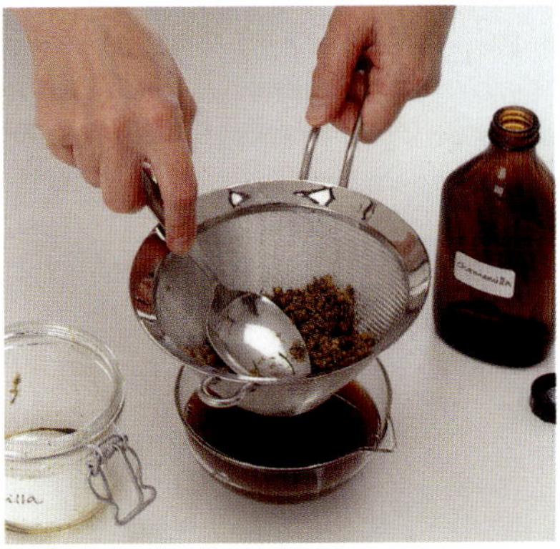

2 Bevor die gesiebte Flüssigkeit in eine Flasche mit Schraubverschluss gegeben wird, rührt man sie zehn Tage lang täglich einige Minuten lang um.

ALKOHOLLÖSUNGEN

Für Tinkturen kann man Wodka oder andere hochwertige Alkoholika ähnlicher Stärke verwenden. Für frisches Pflanzenmaterial wird eine 40-prozentige Lösung benötigt, bei getrockneten Pflanzen kann die Konzentration geringer sein (normalerweise 25 Prozent). Bei unter 20 Prozent verderben die Tinkturen schnell.

AUFBEWAHRUNG VON KRÄUTERMATERIAL

Getrocknetes Kräutermaterial wird am besten in Glasgefäßen aufbewahrt. Diese sollten sauber, trocken und wenn möglich sterilisiert sein. Füllen Sie das Gefäß bis zum Rand mit Kräutermaterial und schließen Sie den Deckel.

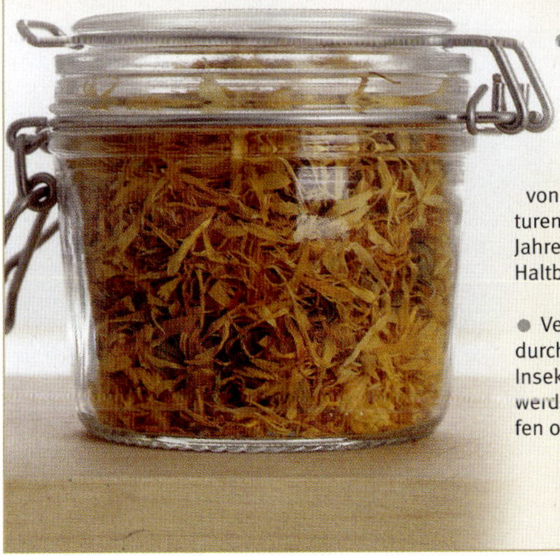

Für eine kurzfristige Lagerung (einige Monate) kann man getrocknetes Kräutermaterial auch in sauberen Packpapiertüten aufbewahren. Wichtig ist in beiden Fällen eine eindeutige Kennzeichnung mit folgenden Informationen:

- Name und verwendeter Teil der Pflanze
- Sammeldatum.

- Bewahren Sie das Material an einem kühlen, dunklen, trockenen Platz außerhalb der Reichweite von Kindern und Haustieren auf.

- Getrocknete Kräuter sollten innerhalb von zwölf Monaten verbraucht werden; Tinkturen bleiben normalerweise mindestens drei Jahre wirksam. Kapseln und Tabletten haben ein Haltbarkeitsdatum auf der Packung.

- Verändert sich bei Trockenmaterial die Farbe durch eingedrungene Feuchtigkeit oder Pilz- bzw. Insektenbefall, darf es nicht mehr angewendet werden. Entsorgen Sie es auf dem Komposthaufen oder in einer Plastiktüte in der Mülltonne.

KLEINE KRÄUTERAPOTHEKE

Kräuterarzneien lassen sich gut bei geringfügigen Beschwerden und für die Erste Hilfe einsetzen. So kann man z. B. Schnittwunden, Abschürfungen, Kopfschmerzen oder Verdauungsprobleme mit nur wenigen Mitteln behandeln, die man daher stets vorrätig haben sollte.

Erste-Hilfe-Ausstattung

Die Ausstattung einer herkömmlichen Hausapotheke mit Kräuterarzneien ist normalerweise nicht schwierig, denn die zehn hier abgebildeten Mittel, die sich gut zur Behandlung von kleineren Problemen des täglichen Lebens einsetzen lassen, sind fast immer in Apotheken, Drogerien oder Reformhäusern vorrätig. Details zu ihrer Anwendung finden Sie bei den jeweiligen Einträgen im Teil »Kräuter von A–Z« auf den Seiten 52–255.

Anmerkung Tragen Sie Cremes und Salben nicht auf offene Wunden auf, sondern reinigen Sie Schnitte und Abschürfungen mit Wasser, Aloe-vera-Gel oder Zaubernuss-Destillat und anschließend mit verdünnter Sonnenhut- oder Myrrhe-Tinktur (diese desinfizierenden Maßnahmen sind kurzzeitig recht schmerzhaft). Verbrennungen hält man vor der Behandlung mit Aloe-Gel oder Lavendelöl mindestens zehn Minuten unter kaltes Wasser.

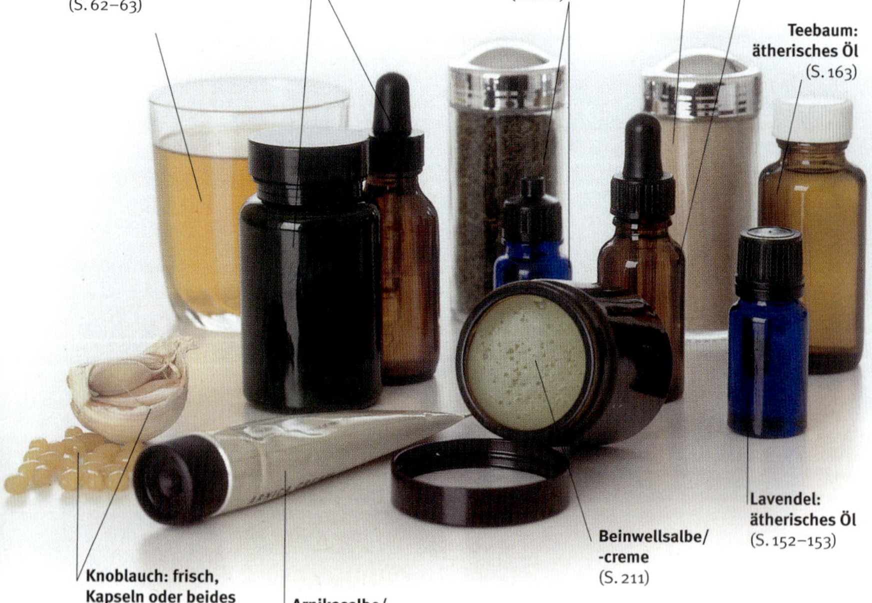

Aloe-Saft (S. 62–63)

Sonnenhutkapseln und -tinktur (S. 118–119)

Thymian: Kraut und ätherisches Öl (S. 222)

Rotulme: Pulver oder Tabletten (S. 232)

Myrrhetinktur (S. 107)

Teebaum: ätherisches Öl (S. 163)

Lavendel: ätherisches Öl (S. 152–153)

Beinwellsalbe/-creme (S. 211)

Arnikasalbe/-creme (S. 66)

Knoblauch: frisch, Kapseln oder beides (S. 60–61)

Arzneien aus der Küche

Arzneien müssen nicht unbedingt aus einem Medizinfläschchen stammen. Auch in jeder Küche gibt es hochwertige Mittel für den Hausgebrauch. Allerdings sollten Sie nur saubere, frische Erzeugnisse ohne Verfärbungen verwenden. Nachfolgend finden Sie einige Beispiele für solche Mittel:

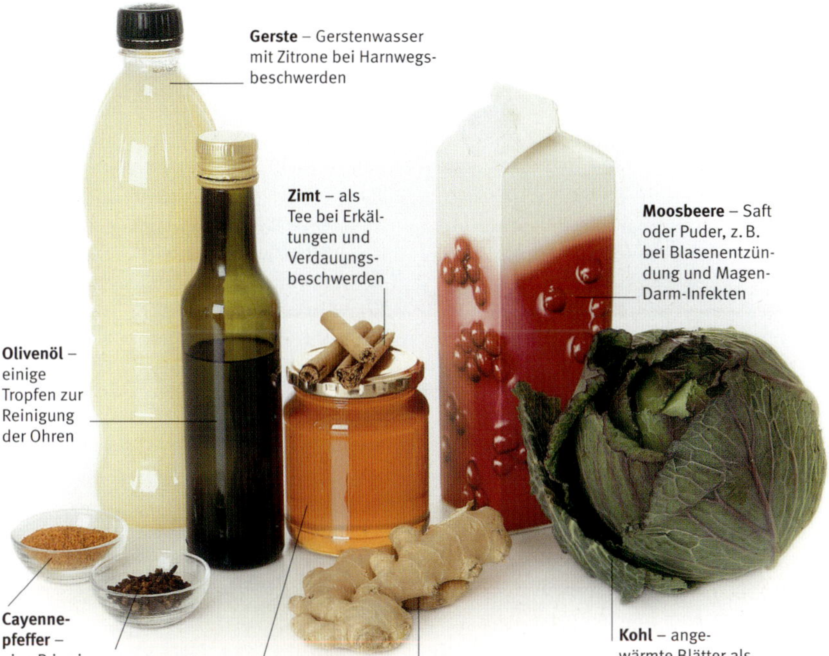
Gerste – Gerstenwasser mit Zitrone bei Harnwegsbeschwerden
Zimt – als Tee bei Erkältungen und Verdauungsbeschwerden
Moosbeere – Saft oder Puder, z. B. bei Blasenentzündung und Magen-Darm-Infekten
Olivenöl – einige Tropfen zur Reinigung der Ohren
Cayennepfeffer – eine Prise in Aufgüssen oder Speisen bei Grippe
Gewürznelke – eine Nelke oder 1–2 Tropfen ätherisches Öl bei Zahnschmerzen
Honig – äußerlich zur Behandlung kleinerer Wunden und Verbrennungen
Ingwer – als Tee bei Brechreiz und Verdauungsstörungen; oder mit Knoblauch bei Erkältung
Kohl – angewärmte Blätter als Umschläge bei schmerzenden Gelenken

DIE HAUSAPOTHEKE

Anfangs reicht schon ein kleinerer Vorrat an Arzneien, der dann als Grundstock für den Aufbau einer Kräuterapotheke für den Hausgebrauch dienen kann. Zu den nützlichsten, vielseitigsten und sichersten Mitteln gehören:

Baldrian (*Valeriana officinalis*)
Holunder (*Sambucus nigra*)
Kamille (*Chamomilla recutita*)
Lindenblüten (*Tilia* spp.)
Mädesüß (*Filipendula ulmaria*)
Mutterkraut (*Tanacetum parthenium*)
Pfefferminze (*Mentha* x *piperita*)
Rosmarin (*Rosmarinus officinalis*)
Salbei (*Salvia officinalis*)
Schafgarbe (*Achillea millefolium*)
Schneeball (*Viburnum opulus*)
Süßholz (*Glycyrrhiza glabra*)

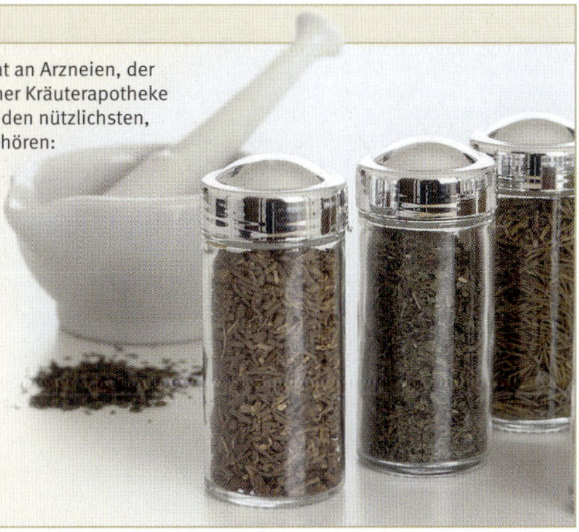

DER KRÄUTERGARTEN

Ein Kräutergarten kann sehr viel Freude bereiten. So bereichern die Pflanzen den häuslichen Speisezettel, man kann sich an ihrem angenehmen Duft erfreuen und einige Pflanzen stehen außerdem jederzeit für die Behandlung häufiger Beschwerden zur Verfügung.

Die Apotheke im Garten

Ihre Kräuterapotheke muss nicht auf das Medizinschränkchen beschränkt bleiben, sondern man kann sie leicht auf die Fensterbank, den Balkon oder den Garten erweitern. Bei ausreichend Licht, Wasser und der richtigen Erde wachsen viele Heilkräuter selbst bei wenig Platz ganz ausgezeichnet. Sie lassen sich dann gut als schnell verfügbare Ressource für den täglichen Gebrauch nutzen. Wichtig ist es, die Pflanzen so zu kennzeichnen, dass Sie bei der Ernte auch das richtige Material auswählen.

Für die Kultur im Garten eignen sich Kräuter wie Zitronenmelisse (*Melissa officinalis*) oder Schafgarbe (*Achillea millefolium*), die auf den meisten Böden gut wachsen und daher eine reiche Ernte versprechen. Die Samen oder Jungpflanzen sollten Sie bei einem spezialisierten Gartenbaubetrieb erwerben.

Andere Kräuter, die sich gut im Garten kultivieren lassen, sind:
Ringelblume (*Calendula officinalis*)
Sonnenhut (*Echinacea* spp.)
Kalifornischer Mohn (*Eschscholzia californica*)
Fenchel (*Foeniculum vulgare*)
Lavendel (*Lavandula* spp.)
Petersilie (*Petroselinum crispum*)
Rosmarin (*Rosmarinus officinalis*)
Salbei (*Salvia officinalis*)
Mutterkraut (*Tanacetum parthenium*)
Thymian (*Thymus vulgaris*)
Moosbeere (*Vaccinium macrocarpon*)
Eisenkraut (*Verbena officinalis*).

TOPFPFLANZEN

Viele Kräuter lassen sich auch in Töpfen oder vergleichbaren Behältern ziehen, etwa:

Zitronenstrauch (*Lippia citriodora*)
Pfefferminze (*Mentha x piperita*)
Mutterkraut (*Tanacetum parthenium*)
Petersilie (*Petroselinum crispum*)
Virginia-Helmkraut (*Scutellaria lateriflora*)
Majoran (*Origanum vulgare*)
Basilikum (*Ocimum basilicum*)
Duftveilchen (*Viola odorata*)

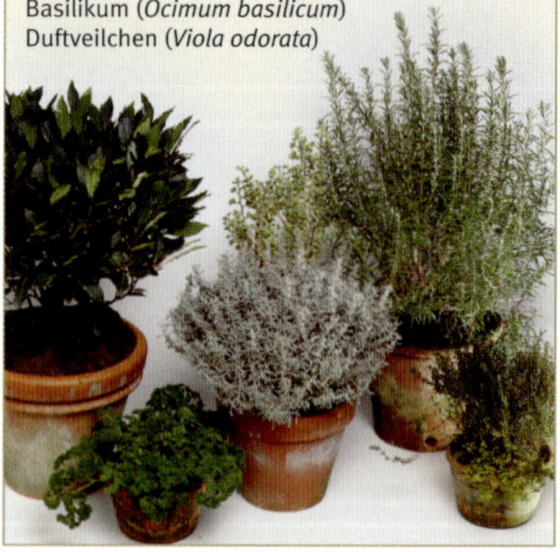

DIE RICHTIGE PFLANZE

Die Kultur von Heilpflanzen ist im Grunde recht unkompliziert. Einige Dinge muss man dabei aber beachten:

- Wählen Sie die richtige Art aus. So ist *Aloe vera* eine gute Heilpflanze, andere Arten der Gattung sind dagegen giftig.
- Achten Sie auf die richtige Varietät, denn einige Pflanzen sind wirksamer als andere. So benutzt man z. B. von *Turnera diffusa*, dem Damianastrauch, üblicherweise *T. d.* var. *aphrodisiaca*.
- Bei Pflanzen mit ätherischem Öl ist der Chemotyp wichtig, der bei verschiedenen Arten oder Varietäten unterschiedlich sein kann, etwa beim Lavendel (*Lavandula angustifolia*).

KRÄUTERGÄRTEN
Kräuter für Küche und Hausapotheke, etwa Fenchel, Salbei und Thymian, pflanzt man am besten in einen abgetrennten Bereich des Gartens.

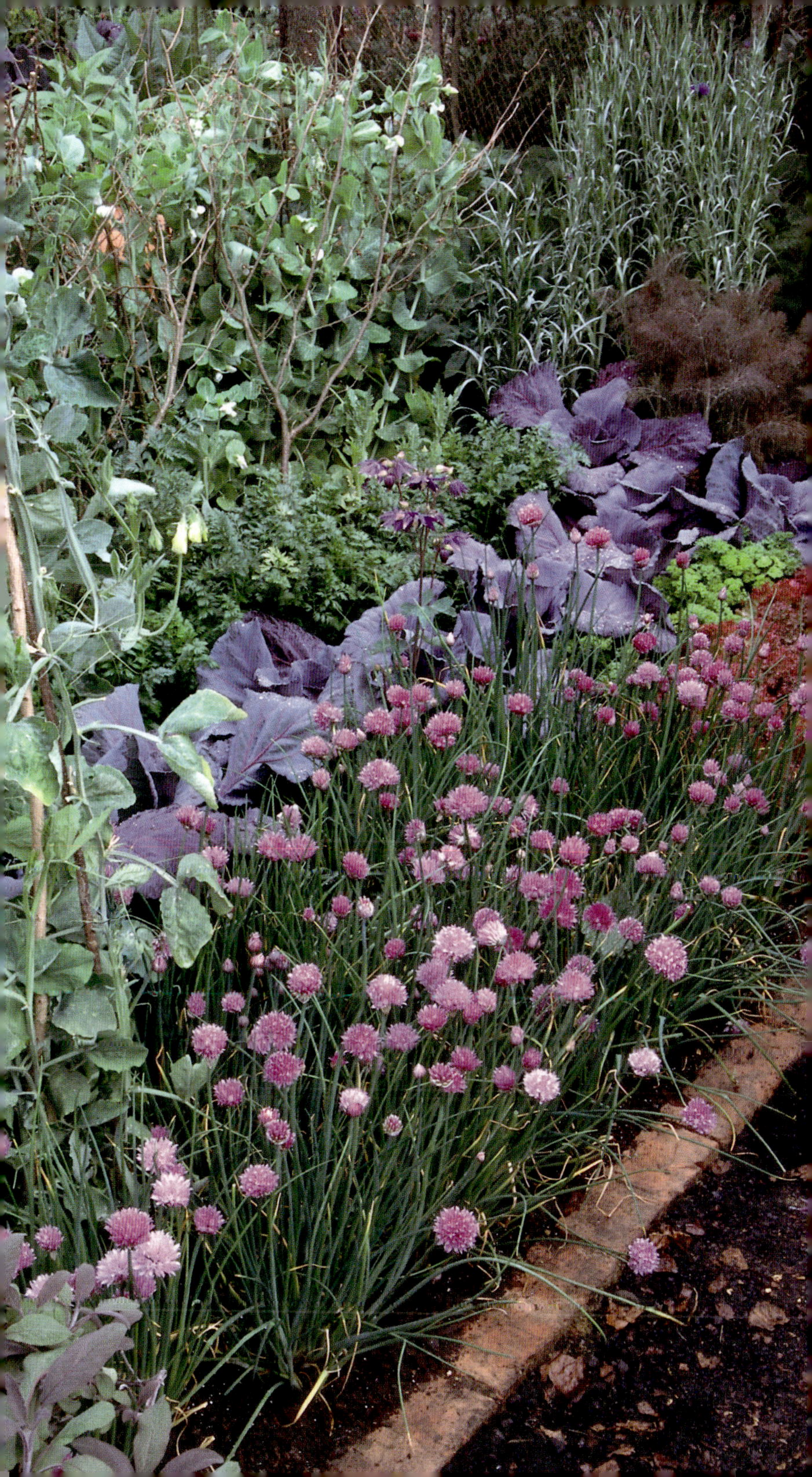

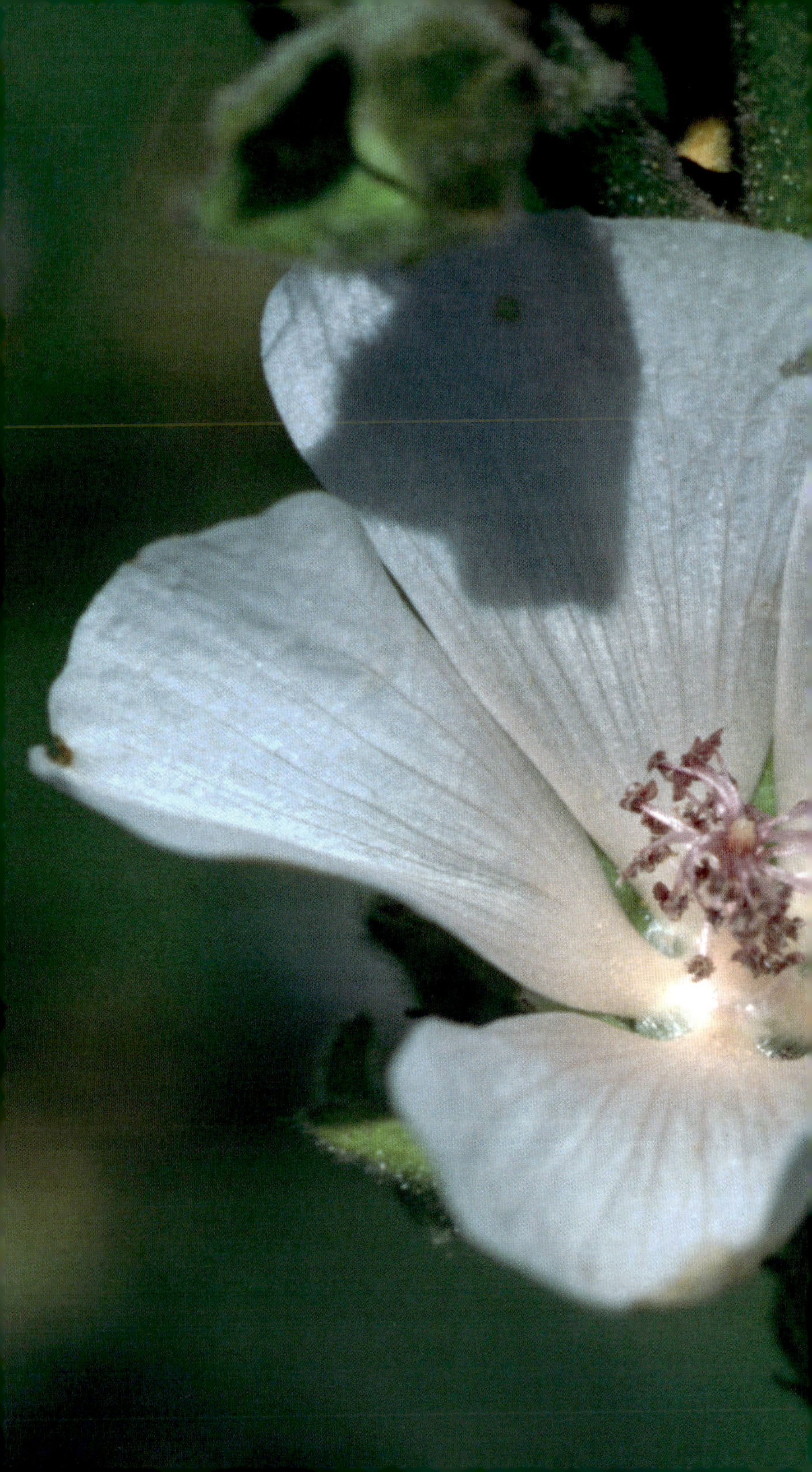

SICHERHEIT UND QUALITÄT

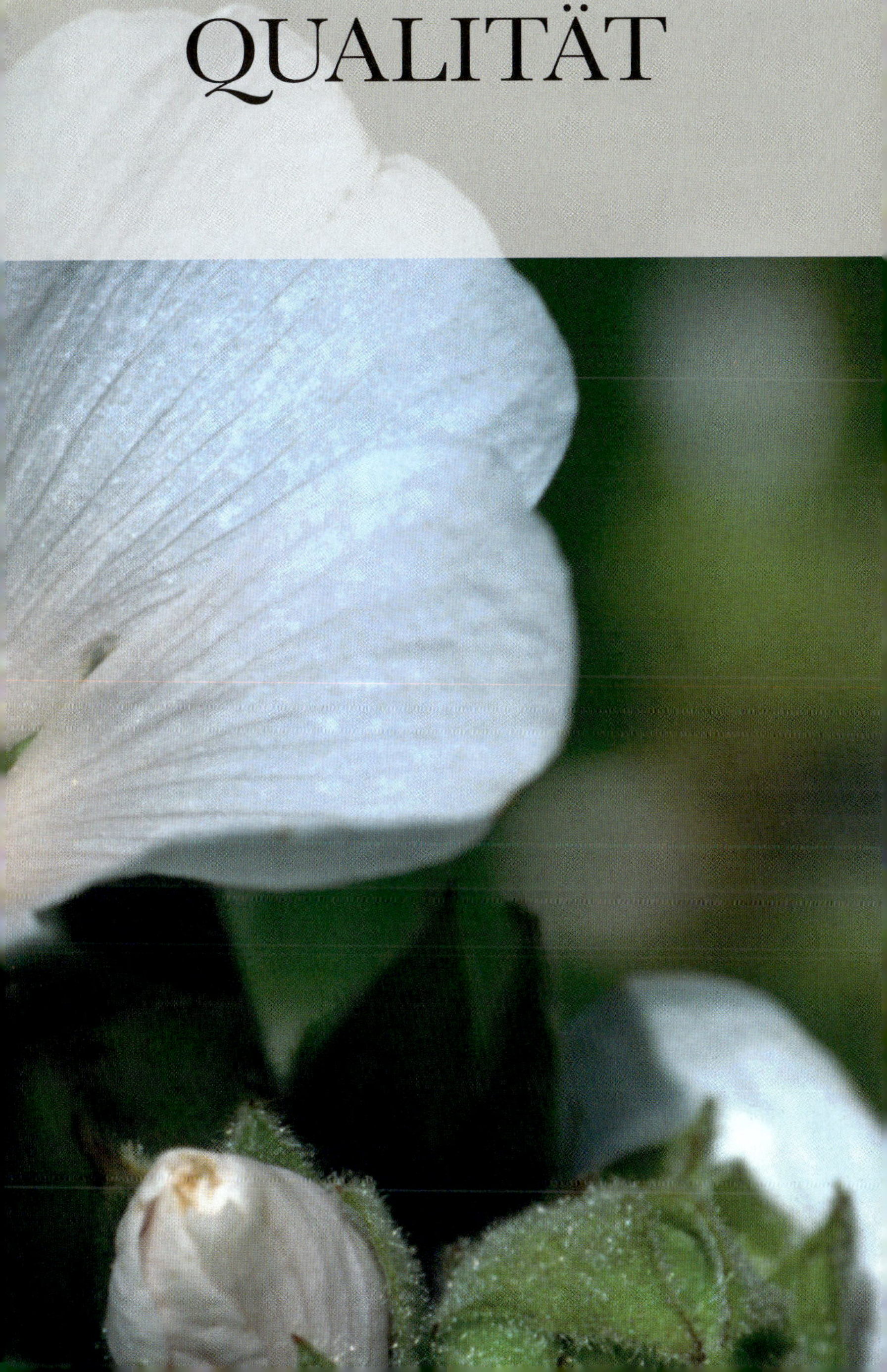

SICHERHEITSHINWEISE

Auch wenn Kräuterarzneien natürlichen Ursprungs sind, so können sie dennoch Nebenwirkungen haben. Daher muss man sie, wie alle Medikamente, mit Bedacht und Vorsicht anwenden. Im folgenden Abschnitt finden Sie dazu Informationen und Ratschläge.

NEBENWIRKUNGEN

Obwohl von den meisten Kräuterarzneien keine Nebenwirkungen bekannt sind, ist dennoch eine gewisse Vorsicht angebracht, besonders wenn Sie ein Mittel zum ersten Mal nehmen. Normalerweise sind eher geringfügige Beschwerden zu befürchten, etwa Verdauungsprobleme oder Kopfschmerzen, die mit Absetzen der Arznei bald wieder verschwinden. Allerdings treten die Symptome manchmal wieder auf, wenn Sie ein neues Mittel nehmen.

Falls Sie den Eindruck haben, Ihr Körper würde negativ auf ein Mittel reagieren, sollten Sie auf die Einnahme der Arznei verzichten. Sind die Symptome schwerwiegender Natur oder verstärken sie sich, auch wenn Sie das Mittel bereits abgesetzt haben, ist ein Arztbesuch unerlässlich. Handelt es sich um geringfügige Symptome, reicht es häufig, ein anderes Mittel auszuprobieren.

Arzneien, die potenzielle Reiz- oder Giftstoffe enthalten, z. B. die Rosskastanie, rufen häufiger Nebenwirkungen hervor, sodass man sie besonders vorsichtig anwenden muss. Wichtig ist außerdem, sich an die empfohlene Dosierung zu halten, besonders bei Kindern. Eine Überdosierung führt fast immer zu Nebenwirkungen, gleichgültig ob die Arzneien pflanzlicher oder konventioneller Natur sind.

Allergische Reaktionen auf Kräuterarzneien sind selten, aber sie kommen vor, selbst bei einem so häufig angewendeten Kraut wie der Kamille. Normalerweise setzen erste, schwach allergische Reaktionen schon bald nach Anwendung des Mittels ein. Geringfügige Hautreaktionen lassen sich häufig durch Auftragen von Ringelblumensalbe oder Trinken von Brennnesseltee lindern; schwerwiegende allergische Reaktionen sind ein Notfall und müssen daher unbedingt sofort ärztlich behandelt werden.

Menschen, die auf pflanzliche Nahrungsmittel allergisch reagieren, sind häufig auch empfindlich gegenüber Kräuterarzneien, sodass Sie bei Anwendung eines neuen Mittels zunächst unbedingt eine geringe Menge nehmen sollten, etwa die Hälfte der empfohlenen Minimaldosis. Verläuft alles gut, kann man nach einigen Tagen zur Standarddosis übergehen, anderenfalls muss man das Mittel absetzen! Sind für bestimmte Kräuter Probleme bekannt,

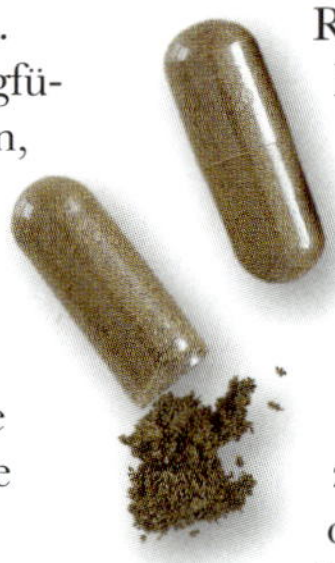

HALBE DOSIS
Allergiker starten mit niedriger Dosis.

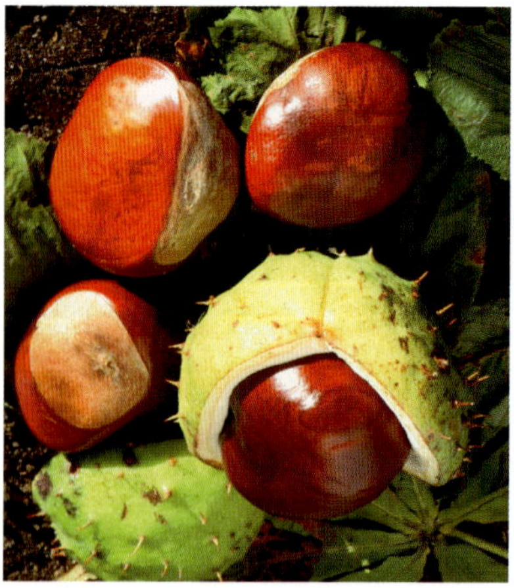

DOSIERUNG
Kastanien enthalten Saponine, die die Magen- und Darmtätigkeit stören können. Bei normaler Dosierung ist das aber unwahrscheinlich.

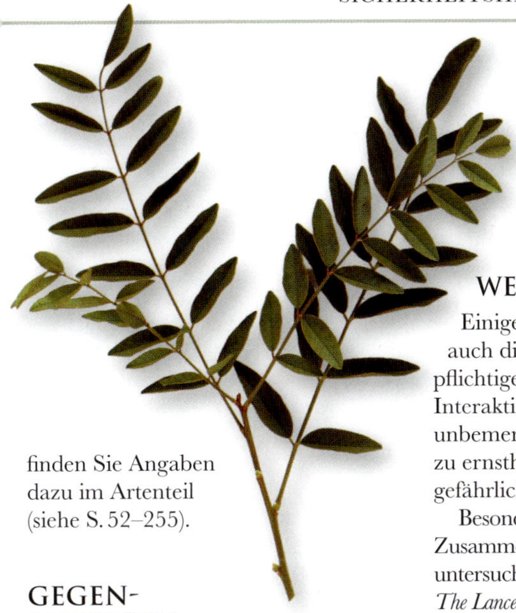

SÜSSHOLZ
Diese Pflanze enthält Substanzen, die die Freigabe von Nebennierenhormonen anregen können. Diese sind hauptverantwortlich für die entzündungshemmende Wirkung des Krautes.

finden Sie Angaben dazu im Artenteil (siehe S. 52–255).

GEGENANZEIGEN

Einige Kräuterarzneien dürfen bei bekannten gesundheitlichen Problemen nicht angewendet werden, weil sich die Symptome sonst verschlimmern können. So sollten Menschen mit Bluthochdruck keine größeren Dosen Süßholz nehmen, da die Wirkung dieser Pflanze auf die Nebennieren zu einer weiteren Erhöhung des Blutdrucks führen kann. Daher finden Sie bei der Beschreibung dieses Heilmittels im Abschnitt »Heilpflanzen von A–Z« einen entsprechenden Hinweis (siehe S. 140). Auf der anderen Seite kann diese Arznei natürlich bei Patienten mit niedrigem Blutdruck sehr nützlich sein.

Haben Sie bereits gesundheitliche Probleme, sollten Sie Ihre Mittel sehr sorgfältig auswählen, um Kontraindikationen zu vermeiden, also sehr genau auf mögliche Gegenanzeigen im Artenteil achten. Recht häufig finden Sie Gegenanzeigen für die Zeit der Schwangerschaft und des Stillens. Besonders in den ersten drei Monaten der Schwangerschaft sollte man daher die Einnahme von Medikamenten, Kräuterarzneien eingeschlossen, so weit wie möglich vermeiden. Genauere Information hierzu finden Sie auf den Seiten 46–47.

WECHSELWIRKUNGEN

Einige Kräuterarzneien beeinflussen auch die Wirkungen verschreibungspflichtiger Medikamente. Oft sind diese Interaktionen gering, sodass sie zumeist unbemerkt bleiben; es kann aber auch zu ernsthaften, manchmal sogar lebensgefährlichen Problemen kommen.

Besonders genau hat man in diesem Zusammenhang das Johanniskraut untersucht. So wurde in der Zeitschrift *The Lancet* (2000) der Fall eines Herztransplantationspatienten beschrieben, der sich im Krankenhaus gut von seiner Operation erholte, was sich aber änderte, als er Johanniskraut einnahm. Die daraufhin durchgeführte Untersuchung ergab, dass die Kräuterarznei den Spiegel des eingesetzten Immunsuppressivums um 50 Prozent gesenkt hatte und der Körper bereits begann, das neue Herz abzustoßen. Nach dem Absetzten der Kräuterarzneien erholte sich der Patient dann recht schnell wieder.

Zwar ist dies ein extremes Beispiel, aber es zeigt dennoch, dass man die Wechselwirkungen von Heilpflanzen und anderen Medikamenten unbedingt berücksichtigen muss. Daher sollten Sie, wenn Sie vom Arzt verordnete Medikamente einnehmen, unbedingt nachfragen, ob es bekannte Interaktionen gibt.

HÄUFIGE WECHSELWIRKUNGEN

Bei folgenden verschreibungspflichtigen Medikamenten ist Vorsicht geboten:

- Gerinnungshemmende Mittel, Antidepressiva, Antiepileptika und Immunsuppressiva; die Wirksamkeit der Antibabypille kann ebenfalls beeinflusst werden.
- Wenn Sie verschreibungspflichtige Medikamente nehmen, setzen Sie diese bei Einnahme einer Kräuterarznei keinesfalls selbsttätig ab, sondern konsultieren Sie zuvor unbedingt Ihren Arzt oder Heilpraktiker.

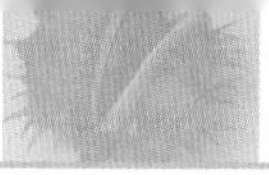

DIE RICHTIGE DOSIERUNG

Wie bei allen Medikamenten, ist auch bei Kräuterarzneien die Dosierung besonders wichtig. Daher sollten Sie die Hinweise auf diesen Seiten unbedingt beachten, denn eine zu große Menge birgt das Risiko einer Überdosierung, zu wenig bedeutet oft Wirkungslosigkeit.

FÜR ERWACHSENE

Für jede der im Artenteil aufgeführten Kräuterarzneien gibt es eine Angabe zur Dosierung pro Tag bzw. Woche. So ist z. B. bei der Passionsblume (*Passiflora incarnata*) auf S. 173 bei der Dosierung ein C angegeben, was nach den Angaben im nebenstehenden Kasten eine Empfehlung von 2–4 g pro Tag oder 30 g pro Woche bedeutet.

Ein anderes Beispiel sind Weißdornblätter (*Crataegus* spp.) mit den Angaben M und C. Dabei steht M für kommerziell hergestellte Produkte und bedeutet: »Wenden Sie diese Produkte nach Angaben des Herstellers an«. C gilt dagegen für getrocknete Weißdornblätter oder -beeren, für die eine tägliche oder wöchentliche Dosierung von 2–4 bzw. 30 g empfohlen wird.

DOSIERUNGSTABELLE FÜR ERWACHSENE

Die Angaben beziehen sich auf den Kasten „Auf einen Blick“ (Seite 45). Informationen für Kinder und ältere Menschen finden Sie im Text.

A = 5–15 g täglich oder maximal 100 g pro Woche

B = 3–7,5 g täglich oder maximal 50 g pro Woche

C = 2–4 g täglich oder maximal 30 g pro Woche

D = 1–2 g täglich oder maximal 15 g pro Woche

M = Richten Sie sich nach den empfohlenen Dosierungsangaben des Markenherstellers.

T = Nur äußerlich (topisch) verwenden. Warnung: Diese Mittel auf keinen Fall einnehmen!

Aufgüsse und Abkochungen Die im Buch angegebenen Dosierungen beziehen sich stets auf getrocknetes Kräutermaterial. Bei frischem Material sollten Sie etwa die 1½–fache bis doppelte Menge verwenden.

Tinkturen Bei Tinkturen sind genaue Angaben wegen der unterschiedlichen Stärke schwierig. Daher sollte man gleich beim Kauf nach der richtigen Dosierung fragen. Grundsätzlich benutzt man eine im Verhältnis 1:3 angesetzte Tinktur so, wie es die entsprechende Dosierung im Kasten angibt (natürlich in Millilitern und nicht in Gramm). Steht dort ein A, bedeutet das: täglich 5–15 ml einer 1:3-Tinktur.

Pulver Nehmen Sie täglich nicht mehr als die empfohlene Minimaldosis.

Tabletten und Kapseln Orientieren Sie sich an den Herstellerangaben.

FÜR KINDER

Kinder unter sechs Monaten dürfen nur auf ärztliche Anweisung medikamentös behandelt werden. Eventuell muss die Dosierung außerdem ein wenig angepasst werden, je nachdem, ob die Kinder für ihr Alter besonders klein oder groß sind.

6 Monate bis 1 Jahr: Nehmen Sie 1/10 der Minimaldosis für Erwachsene
1 bis 6 Jahre: Nehmen Sie 1/3 der Minimaldosis für Erwachsene
7 bis 11 Jahre: Nehmen Sie die halbe Minimaldosis für Erwachsene
12 bis 16 Jahre: Nehmen Sie die Minimaldosis für Erwachsene.

FÜR SENIOREN

Mit zunehmendem Alter wird die Fähigkeit des Körpers, Medikamente effizient zu verwerten, immer geringer. Daher ist es ratsam, ab etwa 70 Jahren etwas geringere Dosen anzuwenden (Richtwert: etwa 80 Prozent der Standarddosis für Erwachsene). Bei sehr alten und gebrechlichen Menschen muss die Dosis ggf. auf 50 Prozent reduziert werden.

SICHERHEITSHINWEISE

- Wenden Sie ätherische Öle innerlich nur auf ärztliche Anweisung an.
- Geben Sie Kleinkindern unter sechs Monaten keine Kräuterarzneien.
- Allergiker sollten mit geringen Dosen beginnen und diese, wenn Komplikationen ausbleiben, langsam steigern.
- Überschreiten Sie nicht die empfohlene Dosis.
- Bei Einnahme herkömmlicher Medikamente sollten Sie die zusätzliche Anwendung von Kräuterarzneien unbedingt vorher mit Ihrem Arzt absprechen.
- Beim Umgang mit frischem oder getrocknetem Kräutermaterial kann es zu Kontaktallergien kommen. Ist das der Fall, sollten Sie diese Mittel keinesfalls innerlich anwenden. Einige Menschen sind vor allem gegenüber bestimmten Pflanzenfamilien allergisch, beispielsweise Korbblütlern (Asteraceae). Zu dieser Gruppe gehören auch einige in diesem Buch aufgeführte Kräuter, darunter sind z. B. Kamille, Sonnenhut und Mutterkraut.

Wichtige Informationen auf einen Blick

Im Artenteil finden Sie zu jeder Pflanze einen Kasten, in dem die wichtigsten Informationen zusammengefasst sind. Wird eine Einschätzung vorgenommen, bedeuten mehr schwarze Sternchen eine positivere Wertung. Die Angaben beziehen sich:

- auf die Sicherheit
- auf die traditionelle Anwendung
- auf Wirksamkeitsnachweise durch die wissenschaftliche Forschung.

Bei »Empfohlene Anwendung« ist die bewährteste Form mit der größeren Zahl von Häkchen gekennzeichnet. Außerdem finden Sie Angaben zur Dosierung, und bei vielen Arten ist angegeben, mit welchen Kräutern sie sich gut kombinieren lassen. Der letzte Abschnitt (Warnung), der besonders sorgfältig gelesen werden sollte, gibt Auskunft darüber, was bei der Anwendung unbedingt zu beachten ist.

AUF EINEN BLICK

SICHERHEIT ★★★★☆ — Sicherheitshinweise

TRADITION ★★★★★ — Traditionelle Anwendung

FORSCHUNG ★★★★★ — Unterstützende Forschungsergebnisse

EMPFOHLENE ANWENDUNG Frische, rohe Zehen ✓✓✓ Knoblauchextrakt (als Tabletten oder Kapseln) ✓✓ — Empfohlene Anwendungsform

DOSIERUNG Langfristig: 1 Zehe täglich; kurzfristig: bis 3 Zehen täglich; käufliche Produkte: M (*siehe S. 44–45*) — Dosierungshinweise

OFT IN KOMBINATION MIT Sonnenhut (*Echinacea* spp.) — Kombination mit anderen Kräutern

WARNUNG Bei Einnahme von blutverdünnenden Medikamenten wie Aspirin oder Warfarin nur auf ärztliche Anweisung. Siehe auch S. 42–51. — Einschränkungen bei der Anwendung

SCHWANGERSCHAFT

Die Pflanzenheilkunde kann auch bei schwangeren Frauen und später bei den Säuglingen als natürliche Form der Gesundheitsvorsorge eine wichtige Rolle spielen. Allerdings gibt es einige potenziell schädliche Mittel, die man während der Schwangerschaft vermeiden sollte.

Vor und nach der Geburt

Die meisten Kräuterarzneien lassen sich während der ersten drei Monate der Schwangerschaft gefahrlos anwenden. Allerdings sollte dies nicht ohne ärztliche Konsultation geschehen. Vom vierten Monat an können Sie kleinere Gesundheitsprobleme wie Erkältungen oder Verstopfung weiter behandeln, wobei Sie aber nur Mittel benutzen sollten, die bei Schwangerschaft schon sehr lange problemlos verwendet werden (siehe Kasten).

Lesen Sie den Beipackzettel der Mittel sehr genau, besonders wenn Kräuter mit anderen Substanzen kombiniert wurden. Verzichten Sie in den ersten drei Monaten wegen des Alkoholanteils auf Tinkturen und verwenden Sie stattdessen Aufgüsse, Abkochungen, Tabletten oder Kapseln.

VERBOTENE KRÄUTER

Einige der in diesem Buch aufgeführten Kräuter sollten während der Schwangerschaft und Stillzeit keinesfalls angewendet werden. Dazu gehören:

- Kalmegh (*Andrographis paniculata*)
- Niembaum (*Azadirachta indica*)
- Gelbwurzel (*Hydrastis canadensis*)
- Lobelie (*Lobelia inflata*)
- Pestwurz (*Petasites hybridus*)
- Lapachobaum (*Tabebuia impetiginosa*)
- Huflattich (*Tussilago farfara*).

Ätherische Öle oder Pflanzen, die starke ätherische Öle enthalten, etwa Eukalyptus (*Eukalyptus* spp.), Lebensbaum (*Thuja occidentalis*) und Salbei (*Salvia officinalis*) sollten während der Schwangerschaft und Stillzeit ebenfalls nicht angewendet werden.

KRÄUTER, DIE MAN WÄHREND SCHWANGERSCHAFT UND STILLZEIT ANWENDEN KANN

Während der Schwangerschaft sollten Sie die Beipackzettel sehr genau lesen. Achtung! Bestimmte Substanzen werden auch über die Muttermilch weitergegeben.

Knoblauch (*Allium sativum*)
Ringelblume (*Calendula officinalis*)
Senna (*Cassia* spp.)
Kamille (*Chamomilla recutita*)
Sonnenhut (*Echinacea* spp.)
* Himbeerblätter (*Rubus idaeus*)
Mäusedorn (*Ruscus aculeatus*)
Holunder (*Sambucus nigra*)
Lindenblüten (*Tilia* spp.)
Brennnessel (*Urtica dioica*)
Rotulme (*Ulmus rubra*)
Heidelbeere (*Vaccinium myrtillus*)
Schneeball (*Viburnum opulus*)
Mais (*Zea mays*)
Ingwer (*Zingiber officinale*)

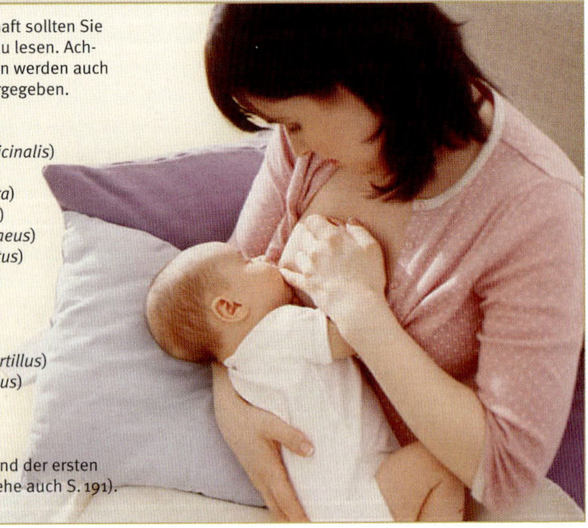

* Himbeerblätter nur während der ersten drei Monate verwenden (siehe auch S. 191).

Kräuterarzneien und Kinder

Im Allgemeinen reagieren Kinder gut auf Kräutermittel. Allerdings stößt der Geschmack sie oft ab, sodass es hilfreich sein kann, der Arznei etwas Honig hinzuzufügen oder sie mit Apfelsaft zu mischen. Kapseln oder Tabletten lassen sich zumeist öffnen bzw. zerkleinern und dann z. B. mit Honig vermischen.

Bei Kindern können sich Krankheitssymptome sehr schnell verstärken. Daher sind Eltern häufig beunruhigt, wenn ein Kind um 8 Uhr morgens noch kerngesund wirkt, sich aber schon um 11 Uhr plötzlich sehr unwohl fühlt. Wichtig ist bei akuten Erkrankungen, das Fieber unter 39 °C zu halten. Steigt die Temperatur höher, muss ein Arzt aufgesucht werden.

Kranke Kinder erholen sich aber zumeist auch sehr schnell. Versuchen Sie nach Möglichkeit, das typische Verhaltensmuster Ihres Kindes bei einer Krankheit herauszufinden, damit Sie den Unterschied zwischen einem alltäglichen Problem und einer möglicherweise ernsthafteren Krankheit erkennen. Im erstgenannten Fall können Sie Kräuterarzneien anwenden, andernfalls sollten Sie unbedingt – wie auch im Zweifelsfall – ärztliche Hilfe in Anspruch nehmen.

BEISPIELE FÜR KRÄUTERARZNEIEN, DIE AUCH FÜR KINDER GEEIGNET SIND

Hinweise zur Dosierung für Kinder finden Sie auf den Seiten 44–45.

Knoblauch (*Allium sativum*)
Echter Eibisch (*Althaea officinalis*)
Kümmel (*Carum carvi*)
Kamille (*Chamomilla recutita*)
Zimt (*Cinnamomum verum*)
Sonnenhut (*Echinacea* spp.)
Kalifornischer Mohn (*Eschscholzia californica*)
Meerträubel (*Euphrasia officinalis*)
Mädesüß (*Filipendula ulmaria*)
Sanddorn (*Hippophae rhamnoides*)
Echter Alant (*Inula helenium*)
Wegerich (*Plantago* spp.)
Schwarze Johannisbeere (*Ribes nigrum*)
Krauser Ampfer (*Rumex crispus*)
Holunder (*Sambucus nigra*)
Thymian (*Thymus vulgaris*)
Lindenblüten (*Tilia* spp.)
Wiesenklee (*Trifolium pratense*)
Rotulme (*Ulmus rubra*)
Brennnessel (*Urtica dioica*)

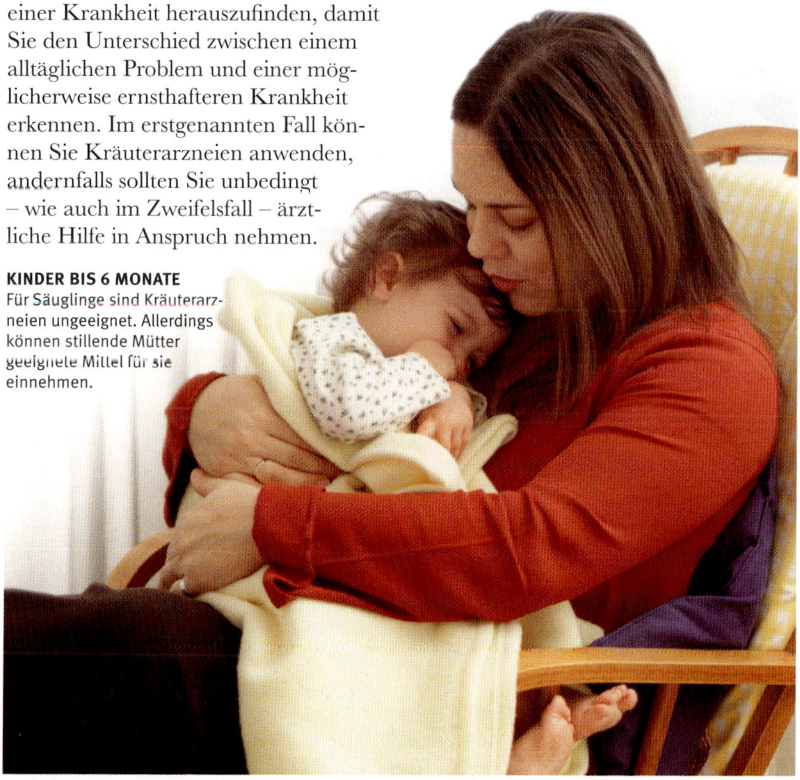

KINDER BIS 6 MONATE
Für Säuglinge sind Kräuterarzneien ungeeignet. Allerdings können stillende Mütter geeignete Mittel für sie einnehmen.

ANWENDUNGSRATSCHLÄGE

Wenn man die nachfolgenden Ratschläge zur richtigen Anwendung von Kräuterarzneien berücksichtigt, ist die Selbstbehandlung kleinerer Beschwerden nicht weiter schwierig. Bei ernsthafteren Problemen sollten Sie aber unbedingt schnell fachlichen Rat suchen.

Die Wahl der richtigen Arznei

- Grenzen Sie die Hauptsymptome ein.
- Wählen Sie häufig angewendete Mittel für die festgestellten Symptome aus, z. B. Moosbeere für Blasenentzündung oder Holunder bei Erkältung und Nasenschleimhautentzündung.
- Stellen Sie sich aufgrund eigener Erfahrungen einen persönlichen Vorrat an Kräuterarzneien zusammen.

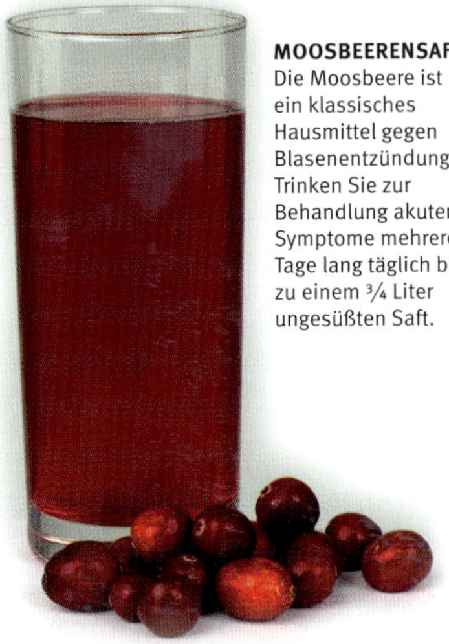

MOOSBEERENSAFT Die Moosbeere ist ein klassisches Hausmittel gegen Blasenentzündung. Trinken Sie zur Behandlung akuter Symptome mehrere Tage lang täglich bis zu einem ¾ Liter ungesüßten Saft.

ARZNEIEN KOMBINIEREN

- Eine Kräuterarznei ist oft wirksamer, wenn 2–4 Kräuter kombiniert werden, besonders wenn die Beschwerden nicht verschwinden wollen oder häufig wiederkehren. So lässt sich z. B. eine immer wieder auftretende Blasenentzündung gut mit Moosbeere plus Bucco, Sonnenhut und Mais behandeln.
- Mischen Sie die Arznei aus Tees oder Tinkturen zusammen oder kaufen Sie gleich ein Produkt mit der gewünschten Kombination.

RICHTIGER ZEITPUNKT UND GEEIGNETE MENGE

- Kräuterarzneien werden normalerweise etwa 30 Minuten vor den Mahlzeiten mit Wasser eingenommen.
- Teilen Sie die empfohlene Tagesdosis dafür in 2–3 Portionen auf.
- Bei geringfügigen, akuten Problemen lassen sich Kräuterarzneien über einige Tage in mittlerer bis hoher Dosis anwenden. So kann man bei einer plötzlich einsetzenden Blasenentzündung z. B. 3–4 Tage lang Mais in einer Menge aus dem oberen Bereich der täglichen Dosierungsempfehlung (10–15 g) nehmen.
- Bei langfristigeren Beschwerden sollten Kräuterarzneien in niedriger bis mittlerer Dosis angewendet werden. So kann man z. B. Mais bei chronischen Blasenbeschwerden regelmäßig in einer geringeren Tagesdosierung (5–7,5 g) anwenden.

ANWENDUNGSZEITRAUM

- Sind harmlose Beschwerden wie Halsentzündungen oder Magenverstimmungen nicht innerhalb von 10–14 Tagen abgeklungen, müssen Sie den Arzt aufsuchen.
- Einige Mittel können längere Zeit angewendet werden, etwa zur Vorbeugung oder bei chronischen Erkrankungen. Beispiele sind Ginkgo zur Stärkung der Gehirnfunktionen oder Weihrauchbaum zur Linderung von Arthritis.

Wann sollte ein Arzt aufgesucht werden?

- Zögern Sie nicht, bei beunruhigenden Symptomen einen Arzt aufzusuchen. Das gilt besonders, wenn Sie starke Schmerzen haben, die Temperatur über 39 °C steigt oder wenn sich die Symptome plötzlich unerwartet verstärken. Nur so können Sie sicherstellen, dass Sie die richtige Behandlung zur richtigen Zeit bekommen.
- Ausführliche Hinweise zu diesem Thema finden Sie auf den Seiten 256–275.

WANN KANN EIN HEILPRAKTIKER HELFEN?

- Ausgebildete Heilpraktiker sind in der Lage, ein breites Spektrum an gesundheitlichen Problemen zu diagnostizieren und zu behandeln. So erhält man von ihnen detaillierte Empfehlungen, welche Kräuterarzneien am sinnvollsten anzuwenden sind, aber auch Ratschläge, wie man seinen Lebensstil oder die Ernährungsgewohnheiten verändern kann. Außerdem werden sie auf die Wechselwirkungen der empfohlenen Kräuter mit anderen Medikamenten hinweisen oder Ihnen gegebenenfalls auch raten, sich an einen Arzt zu wenden.

BESCHWERDEN, DIE GUT VON HEILPRAKTIKERN BEHANDELT WERDEN KÖNNEN

Neben geeigneten Kräuterarzneien bekommen Sie von Heilpraktikern oft auch noch andere Ratschläge, etwa zur Ernährungsumstellung. Besonders häufig behandelt werden:

- Allergien
- angst- und stressbedingte Probleme
- arthritische und rheumatische Beschwerden
- chronische Infektionen und Erschöpfung
- chronische Entzündungen
- leichte bis mittelschwere Depressionen
- Verdauungsbeschwerden
- Menstruations- und Menopausenbeschwerden
- Hautprobleme

- Suchen Sie sich unbedingt einen Heilpraktiker, zu dem Sie Vertrauen haben und von dem Sie sich stets gut beraten fühlen. Überprüfen Sie, ob er eine gültige Zulassung besitzt, was für eine Ausbildung er absolviert hat und ob er Mitglied in einem anerkannten Heilpraktikerverband ist. Außerdem sollten Sie sich vorab über die voraussichtlichen Kosten für die gesamte Behandlung informieren lassen.

KRÄUTERAPOTHEKE
Heilpraktiker besitzen oft selbst Kräutermittelvorräte und können daher viele Patienten sofort mit einer individuell zusammengestellten Arznei versorgen.

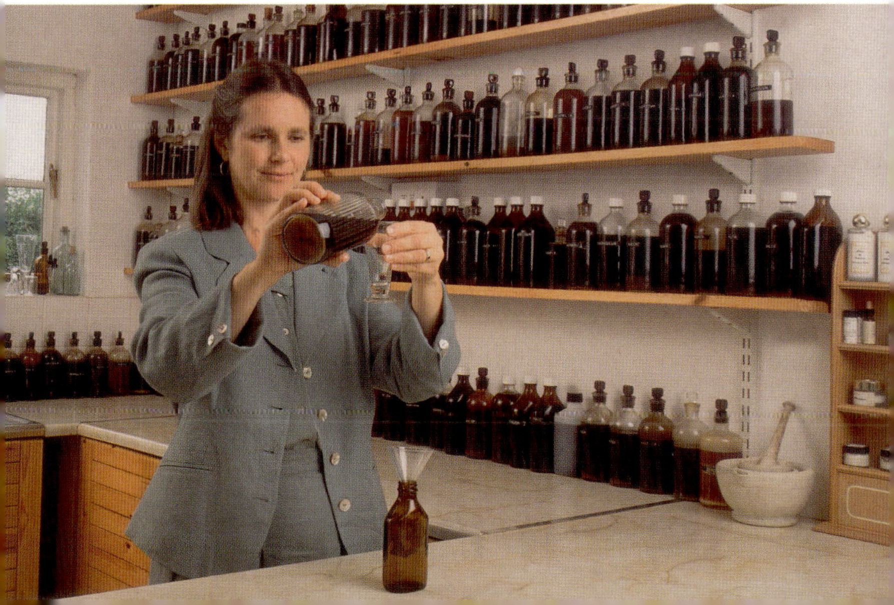

KRÄUTERARZNEIEN KAUFEN

Achten Sie beim Kauf darauf, dass Sie das richtige Mittel oder eine geeignete Kombination für Ihre Beschwerden auswählen, etwa Mutterkraut zur Behandlung von Migräne. Vergleichen Sie die Produkte und wählen Sie dann die gewünschte Verabreichungsform.

Wo gibt es Kräuterarzneien?

Die meisten Menschen, die sich mit Heilkräutern beschäftigen, empfehlen, die Mittel in einem guten Naturkostladen, einem Reformhaus oder einer Apotheke zu kaufen. Versuchen Sie ein Geschäft zu finden, das sich auf Naturarzneien spezialisiert hat, denn dort erhalten Sie nicht nur besonders hochwertige Arzneien, sondern Sie werden normalerweise auch gut beraten. So sollten Sie auch nicht zögern, Fragen zu stellen, damit Sie wirklich hochwertige Produkte erhalten.

Außerdem kann man gute Kräuterarzneien auch bei vielen Heilpraktikern bekommen, die ihre Produkte in der Regel von zuverlässigen Produzenten beziehen. Allerdings sind diese durch ihren ethischen Code daran gebunden, Ihnen die Arzneien nicht ohne vorherige Beratung zu verkaufen. Für diese müssen Sie normalerweise zusätzlich bezahlen, denn der Heilpraktiker möchte sicher sein, dass Sie auch tatsächlich die richtige Arznei für Ihre Beschwerden erhalten. Dafür sind die von einem Heilpraktiker bezogenen Kräuter häufig nicht nur hochwertiger, sondern auch preisgünstiger als in vielen Geschäften.

Und schließlich können Kräuterarzneien im Versandhandel, z. B. über das Internet, bezogen werden. Dort lassen sich manchmal recht innovative Produkte finden, die in den örtlichen Fachgeschäften kaum zu bekommen sind. Allerdings kann man die Lieferanten guter Produkte nicht immer ganz einfach von weniger vertrauenswürdigen Verkäufern unterscheiden. Letztere haben sich daher auch oft absichtlich in Ländern niedergelassen, in denen eine Qualitätskontrolle leicht umgangen werden kann.

Wenn verfügbar, sollten Sie Kräuterprodukte wählen, die unter ökologischen Gesichtspunkten angebaut wurden und die daher frei von Pestiziden und anderen Schadstoffen sind oder die unter Beachtung der geltenden Naturschutzbestimmungen gesammelt wurden.

GUTES PREIS-LEISTUNGS-VERHÄLTNIS

Der Preis einer Kräuterarznei ist häufig ein guter Hinweis auf ihre Qualität. Einzelhändler, die ständig Mittel zu besonders günstigen Preisen anbieten, machen entweder Verluste oder verkaufen Produkte von zweifelhafter Qualität! Empfehlenswert ist es, die Mittel spezialisierter Kräuterproduzenten oder bekannter Hersteller zu erwerben, weil diese eine Qualitätskontrolle durchführen. Das beste Preis-Leistungs-Verhältnis erhält man bei Mitteln aus dem mittleren Preissegment. In einigen Fällen, z. B. beim Ginseng, sind besonders hochwertige Produkte erhältlich, was sich in der Regel am höheren Preis erkennen lässt.

An minderwertigen Kräuterprodukten werden Sie dagegen wenig Freude haben. Wenn Sie beispielsweise Johanniskraut für eine leichte bis mittelschwere Depression anwenden, erwarten Sie natürlich eine Verbesserung des bisherigen Zustandes. Tritt diese nicht ein, liegt das oft an einer schlechten Qualität. Versuchen Sie in diesem Fall ein anderes Produkt.

GETROCKNETE KRÄUTER

Beim Kauf von Trockenmaterial sollten Sie folgende Dinge beachten:

- Damit die Wirkung der Kräuter erhalten bleibt, muss man sie in Glasgefäßen oder braunen Papiertüten an einem trockenen, nicht zu warmen Platz ohne direkte Sonneneinstrahlung aufbewahren.
- Hochwertige Kräuterprodukte haben einen unverwechselbaren Geruch und Geschmack sowie eine typische Färbung. So müssen Ringelblumen leuchtend orange sein, Brennnesselblätter dunkelgrün.
- Alte oder schlecht getrocknete Kräuter wirken zumeist ausgebleicht.
- Kaufen nicht mehr Material, als Sie in absehbarer Zeit benötigen.

Zu den Vor- und Nachteilen der unterschiedlichen Zubereitungsarten siehe S. 30–33.

Etiketten richtig lesen

Welche Angaben auf einem Etikett vorhanden sein müssen, ist in den verschiedenen Ländern oft etwas unterschiedlich geregelt. Hochwertige Produkte sollten aber die nachfolgenden Informationen auf dem Etikett oder auf dem Beipackzettel enthalten:

Kaufen Sie nach Möglichkeit nur Kräuterarzneien, die alle aufgeführten Angaben enthalten. Unbedingt absehen sollten Sie von Produkten, bei denen weder der umgangssprachliche noch der botanische Name der Kräuter angegeben ist.

ALLGEMEINES
Bei hochwertigen Kräuterprodukten sollten ausführliche Informationen vorhanden sein. Vergleichen Sie bei ähnlichen Mitteln die enthaltene Materialmenge und überprüfen Sie, welcher Teil der Pflanze benutzt wurde.

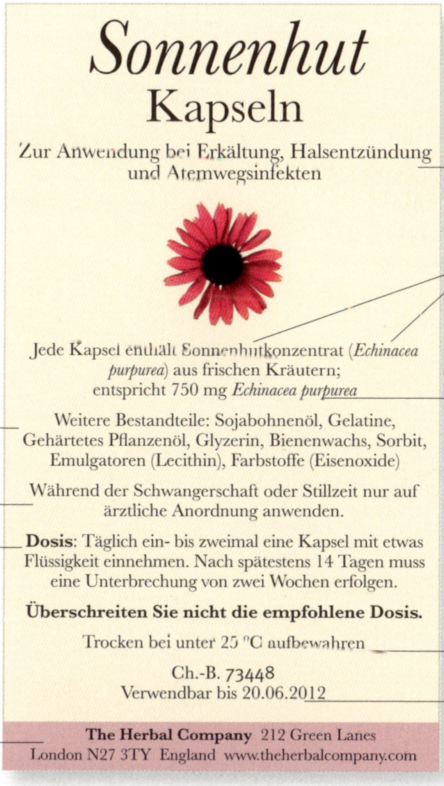

Hinweise auf die Anwendungsgebiete (in einigen Ländern sind solche nicht oder nicht für alle Arzneimittelarten erlaubt).

Umgangssprachlicher und botanischer Name der verwendeten Kräuter

Namen aller Kräuter und anderer Bestandteile des Produkts

Mengenanteil der Kräuter pro Kapsel usw.; bei Flüssigkeiten das Verhältnis des Krautes im Produkt (1:4 bedeutet 1 Teil Kräuter und 4 Teile Flüssigkeit = 20 Prozent Kräuteranteil).

Sicherheitshinweise

Empfohlene Dosis

Hinweise zur Aufbewahrung

Anschrift des Herstellers oder Lieferanten

Verfallsdatum und weitere Herstellerangaben

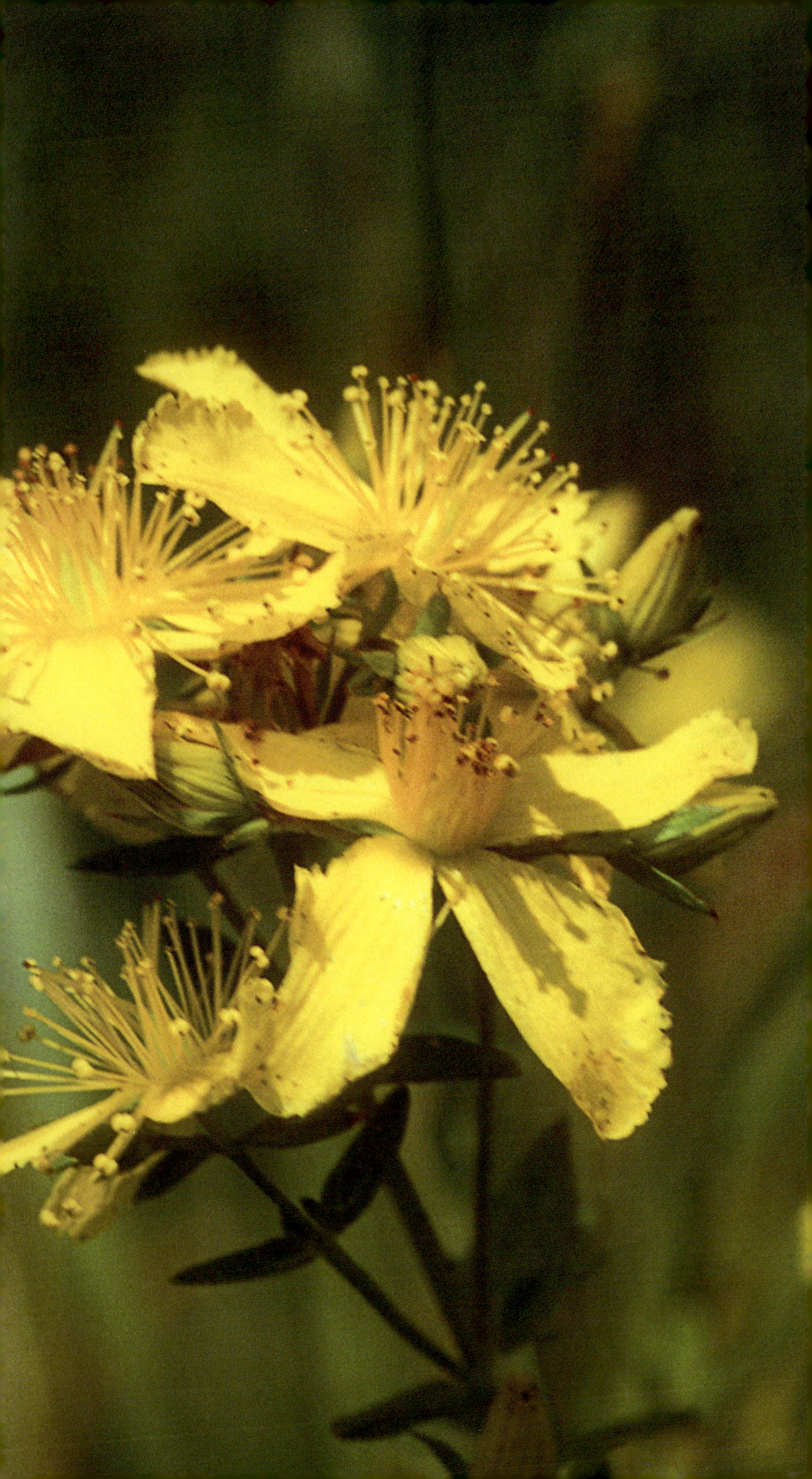

HEILPFLANZEN VON A–Z

(nach lateinischen Gattungsnamen)

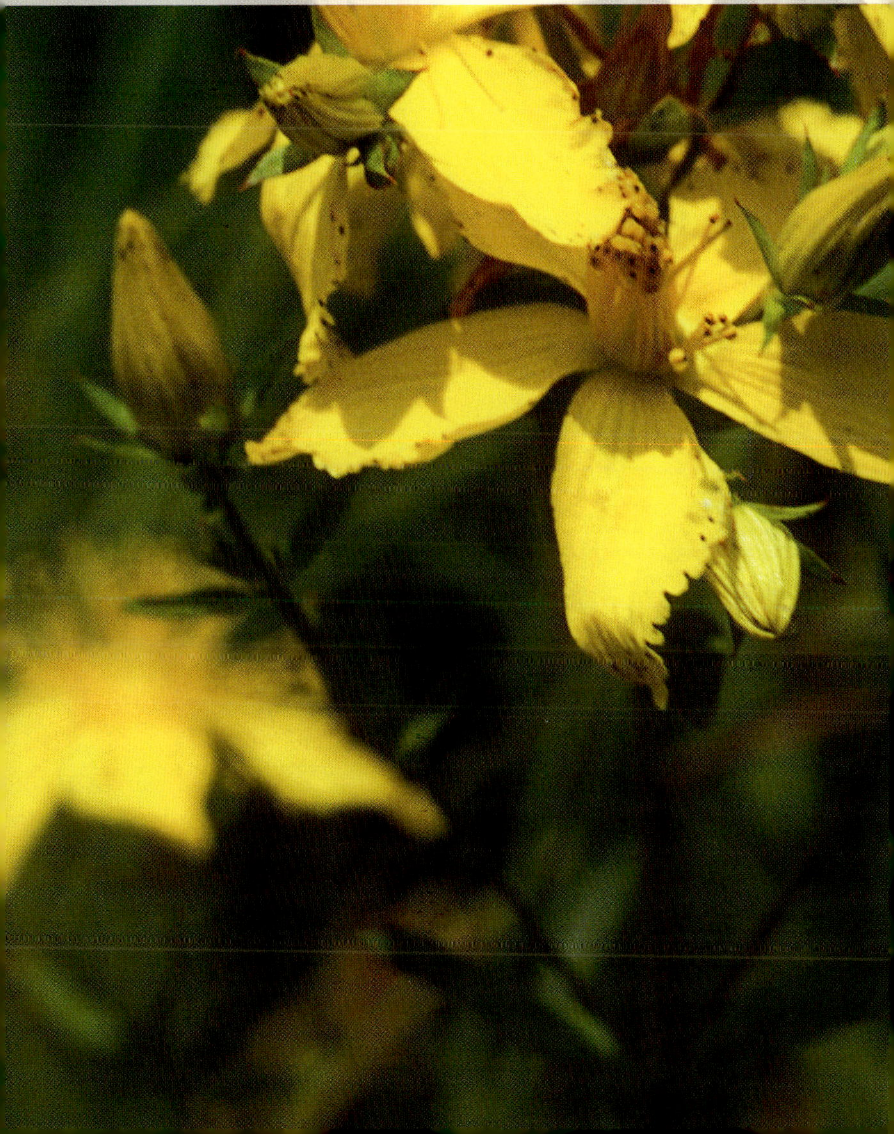

Wiesen-Schafgarbe

Achillea millefolium

Schafgarbe lässt sich gut bei Erkältungen, Grippe und Fieber anwenden; man kann sie aber auch benutzen, um Schnittwunden und Abschürfungen zu behandeln oder um Blutungen zu stillen. Für diesen Zweck hat sie angeblich auch schon der griechische Held Achilles während des trojanischen Krieges eingesetzt.

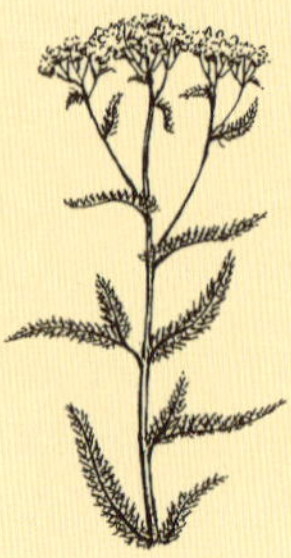

THERAPEUTISCHE ANWENDUNG

Verwendete Teile Oberirdische Teile

Hauptwirkung Adstringierend • Verdauungstonikum • Schweißtreibend • Fiebersenkend • Blutstillend • Stärkt die Blutgefäße (besonders die Venen) • Wundheilend

Erkältungen, Grippe und Fieber
Die Schafgarbe wird bei Beschwerden wie Erkältungen, Grippe und Fieber zumeist als Tee angewendet. Dieser sollte heiß getrunken werden, um die Schweißbildung anzuregen, die oft auch hilft, das Fieber zu senken und unerwünschte Substanzen aus dem Körper zu entfernen. Schafgarbe lässt sich gut mit Schwarzem Holunder (*Sambucus nigra*) kombinieren.

Im schottischen Hochland stellte man aus der Schafgarbe eine Salbe zur Behandlung von Wunden, Abschürfungen und Hautbeschwerden her.

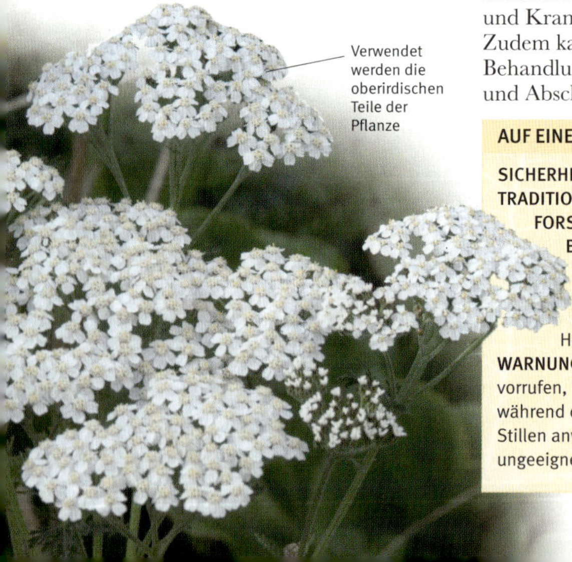

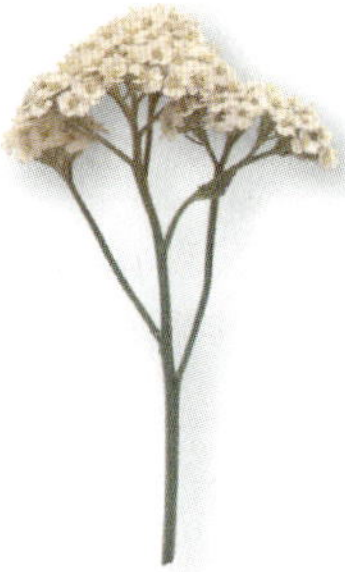

BLÜTEN

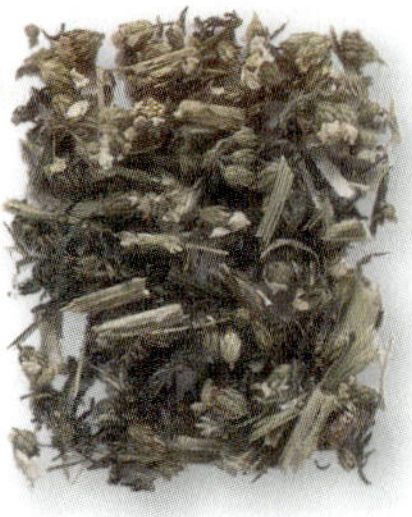

GETROCKNETE SPROSSE

Weitere Anwendungen Als sanftes Bittertonikum regt die Schafgarbe den Appetit und die Verdauung an, hilft aber auch bei Diarrhö und Reizkolon; außerdem lindert sie starke Periodenblutungen und unterstützt den Menstruationszyklus. Schafgarbe kann aber auch den Blutdruck senken, die Kapillargefäße stärken und Krampfaderbeschwerden lindern. Zudem kann sie als Lotion (Tee) zur Behandlung von kleinen Schnittwunden und Abschürfungen benutzt werden.

AUF EINEN BLICK

SICHERHEIT ★★★☆☆
TRADITION ★★★★★
FORSCHUNG ★½☆☆☆
EMPFOHLENE ANWENDUNG
Tee ✓✓✓ Tinktur ✓✓ Kapseln ✓
DOSIERUNG B (siehe S. 44–45)
OFT IN KOMBINATION MIT
Holunder (*Sambucus nigra*).

WARNUNG Kann allergische Reaktionen hervorrufen, besonders Hautirritationen; nicht während der Schwangerschaft und beim Stillen anwenden; für Kinder unter 5 Jahren ungeeignet. Siehe auch S. 42–51.

Kalmegh

Andrographis paniculata

Die in Indien heimische, bitter schmeckende Pflanze regt die Verdauung und Lebertätigkeit an, wirkt aber auch Infektionen entgegen. In der ayurvedischen und chinesischen Heilkunde setzt man sie bei Bakterienruhr, Fieber, Lepra, Malaria und Wurmbefall ein.

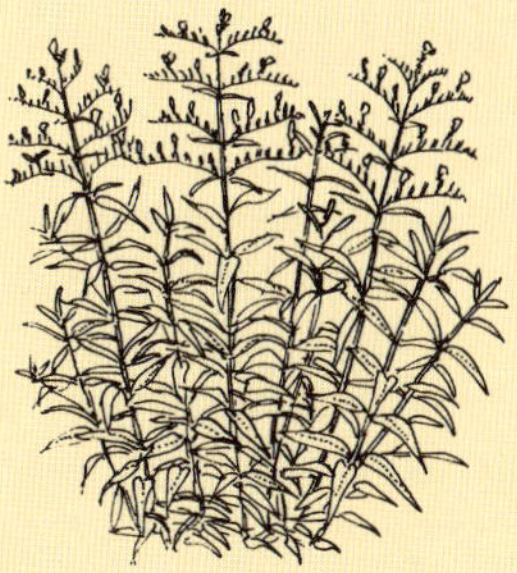

THERAPEUTISCHE ANWENDUNG

Verwendete Teile Gesamte Pflanze

Hauptwirkung Entzündungshemmend • Bittertonikum • Regt das Immunsystem an • Schützt die Leber

Immunsystem, Leber und Verdauung
Dieses Heilkraut, das auch im Westen immer bekannter wird, hat ein fast einzigartiges therapeutisches Profil. So stärkt es die Leber und schützt sie vor Infektionen oder Schädigungen durch Giftstoffe, regt aber auch das Immunsystem des Körpers an, der dadurch widerstandsfähiger gegenüber Infektionen wird. In der Vergangenheit wurde das Kraut am häufigsten bei Leberbeschwerden angewendet, inzwischen nimmt man es vor allem bei Atemwegsproblemen, z. B. Erkältungen. Wie klinische Tests ergeben haben, kann das Kraut die Beschwerden bei Nebenhöhlenentzündung, Erkältung mit grippeartigen Symptomen und Halsentzündung lindern, man nimmt es aber auch bei gastroenteralen Problemen, etwa Lebensmittelvergiftungen, Magen-Darm-Katarrh und Diarrhö. Einige Untersuchungen lassen sogar den Schluss zu, dass Kalmegh bei mehrtägiger Anwendung zur Behandlung von Grippe- und Fiebersymptomen ebenso wirksam ist wie Paracetamol. Die Kombination mit anderen Leberarzneien wie der Mariendistel (*Silybum marianum*) ist möglich; bei Leberkrankheiten sollte vor der Anwendung ein Arzt konsultiert werden. Seit Kurzem wird auch untersucht, ob das Kraut der Entstehung von Krebs entgegenwirken kann.

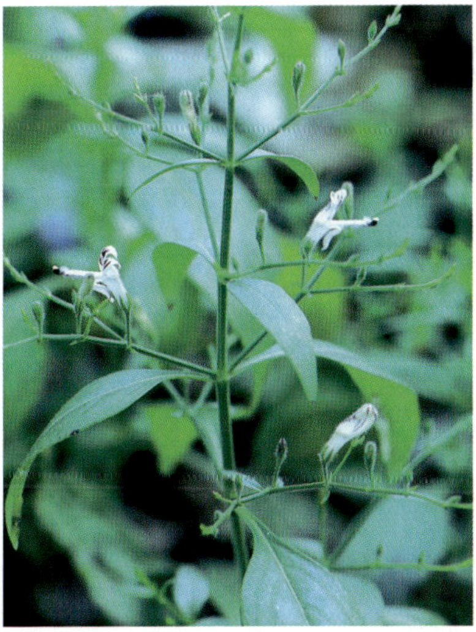

Kalmegh wird im Westen zur Stärkung des Immunsystems eingesetzt, in Ayurveda und TCM hauptsächlich bei Verdauungsbeschwerden.

AUF EINEN BLICK

SICHERHEIT ★★★★☆
TRADITION ★★★★☆
FORSCHUNG ★★★☆☆
EMPFOHLENE ANWENDUNG
Tabletten ✓✓✓ Kapseln ✓✓ Tinktur ✓
DOSIERUNG B: Infusion, Tinktur.
Andrographis-Extrakt (Andrographolidgehalt 4 %) als Tablette: 1020 mg pro Tag (siehe S. 44–45)
OFT IN KOMBINATION MIT Sonnenhut (*Echinacea* spp.)
WARNUNG Überdosierung kann Verdauungsbeschwerden verursachen; nicht während Schwangerschaft und Stillzeit anwenden. Siehe auch S. 42–51.

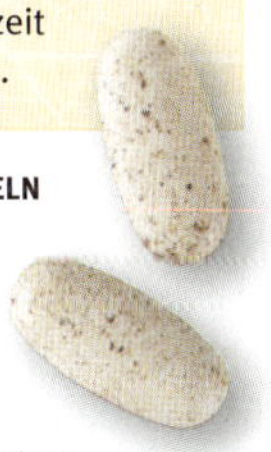

KAPSELN

Rosskastanie

Aesculus hippocastanum

Die aus Südosteuropa und Asien stammende Art kommt inzwischen in vielen Teilen der Erde vor, aber ihr therapeutischer Nutzen ist immer noch weitgehend unbekannt. Zwar sind die glänzend braunen Samen giftig, aber man kann dennoch ein gutes Venenmittel daraus herstellen.

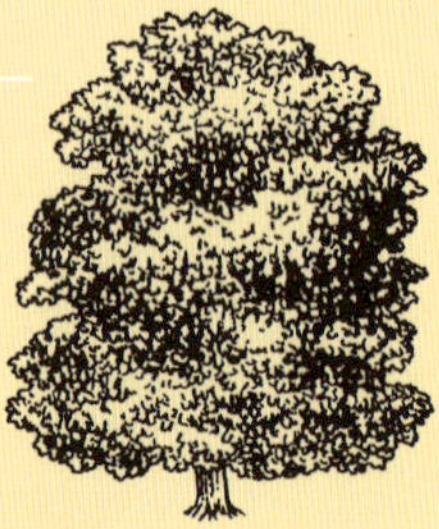

THERAPEUTISCHE ANWENDUNG

Verwendete Teile Samen

Hauptwirkung Entzündungshemmend • Adstringierend • Wirkt Flüssigkeitsansammlungen im Gewebe entgegen • Venentonikum

Venenbeschwerden

Die Rosskastanie ist eine der wichtigsten Pflanzen für Venen und Kapillargefäße. Dank ihrer adstringierenden und entzündungshemmenden Eigenschaften hat sie eine positive Wirkung auf die Venen und stärkt und verengt die Wände geschädigter Gefäße. Außerdem sorgt sie dafür, dass aus solchen Gefäßen ausgetretene Flüssigkeit zurückführt wird, und beseitigt so Schwellungen und Stauungen. Indem sie auch gegen lokale Entzündungen wirkt, ist die Rosskastanie die beste Kräuterarznei zur Behandlung von Krampfadern und venöser Insuffizienz. Die Anwendung erfolgt hauptsächlich in Form von Tabletten oder Kapseln, man kann sie aber bei intakter Haut auch als Lotion, Salbe oder Gel in Krampfadernähe auftragen. Eine Wirkung

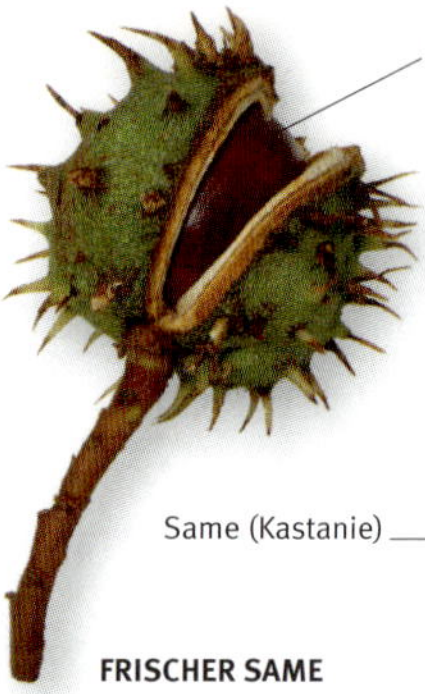

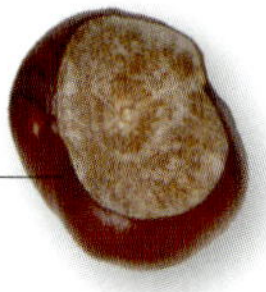

FRISCHER SAME

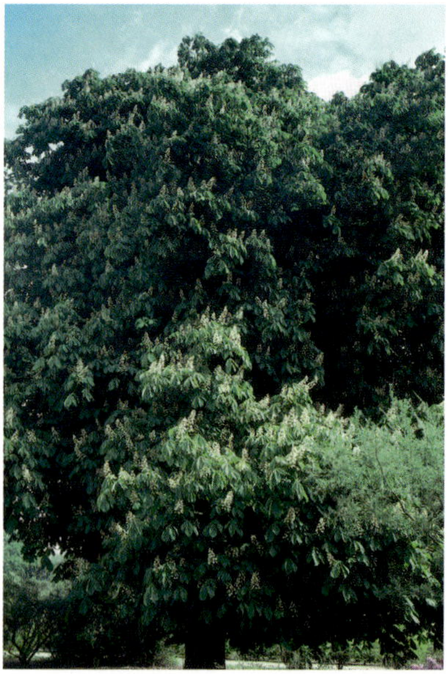

Die Rosskastanie ist heute weltweit in den gemäßigten Zonen verbreitet. In Nord- und Westeuropa wird sie häufig als Zierbaum angepflanzt.

UNGEWÖHNLICHER NAME

Ihren Namen verdankt diese Pflanze möglicherweise der Tatsache, dass man sie, wie in einem Kräuterbuch aus dem 16. Jahrhundert nachzulesen ist, in der Türkei früher zur Behandlung von Atemwegsbeschwerden bei Pferden, Eseln und Maultieren eingesetzt hat.

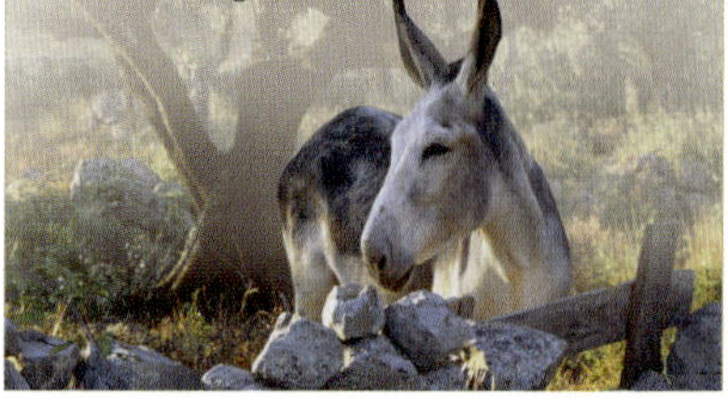

ist normalerweise erst Monate später feststellbar. Wie eine Untersuchung im Londoner Barts Hospital aus dem Jahr 1996 zeigte, kann Rosskastanienextrakt bei der Behandlung von Krampfadern im Bein genauso wirkungsvoll sein wie ein Stützstrumpf.

Weitere Anwendungen Die Rosskastanie kann aber auch verwendet werden, um andere Venenbeschwerden, etwa Hämorrhoiden und Besenreiservarizen sowie Beinkrämpfe, -schwellungen und -ödeme zu behandeln. Weiterhin wird sie bei Beinvenenthrombosen, Frostbeulen und Beingeschwüren eingesetzt – allerdings nur auf ärztliche Anweisung. Vorbeugend kann sie das Risiko einer Venenthrombose herabsetzen, z. B. auf Langstreckenflügen. In Frankreich ist ein aus den Kastanien extrahiertes Öl schon zur örtlichen Behandlung bei Rheumatismus eingesetzt worden und in den USA gilt eine Abkochung der Blätter als hilfreich bei Keuchhusten.

AUF EINEN BLICK

SICHERHEIT ★★★☆☆
TRADITION ★★★★☆
FORSCHUNG ★★★★☆
EMPFOHLENE ANWENDUNG
Standardisierter Extrakt (Tabletten) ✓✓✓
DOSIERUNG Tinktur: C Tabletten: 90–150 mg eines standardisierten Extrakts (16–21% Triterpensaponin-Glykoside [Aescin] pro Tag) *(siehe S. 44–45)*
OFT IN KOMBINATION MIT Stechendem Mäusedorn (*Ruscus aculeatus*)
WARNUNG Für Kinder ungeeignet; kann Verdauungsbeschwerden verursachen. Während der Schwangerschaft, Stillzeit oder bei Einnahme blutverdünnender Mittel nur auf ärztliche Anordnung. Siehe auch S. 42–51.

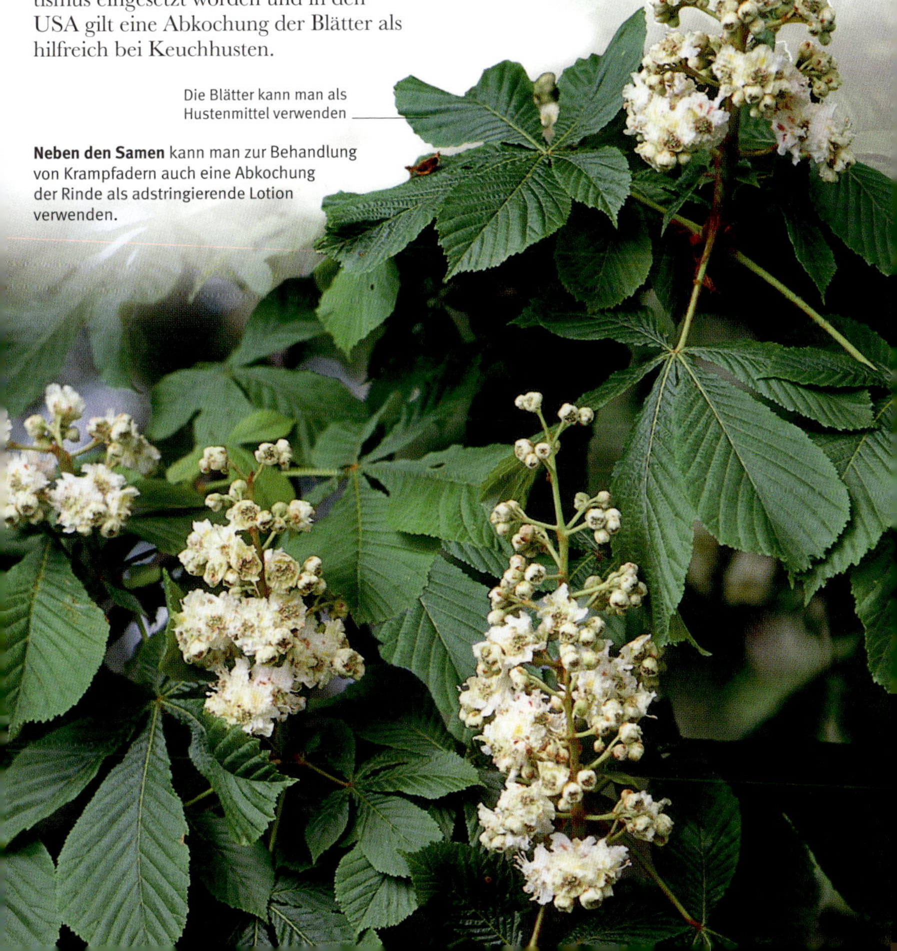

Die Blätter kann man als Hustenmittel verwenden

Neben den Samen kann man zur Behandlung von Krampfadern auch eine Abkochung der Rinde als adstringierende Lotion verwenden.

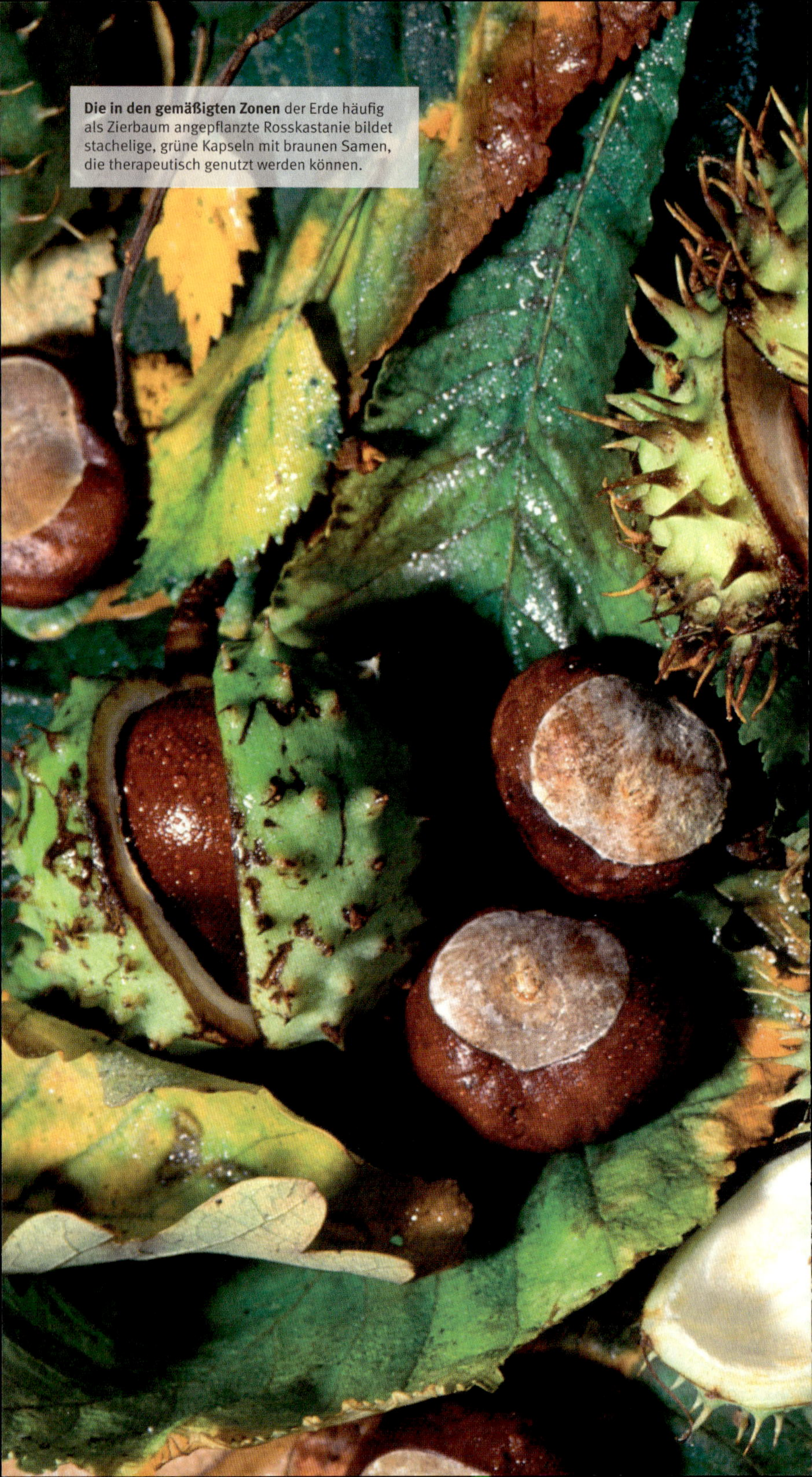

Die in den gemäßigten Zonen der Erde häufig als Zierbaum angepflanzte Rosskastanie bildet stachelige, grüne Kapseln mit braunen Samen, die therapeutisch genutzt werden können.

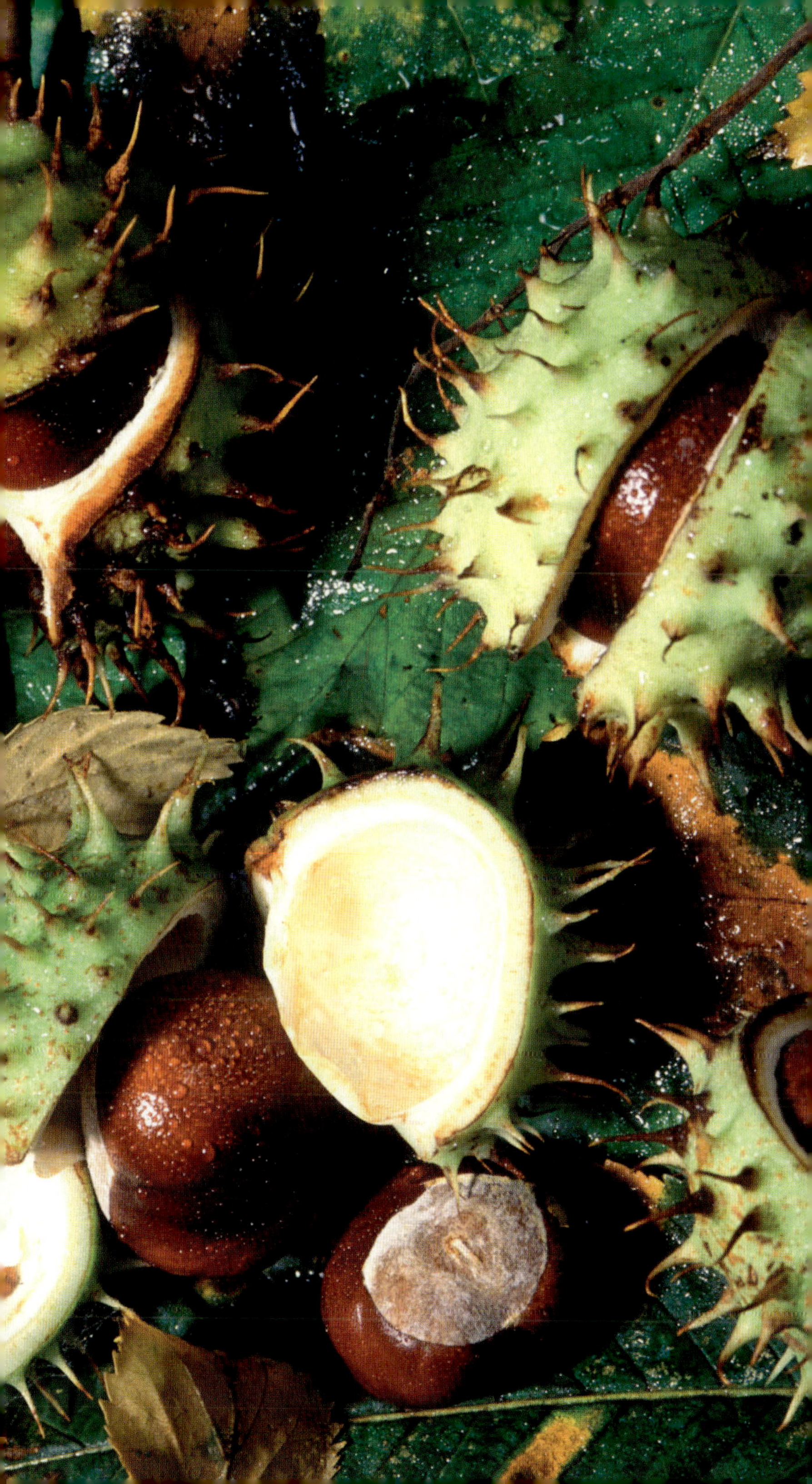

Knoblauch

Allium sativum

Der Knoblauch, der zu unseren wichtigsten Heilpflanzen gehört, ist mit über 1.000 Artikeln zur therapeutischen Wirkung auch besonders gut untersucht. Früher glaubte man, er würde gegen Teufel und Vampire schützen, was vielleicht mit seiner Fähigkeit zur Infektionsabwehr zusammenhängt.

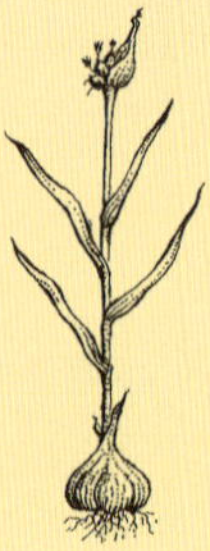

THERAPEUTISCHE ANWENDUNG

Verwendete Teile Knoblauchzehen (Teilstücke der Zwiebel)

Hauptwirkung Antibiotisch • Antimykotisch • Blutverdünnend • Blutdrucksenkend • Wirkt Husten und Atemwegsinfektionen entgegen • Senkt den Cholesterinspiegel • Unterstützt die natürliche Darmflora

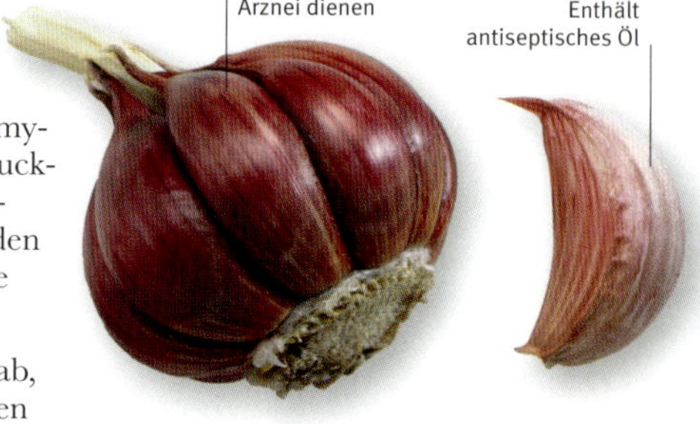
Kann als Gewürz und Arznei dienen
Enthält antiseptisches Öl

ZWIEBEL

ZEHE

Infektionen Bevor es Antibiotika gab, gehörte Knoblauch zu den häufigsten Mitteln zur Behandlung von Infektionen. Und obwohl wir heute viel wirksamere Antibiotika haben, nutzt man ihn immer noch bei Beschwerden dieser Art. So ist er ein ausgezeichnetes Mittel gegen Atemwegsinfektionen alle Art, besonders Bronchitis. Gleichgültig, ob man ihn unzerteilt schluckt (eine kleine Zehe), zerkleinert dem Essen beifügt oder in Form von Perlen einnimmt: Knoblauch erhöht die Widerstandskraft gegenüber Infektionen und beschleunigt die Genesung. Ein einfaches, aber wirksames Hausrezept gegen Erkältung, Halsentzündung und Husten ist die Einnahme einer zerdrückten Knoblauchzehe mit dem Saft einer frisch ausgepressten Zitrone, 1–2 Teelöffeln Honig und einer Prise getrocknetem Ingwerpulver (oder noch besser: einem kleinen Stück frischer, gehackter Ingwerwurzel). Übergießen Sie alles mit heißem Wasser und trinken Sie die Mixtur bis zu dreimal täglich. Knoblauch kann auch zur Unterstützung von Antibiotika eingenommen werden, wobei er zusätzlich mögliche Nebenwirkungen lindert, weil die nützlichen Darmbakterien geschützt werden und die Gefahr von Soor herabgesetzt wird. Nimmt man frischen Knoblauch oder Knoblauch-Öl mehrere Wochen lang durchgehend ein, lassen

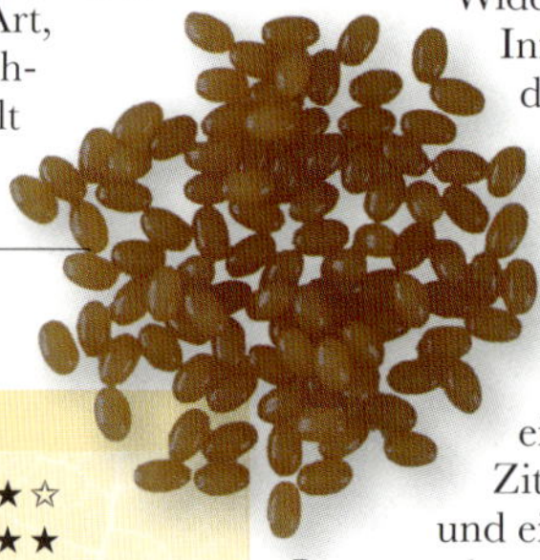
Erhöhen Sie den Widerstand gegenüber Infektionen

KNOBLAUCHPERLEN

AUF EINEN BLICK

SICHERHEIT ★★★★☆
TRADITION ★★★★★
FORSCHUNG ★★★★★
EMPFOHLENE ANWENDUNG
Frische, rohe Zwiebel ✓✓✓ Knoblauchextrakt (als Tabletten oder Kapseln) ✓✓
DOSIERUNG Langfristig: 1 Zehe täglich; kurzzeitig: bis zu 3 Zehen täglich; käufliche Produkte: M (*siehe S. 44–45*)
OFT IN KOMBINATION MIT
Sonnenhut (*Echinacea* spp.)
WARNUNG Bei Einnahme von blutverdünnenden Medikamenten wie Aspirin oder Warfarin nur auf ärztliche Anweisung anwenden. Siehe auch S. 42–51.

sich oft erfolgreich lokale Pilzinfektionen und Warzen bekämpfen.

Kreislaufbeschwerden Noch häufiger wird Knoblauch aber heute wegen seiner positiven Wirkungen auf den Kreislauf angewendet. Über längere Zeit eingenommen, kann er zur Verhinderung von Atherosklerose (Verhärtung und Verengung der Gefäßwände) beitragen, das Blut verdünnen und den Cholesterinspiegel senken. Dies trägt zu Senkung des Blutdrucks bei und reduziert das Risiko von Herzproblemen.

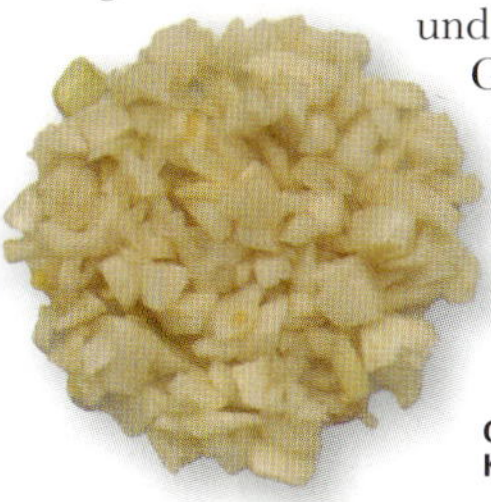

GEHACKTER KNOBLAUCH

Der ursprünglich in Zentralasien heimische Knoblauch wird heute nahezu weltweit als Küchengewürz angebaut.

HERSTELLUNG VON KNOBLAUCH-ÖL

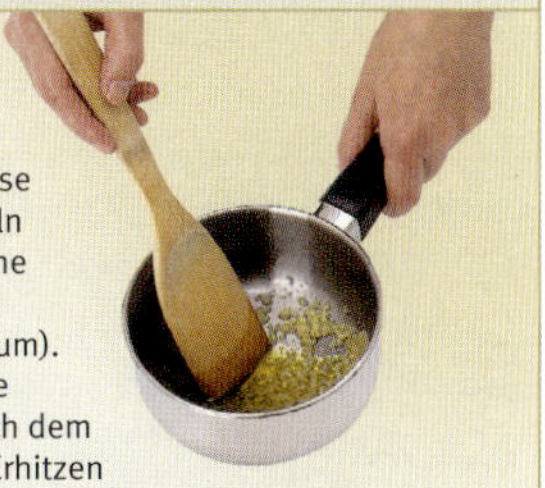

Zerkleinern Sie 4 große Zehen und geben Sie diese mit 3 Esslöffeln Olivenöl in eine kleine Pfanne (kein Aluminium). Lassen Sie die Mischung nach dem vorsichtigen Erhitzen 1–2 Minuten unter ständigem Rühren köcheln und füllen Sie das Öl nach dem Abkühlen und Durchsieben dann in eine etikettierte Flasche. Die Haltbarkeit beträgt etwa 12 Monate.

Krebs Über eine längere Zeit angewendet, soll Knoblauch vorbeugend gegen Krebs wirken.

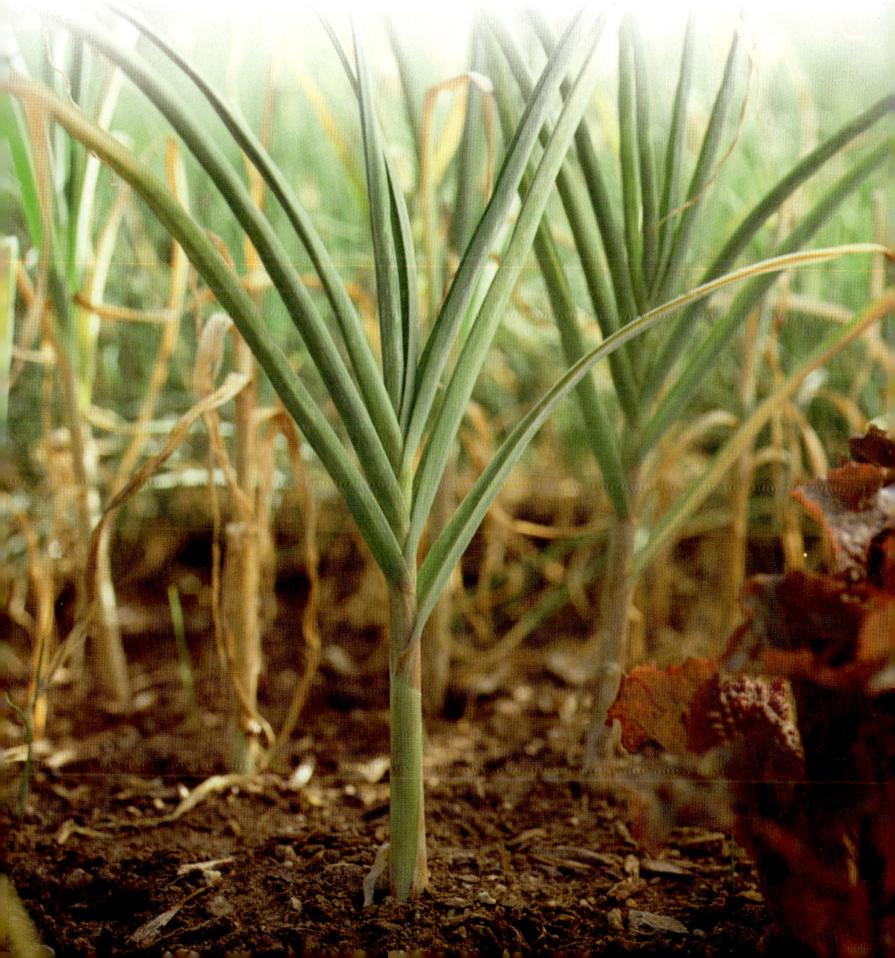

Echte Aloe, Aloe vera

Aloe vera

Die in den Tropen weit verbreitete Art ist nicht nur eine beliebte Zimmerpflanze, sondern ihre Blätter enthalten außerdem ein kühlendes Gel, das sich zur Behandlung kleinerer Verbrennungen und Hautabschürfungen eignet. Die auch Erste-Hilfe-Pflanze genannte Aloe vera sollte in keinem Haushalt fehlen.

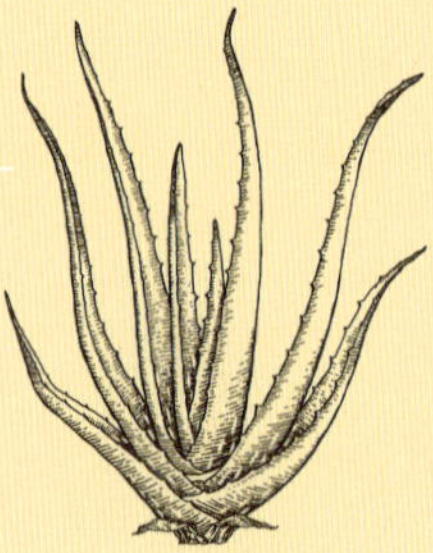

THERAPEUTISCHE ANWENDUNG

Verwendete Teile Blätter

Hauptwirkung Entzündungshemmend • Unterstützt das Immunsystem • Hautpflegend • Wundheilend

Hautpflege, Wunden, Verbrennungen Die Echte Aloe, die schon seit Jahrtausenden eine hoch geschätzte Heilpflanze ist, gehört heute zu den am häufigsten angewendeten Kräuterarzneien. Der Grund dafür ist ihre lindernde und entzündungshemmende Wirkung, die sie zu einem idealen Mittel für die Behandlung von geschädigtem Gewebe macht, etwa bei kleineren Verbrennungen. Aloe-Gel oder -Lotion kann aber auch zur Wundheilung, bei entzündlichen Hautbeschwerden sowie zahlreichen anderen Problemen angewendet werden, etwa bei Akne, Dermatitis, Herpes, Windelekzem, Nesselausschlag, Schuppenflechte, Schädigungen durch Strahlentherapie, Gürtelrose und Sonnenbrand. Bei geringfügigen Verbrennungen halten Sie die betroffene Stelle zuerst etwa zehn Minuten unter kaltes Leitungswasser und dann in ein Aloe-vera-Bad. Auf offene Wunden sollte man das Gel allerdings möglichst nicht auftragen. Genau wie anderen Wundheilmitteln, etwa dem Beinwell (*Symphytum officinale*), sagt man der Aloe nach, sie trage nicht nur zur Wundheilung bei, sondern verringere außerdem die Wahrscheinlichkeit von Wulstnarben. Mit Beinwell lässt sich die Aloe übrigens gut bei Knochenbrüchen und Sportverletzungen kombinieren.

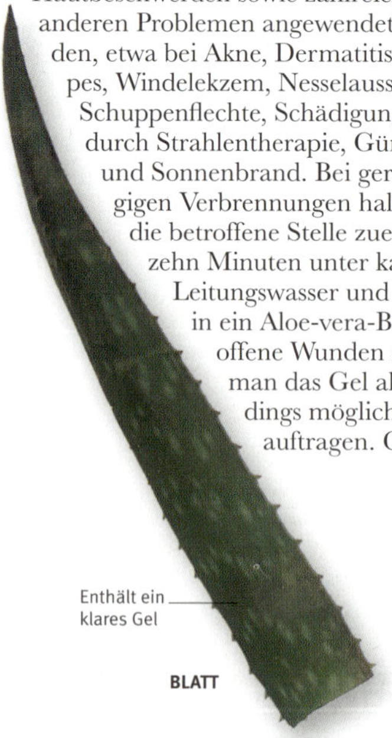

BLATT

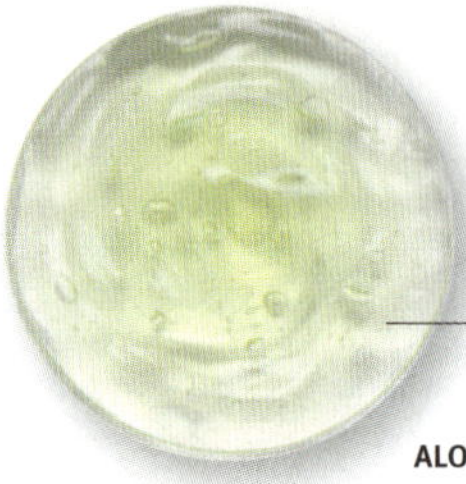

ALOE-VERA-GEL

Mund- und Halsbereich Die Aloe ist auch ein wirksames Mittel zur Behandlung von Beschwerden im Mund- und Halsbereich. So kann man das Gel auf Mundgeschwüre bzw. schmerzende Zähne auftragen oder es auch bei Zahnfleischentzündung und Zahnfleisch-

AUF EINEN BLICK

SICHERHEIT ★★★★½
TRADITION ★★★★★
FORSCHUNG ★★★★☆
EMPFOHLENE ANWENDUNG Frisches Gel oder Lotion (äußerlich), gewerblich hergestellter Saft (innerlich) ✓✓✓
DOSIERUNG Konzentrat: M (*siehe S. 44–45*)
WARNUNG Das Gel kann allergische Reaktionen verursachen, sodass Sie bei erstmaliger Anwendung probeweise eine kleine Menge auf die Haut aufgetragen sollten. Innerliche Anwendung nur auf ärztliche Anordnung. Siehe auch S. 42–51.

ERSTE-HILFE-PFLANZE

Wenn Sie eine Aloe-Pflanze an einen warmen Platz stellen und sie sparsam gießen, haben Sie stets ein ausgezeichnetes Erste-Hilfe-Mittel zur Hand. Trennen Sie bei Bedarf ein Blatt mit einem scharfen Messer etwa 7,5 cm unterhalb der Spitze ab und schneiden Sie es dann in der Mitte auf. Drücken Sie das klare Gel heraus und verteilen Sie es auf der betroffenen Stelle. Verwenden Sie keinesfalls den gelben Saft von den Blatträndern.

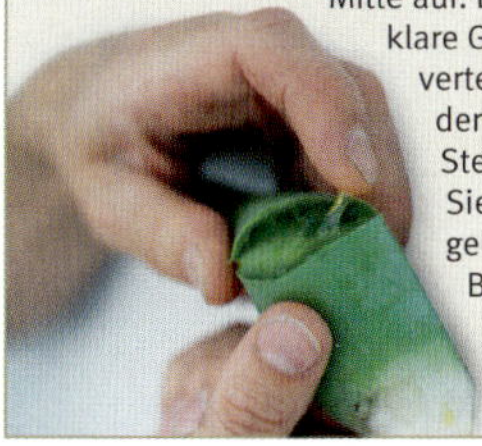

Die Echte Aloe benötigt einen warmen Platz ohne direktes Sonnenlicht. Wie alle Sukkulenten darf sie nicht zu kräftig gegossen werden.

schwund anwenden. In Kombination mit anderen Kräuterarzneien, zum Beispiel Salbeitee (*Salvia officinalis*), gilt es als gutes Mittel zum Gurgeln bei langwierigen Halsentzündungen.

Weitere Anwendungen Innerlich wird Aloe schon sehr lange zur Behandlung von Magenproblemen, Zwölffingerdarmgeschwüren und Reizdarm angewendet. Aufgrund mehrerer Untersuchungen lässt sich außerdem vermuten, dass die Aloe eine positive Wirkung auf das Immunsystem hat, wovon Asthma- und HIV-Patienten profitieren könnten. Neben *Aloe vera* werden auch noch andere Arten therapeutisch angewendet, von denen einige aber potenziell giftig sind. Daher sollte bei innerlicher Anwendung stets ein Arzt konsultiert werden.

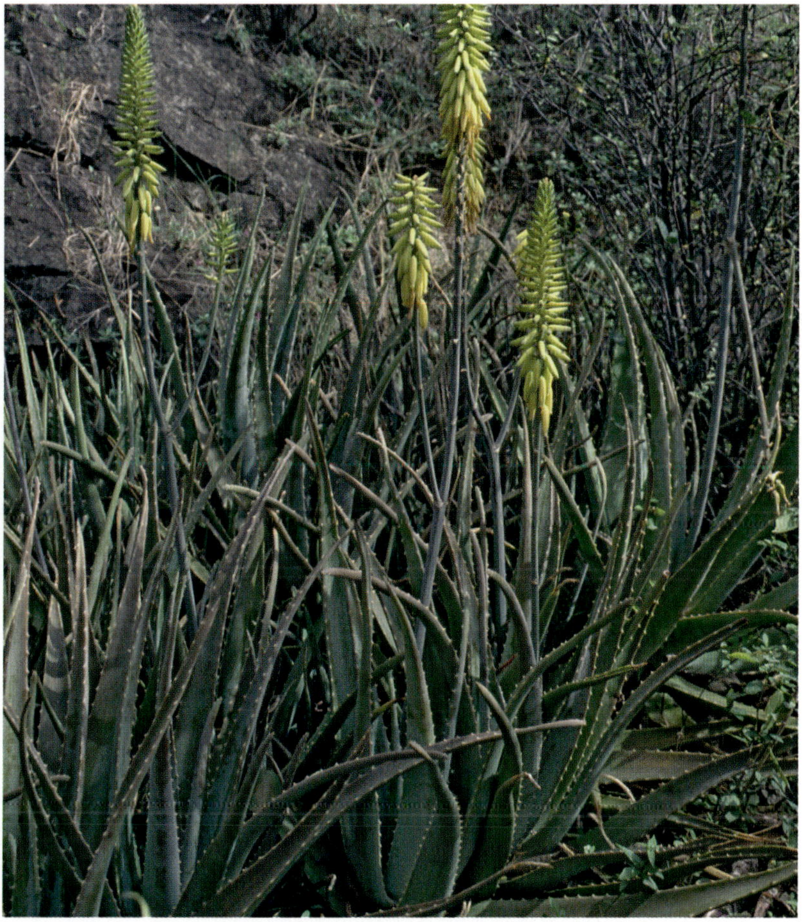

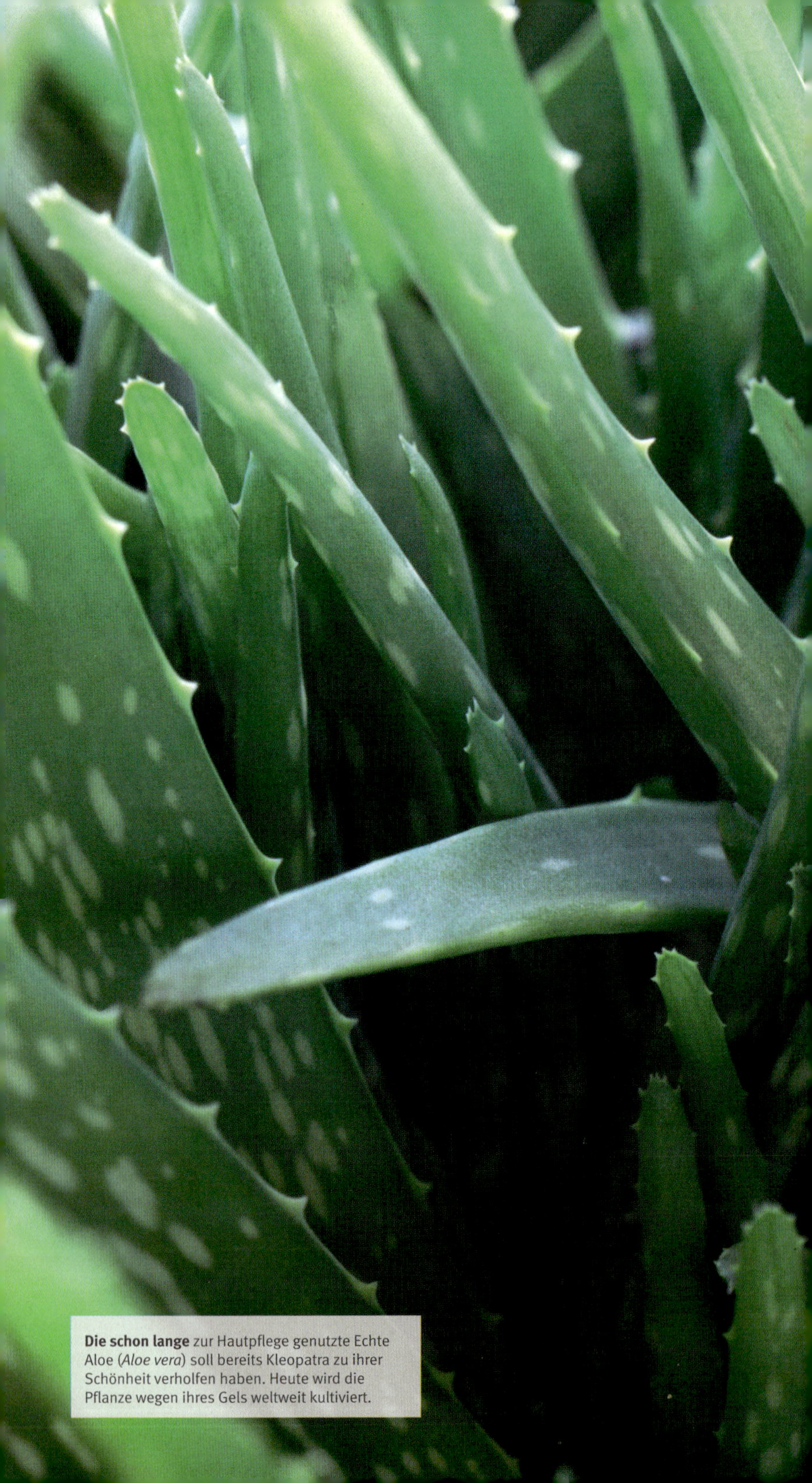

Die schon lange zur Hautpflege genutzte Echte Aloe (*Aloe vera*) soll bereits Kleopatra zu ihrer Schönheit verholfen haben. Heute wird die Pflanze wegen ihres Gels weltweit kultiviert.

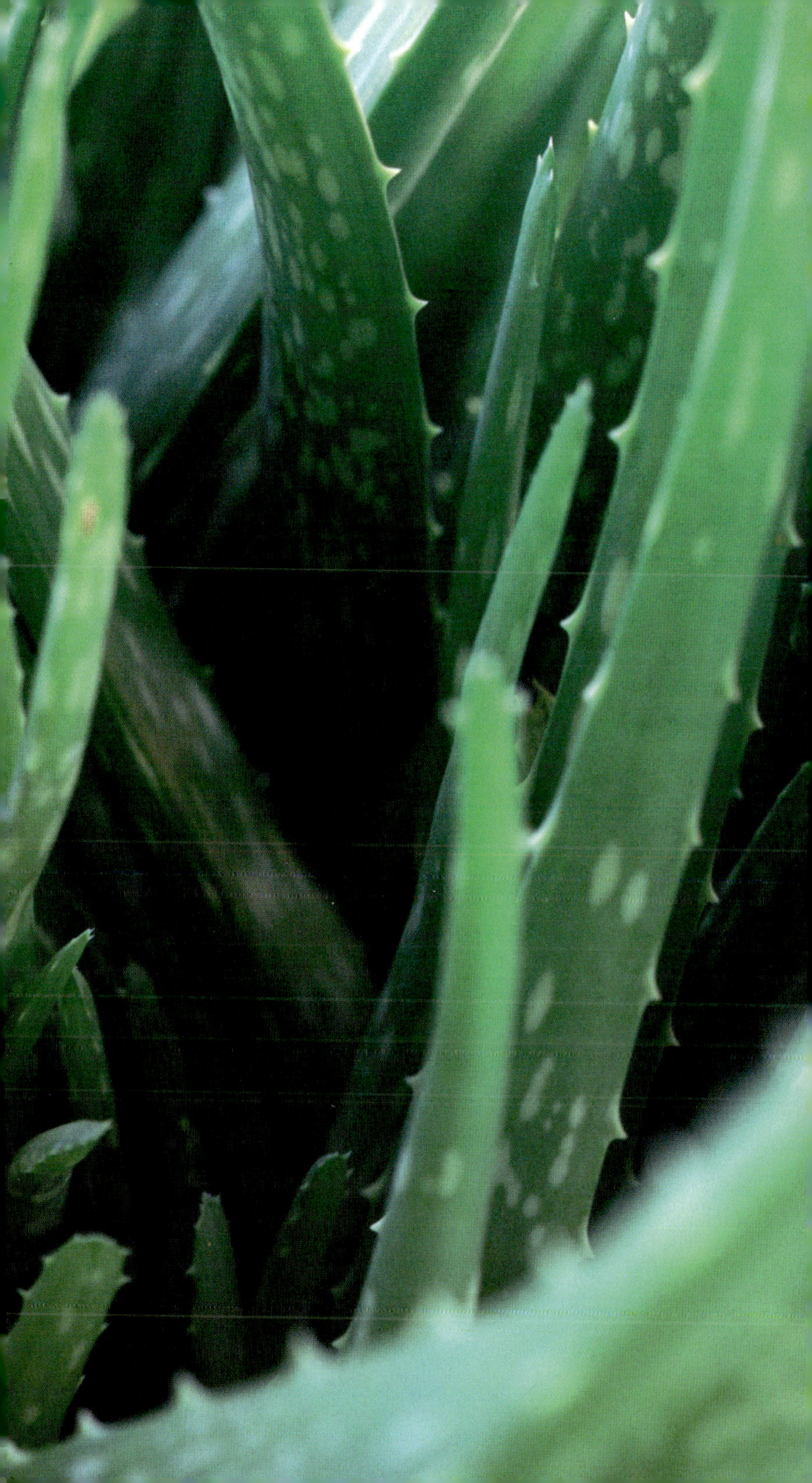

Echter Eibisch

Althaea officinalis

Dieses alte europäische Heilkraut mit lindernder und beruhigender Wirkung wird hauptsächlich bei Verdauungs- und Atemwegsproblemen angewendet.

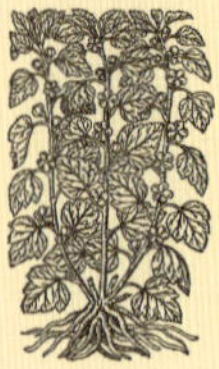

THERAPEUTISCHE ANWENDUNG

Verwendete Teile Wurzel • Blätter • Blüten

Hauptwirkung Einhüllend • Reizlindernd • Schleimlösend

Schleimhäute Eibischwurzel wird vor allem zur Beruhigung und zum Schutz gereizter Schleimhäute eingesetzt, etwa bei Reizdarm oder chronischer Bronchitis. Wegen der schleimartigen Konsistenz wirkt das Mittel wie ein körpereigener Schleimstoff und lindert so Entzündungen.

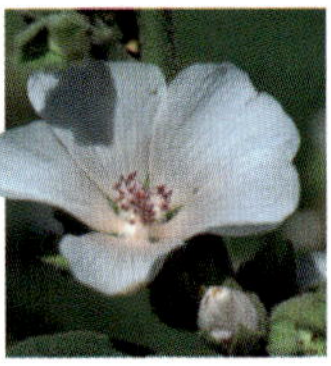

BLÜTE

Weitere Anwendungen Die Blätter werden bevorzugt bei Harnwegsbeschwerden angewendet; die Blüten können Hautreizungen lindern.

AUF EINEN BLICK

SICHERHEIT ★★★★★
TRADITION ★★★★☆
FORSCHUNG ★★★☆☆
ANWENDUNG Aufguss, Abkochung ✓✓✓
DOSIERUNG A (*siehe S. 44–45*)
WARNUNG Keine. Siehe auch S. 42–51.

Arnika

Arnica montana

Die leuchtend gelben Blüten werden sowohl in der Kräuterheilkunde als auch homöopathisch angewendet – u. a. als Mittel gegen Schmerzen aller Art.

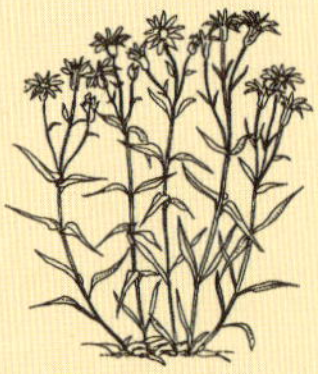

THERAPEUTISCHE ANWENDUNG

Verwendete Teile Blüten

Hauptwirkung Schmerzstillend • Entzündungshemmend • Wundheilend

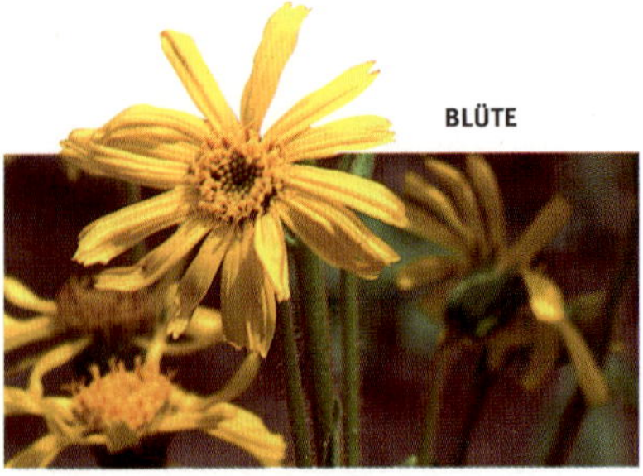

BLÜTE

Verletzungen Schnell wirkendes Mittel zur Behandlung von Prellungen, Verstauchungen und Sportverletzungen sowie zur Wundheilung nach Operationen oder einer Zahnbehandlung.

AUF EINEN BLICK

SICHERHEIT ★★★★☆
TRADITION ★★★★☆
FORSCHUNG ★★½☆☆
ANWENDUNG Lotion, Creme, Salbe ✓✓✓
DOSIERUNG Äußerlich
WARNUNG Nur äußerlich anwenden; ist bei innerlicher Anwendung giftig. Nicht auf offene Wunden oder Hautabschürfungen auftragen. Siehe auch S. 42–51.

Echte Engelwurz

Angelica archangelica

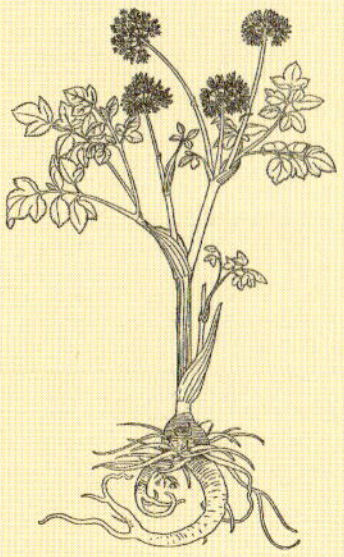

Schon der Name deutet die traditionelle Wertschätzung dieses Krautes an. Engelwurz ist ein wärmendes Tonikum, das sich gleichermaßen gut bei schlechter Verdauung und schwachem Kreislauf einsetzen lässt. Es unterstützt aber auch die Genesung bei chronischen Erkrankungen.

THERAPEUTISCHE ANWENDUNG

Verwendete Teile Wurzel • Samen

Hauptwirkung Schleimlösend • Muskelrelaxans (sanft) • Blähungstreibend • Regt Appetit und Verdauung an • Stärkt den Kreislauf • Regt die Schweißbildung an und wirkt kühlend

Verdauungssystem Als Bittermittel regt die Engelwurz – am besten als Tinktur angewendet – die Magentätigkeit an, sodass sie gut bei Appetitlosigkeit eingesetzt werden kann. Das Kraut lindert zudem Völlegefühl, Magenkrämpfe und Blähungen.

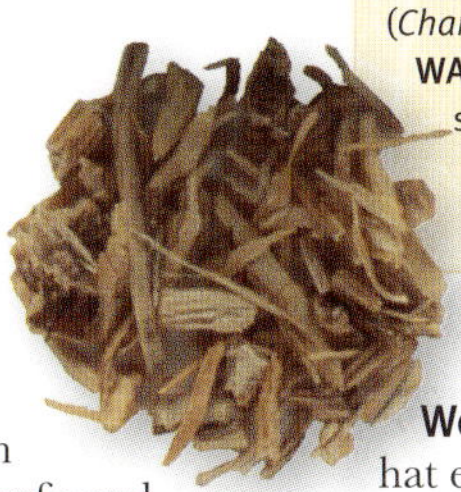

GETROCKNETE WURZEL

Atemwegsprobleme Engelwurz lässt sich gut bei Beschwerden wie Asthma, Bronchitis und Husten einsetzen, unterstützt aber auch die Genesung nach einer akuten Brustinfektion.

AUF EINEN BLICK

SICHERHEIT ★★★★☆
TRADITION ★★★★☆
FORSCHUNG ★☆☆☆☆
EMPFOHLENE ANWENDUNG Tinktur ✓✓✓ Kapseln ✓✓ Tabletten ✓
DOSIERUNG C (*siehe S. 44–45*)
OFT IN KOMBINATION MIT Kamille (*Chamomilla recutita*)
WARNUNG Nicht während der Schwangerschaft, bei starken Menstruationsblutungen oder mit Blutverdünnungsmitteln anwenden. Siehe auch S. 42–51.

Weitere Anwendungen Die Wurzel hat eine wärmende und stimulierende Wirkung auf das gesamte Kreislaufsystem. Der Blutfluss wird angeregt, sodass man das Kraut bei ständig kalten Gliedmaßen, Frostbeulen und Fibromyalgie-Syndrom einsetzen kann.

Die Engelwurz kommt an feuchten Standorten von den gemäßigten Breiten Westeuropas über Sibirien bis hin zum Himalaja vor.

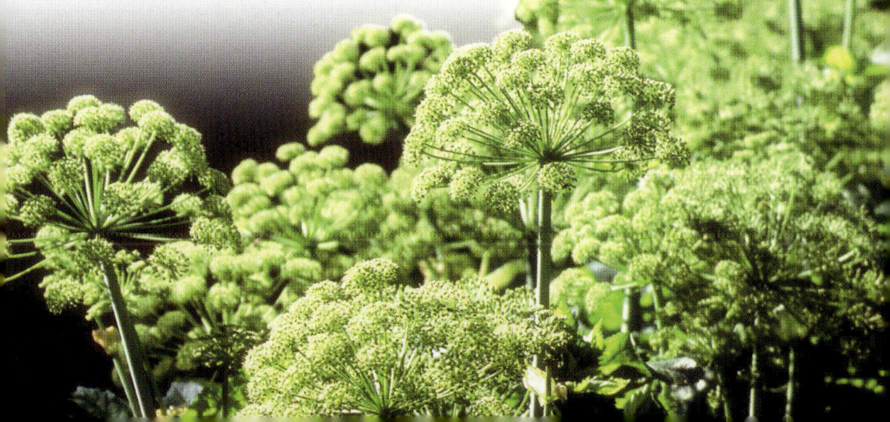

Chinesische Engelwurz

Angelica sinensis

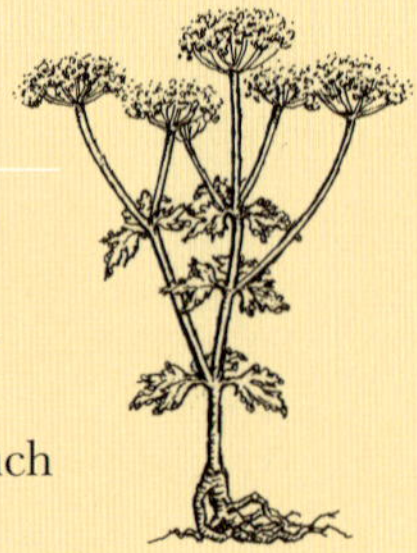

Die besonders in China sehr beliebte Pflanze ist ein wichtiges Tonikum zur Behandlung von Frauenbeschwerden, denn sie unterstützt den Menstruationszyklus und lindert Periodenschmerzen. Als erwärmendes und entspannendes Mittel stärkt sie aber auch die Verdauung und die Lebertätigkeit.

THERAPEUTISCHE ANWENDUNG

Verwendete Teile Wurzel

Hauptwirkung Verdauungstonikum • Gebärmuttertonikum • Lindert Menstruationsschmerzen

Menstruationsbeschwerden Die in der chinesischen Heilkunde »Dong Quai« genannte Pflanze wird vor allem bei menstruationsbedingten Beschwerden angewendet. So sorgt sie bei unregelmäßiger oder verzögerter Periode nicht selten für einen regelmäßigeren Zyklus, muss dann jedoch mehrere Monate lang eingenommen werden (aber nicht bei sehr starken Menstruationsblutungen). Auch wenn die Pflanze keine direkte Wirkung auf das Hormonsystem zu haben scheint, soll sie dennoch zu einer erhöhten Fruchtbarkeit beitragen, wobei man sie häufig mit Mönchspfeffer (*Vitex agnus-castus*) kombiniert.

Weitere Anwendungen Als Verdauungstonikum fördert das Kraut den Appetit, die Nährstoffaufnahme und den Kreislauf, schützt aber auch die Leber.

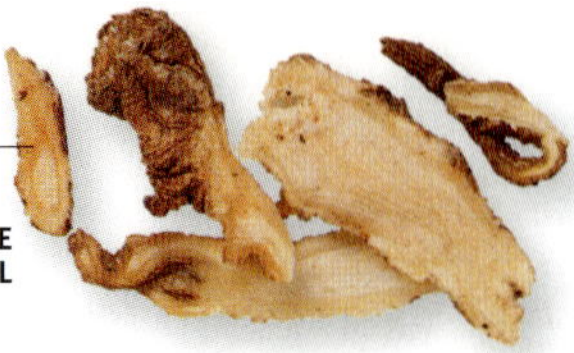

Die Wurzel gilt als Gebärmuttertonikum

GETROCKNETE WURZEL

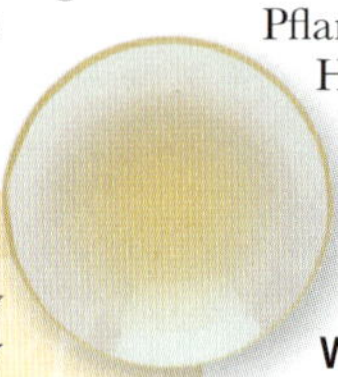

TINKTUR

AUF EINEN BLICK

SICHERHEIT ★★★★☆
TRADITION ★★★★★
FORSCHUNG ★★☆☆☆
EMPFOHLENE ANWENDUNG
Abkochung ✓✓✓ Tinktur ✓✓ Kapsel, Tablette ✓
DOSIERUNG C (*siehe S. 44–45*)
OFT IN KOMBINATION MIT Mönchspfeffer (*Vitex agnus-castus*)
WARNUNG Nicht während der Schwangerschaft oder mit Blutverdünnungsmitteln anwenden; nicht empfohlen bei starker Menstruationsblutung. Siehe auch S. 42–51.

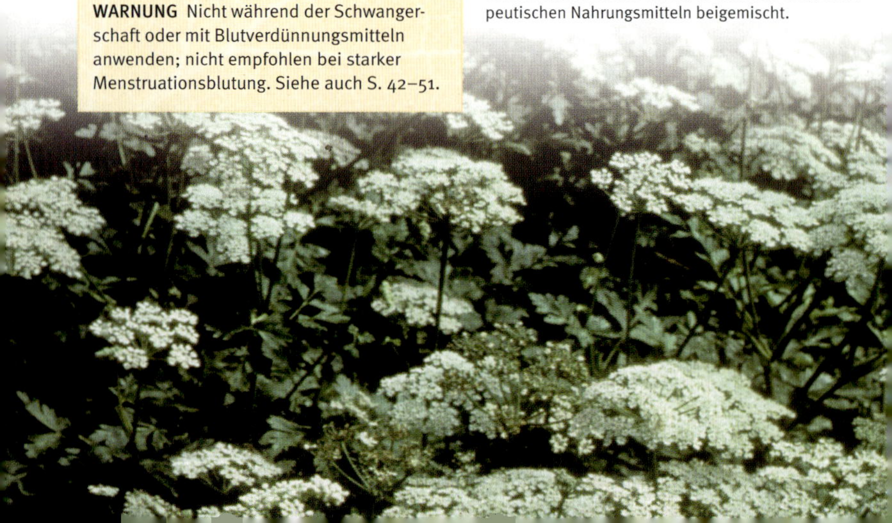

Wegen ihres angenehmen, leicht pfeffrigen Geschmacks wird die Wurzel in China oft auch therapeutischen Nahrungsmitteln beigemischt.

Echter Sellerie

Apium graveolens

Sellerie ist ein gutes Mittel zur Entgiftung, denn er regt die Nieren zur Ausscheidung von Abfallprodukten an, besonders Salzen, die sich in Gelenken ansammeln können und dann Beschwerden verursachen. Früher galt er auch als Aphrodisiakum, während man ihn heute als Beruhigungsmittel einsetzt.

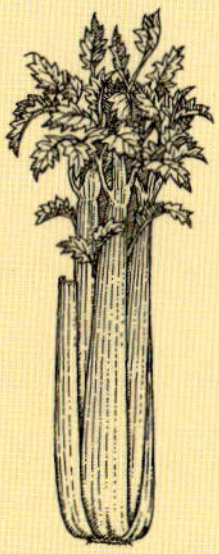

THERAPEUTISCHE ANWENDUNG

Verwendete Teile Blätter • Stängel • Samen

Hauptwirkung Entzündungshemmend • Harntreibend • Antirheumatisch • Blähungstreibend

Arthritis und Rheuma Sellerie ist ein wichtiges Mittel der europäischen Pflanzenheilkunde zur Behandlung von arthritischen und rheumatischen Beschwerden. Die Samen enthalten ein ätherisches Öl, das die Ausscheidung von Stoffwechselprodukten über die Nieren anregt. Dies gilt vor allem für die Salze der Harnsäure, die oft Entzündungen und Versteifungen des Muskel-Skelettsystems verursachen. Selleriesamen werden meist angewendet, wenn die Gelenk- und Muskelbeschwerden am frühen Morgen auftreten oder wenn sie mit Arthritis verbunden sind; außerdem nutzt man sie zur Behandlung von Gicht, um die Symptome zu lindern und ein erneutes Auftreten zu verhindern.

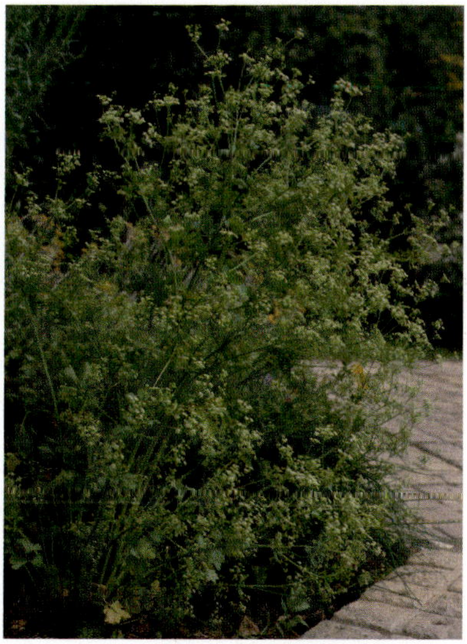

Reinigende Arznei Der Saft aus Stängeln und Blättern ist eine ausgezeichnete Nahrungsergänzung zur Entgiftung und Gewichtsreduzierung, besonders bei Neigung zur Flüssigkeitsretention.

Weitere Anwendungen Selleriesamen können auch verwendet werden, um Blähungen zu lindern.

AUF EINEN BLICK

SICHERHEIT ★★★★☆
TRADITION ★★★★☆
FORSCHUNG ★★☆☆☆
EMPFOHLENE ANWENDUNG
Tinktur ✓✓✓ Kapseln ✓✓ Tabletten ✓
DOSIERUNG D (*siehe S. 44–45*)
OFT IN KOMBINATION MIT Weidenrinde (*Salix alba*)
WARNUNG Samen nicht in Schwangerschaft oder bei Nierenkrankheiten anwenden. Allergische Reaktionen möglich.
Siehe auch S. 42–51.

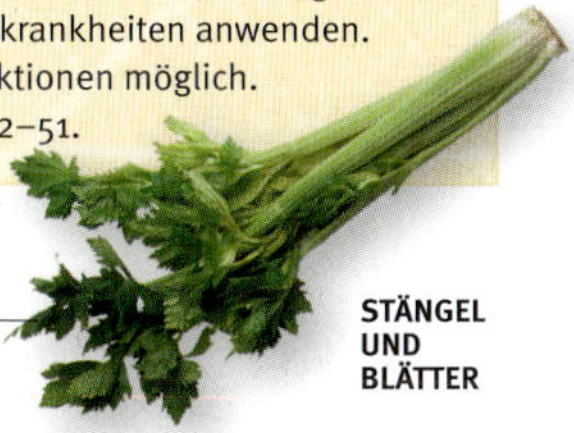

Nahrhaftes Gemüse

STÄNGEL UND BLÄTTER

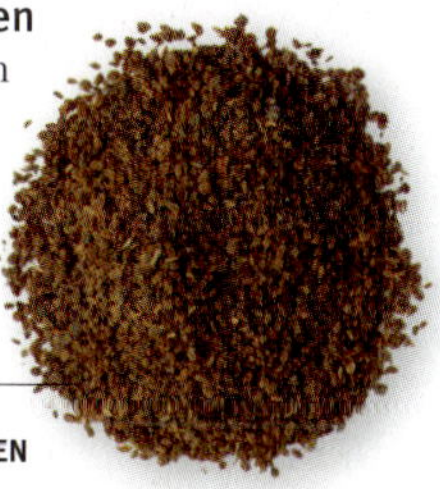

Samen enthalten ätherisches Öl

GETROCKNETE SAMEN

Saft und Samen des Sellerie haben harntreibende Eigenschaften, sodass man sie in Verbindung mit anderen Kräutern bei Bluthochdruck einsetzen kann.

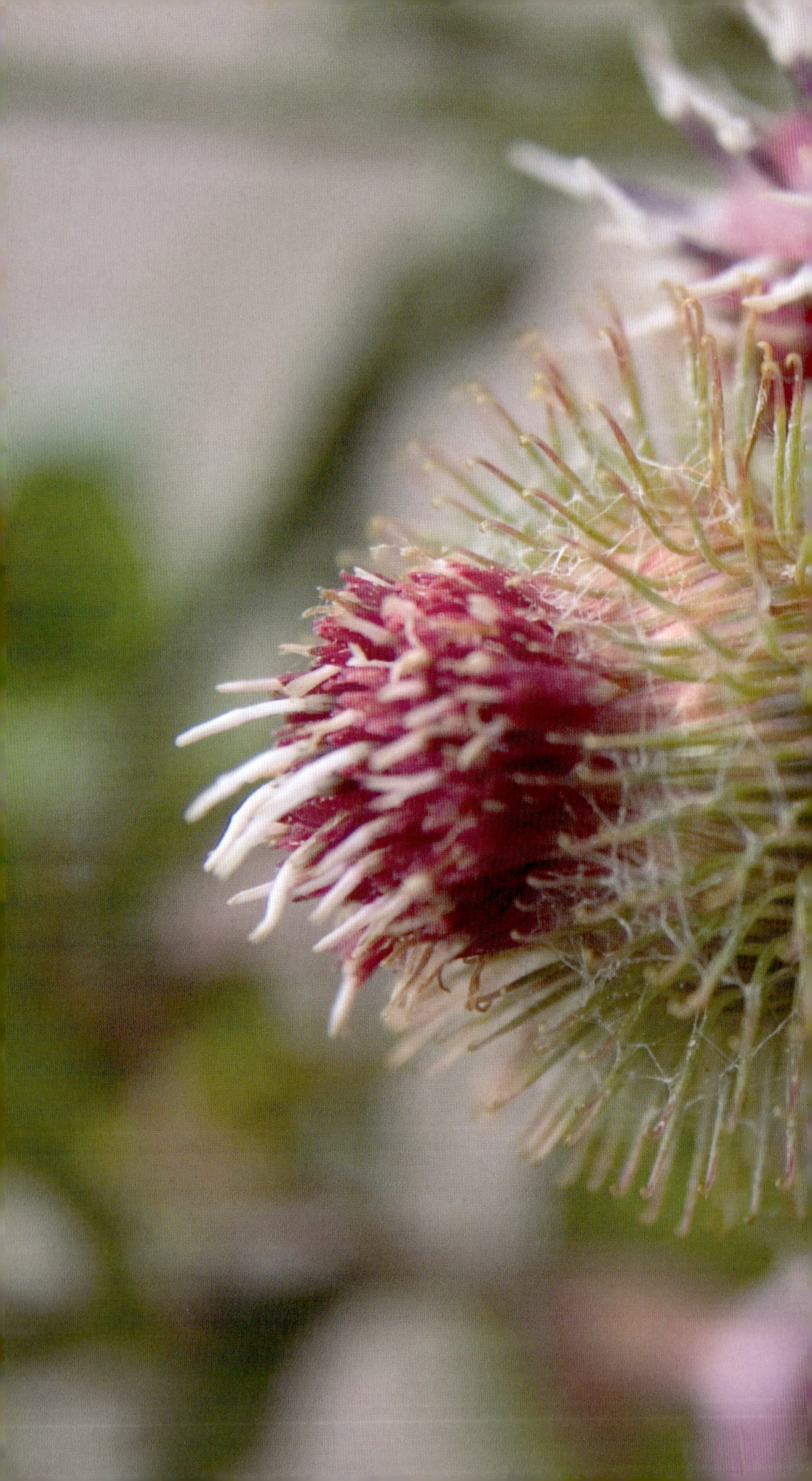

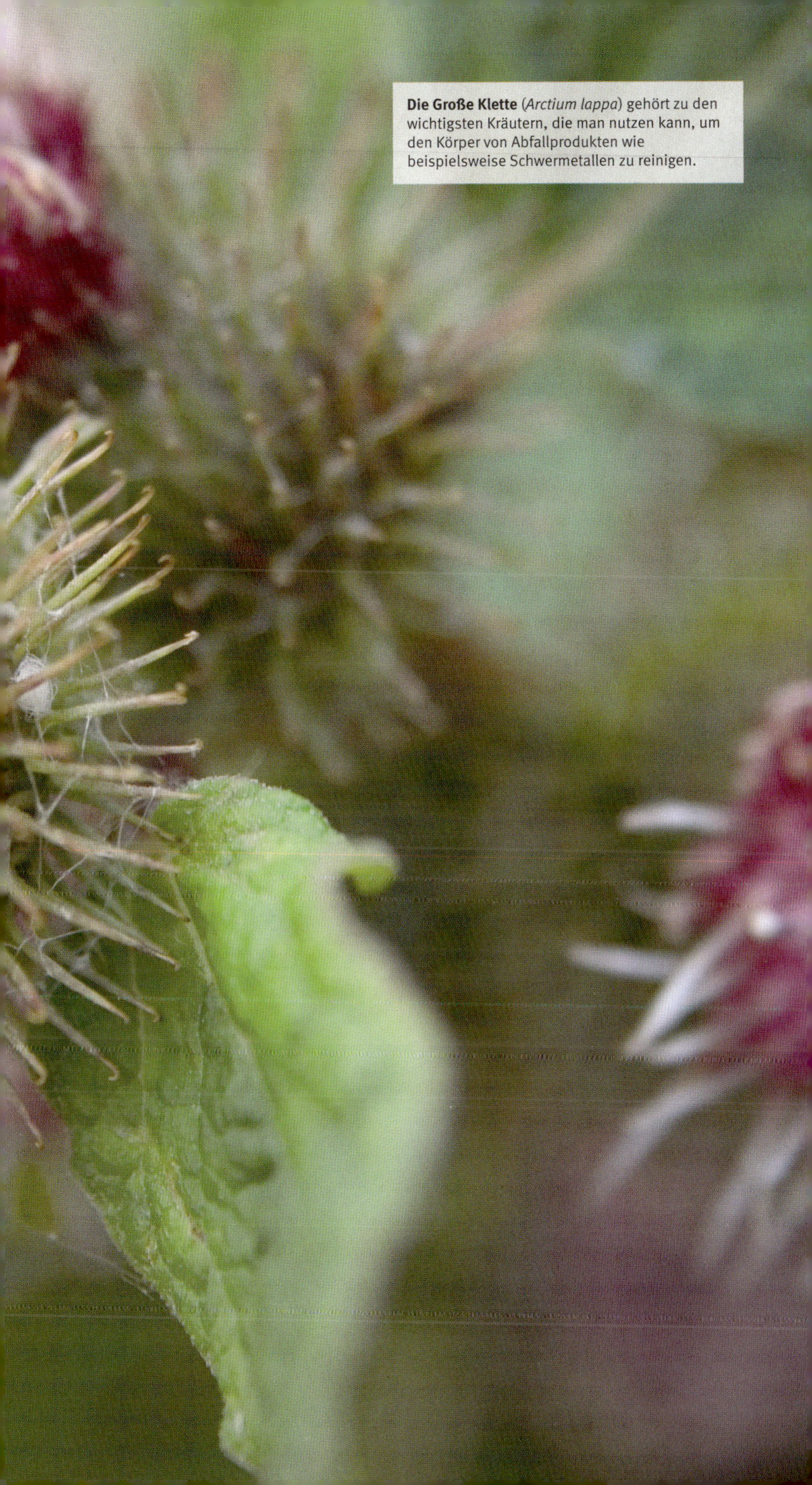

Die Große Klette (*Arctium lappa*) gehört zu den wichtigsten Kräutern, die man nutzen kann, um den Körper von Abfallprodukten wie beispielsweise Schwermetallen zu reinigen.

Große Klette

Arctium lappa

Die Klette wird traditionell mit Löwenzahn kombiniert, um ein tonisches, reinigendes Getränk zur Entgiftung des Körpers herzustellen. Außerdem nutzt man sie bei Hautproblemen, und sie stärkt das Immunsystem bei Infektionen und chronischen Krankheiten.

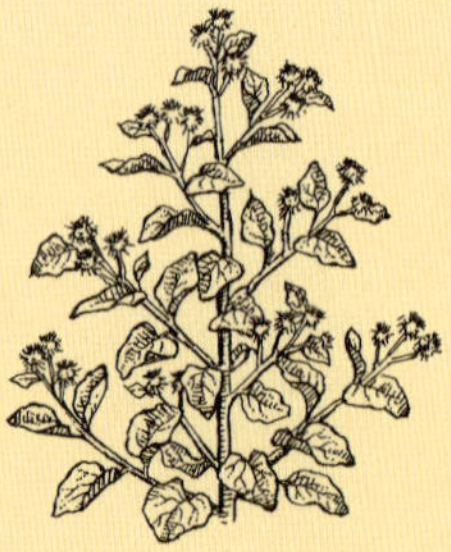

THERAPEUTISCHE ANWENDUNG

Verwendete Teile Wurzel • Samen

Hauptwirkung Entgiftend • Antiseptisch • Harntreibend • Tonisch

Blutreinigung Die oft unterschätzte Klette lässt sich anwenden, wenn der Körper gründlich von Abfallprodukten gereinigt werden soll. So profitieren z. B. Akne, Furunkel, Ekzeme, Arthritis, Fibromyalgie-Syndrom und Mandelentzündung von der Fähigkeit des Krautes, die Freigabe von Abfallprodukten aus den Zellen anzuregen. Allerdings muss es mit Vorsicht angewendet werden, weil es selbst in geringer Dosis zu einem erneuten Aufflammen der anfänglichen Symptome kommen kann, besonders bei Hautbeschwerden. Daher wird die Klette auch zumeist mit Löwenzahn, Wiesenklee oder Krausem Ampfer kombiniert, um die entgiftende Wirkung ein wenig auszugleichen. Die Wurzeln sollen sich außerdem zur Krebsbehandlung einsetzen lassen, aber das ist nicht belegt.

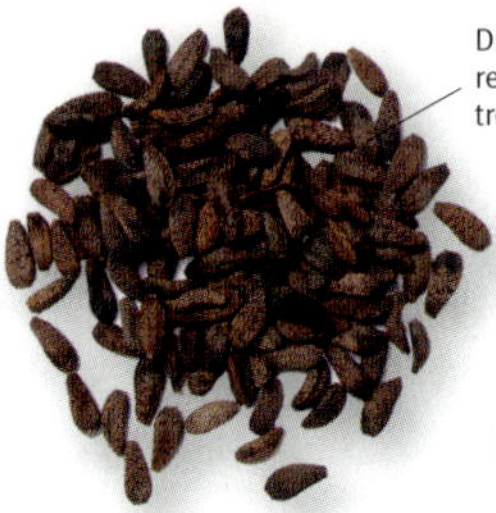

Die Samen haben reinigende und harntreibende Eigenschaften

SAMEN

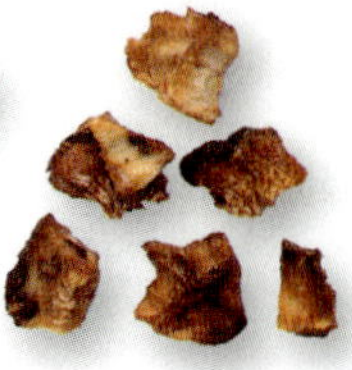

GETROCKNETE WURZEL

AUF EINEN BLICK

SICHERHEIT ★★★★☆
TRADITION ★★★★☆
FORSCHUNG ★☆☆☆☆
EMPFOHLENE ANWENDUNG
Abkochung ✓✓✓ Tinktur ✓✓ Tabletten ✓
DOSIERUNG A (*siehe S. 44–45*)
OFT IN KOMBINATION MIT Krausem Ampfer (*Rumex crispus*)
WARNUNG Kann in seltenen Fällen eine Kontaktdermatitis verursachen.
Siehe auch S. 41–52.

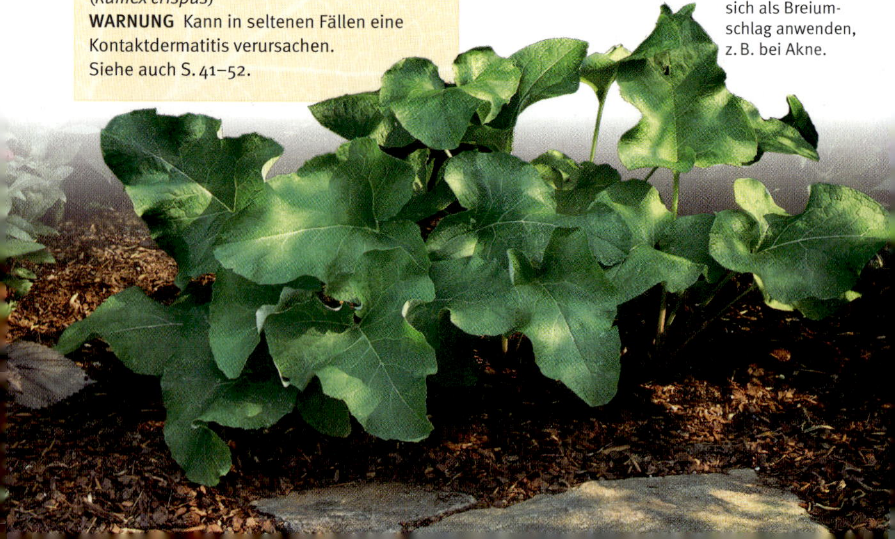

Die Blätter lassen sich als Breiumschlag anwenden, z. B. bei Akne.

Mongolischer Tragant

Astragalus membranaceus

Das bemerkenswerte Kraut wird in der TCM schon seit über 2.000 Jahren verwendet, inzwischen beginnt auch die Forschung viele der Wirkungen zu bestätigen oder zu erweitern. Besonders bei chronischen Infektionen ist Tragant oft ein wirksames, sicheres Mittel.

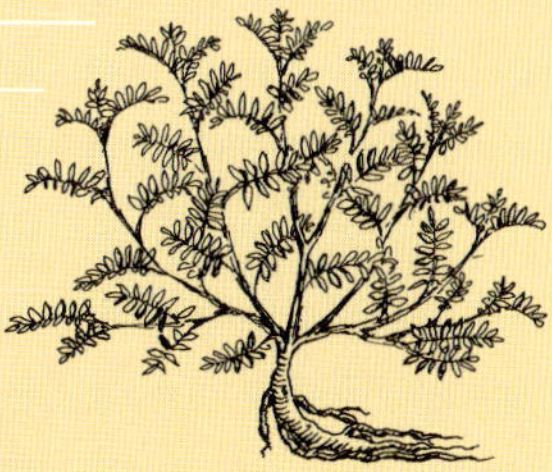

THERAPEUTISCHE ANWENDUNG

Verwendete Teile Wurzel

Hauptwirkung Antioxidativ • Stärkt das Immunsystem • Tonisch

Geringe Ausdauer und Widerstandskraft Die Pflanze gilt nicht nur als Arznei zur Stärkung eines schwachen Immunsystems, sondern sie hilft dem Körper auch, sich in Stress-Situationen besser anzupassen. Angewendet wird die Wurzel bei chronischen Infektionen oder Schwäche- und Erschöpfungszuständen. Bei einer mittel- bis langfristigen Einnahme kommt es zu einer Besserung bei Beschwerden wie Chronischem Erschöpfungssyndrom, Virusinfektionen und Kraftlosigkeit. Nachgesagt wird dem Tragant aber auch die Fähigkeit, das Schwitzen zu regulieren, besonders wenn dies mit chronischen Krankheiten in Verbindung steht.

Krebs Zwar ist der Tragant kein Krebsmittel im eigentlichen Sinne, aber da er das Immunsystem stärkt, kann er dennoch dazu beitragen, das körperliche Wohlbefinden zu erhöhen. Anwenden lässt er sich vorbeugend oder auch in Verbindung mit einer Chemotherapie, denn klinische Untersuchungen lassen den Schluss zu, dass der Tragant die toxischen Wirkungen einer solchen Therapie verringern kann. Die besten Ergebnisse erzielt man bei längerfristiger Einnahme; vor Anwendung während einer Chemotherapie sollte unbedingt ein Arzt konsultiert werden.

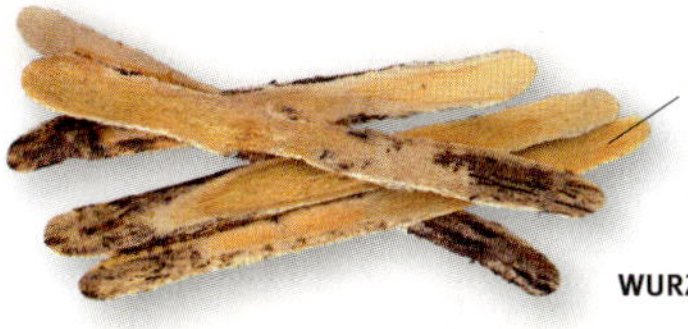

Die Wurzel kann das Immunsystem stärken

WURZEL

AUF EINEN BLICK

SICHERHEIT ★★★★☆
TRADITION ★★★★★
FORSCHUNG ★★★½☆
EMPFOHLENE ANWENDUNG Abkochung ✓✓✓ Tinktur ✓✓ Kapseln, Tabletten ✓
DOSIERUNG A (*siehe S. 44–45*)
OFT MIT Chinesischem Spaltkölbchen (*Schisandra chinensis*)
WARNUNG Nicht bei akuten Erkrankungen anwenden. Siehe auch S. 42–51.

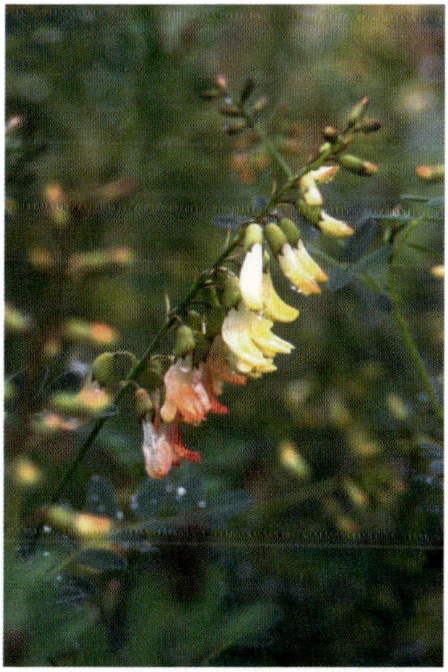

Die in China und der Mongolei heimische Pflanze ist ein beliebtes tonisches Kraut, das häufig angewendet wird, um die Ausdauer zu stärken.

Saat-Hafer

Avena sativa

Den Hafer kennt man vor allem als Nahrungsmittel, er ist aber auch eine wertvolle Heilpflanze zur Behandlung des Nervensystems. Außerdem enthält er viel Vitamin B und E und hat einen niedrigen glykämischen Index, sodass er hilft, den Blutzuckerspiegel im Gleichgewicht zu halten.

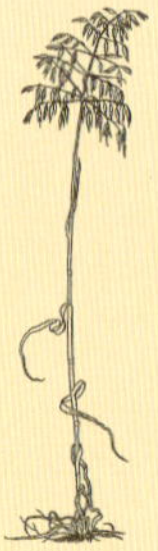

THERAPEUTISCHE ANWENDUNG

Verwendete Teile Getrocknete Samen • Frische Pflanzen

Hauptwirkung Antidepressiv • Emolliens • Nahrhaft • Tonisch

Nervöse Beschwerden Hafer kann nicht nur die Nerven stärken, sondern man sagt den getrockneten Samen sowie der frischen Pflanze auch eine antidepressive Wirkung zu, vor allem bei Stimmungstiefs, die mit Angst und nervöser Erschöpfung verbunden sind, z. B. während des Klimakteriums. Die frische Pflanze gilt außerdem als Tonikum für andere nervöse Beschwerden und sie soll für einen besseren Schlaf sorgen, besonders bei Übermüdung. Weitere Anwendungsgebiete sind die Behandlung von Tabak- und Drogensucht.

Die Samen haben eine leicht antidepressive Wirkung

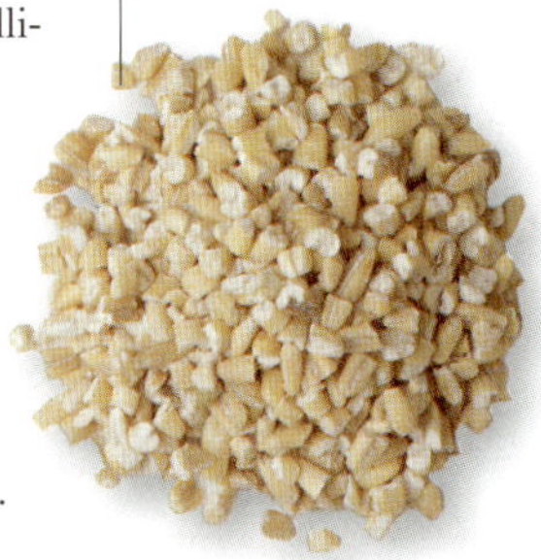

GETROCKNETE SAMEN

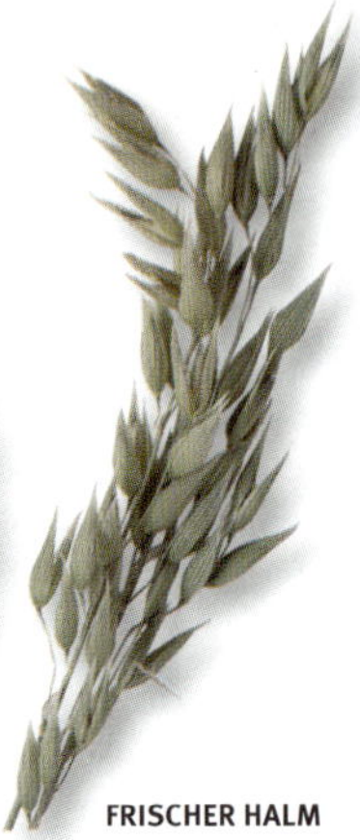

FRISCHER HALM

Ekzeme Aus den getrockneten Samen lässt sich eine Abkochung zur Behandlung von Ekzemen herstellen. Um Juckreiz zu lindern, aber auch zur allgemeinen Hautpflege kann man das heiße Badewasser über einen Beutel mit Haferkörnern einlaufen lassen.

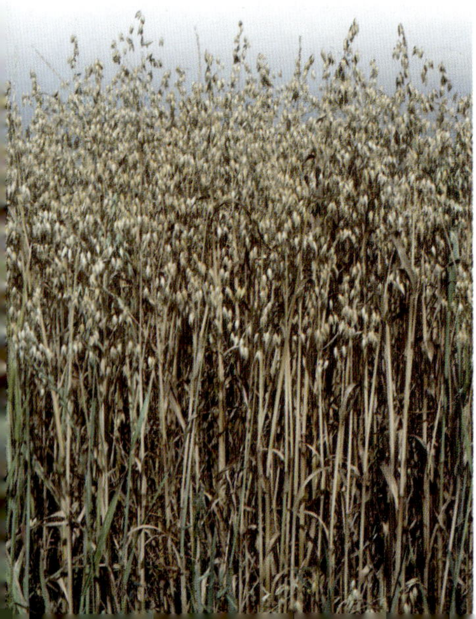

Hafer wird hauptsächlich als Getreide angepflanzt. Wegen der tonischen Wirkung auf das Nervensystem gilt er aber auch als »Nervennahrung«.

AUF EINEN BLICK

SICHERHEIT ★★★★★
TRADITION ★★★⯪☆
FORSCHUNG ★★⯪☆☆
EMPFOHLENE ANWENDUNG
Samen: Nahrung ✓✓✓ Tinktur ✓✓
Frische Pflanze: Tinktur ✓✓✓ Kapseln ✓✓
DOSIERUNG A (*siehe S. 44–45*)
OFT IN KOMBINATION MIT Damiana (*Turnera diffusa*) bei nervöser Erschöpfung oder deprimierter Stimmung als Folge von Stress.
WARNUNG Keine. Siehe auch S. 42–51.

Niembaum

Azadirachta indica

Der immergrüne Niembaum ist eine Art natürliche Apotheke, denn genutzt werden die Samen, das Samenöl, die Blätter und die Rinde – und zwar für so unterschiedliche Beschwerden wie Krätze, Schuppenflechte, Malaria, Diabetes und als Insektizid.

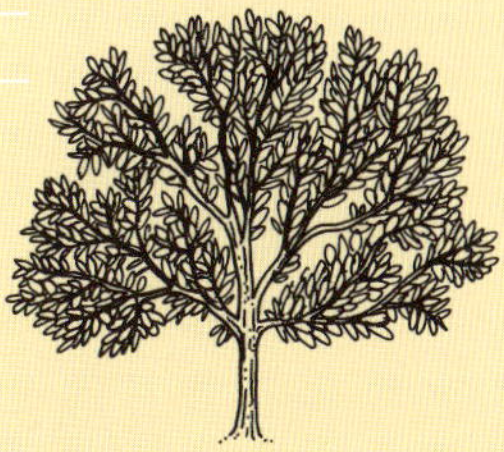

THERAPEUTISCHE ANWENDUNG

Verwendete Teile Rinde • Blätter • Samen • Zweige

Hauptwirkung Antibakteriell • Antimykotisch • Entzündungshemmend • Blutreinigend • Stärkt das Immunsystem • Senkt den Blutzuckerspiegel • Lindert Juckreiz

Hautbeschwerden Im Westen wird vor allem das Öl angewendet, etwa zur Wundheilung oder bei juckendem Ausschlag. Außerdem kann man es gefahrlos für gereizte oder entzündete Hautpartien sowie zur Behandlung von Ekzemen, Schuppenflechte, Kopfläusen, Krätze und Pilzbefall benutzen. Wird es als Umschlag auf Furunkel aufgebracht, hilft es oft, die Toxine zu entfernen.

Weitere Anwendungen Bei innerlicher Anwendung lassen sich bakterielle, Pilz- und virale Infektion mit Niem bekämpfen, aber auch allergische Reaktionen wie Asthma, darüber hinaus Diabetes, Verdauungsprobleme oder Leberbeschwerden. Niembaumarzneien sind starke Mittel, die innerlich nur auf ärztliche Anweisung angewendet werden dürfen. Außerdem können sie empfängnisverhütend wirken, sodass Frauen mit Kinderwunsch auf sie verzichten sollten.

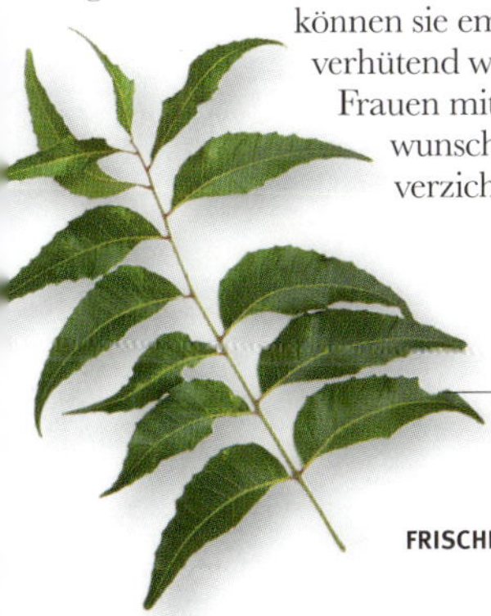

Ein Aufguss aus Blättern hilft bei Ausschlag

FRISCHES BLATT

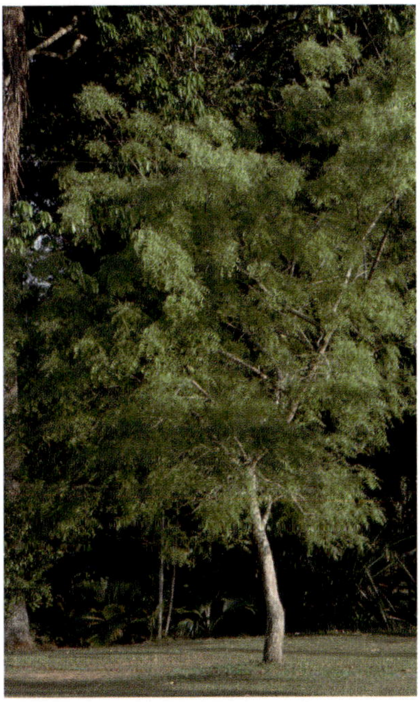

In Indien wird der Niembaum überall in Dörfern und Städten angepflanzt und dann von allen als therapeutische Ressource genutzt.

AUF EINEN BLICK

SICHERHEIT ★★☆☆☆
TRADITION ★★★★★
FORSCHUNG ★★★½☆
EMPFOHLENE ANWENDUNG
Tinktur ✓✓✓ Kapseln ✓✓ Tabletten ✓
DOSIERUNG C (*siehe S. 44–45*)
WARNUNG Nicht während der Schwangerschaft, beim Stillen oder einer Fertilitätsbehandlung anwenden; bei Kindern nur äußerlich. Dosierung beachten und nicht länger in hoher Dosierung anwenden. Siehe auch S. 42–51.

Kleines Fettblatt

Bacopa monnieri

Dieses wichtige ayurvedische Kraut wird bei Nervosität und zur Verbesserung der geistigen Leistungsfähigkeit verwendet.

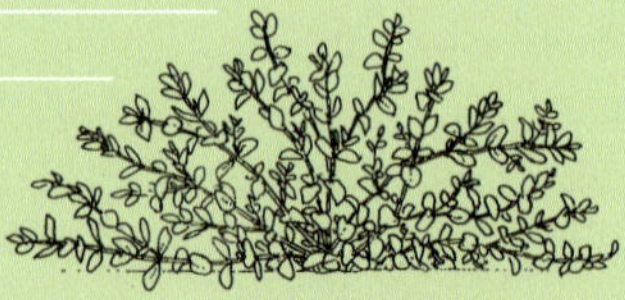

THERAPEUTISCHE ANWENDUNG

Verwendete Teile Gesamte Pflanze

Hauptwirkung Leichtes Schmerz- und Beruhigungsmittel • Nerventonikum

AUF EINEN BLICK

SICHERHEIT ★★★★☆
TRADITION ★★★★★
FORSCHUNG ★★½☆☆
EMPFOHLENE ANWENDUNG
Kapseln ✓✓✓ Tabletten ✓✓ Tinktur ✓
DOSIERUNG B (*siehe S. 44–45*)
WARNUNG Kann Verdauungsprobleme verursachen. Siehe auch S. 42–51.

Nerven- und Verdauungsbeschwerden Das Kraut kann bei nervöser Erschöpfung, Angst und Stress eingesetzt werden, es unterstützt aber auch die Verdauung, regt den Appetit an und wirkt kühlend. Außerdem sagt man der Pflanze nach, sie könne Gedächtnis, Konzentration und Lernfähigkeit verbessern.

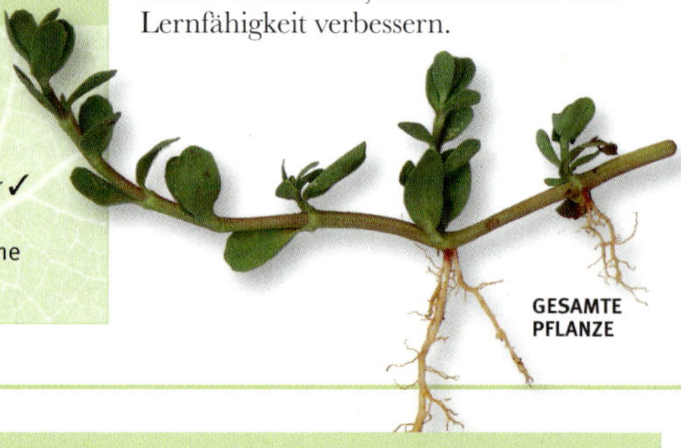

GESAMTE PFLANZE

Wilder Indigo

Baptisia tinctoria

Das in Amerika heimische Kraut dient der Wundreinigung und – meist kombiniert mit Sonnenhut – der Behandlung akuter Infektionen.

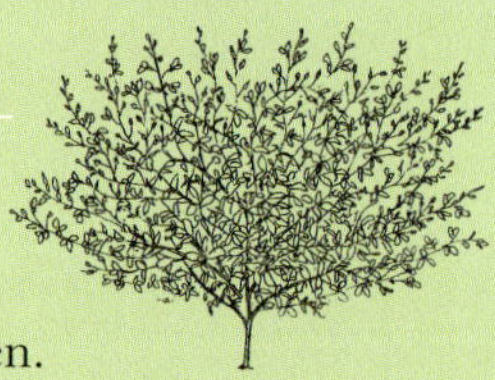

THERAPEUTISCHE ANWENDUNG

Verwendete Teile Wurzel

AUF EINEN BLICK

SICHERHEIT ★★★☆☆
TRADITION ★★★★☆
FORSCHUNG ★☆☆☆☆
ANWENDUNG Tinktur ✓✓✓ Kapseln ✓✓
DOSIERUNG C (*siehe S. 44–45*)
OFT MIT Sonnenhut (*Echinacea* spp.)
WARNUNG Nicht während der Schwangerschaft oder Stillzeit und normalerweise höchstens eine Woche lang anwenden. Kann gelegentlich Übelkeit und Erbrechen verursachen. Siehe auch S. 42–51.

Hauptwirkung Antimikrobiell • Entgiftend • Stärkt das Immunsystem

Bakterielle Infektionen Bei Halsinfektionen nimmt man eine verdünnte Tinktur zum Gurgeln und schluckt sie dann herunter. Geeignet ist die Pflanze auch zur Behandlung anderer bakterieller Infektionen, etwa bei Akne.

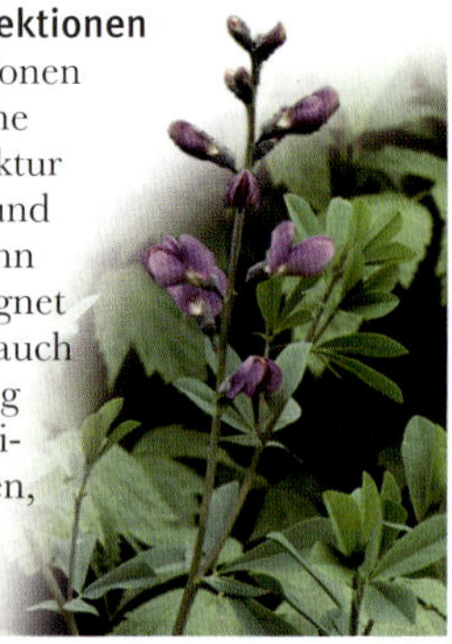

BLÜTEN

Mahonie

Berberis aquifolium Syn. *Mahonia aquifolium*

Dieses bittere Kraut aus den USA hat eine lange Geschichte als Verdauungstonikum und appetitanregende Arznei. Seit etwa 20 Jahren gibt es außerdem Hinweise darauf, dass man es bei chronischen Hautbeschwerden nehmen kann.

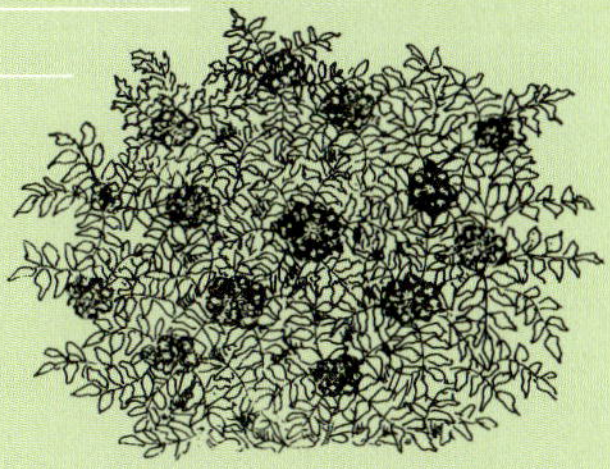

THERAPEUTISCHE ANWENDUNG

Verwendete Teile Wurzel

Hauptwirkung Bittertonikum • Sanftes Abführmittel • Hautreinigend

Verdauungsstörungen Wie die nah verwandte Berberitze (*Berberis vulgaris*), hat auch die Mahonie eine positive Wirkung auf das Verdauungssystem. Typische Anwendungsgebiete sind Magenschleimhautentzündung, Appetitlosigkeit und Magenverstimmung.

Hautbeschwerden Besonders häufig wird die Mahonie bei chronischen Hautbeschwerden wie Akne, Ekzemen und Schuppenflechte angewendet, denn sie enthält Bestandteile, die nicht nur eine antibakterielle und antimykotische Wirkung haben, sondern auch übermäßiges Hautwachstum verlangsamen können. Wie klinische Prüfungen ergeben haben, soll ein Extrakt oder eine Salbe aus dieser Pflanze Schuppenflechte bekämpfen können. Die besten Ergebnisse erzielt man normalerweise in Kombination mit anderen Mitteln zur Behandlung chronischer Hautbeschwerden.

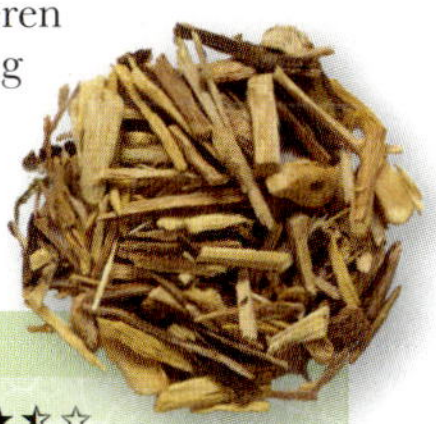

GETROCKNETE WURZEL

AUF EINEN BLICK

SICHERHEIT ★★★½☆
TRADITION ★★★☆☆
FORSCHUNG ★★★½☆
EMPFOHLENE ANWENDUNG
Tinktur ✓✓✓ Abkochung ✓✓ Kapsel ✓
DOSIERUNG B (*siehe S. 44–45*)
OFT IN KOMBINATION MIT
Süßholz (*Glycyrrhiza glabra*)
WARNUNG Nicht während Schwangerschaft und Stillzeit. Siehe auch S. 42–51.

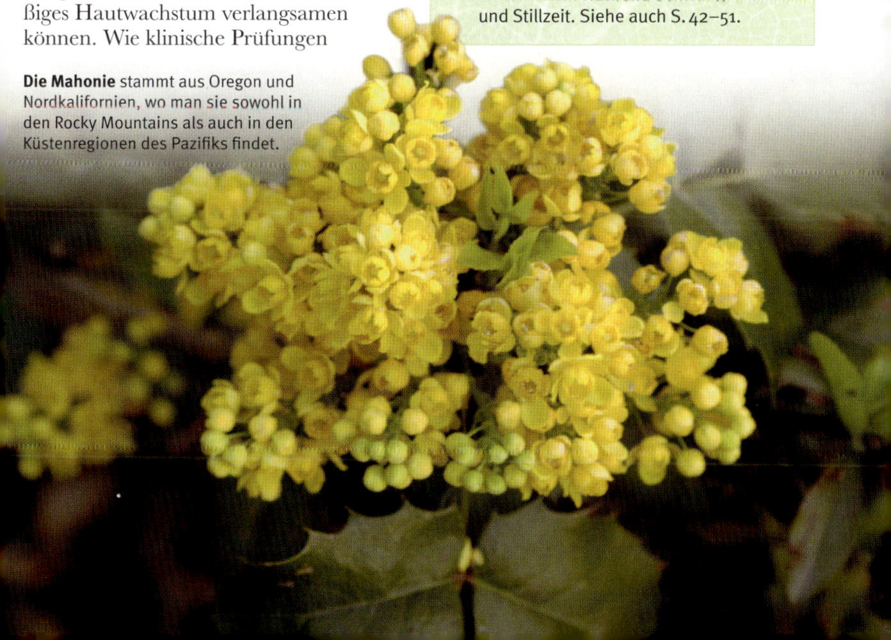

Die Mahonie stammt aus Oregon und Nordkalifornien, wo man sie sowohl in den Rocky Mountains als auch in den Küstenregionen des Pazifiks findet.

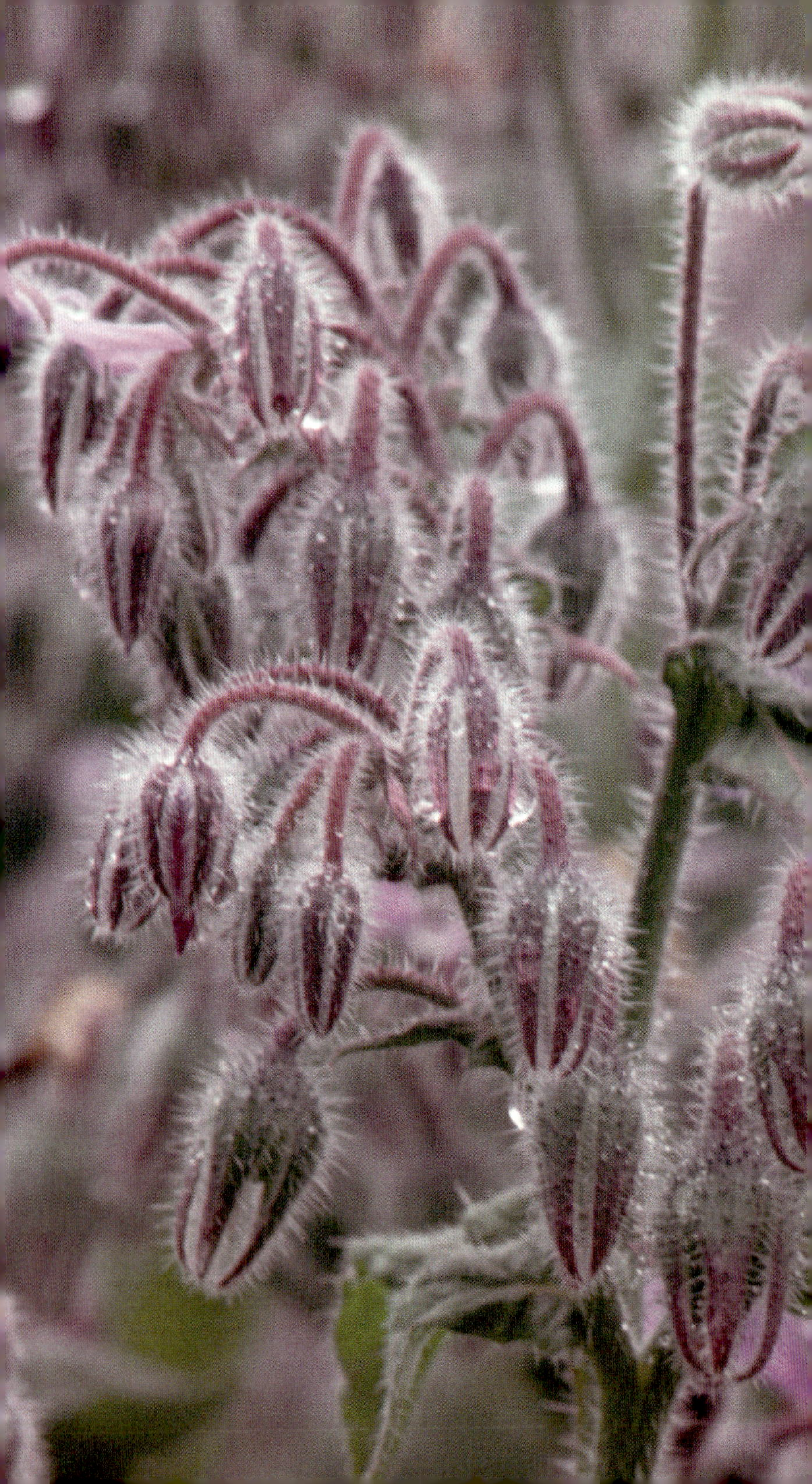

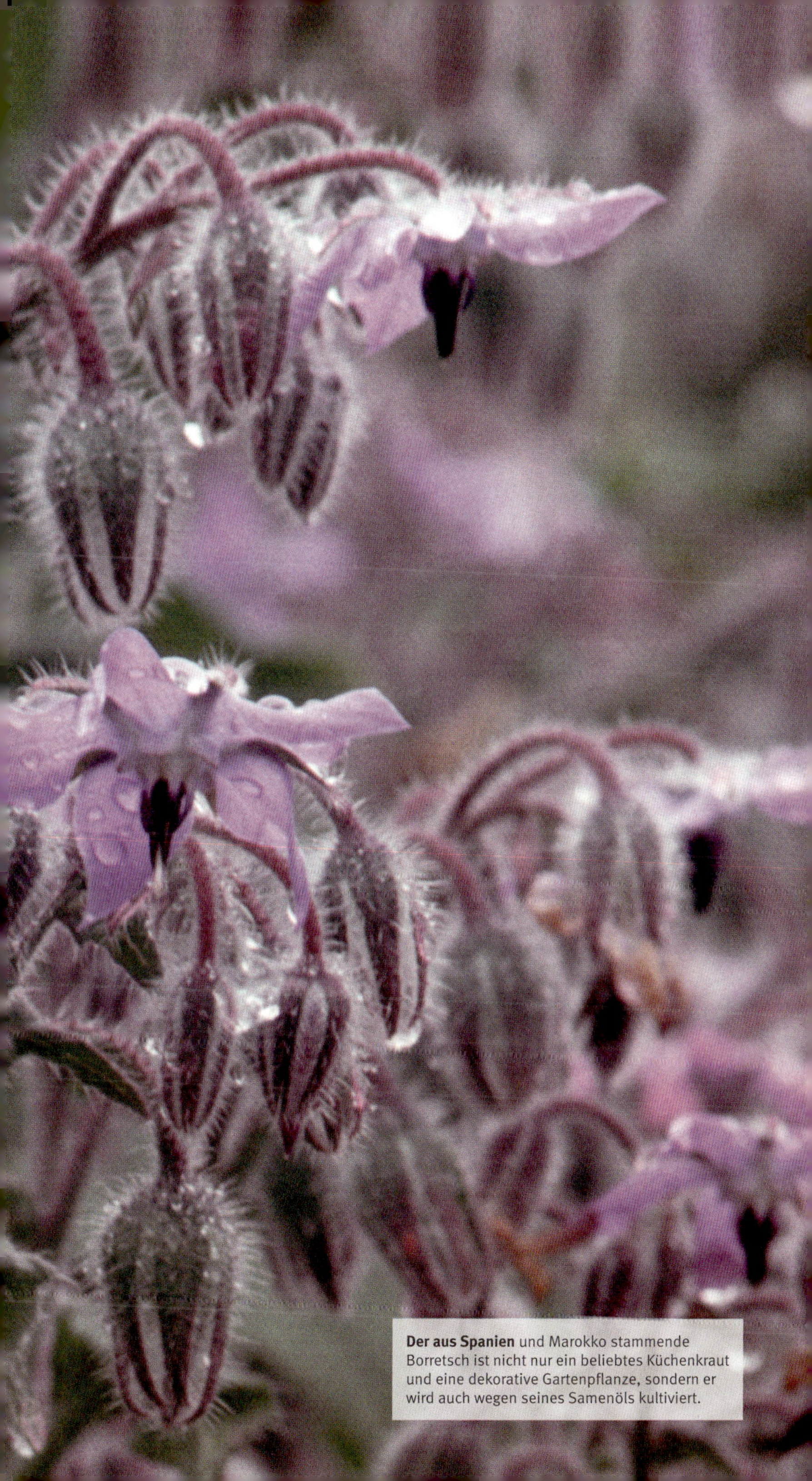

Der aus Spanien und Marokko stammende Borretsch ist nicht nur ein beliebtes Küchenkraut und eine dekorative Gartenpflanze, sondern er wird auch wegen seines Samenöls kultiviert.

Buccostrauch

Barosma betulina

Der Buccostrauch gilt in Südafrika als wichtiges Tonikum sowie antiseptisches und leicht anregendes Kraut, hilft aber auch bei Harnwegsinfekten oder Blähungen.

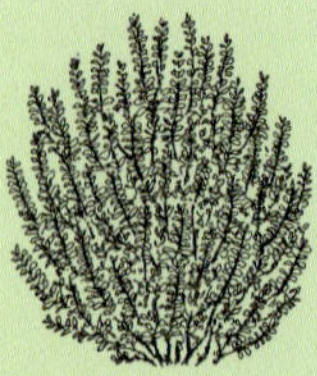

THERAPEUTISCHE ANWENDUNG

Verwendete Teile Blätter

Hauptwirkung Antiseptikum des Harntrakts

Harnwegsinfektionen Die Pflanze wird hauptsächlich als Aufguss bei Blasenentzündungen und anderen Harnwegsinfektionen eingesetzt, denn ihr ätherisches Öl hat eine antiseptische Wirkung. Bei chronischen Infekten ist eine Kombination mit anderen Kräutern wie Moosbeere (*Vaccinium macrocarpon*) sinnvoll.

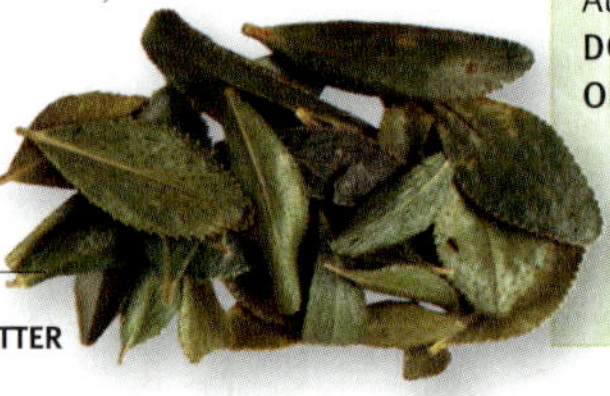

Die Blätter enthalten ein antiseptisches Öl

GETROCKNETE BLÄTTER

AUF EINEN BLICK

SICHERHEIT ★★★★☆
TRADITION ★★★★½
FORSCHUNG ★☆☆☆☆
EMPFOHLENE ANWENDUNG
Aufguss ✓✓✓ Tinktur ✓✓ Kapseln ✓
DOSIERUNG B (*siehe S. 44–45*)
OFT IN KOMBINATION MIT Mais (*Zea mays*)
WARNUNG Während der Schwangerschaft nur auf ärztliche Anweisung anwenden; kann bei Überdosierung giftig sein. Siehe auch S. 42–51.

Borretsch

Borago officinalis

Die Samen der europäisch-nordafrikanischen Pflanze enthalten bis zu 25 Prozent Öl, sie werden wegen der Omega-6-Fettsäuren geschätzt.

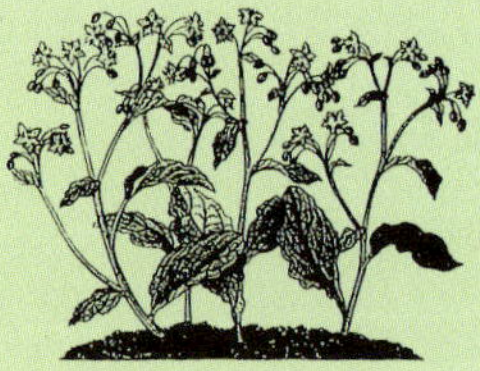

THERAPEUTISCHE ANWENDUNG

Verwendete Teile Samenöl

AUF EINEN BLICK

SICHERHEIT ★★★★★
TRADITION ★★☆☆☆
FORSCHUNG ★★★★☆
ANWENDUNG Öl ✓✓✓ Kapseln ✓✓
DOSIERUNG M (*siehe S. 44–45*)
WARNUNG Samenöl: Wird am besten mit der Nahrung aufgenommen; bei Anwendung von Epilepsiemedikamenten nur auf ärztliche Anordnung. Andere Borretschprodukte können eine toxische Wirkung auf die Leber haben. Siehe auch S. 42–51.

Hauptwirkung Entzündungshemmend • Antioxidativ • Emolliens

Hautbeschwerden Dank des hohen Gehalts an Omega-6-Fettsäuren hat Borretsch-Öl eine entzündungshemmende Wirkung, sodass sich eine mehrmonatige Anwendung häufig als hilfreich bei Hautproblemen, etwa Ekzemen, erweist.

BLÜTEN

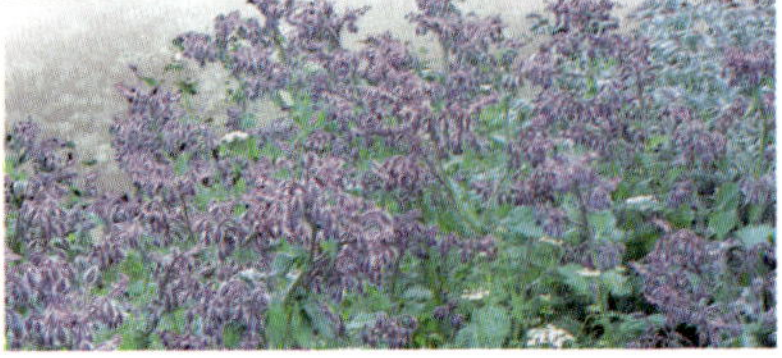

Hängebirke

Betula pendula Syn. *B. alba*

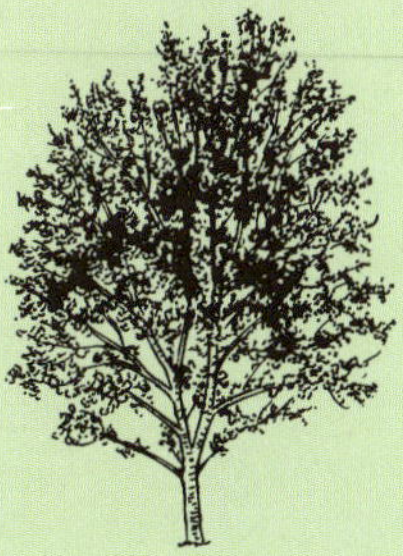

Die Birke wird schon sehr lange therapeutisch genutzt. So gilt Birkenteer aus der Rinde als traditionelles Mittel bei chronischen Hautkrankheiten; die Blätter werden bei Nierenbeschwerden und Rheuma eingesetzt, und der den Bäumen im Frühjahr abgezapfte Saft als reinigendes Tonikum.

THERAPEUTISCHE ANWENDUNG

Verwendete Teile Rinde • Blätter

Hauptwirkung Entzündungshemmend • Adstringierend • Harntreibend • Leichtes Schmerzmittel • Schweißtreibend

Rheumatische und Nierenbeschwerden Die Birke kann hilfreich sein, wenn Beschwerden, die auf eine Nierenschwäche hinweisen (zu geringe Urinausscheidung, Flüssigkeitsansammlung im Gewebe), zusammen mit bestimmten rheumatischen Problemen auftreten, denn Birkenblätter fördern die Ausscheidung von Stoffwechselendprodukten über den Urin und können so helfen, unerwünschte Substanzen aus Gelenken und Muskelgewebe zu entfernen. Die Blätter enthalten zudem aspirinähnliche Substanzen, sodass man sie bei Entzündungen und Schmerzen nutzen kann. Weitere traditionelle Anwendungen sind die Behandlung von rheumatischen Schmerzen, Gicht, Fibromyalgie-Syndrom und Nieren- sowie Harnwegsinfektionen. Bei steifen Gelenken und schmerzenden Muskeln hilft eine warme Abkochung von Blättern und Zweigen; der Saft soll harntreibend wirken.

Weitere Anwendungen In Skandinavien schlägt man sich in Saunas und Dampfbädern gern mit Birkenzweigbündeln auf die Haut, um die Schweißbildung anzuregen und Muskelschmerzen zu lindern. Birkenöl, ebenfalls ein typisches nordeuropäisches Produkt, wird häufig äußerlich bei Rheuma angewendet.

AUF EINEN BLICK

SICHERHEIT ★★★★½
TRADITION ★★★★½
FORSCHUNG ★★☆☆☆
EMPFOHLENE ANWENDUNG Aufguss ✓✓✓ Tinktur ✓✓ Kapseln ✓
DOSIERUNG A (*siehe S. 44–45*)
OFT MIT Weidenrinde (*Salix alba*)
WARNUNG Keine. Siehe auch S. 41–52.

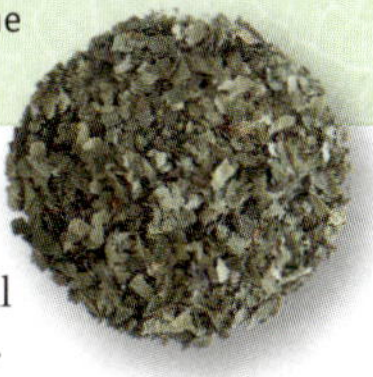

GETROCKNETE BLÄTTER

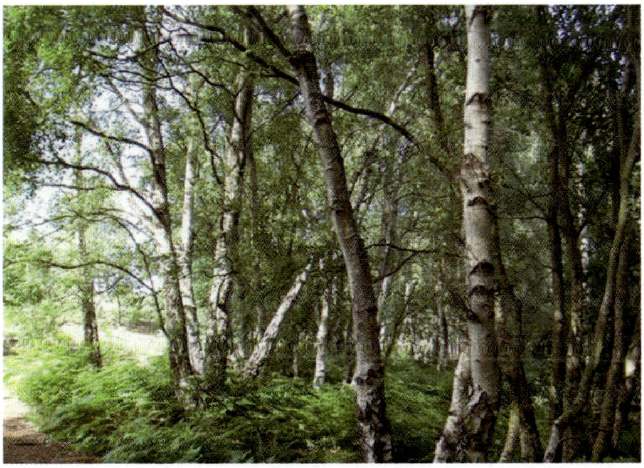

Die vielseitige Birke hat nicht nur therapeutische Eigenschaften, sondern man kann ihre Rinde als Zunder und Papier verwenden und aus den Stämmen Gefäße oder Kanus herstellen.

Indischer Weihrauchbaum

Boswellia serrata

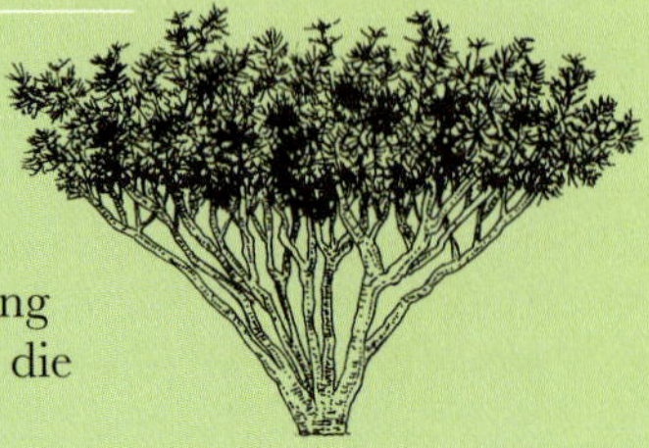

Diese Pflanze wird in der indischen Heilkunde vor allem zur Behandlung von Arthritis, Asthma, Bronchitis, Ruhr und Fieber verwendet. Dass diese Nutzung angebracht ist, wurde größtenteils durch die wissenschaftliche Forschung bestätigt.

THERAPEUTISCHE ANWENDUNG

Verwendete Teile Harz

Hauptwirkung Entzündungshemmend • Antiarthritisch • Antiseptisch • Fiebersenkend

Arthritis Die Pflanze ist ein häufig angewendetes Mittel bei arthritischen Beschwerden. Die zunehmende Besorgnis bezüglich der Sicherheit konventioneller, entzündungshemmender Medikamente hat das Interesse an Kräuteralternativen deutlich erhöht, und im Fall des Weihrauchbaums gibt es immer mehr Hinweise aus der Forschung, dass es sich um eine sichere und wirksame Arznei handelt. Genutzt wird das Harz bei chronischen Entzündungen, etwa rheumatoider Arthritis und Gicht sowie zur Schmerzlinderung bei Arthrose.

Weitere Anwendungen Die Pflanze kann auch bei anderen entzündlichen Beschwerden wie Asthma, Colitis ulcerosa und Multipler Sklerose angewendet werden. Außerdem wurde sie schon benutzt, um Gehirntumoren und die Alzheimer-Krankheit zu behandeln, allerdings nur unter ärztlicher Aufsicht.

AUF EINEN BLICK

SICHERHEIT ★★★★☆
TRADITION ★★★★☆
FORSCHUNG ★★★★☆
EMPFOHLENE ANWENDUNG Tabletten: Standardextrakt mit 60 % Boswellia-Säure ✓✓✓
DOSIERUNG M (*siehe S. 44–45*)
OFT IN KOMBINATION MIT Ingwer (*Zingiber officinale*)
WARNUNG Kann Kontaktdermatitis verursachen. Siehe auch S. 42–51.

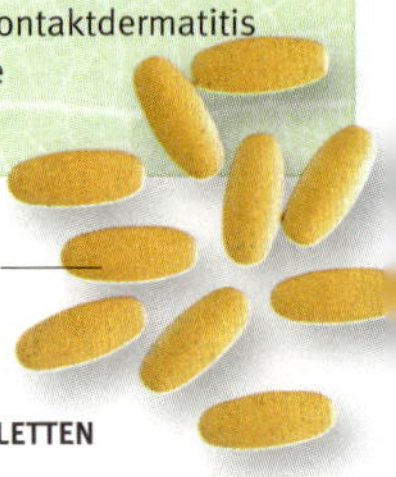

Standardisierter Extrakt in Tablettenform

TABLETTEN

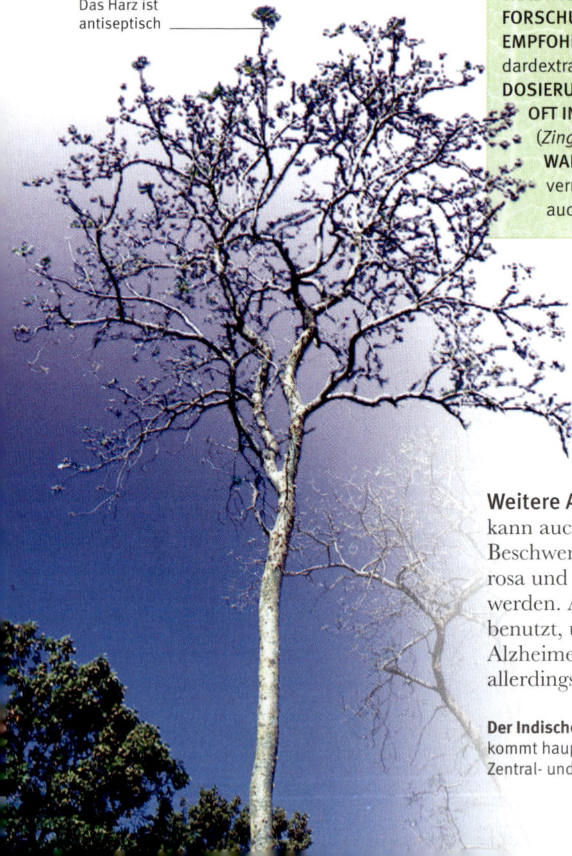

Das Harz ist antiseptisch

Der Indische Weihrauchbaum (*Boswellia serrata*) kommt hauptsächlich in den kargen Bergregionen Zentral- und Nordindiens vor.

Chinesisches Hasenohr

Bupleurum falcatum Syn. *B. chinense*

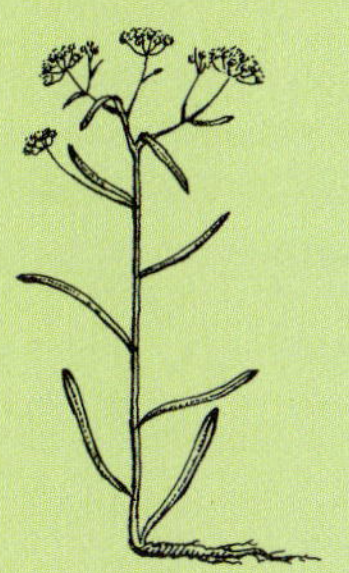

Die zu den Doldenblütlern gehörende Pflanze wird in China und Japan häufig zur Behandlung von Grippe, Erkältung, Fieber, unregelmäßigem Menstruationszyklus und Leberkrankheiten angewendet. Sie gilt aber auch als ein gutes Bittertonikum, das den Appetit und die Verdauungsfunktionen anregt.

THERAPEUTISCHE ANWENDUNG

Verwendete Teile Wurzel

Hauptwirkung Entzündungshemmend • Bittertonikum • Schützt die Leber • Schweißtreibend

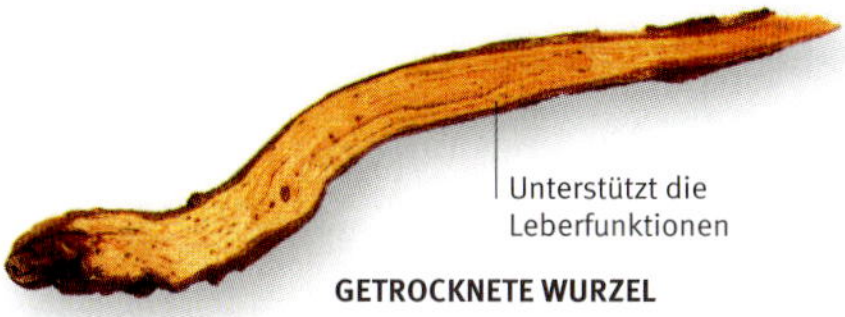

GETROCKNETE WURZEL

Immunsystem In den letzten 30 Jahren hauptsächlich in Japan durchgeführte Untersuchungen haben gezeigt, dass die auch »Chai Hu« genannte Pflanze eine einzigartige Kombination therapeutischer Wirkstoffe besitzt. So kann sie dank ihrer antientzündlichen Eigenschaften dazu beitragen, Entzündungen im Körper zu bekämpfen, aber auch das Immunsystem stärken und sowohl Leber als auch Nieren vor Schädigungen schützen. Daher wird sie besonders bei Leber- und Nierenproblemen eingesetzt, vor allem wenn diese auf chronische Entzündungen, Vergiftungen oder Autoimmunkrankheiten zurückzuführen sind. Als Hausmittel lässt sich die Wurzel sicher bei Erkältungen, Grippe und Fieber anwenden; bei schwerwiegenderen Erkrankungen muss zuvor ein Arzt konsultiert werden.

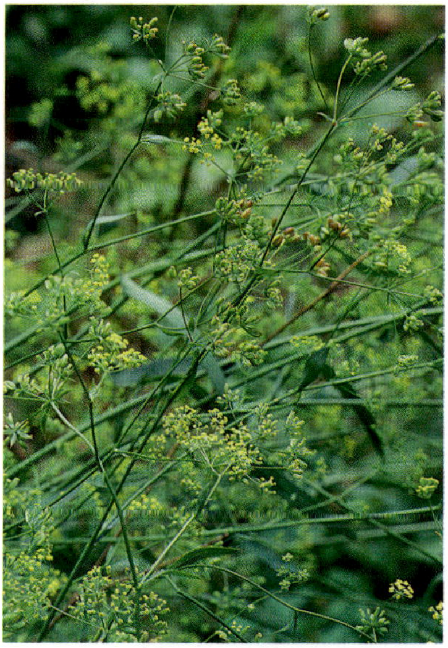

AUF EINEN BLICK

SICHERHEIT ★★★★☆
TRADITION ★★★★★
FORSCHUNG ★★★☆☆
EMPFOHLENE ANWENDUNG
Abkochung ✓✓✓ Tinktur ✓✓ Tabletten ✓
DOSIERUNG B (*siehe S. 44–45*)
OFT IN KOMBINATION MIT Tragant (*Astragalus membranaceus*)
WARNUNG Kann manchmal Verdauungsbeschwerden wie Blähungen, Übelkeit oder Erbrechen verursachen.
Siehe auch S. 42–51.

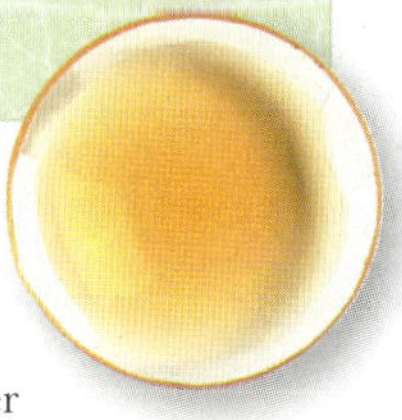

ABKOCHUNG

Weitere Anwendungen In der chinesischen Heilkunde wird bei unregelmäßiger Menstruation und Gebärmuttervorfall das Hasenohr häufig mit Pfingstrose (*Paeonia lactiflora*) und Süßholz (*Glycyrrhiza glabra*) kombiniert.

Das Hasenohr wird in China schon seit mindestens 2.000 Jahren als Lebertonikum angewendet. Die Wurzel erntet man im Frühjahr oder Herbst.

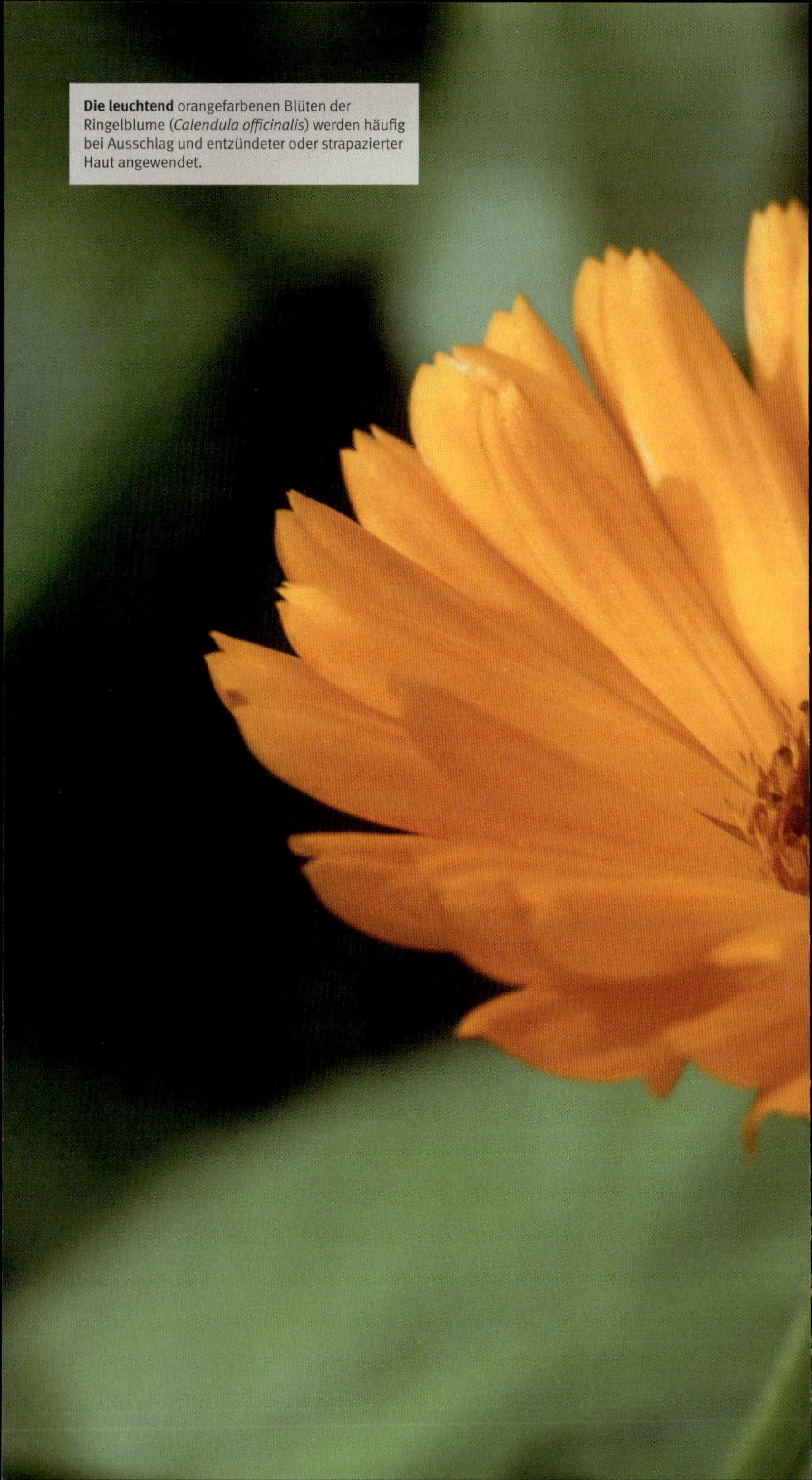

Die leuchtend orangefarbenen Blüten der Ringelblume (*Calendula officinalis*) werden häufig bei Ausschlag und entzündeter oder strapazierter Haut angewendet.

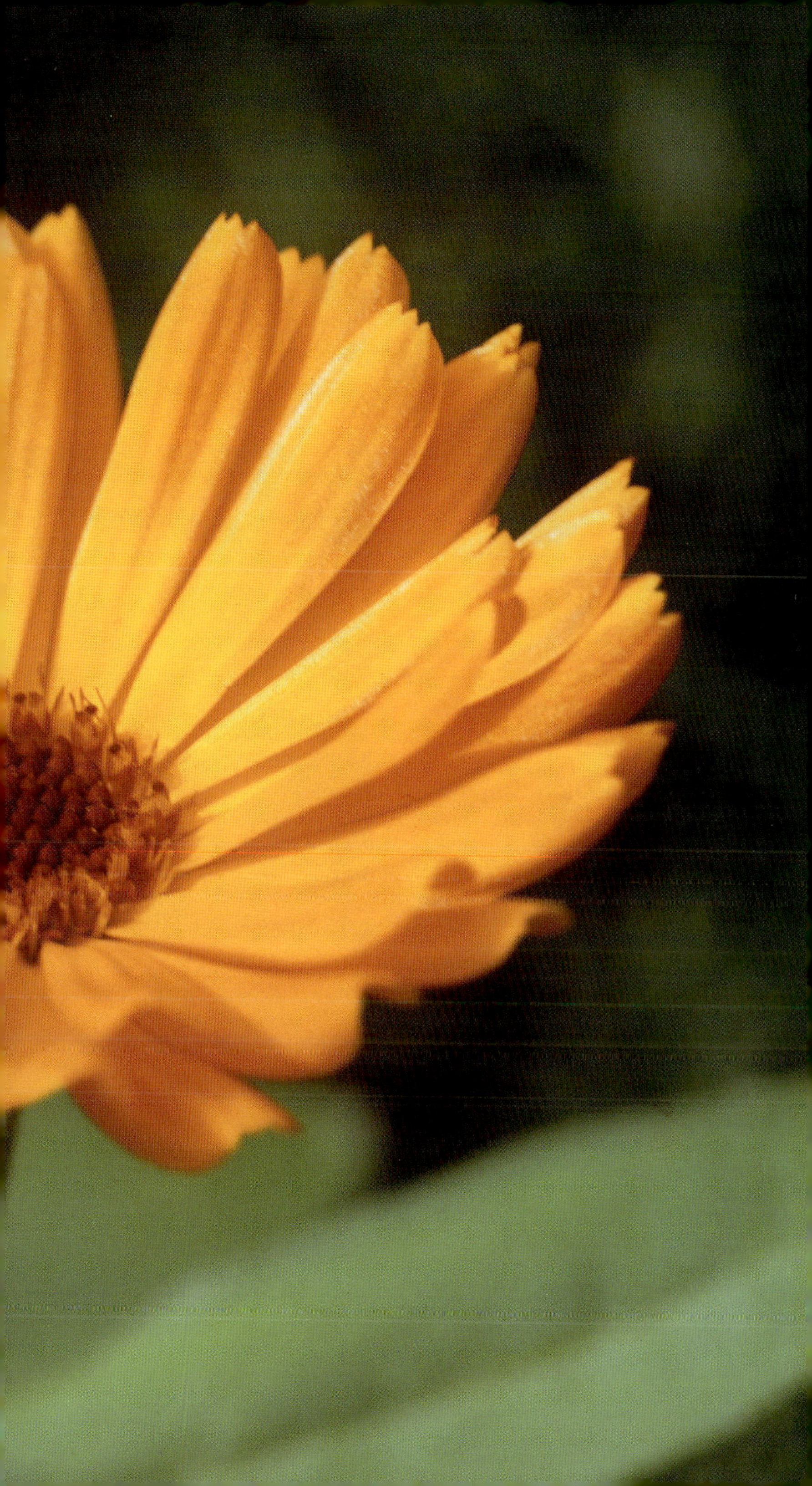

Garten-Ringelblume

Calendula officinalis

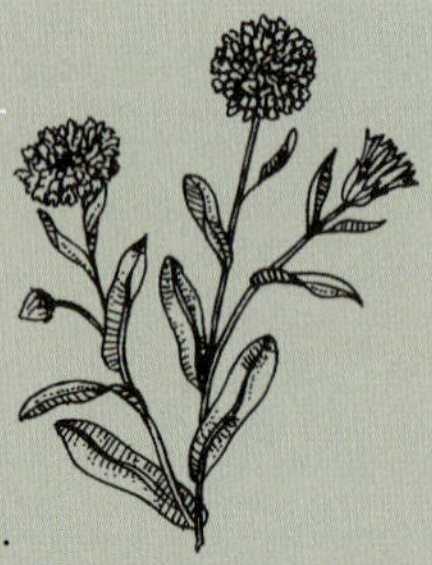

Die Ringelblume wird zumeist in Form von Creme oder Salbe bei entzündeter, strapazierter oder wunder Haut angewendet. Aus den Blüten lässt sich aber auch ein Aufguss herstellen, den man nach dem Abkühlen zum Auswaschen von Schnittwunden oder Abschürfungen benutzen kann.

THERAPEUTISCHE ANWENDUNG

Verwendete Teile Blüten

Hauptwirkung Antimykotisch • Entzündungshemmend • Antimikrobiell • Blutreinigend • Wundheilend

Hautinfektionen Die Ringelblume hat, äußerlich oder innerlich angewendet, eine antiseptische, reinigende und entgiftende Wirkung. Als Lotion, Creme oder Salbe aufgetragen, beschleunigt sie die Heilung und verhindert Infektionen bei geringfügigen Verbrennungen (auch Sonnenbrand), Insektenstichen, Schnittwunden und entzündeten Pickeln, bei Brustdrüsenentzündung, Abschürfungen, Hämorrhoiden sowie Krampfadern.

Verdauung Innerlich angewendet (am besten als Aufguss), lässt sich die Pflanze bei Entzündungen im Verdauungstrakt anwenden, etwa bei Ulcus pepticum und Magenschleimhautentzündung. Dank der antimykotischen Wirkung unterstützt sie außerdem die Genesung bei gastroenteralen Infektionen, besonders im Zusammenhang mit Dysbiose und Candidamykose. Weitere Anwendungsgebiete sind Akne, Halsinfektionen und Brustdrüsenentzündung. Als Aufguss kann man sie gut mit Klebkraut (*Galium aparine*), Wiesenklee (*Trifolium pratense*) und Kamille (*Chamomilla recutita*) kombinieren.

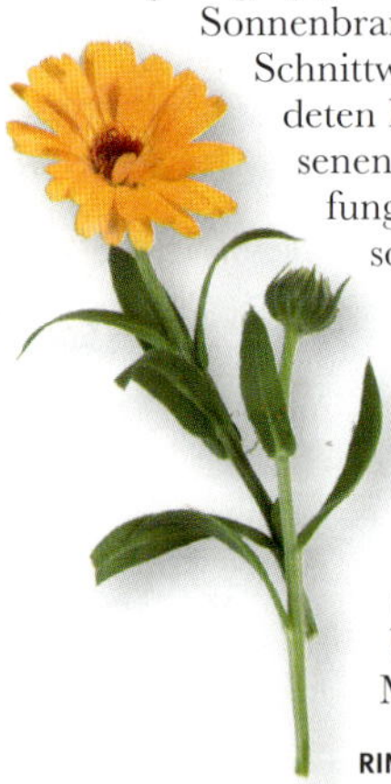

RINGELBLUME

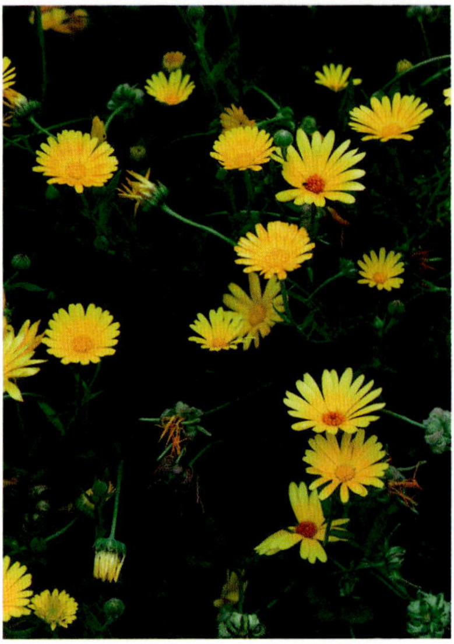

In den gemäßigten Breiten lässt sich die Ringelblume auf fast allen Böden anpflanzen. Die Blüten werden nach dem Aufblühen im Frühsommer geerntet.

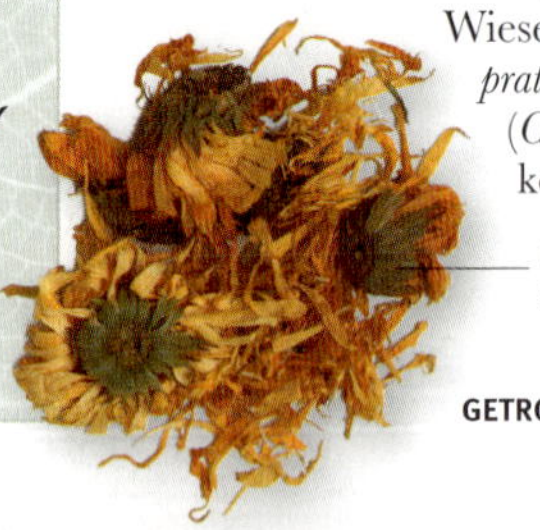

Die Blüten haben antiseptische Eigenschaften

GETROCKNETE BLÜTEN

AUF EINEN BLICK

SICHERHEIT ★★★★☆
TRADITION ★★★★☆
FORSCHUNG ★★½☆☆
EMPFOHLENE ANWENDUNG Aufguss ✓✓✓ Tinktur ✓✓ Kapseln ✓
DOSIERUNG B (*siehe S. 44–45*)
OFT MIT Klebkraut (*Galium aparine*)
WARNUNG Kann allergische Reaktionen verursachen. Siehe auch S. 42–51.

Kassie, Gewürzrinde, Senna

Cassia spp.

Diese Pflanze, die in Teilen Nordafrikas, im Nahen Osten und in Indien heimisch ist, wurde erstmals im 9. Jahrhundert von arabischen Ärzten angewendet. Da sie eine stark abführende Wirkung hat, nimmt man sie vor allem zur kurzfristigen Behandlung von Verstopfungen.

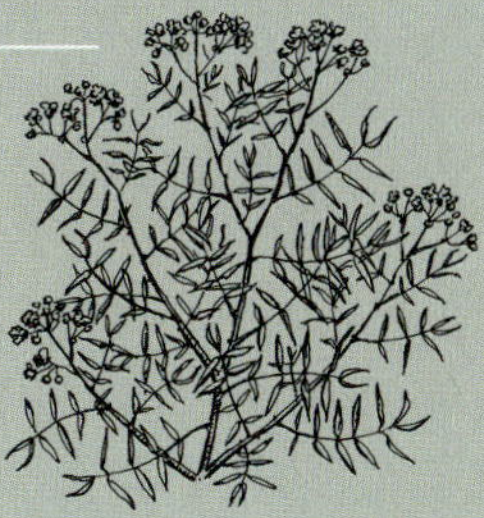

THERAPEUTISCHE ANWENDUNG

Verwendete Teile Blätter • Hülsen

Hauptwirkung Stark abführend

Verstopfung Diese Pflanze wird hauptsächlich angewendet, um akute und kurzfristige Verstopfung zu behandeln – zumeist mit der erhofften Wirkung. Man nimmt die Arznei am besten abends, da die aktiven Substanzen, die sowohl in den Blättern als auch der Hülse enthalten sind, normalerweise erst 6–8 Stunden später wirksam werden. In der Regel darf man das Mittel nicht mehr als zwei Wochen lang einnehmen; ist die Verstopfung bis dahin nicht behoben, sollte ein Arzt aufgesucht werden. Um Koliken zu verhindern, empfiehlt es sich, die Kassie mit krampflösenden Kräutern wie Kamille (*Chamomilla recutita*), Fenchel (*Foeniculum vulgare*) oder Ingwer (*Zingiber officinale*) zu kombinieren. Bei richtiger Dosierung ist die Pflanze eine sehr sichere Arznei, auch während der Schwangerschaft und beim Stillen, sodass man sie auch bei schwangerschaftsbedingter Verstopfung anwenden kann.

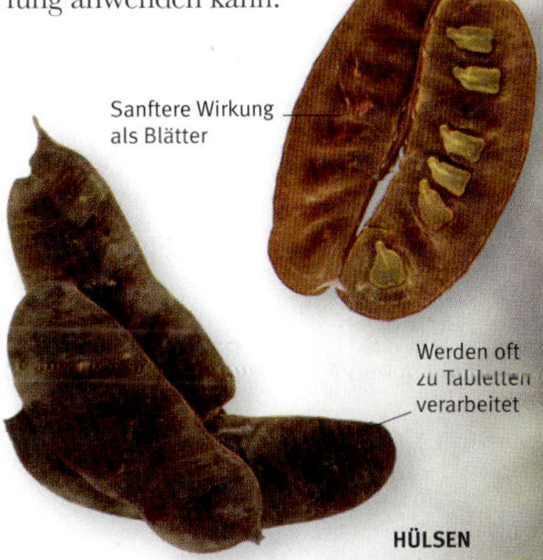

HÜLSEN

AUF EINEN BLICK

SICHERHEIT ★★★★½
TRADITION ★★★★★
FORSCHUNG ★★★★★
ANWENDUNG Tabletten ✓✓✓ Sirup ✓✓
DOSIERUNG M (*siehe S. 44–45*)
OFT MIT Ingwer (*Zingiber officinale*)
WARNUNG Nur in empfohlener Dosierung anwenden. Kann Koliken verursachen. Siehe auch S. 42–51.

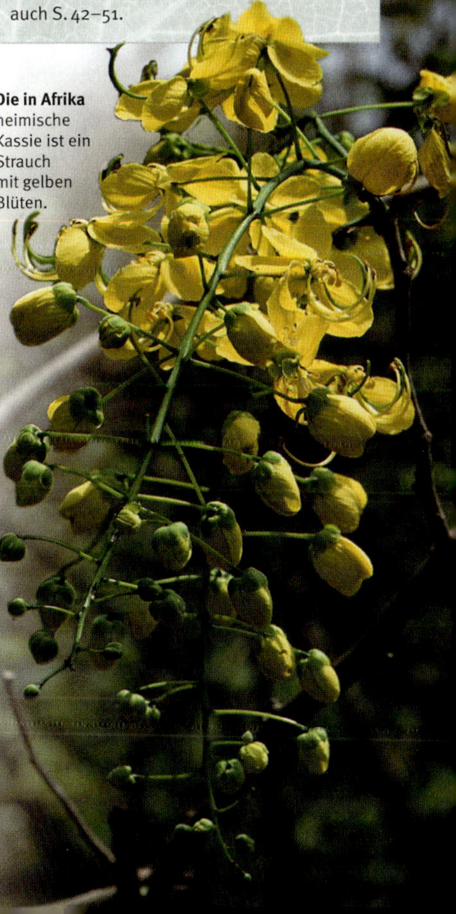

Die in Afrika heimische Kassie ist ein Strauch mit gelben Blüten.

Teestrauch

Camellia sinensis

Der hauptsächlich als Getränk genutzte Tee ist wohl eine der am meisten unterschätzten Heilpflanzen. So konnte in verschiedenen Untersuchungen nachgewiesen werden, dass besonders unfermentierte Blätter größere Mengen an Polyphenolen enthalten, die eine starke antioxidative Wirkung haben.

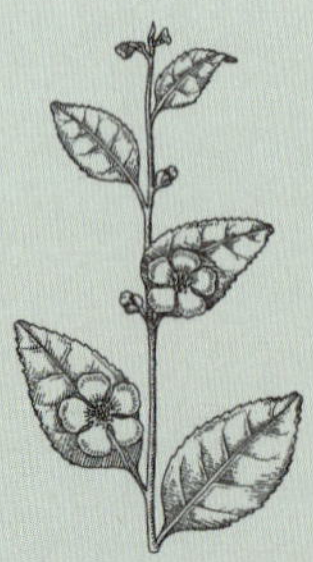

THERAPEUTISCHE ANWENDUNG

Verwendete Teile Blattknospen • Junge Blätter

Hauptwirkung Antioxidativ • Adstringierend • Harntreibend • Anregend

Zur Anregung Traditionell gilt Tee als leichtes Stärkungs- und Anregungsmittel; er wird aber auch zur Behandlung von Kopfschmerzen verwendet, ist dabei jedoch nicht so wirksam wie Kaffee. Der Tee hat wärmende und tonische Eigenschaften, was ihn bei Menschen beliebt macht, die in der Kälte arbeiten müssen. Bei Prämenstruellem Syndrom sollte man ihn nicht trinken, weil er die Symptome verstärkt, ebenso wie die Hitzewallungen während des Klimakteriums.

Verdauung Als adstringierendes Mittel kann Tee gut bei Durchfall eingesetzt werden; die enthaltenen Polyphenole wirken aber auch Infektionen entgegen und stärken die Schleimhäute des Darmtraktes. In China verwendet man Tee zumeist in Kombination mit anderen Mitteln zur Behandlung von Durchfall und Bakterienruhr.

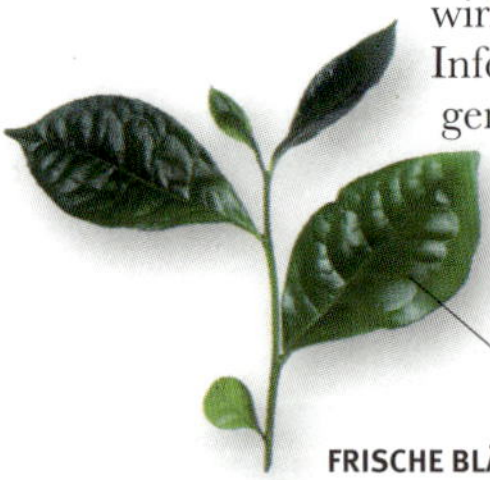

Grüner Tee beugt Zahnzerfall vor

FRISCHE BLÄTTER

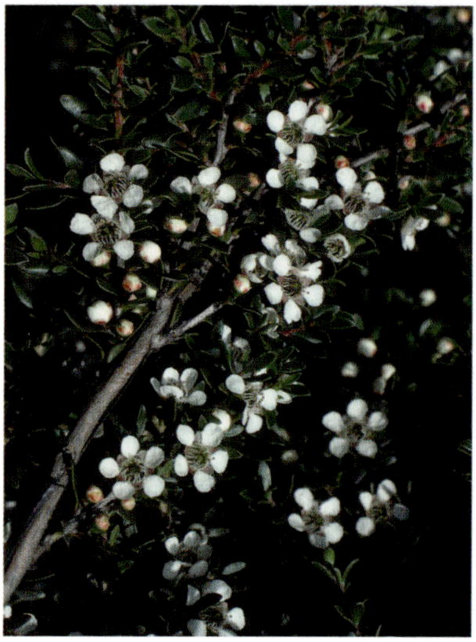

Neuere Untersuchungen lassen den Schluss zu, dass zwei bis drei Tassen Tee täglich die weibliche Fruchtbarkeit fördern können.

Augenbeschwerden Bei überanstrengten, gereizten oder verquollenen Augen legt man einen noch feuchten Teebeutel oder in kalten grünen Tee getauchte Watte für einige Minuten auf das betroffene (geschlossene) Auge. Man kann Tee aber bei Augenentzündungen oder -infektionen anwenden, etwa um

AUF EINEN BLICK

SICHERHEIT ★★★★★
TRADITION ★★★★☆
FORSCHUNG ★★★★☆
EMPFOHLENE ANWENDUNG
Aufguss ✓✓✓ Tabletten ✓✓ Kapseln ✓
DOSIERUNG B (*siehe S. 44–45*)
WARNUNG Nicht in zu großen Mengen trinken. Siehe auch S. 42–51.

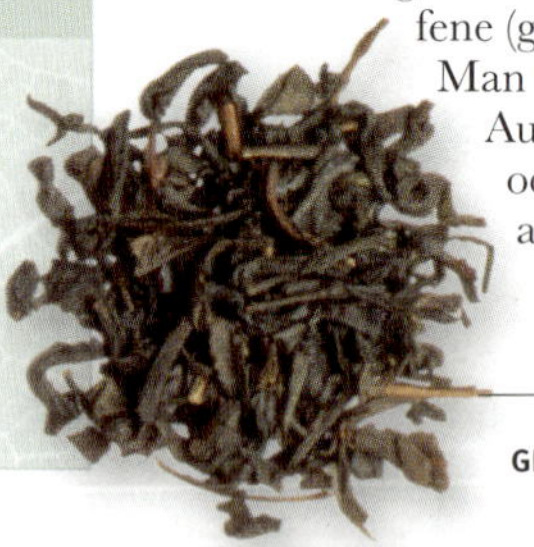

Ein Aufguss hilft bei Sonnenbrand

GETROCKNETE BLÄTTER

Bindehautentzündungsschmerzen zu lindern.

Weitere Anwendungen Neuere Forschungen haben sich vor allem auf die antioxidativen Polyphenole konzentriert, die eine Gewichtsabnahme unterstützen und Entzündungen abwehren können. Sie sollen aber auch eine Wirkung gegen Tumore haben, und vielleicht ist der hohe Verbrauch an Grünen Tees in China und Japan sogar zum Teil für das geringere Auftreten von Krebs in diesen Ländern verantwortlich. Daher verwundert es nicht, dass dieser Tee inzwischen auch im Westen außerordentlich beliebt ist, wenngleich nicht verschwiegen werden soll, dass er die Aufnahme von Eisen und anderen Mineralen beeinträchtigen kann. Trinken Sie Tee nicht zu den Mahlzeiten oder zur Einnahme von Medikamenten, besonders wenn Sie unter Anämie leiden.

Teequalität Beim Grünen Tee werden die frischen Knospen oder Blätter nur leicht mit heißem Wasserdampf behandelt, sodass die vorhandenen Wirkstoffe weitgehend erhalten bleiben. Dagegen findet beim Schwarzen Tee ein Fermentationsprozess statt, bei dem Antioxidanzien, besonders Polyphenole, zerstört werden. Hochwertige Tees, z. B. Weißer Tee, der aus ganz jungen Blattknospen hergestellt wird und daher sehr viel Polyphenole enthält, können recht teuer sein.

URALTES GETRÄNK

Eine der Legenden, die sich um den Tee ranken, handelt von Shen Nung, einem chinesischen Kaiser aus dem 3. vorchristlichen Jahrhundert. Als dieser unter einem Teestrauch saß und sein Trinkwasser abkochte, fielen einige Blätter in seinen Kessel. Shen Nung trank das Gebräu, fand den Geschmack recht angenehm und entdeckte so den Tee als Getränk.

TEEDOSE

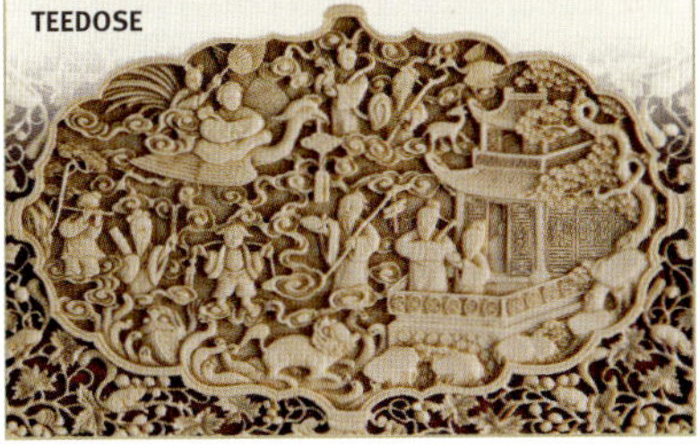

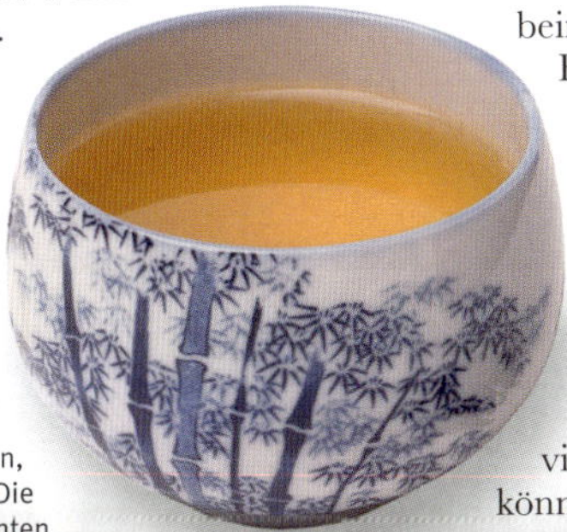

GRÜNER TEE

Tee wird hauptsächlich in Indien, Sri Lanka und China kultiviert. Die Blätter kann man ganzjährig ernten.

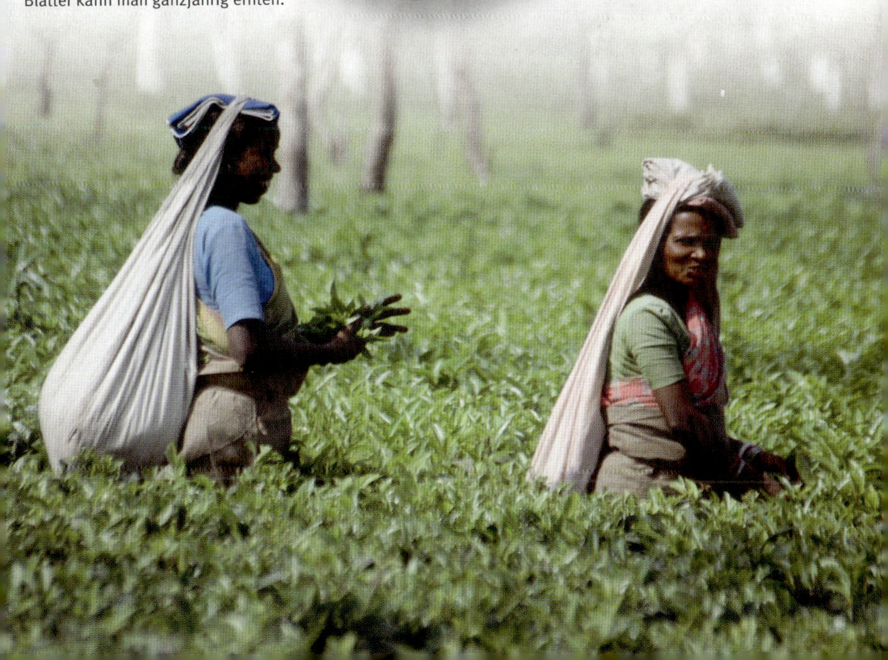

Cayennepfeffer, Chili

Capsicum spp.

Die in Amerika heimische Pflanze wird überall auf der Erde als Gewürz verwendet. Viele der Substanzen, die für den feurig scharfen Geschmack der Früchte verantwortlich sind, spielen auch bei der therapeutischen Nutzung eine wichtige Rolle.

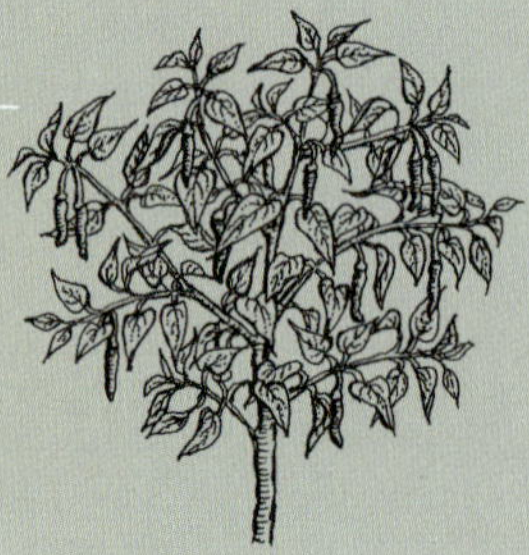

THERAPEUTISCHE ANWENDUNG

Verwendete Teile Früchte

Hauptwirkung Antiseptisch • Lindert Juckreiz • Lokales Analgetikum • Blähungstreibend • Krampflindernd • Anregend • Tonisch

Kreislauf Wird Cayennepfeffer auf die Haut aufgetragen, um Juckreiz zu lindern, verursacht er zwar Reizungen und Schwellungen, verbessert aber auch die Durchblutung. Die Pflanze wird oft Lotionen, Einreibemitteln und Salben gegen Muskelschmerzen beigemischt, damit sie für eine bessere Versorgung des behandelten Gewebes sorgen und so Abfallprodukte entfernen kann.

Nervenschmerzen Die Arten der Gattung lassen sich auch anhand ihrer »Schärfe« unterscheiden, die von der Konzentration des enthaltenen Capsaicins abhängt, dem Hauptwirkstoff der Früchte. Capsaicin erhöht zunächst das Schmerzempfinden, desensibilisiert dann aber die lokalen Nervenenden, was zu einer Schmerzlinderung führt. Daher ist Capsaicin in Cremes zur Behandlung von Gürtelrose, mit Diabetes verbundenen Nervenschmerzen und starkem Juckreiz enthalten. Diese Produkte gibt es allerdings zumeist nur auf Rezept.

Cayennepfeffer wird heute überall in den Tropen kultiviert, vor allem aber in Afrika und Indien. Nach Europa kam er im 16. Jahrhundert.

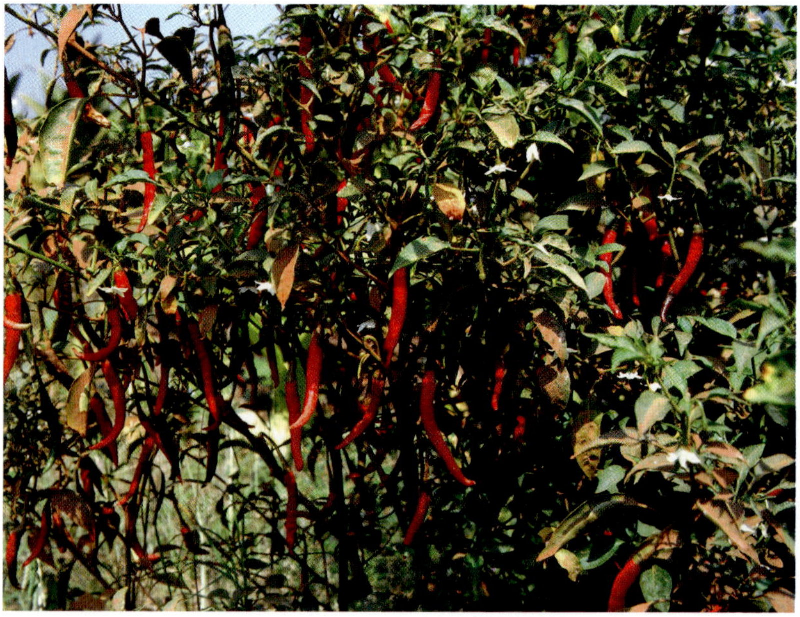

Stimulierendes Mittel Cayennepfeffer wird selten allein verwendet, sondern man kombiniert ihn zumeist mit anderen Kräutern, um deren Wirkung zu verstärken. So kann man z. B. einige Tropfen einer Cayennepfeffersauce oder -tinktur mit Sonnenhut (*Echinacea* spp.) und Süßholz (*Glycyrrhiza glabra*) mischen, um Halsinfektionen zu behandeln; will man den Kreislauf stärken und den Blutfluss zu Händen und Füßen verbessern, fügt man Speisen regelmäßig kleine Cayennepfeffermengen hinzu. Cayennepfeffer lässt sich aber auch gut mit Mitteln wie der Teufelskralle (*Harpagophytum procumbens*) kombinieren, um den lokalen Blutfluss bei Beschwerden wie Osteoarthrose und Fibromyalgie-Syndrom zu verbessern. Manchmal wird die Pflanze außerdem bei leichter Schilddrüsenunterfunktion angewendet, um den Kreislauf zu stärken sowie die Stoffwechselraten zu erhöhen. Nach neueren Untersuchungen soll Cayennepfeffer außerdem die Antikrebswirkung von Antioxidationsmitteln verbessern. Zwar beruhen diese Daten bisher nur auf Laboruntersuchungen, aber die Wissenschaftler stellten immerhin fest, dass sich die Antikrebswirkung von Grüntee-Konzentrat um das 100-fache erhöhte, wenn es im Verhältnis 25:1 mit Cayennepfeffer gemischt wurde. Dies lässt vermuten, dass dieser vielleicht die Wirkung anderer Nahrungsmittel und Kräuterarzneien verstärken kann.

IRREFÜHRENDER NAME

Cayennepfeffer gehörte zu den Pflanzen, die Columbus aus der Neuen Welt mit nach Europa brachte, um sie dem spanischen Königshaus zu schenken. Da der scharfe Geschmack an Schwarzen Pfeffer aus Indonesien erinnerte, nannte er sie (Cayenne-)Pfeffer, um den Eindruck zu erwecken, sie käme aus Ostasien, und er hätte seinen Auftrag, eine westliche Route nach Indien zu finden, erfolgreich ausgeführt.

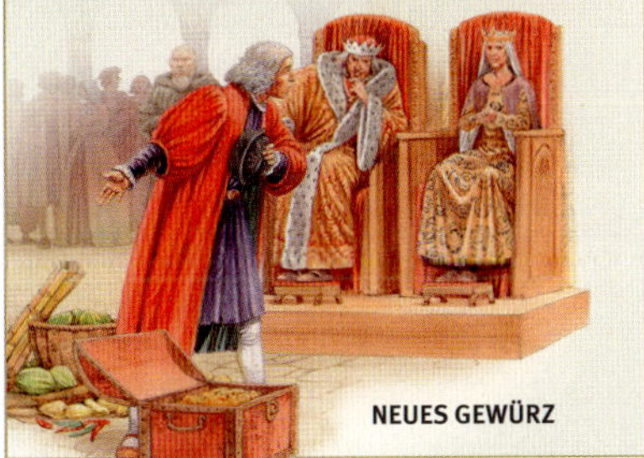

NEUES GEWÜRZ

AUF EINEN BLICK

SICHERHEIT ★★★★☆
TRADITION ★★★★★
FORSCHUNG ★★★☆☆
EMPFOHLENE ANWENDUNG Kapseln ✓✓✓
DOSIERUNG C (*siehe S. 44–45*)
WARNUNG Bei normaler Dosierung ungiftig; bei sehr scharfen Sorten ist Vorsicht geboten. Kann auf der Haut Schmerzen oder auch eine Kontaktdermatitis verursachen.
Siehe auch S. 42–51.

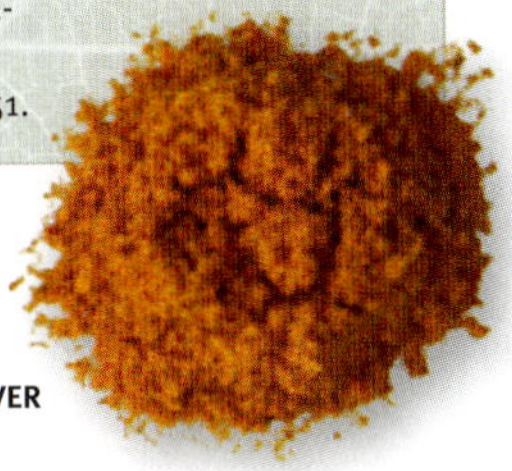

CHILI-PULVER

Schlechte Verdauung Cayennepfeffer besitzt antiseptische Eigenschaften und kann dadurch vor gastroenteralen Infektionen schützen. In den Tropen wird er gern Speisen zugesetzt, um das Risiko von Lebensmittelvergiftungen zu mindern. In geringen Mengen kann er, besonders bei älteren Menschen, die Verdauung stärken und den Appetit anregen. Fügt man Kamillentee oder -tinktur (*Chamomilla recutita*) eine Prise Pulver hinzu, kann dies Übelkeit und Völlegefühl lindern. Erstaunlicherweise ist Cayennepfeffer auch ein wirksames Mittel gegen Durchfall.

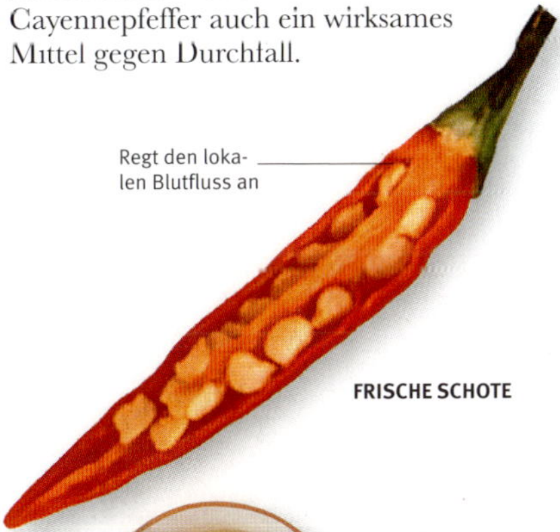

FRISCHE SCHOTE

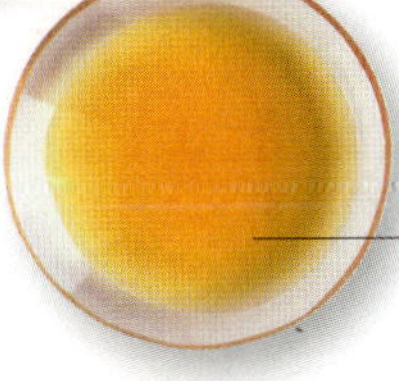

TINKTUR

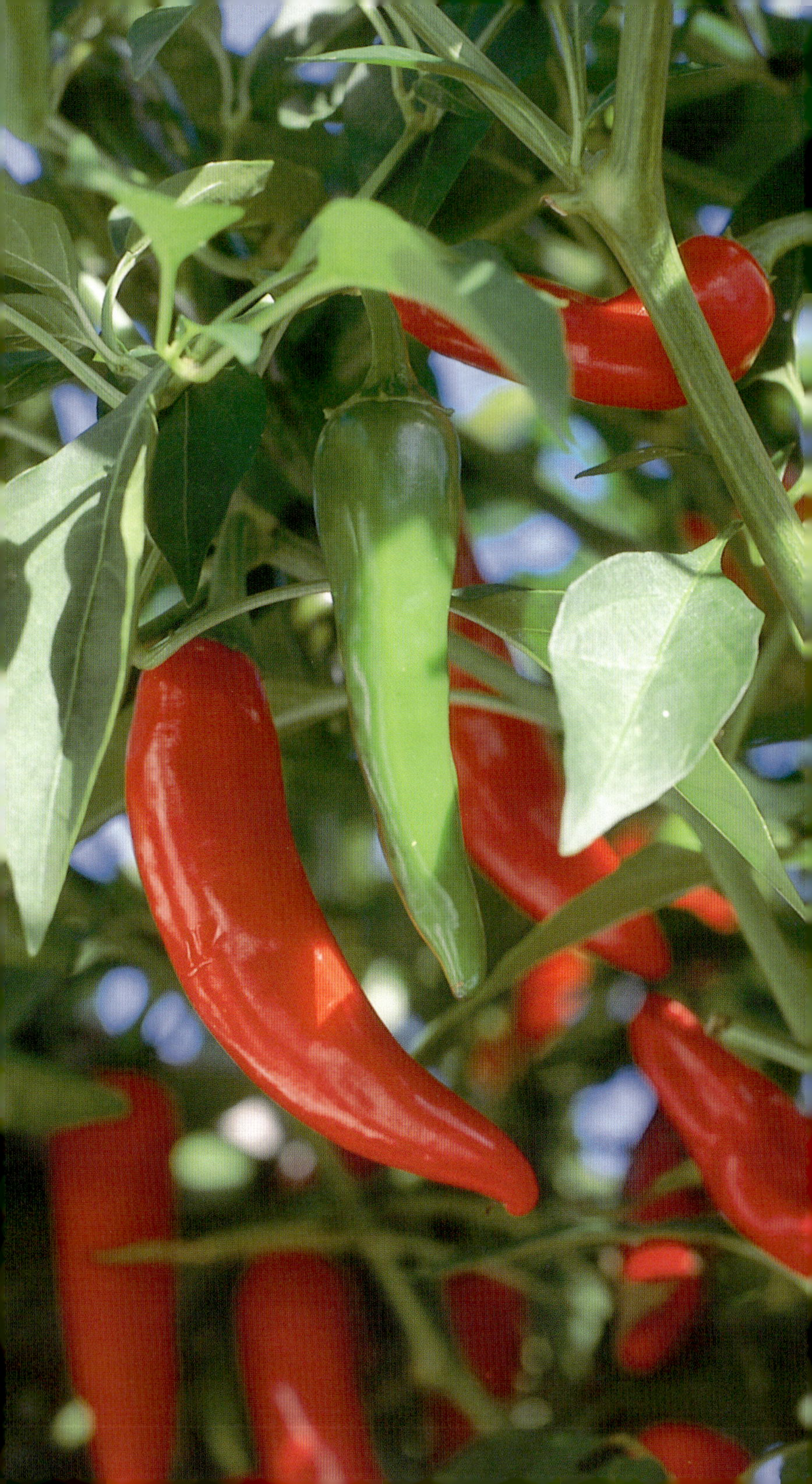

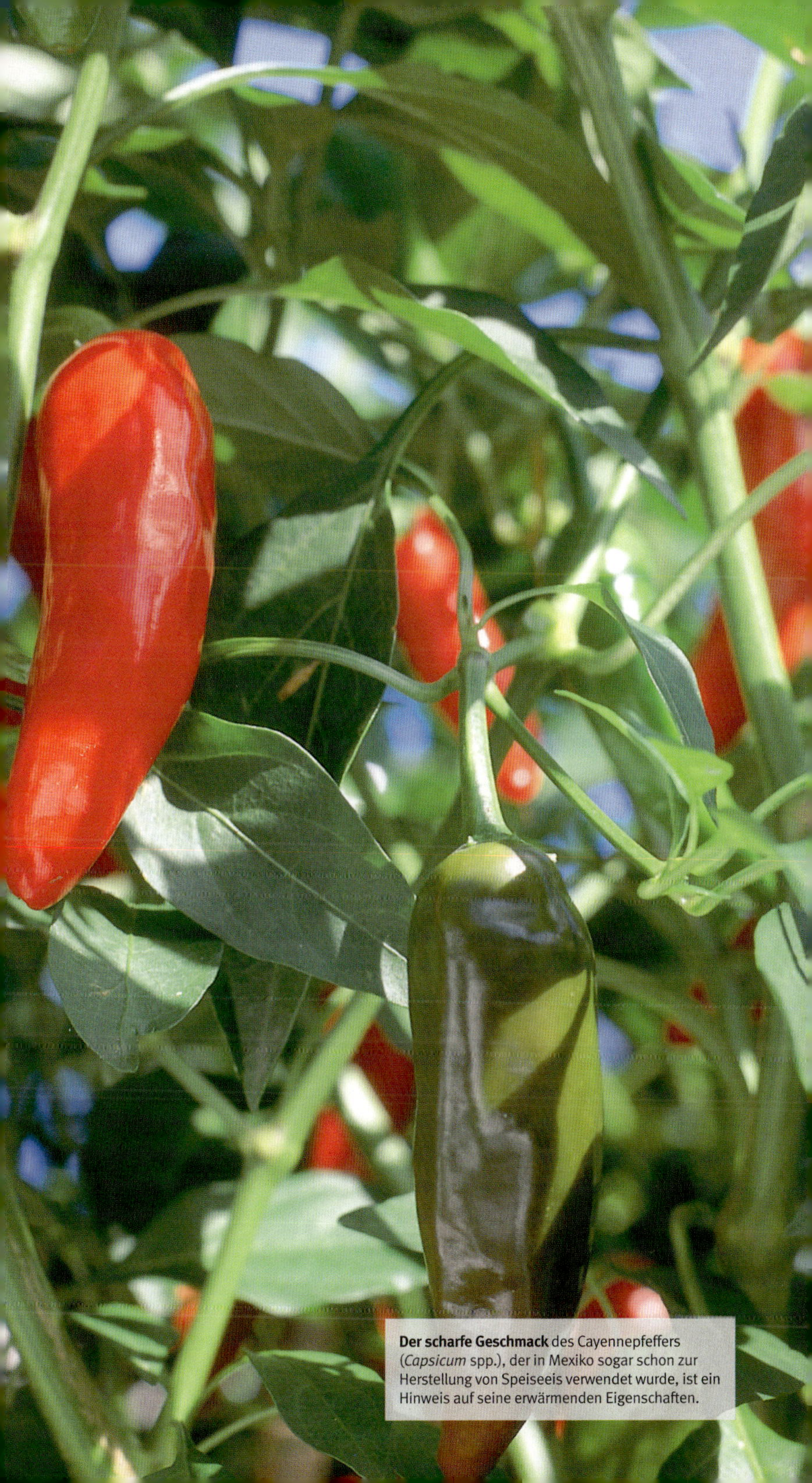

Der scharfe Geschmack des Cayennepfeffers (*Capsicum* spp.), der in Mexiko sogar schon zur Herstellung von Speiseeis verwendet wurde, ist ein Hinweis auf seine erwärmenden Eigenschaften.

Papaya, Melonenbaum

Carica papaya

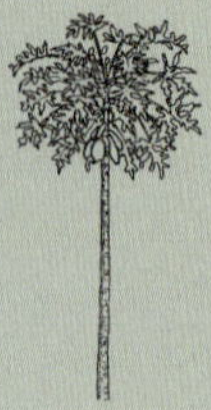

Die unreifen Früchte der aus dem tropischen Amerika stammenden Pflanze enthalten Enzyme, die die körpereigenen Verdauungssäfte unterstützen.

THERAPEUTISCHE ANWENDUNG

Verwendete Teile Fruchtfleisch • Milchsaft (Extrakt)

Hauptwirkung Verdauungsfördernd • Nahrhaft

Verdauungsprobleme Beim Durchschneiden der unreifen Frucht tritt ein dicker weißer Milchsaft (Latex) aus, der das Verdauungsenzym Papain enthält. Besonders im alkalischen Milieu fördert Papain den Abbau von Proteinen, sodass es die Verdauung im Dünndarm unterstützt. Außerdem wird das Enzym als Fleischweichmacher benutzt, besonders bei Fast-Food-Gerichten.

Weitere Anwendungen Die Frucht ist nahrhaft, wirkt reinigend und leicht abführend; die Samen dienen als Wurmmittel.

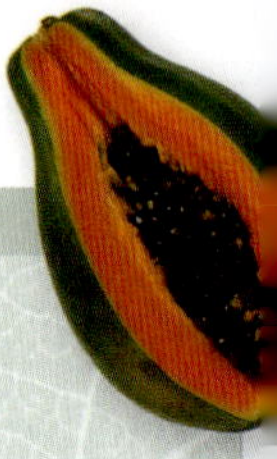

REIFE FRUCHT

AUF EINEN BLICK

SICHERHEIT ★★★★★
TRADITION ★★★½☆
FORSCHUNG ★★★☆☆
EMPFOHLENE ANWENDUNG
Extrakt: Tabletten, Kapseln ✓✓✓
DOSIERUNG M – Extrakt (*siehe S. 44–45*)
WARNUNG Während der Schwangerschaft keine Arzneien mit konzentriertem Papain anwenden. Siehe auch S. 42–51.

Echter Kümmel

Carum carvi

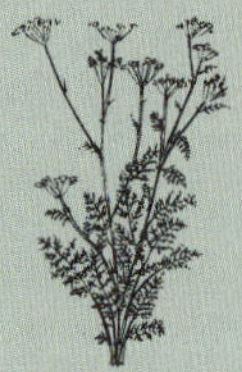

Der Kümmel, der schon seit mindestens 5.000 Jahren als Gewürz und Arznei verwendet wird, verdankt seinen unverwechselbaren Duft einem ätherischen Öl.

THERAPEUTISCHE ANWENDUNG

Verwendete Teile Samen • Öl

Hauptwirkung Hustenlindernd • Löst Blähungen und Krämpfe

AUF EINEN BLICK

SICHERHEIT ★★★★☆
TRADITION ★★★★☆
FORSCHUNG ★★★½☆
EMPFOHLENE ANWENDUNG
Aufguss ✓✓✓ Tinktur ✓✓ Kapseln ✓
DOSIERUNG C (*siehe S. 44–45*)
WARNUNG Bei normaler Dosierung gefahrlos. Siehe auch S. 42–51.

Krämpfe und chronischer Husten Kümmel hat eine leicht erwärmende und entspannende Wirkung auf den Darm, sodass man ihn bei Übelkeit, Magenverstimmung und Blähungen sowie bei Koliken von Kindern nutzen kann. Er wird aber auch in Hustensäften verarbeitet, weil er Krupp und chronischen Husten lindert. Das ätherische Öl darf innerlich nur auf ärztliche Anweisung angewendet werden.

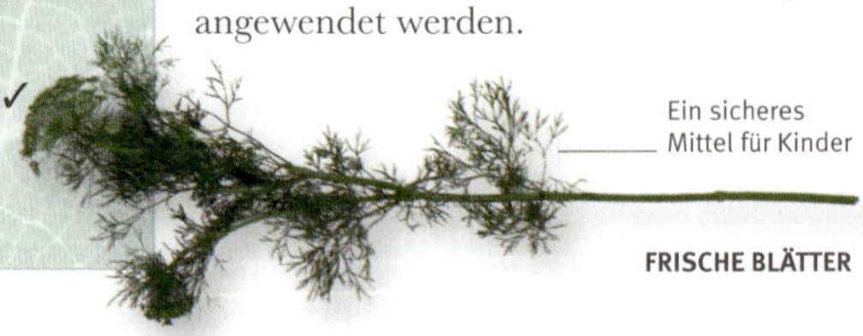

Ein sicheres Mittel für Kinder

FRISCHE BLÄTTER

Asiatischer Wassernabel

Centella asiatica Syn. *Hydrocotyle asiatica*

Dieses Kraut wird in Indien schon seit mindestens 2.000 Jahren therapeutisch angewendet, zum Beispiel zur Stärkung des Gedächtnisses und der Konzentration. Im Westen nimmt man es vor allem bei chronischen Hautbeschwerden und zur Wundheilung.

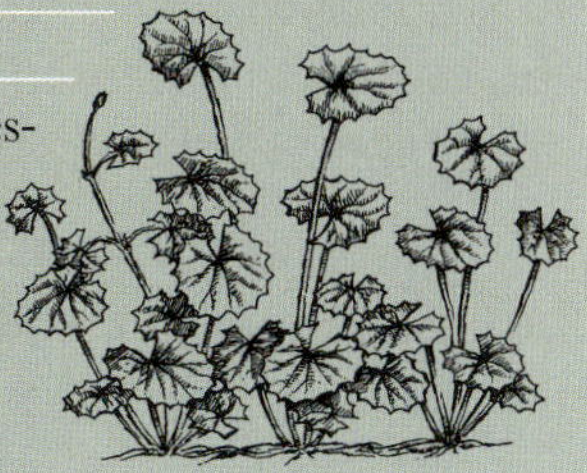

THERAPEUTISCHE ANWENDUNG

Verwendete Teile Gesamte Pflanze

Hauptwirkung Adaptogen • Entzündungshemmend • Tonisch • Wundheilend

Wunden und verletztes Gewebe
Der Asiatische Wassernabel (Gotu Kola) wird hauptsächlich zur Behandlung von verletztem Gewebe und kleineren Wunden benutzt, denn er beschleunigt die Heilung und verringert das Risiko der Narbenbildung (worauf auch die traditionelle Behandlung von Lepra zurückgeht). Die Pflanze kann außerdem als Hautlotion bei leichten Verbrennungen und Schuppenflechte benutzt werden.

Weitere Anwendungen Innerlich angewendet, scheint das Kraut die Venen zu stärken, sodass man es zur Behandlung von Beingeschwüren, Veneninsuffizienz, Krampfadern und Besenreiservarizen einsetzt. Außerdem nimmt man es bei vielen chronischen Beschwerden, denn die adaptogenen Eigenschaften der Pflanze helfen dem Körper bei Stress.

AUF EINEN BLICK

SICHERHEIT ★★★½☆
TRADITION ★★★★☆
FORSCHUNG ★★★☆☆
EMPFOHLENE ANWENDUNG
Tinktur ✓✓✓ Tabletten ✓✓
Lotion (äußerlich) ✓
DOSIERUNG B (siehe S. 44–45)
WARNUNG Kann allergische Reaktionen und in Ausnahmefällen auch Magenreizungen

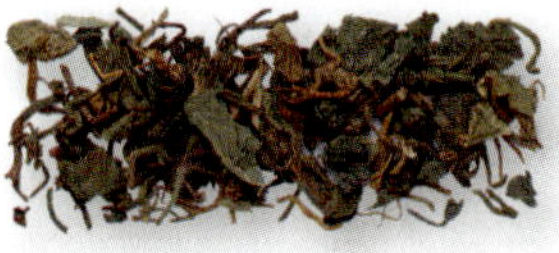

GETROCKNETES KRAUT

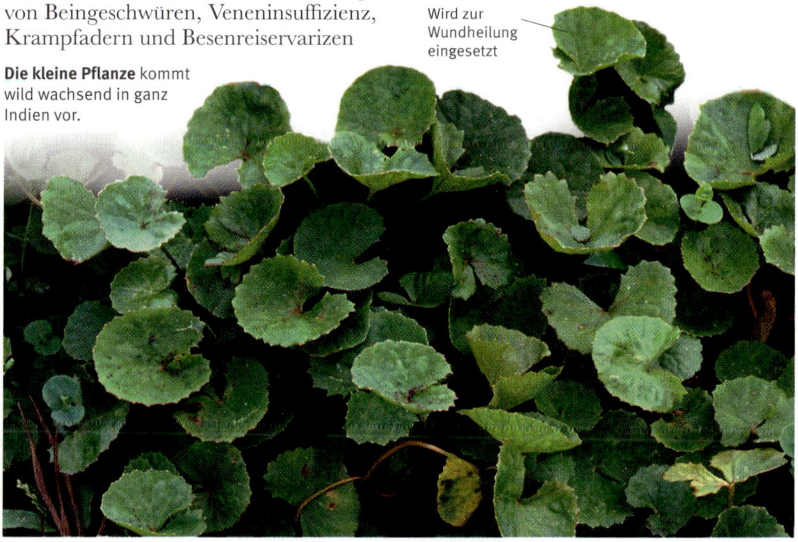

Die kleine Pflanze kommt wild wachsend in ganz Indien vor.

Falsches Einkorn

Chamaelirium luteum Syn. *Veratrum luteum*

Das bereits von den amerikanischen Ureinwohnern verwendete Kraut fand in den USA vor allem im 19. Jahrhundert eine weite Verbreitung.

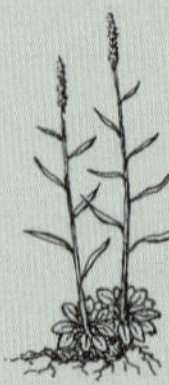

THERAPEUTISCHE ANWENDUNG

Verwendete Teile Wurzel

Wirkung Östrogen • Uterus-Tonikum

AUF EINEN BLICK

SICHERHEIT ★★★★☆
TRADITION ★★★★☆
FORSCHUNG ★☆☆☆☆
EMPFOHLENE ANWENDUNG
Organische Tinktur ✓✓✓ Tabletten ✓✓
Kapseln ✓
DOSIERUNG C (*siehe S. 44–45*)
WARNUNG Während der Schwangerschaft nur auf ärztlichen Rat anwenden. Siehe S. 42–51.

Frauenleiden Auch wenn das Kraut bisher kaum wissenschaftlich untersucht wurde, gilt es dennoch als gutes Mittel zur Behandlung von Frauenleiden, etwa Eierstockzysten, hormonellen Störungen, klimakterischen Problemen, aber auch zur Erhöhung der Fruchtbarkeit. Da Einkorn in seinem Bestand gefährdet ist, sollte man kultiviertes Material verwenden.

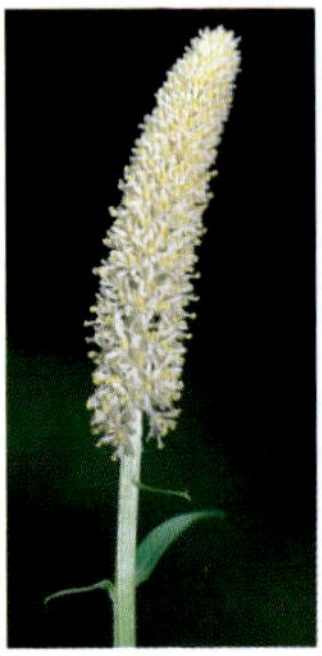

BLÜTENSTAND

Glockenwinde, Dang Shen

Codonopsis pilosula

Diese Pflanze gehört zu den vielen tonischen Mitteln der chinesischen Pflanzenheilkunde. Sie ähnelt dem Ginseng, hat aber eine etwas sanftere Wirkung.

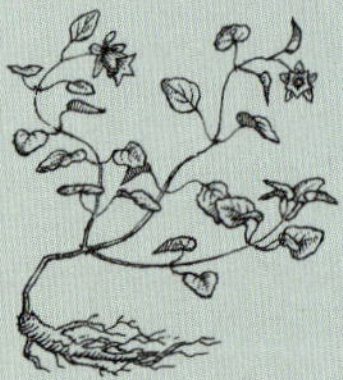

THERAPEUTISCHE ANWENDUNG

Verwendete Teile Wurzel

Hauptwirkung Adaptogen • Anregend • Tonisch

Adaptogen Die Pflanze wird wegen der unterstützenden Wirkung auf das Immunsystem als Adaptogen angewendet, wenn man ein sanfteres und kürzer wirkendes Mittel als den Ginseng benötigt.

Chronische Anämie Das Kraut verstärkt die Bildung von Hämoglobin und roten Blutkörperchen und kann daher ein wertvolles Mittel zur Behandlung chronischer Anämie sein.

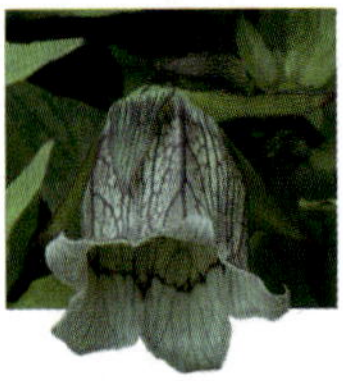

BLÜTE

Stillzeit In China wird die Pflanze von stillenden Müttern angewendet, um die Milchproduktion anzuregen.

AUF EINEN BLICK

SICHERHEIT ★★★★☆
TRADITION ★★★★☆
FORSCHUNG ★★½☆☆
EMPFOHLENE ANWENDUNG
Tinktur ✓✓✓ Abkochung ✓✓ Tabletten ✓
DOSIERUNG B (*siehe S. 44–45*)
WARNUNG Keine. Siehe auch S. 42–51.

Ceylon-Zimtbaum, Zimt

Cinnamomum zeylanicum Syn. *C. verum*

Die innere Rinde hinterlässt einen angenehmen und wärmenden Geschmack auf der Zunge. Die therapeutischen Eigenschaften sind nicht besonders gut untersucht, es aber gibt Hinweise, dass Zimt die Wirkung von Insulin unterstützt und daher zur Stabilisierung des Blutzuckers beiträgt.

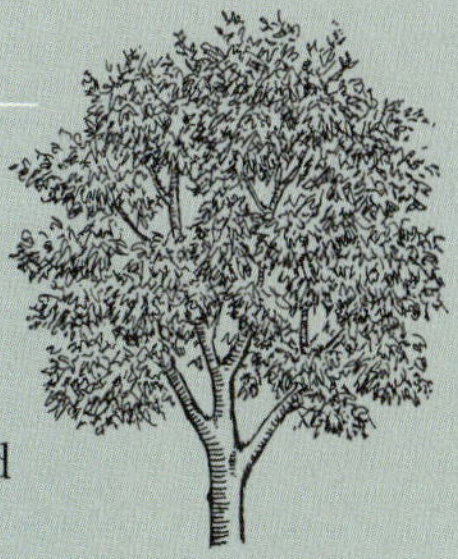

THERAPEUTISCHE ANWENDUNG

Verwendete Teile Ätherisches Öl • Innere Rinde

Hauptwirkung Antimikrobiell • Aromatisch • Adstringierend • Leicht anregend • Blähungstreibend

Verdauungsprobleme und Erkältungen Die erwärmende und anregende Wirkung hat Zimt zu einem bewährten Mittel bei Verdauungsproblemen gemacht. So kann man ihn als Aufguss bei Blähungen, Übelkeit oder Magenverstimmung anwenden. Dank seiner leicht antibakteriellen Wirkung bekämpft er auch *Helicobacter pylori*, ein Bakterium, das oft Magengeschwüre verursacht. Außerdem lässt er sich zur Behandlung von Erkältungen, Grippe und Husten anwenden – das gilt auch, wenn Kinder betroffen sind.

Weitere Anwendungen Die Fähigkeit von Zimt, den Kreislauf anzuregen, wird oft übersehen. So verbessert er, langfristig angewendet, den Blutfluss zu Händen und Füßen. Man kann auch regelmäßig abends einen Teelöffel Zimtpulver einnehmen, um den Blutzuckerspiegel zu stabilisieren.

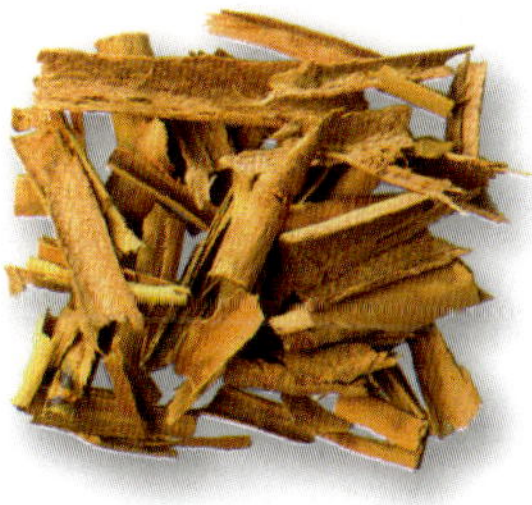

INNERE RINDE

AUF EINEN BLICK

SICHERHEIT ★★★★☆
TRADITION ★★★★☆
FORSCHUNG ★★½☆☆
EMPFOHLENE ANWENDUNG
Aufguss ✓✓✓ Tinktur ✓✓ Kapseln, Puder ✓
DOSIERUNG C (*siehe S. 44–45*)
WARNUNG Kann u. U. allergische Reaktionen verursachen. Siehe auch S. 42–51.

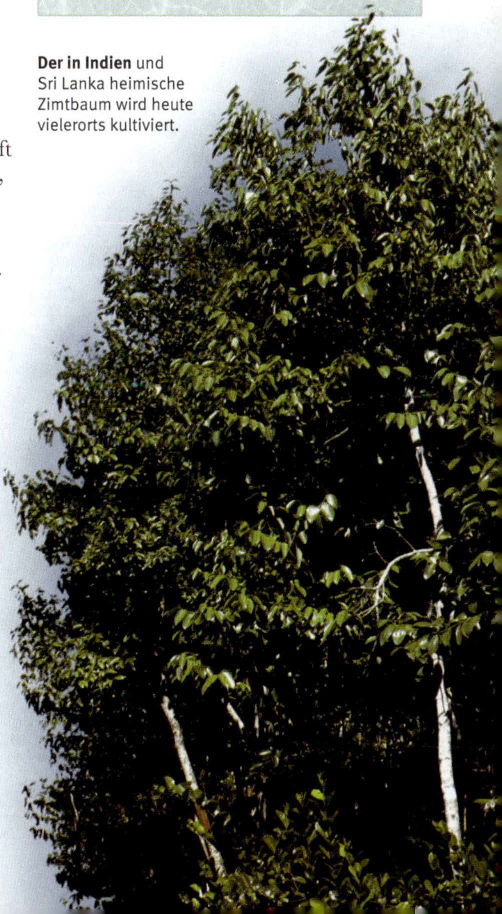

Der in Indien und Sri Lanka heimische Zimtbaum wird heute vielerorts kultiviert.

Echte Kamille

Chamomilla recutita Syn. *Matricaria recutita*

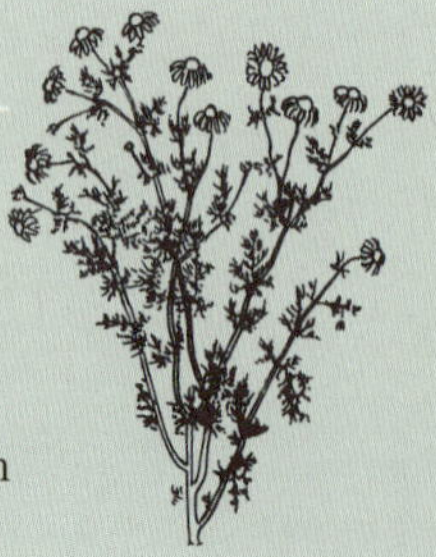

Die Kamille kennt man hauptsächlich als Tee, sie lässt sich aber auch bei zahlreichen anderen Beschwerden anwenden, etwa bei Magenverstimmung, Gastritis, Reisekrankheit, Koliken, entzündeter Haut und Schlafstörungen. Achten Sie beim Kauf unbedingt auf eine gute Qualität.

THERAPEUTISCHE ANWENDUNG

Verwendete Teile Blüten • Öl

Hauptwirkung Antiallergen • Entzündungshemmend • Entspannend • Krampflösend • Beruhigt die Verdauung • Wundheilend

Verdauungsprobleme, Entzündungen Die Kamille, die sowohl bei Säuglingen und Kindern als auch bei Erwachsenen zur Behandlung der unterschiedlichsten Beschwerden des Verdauungssystems sicher eingesetzt werden kann, gehört vermutlich zu den meistgenutzten europäischen Heilkräutern. Angewendet wird sie bei Mundgeschwüren, Magenschmerzen, -übersäuerung und -schleimhautentzündung, Dickdarmentzündung, Morbus Crohn und Koliken, man verordnet sie aber auch zur Rekonvaleszenz. Zubereiten sollte man den Kamillentee in geschlossenen Gefäßen, denn die meisten Wirkstoffe sind flüchtig. Äußerlich angewendet, gilt die Kamille als ausgezeichnetes Mittel zur Behandlung von Wunden, Abschürfungen, juckender Haut und Insektenstichen; aufgetragen werden dazu Aufgüsse oder Lotionen. Bei überanstrengten Augen kann man einen warmen Teebeutel auflegen, bei einer wunden Brust oder einer Brustdrüsenentzündung wird am besten ein Breiumschlag aufgebracht.

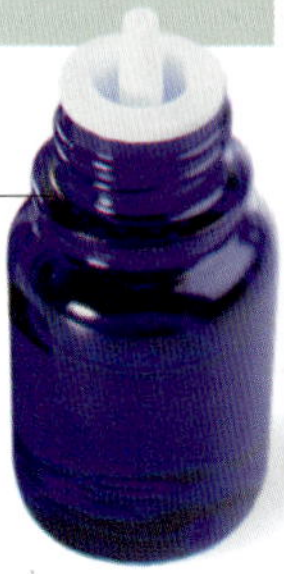

Ätherisches Öl gegen Hautbeschwerden

ÄTHERISCHES ÖL

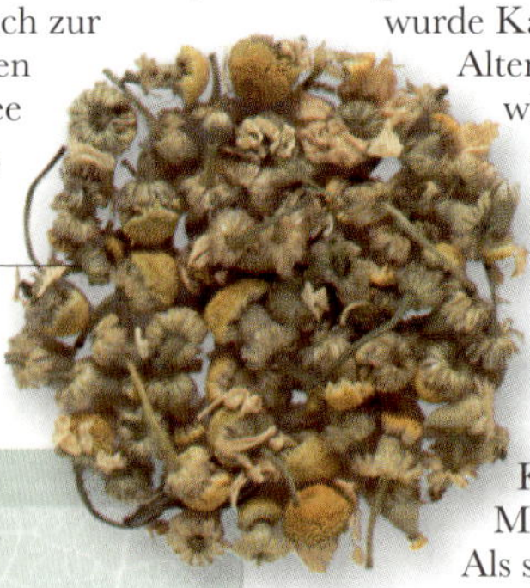

Breiumschläge aus Blüten kann man auf wunde Hautpartien auftragen

GETROCKNETE BLÜTENKÖPFCHEN

AUF EINEN BLICK

SICHERHEIT ★★★★☆½
TRADITION ★★★★★
FORSCHUNG ★★★★☆
EMPFOHLENE ANWENDUNG Aufguss ✓✓✓ Tinktur ✓✓ Ätherisches Öl (äußerlich) ✓
DOSIERUNG A (*siehe S. 44–45*)
OFT IN KOMBINATION MIT Mädesüß (*Filipendula ulmaria*)
WARNUNG Kann u. U allergische Reaktionen verursachen. Siehe auch S. 42–51.

Menstruationsschmerzen Zur Linderung von Menstruationsschmerzen wurde Kamillentee schon im Alten Rom angewendet. Zwar wirken andere Kräuter ebenso gut oder sogar besser, aber die Kamille hat den Vorteil, dass sie stets verfügbar ist.

Nervöse Spannungen Kamille lässt sich auch zur Behandlung von Krämpfen, besonders Muskelkrämpfen benutzen. Als sanftes Beruhigungs- und Entspannungsmittel kann es außerdem helfen, Verdauungsbeschwerden zu lindern, die auf Angstgefühle oder Stress zurückzuführen sind, z. B. Reizkolon. Bei Anfälligkeit für kalte Hände und Füße lässt sich die Kamille mit Ingwer (*Zingiber officinale*) kombinieren. Dazu muss man regelmäßig ein Stück frische Wurzel in den Tee reiben.

Kinderkrankheiten Die Kamille ist ein erstklassiges und sicheres Mittel für Kinder, die älter als sechs Monate sind. Bei Säuglingen mit Verdauungsbeschwerden können stillende Mütter den Tee trinken oder dem Badewasser des Babys eine kleine Tasse Kamillentee hinzufügen. Das Kraut lässt sich gut zur Besänftigung quengeliger oder übermüdeter Säuglinge nutzen, denn es beruhigt und sorgt so für einen entspannten Schlaf. Aber auch bei Verdauungsproblemen kann man es anwenden, ebenso wie beim Zahnen. Mögen Kinder den Geschmack nicht, mischt man den Tee mit ungesüßtem Apfel- oder Schwarzem Johannisbeersaft. Das ätherische Öl darf man innerlich nur auf ärztliche Anordnung nehmen.

HILFE FÜR DEN GÄRTNER

Im Mittelalter galt die Kamille auch als hilfreich für einen gesunden Pflanzenwuchs. So hieß es, nichts würde einer schlecht wachsenden oder kränklichen Pflanze im Garten besser bekommen, als wenn man Kamille neben ihr anpflanzte.

GARTENKRAUT

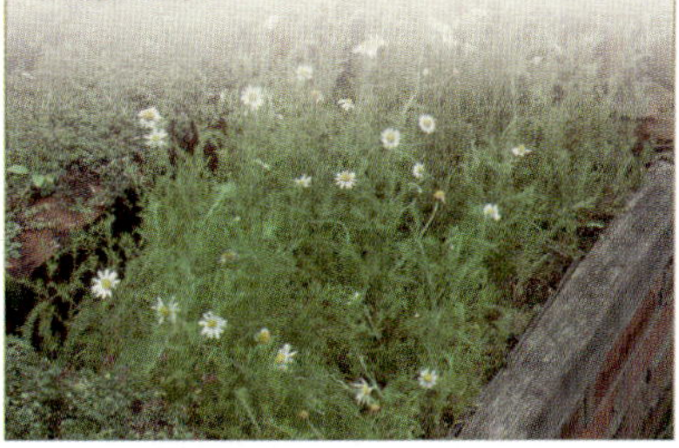

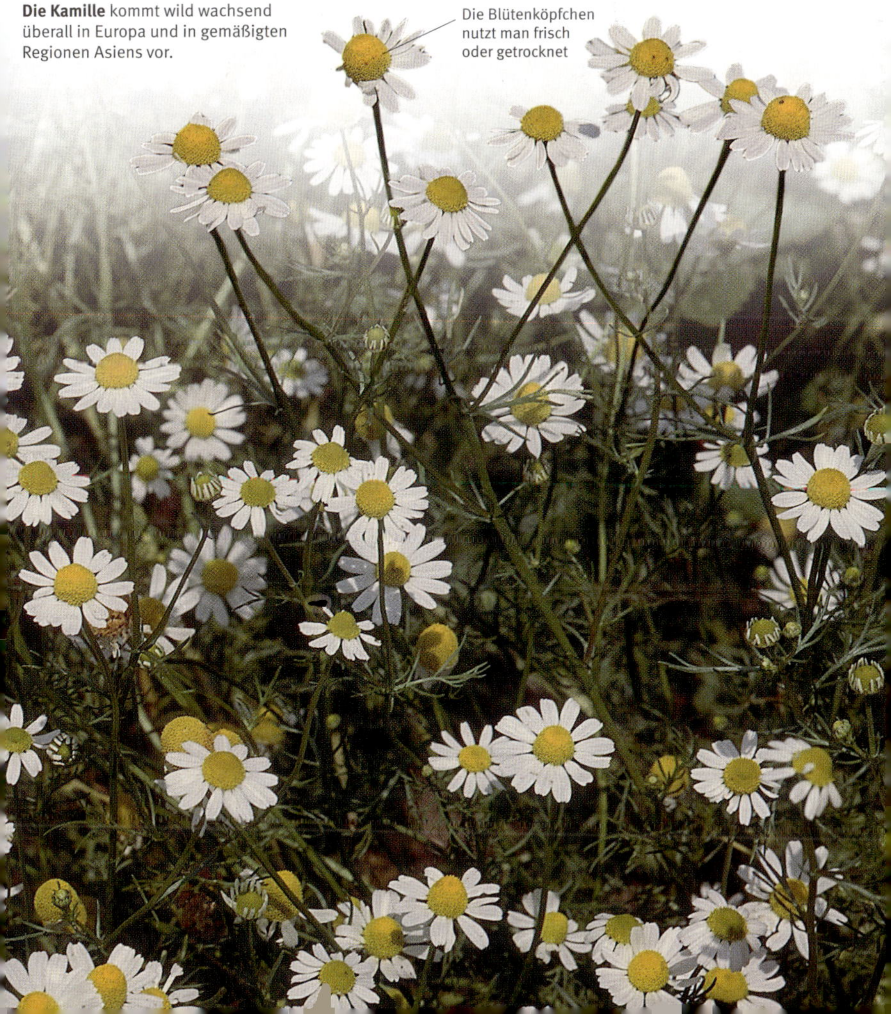

Die Kamille kommt wild wachsend überall in Europa und in gemäßigten Regionen Asiens vor.

Traubensilberkerze

Cimicifuga racemosa Syn. *Actaea racemosa*

Da es sich als Alternative zur Hormonsubstitutionstherapie bei klimakterischen Beschwerden eignet, hat das Interesse an diesem Kraut neuerdings stark zugenommen. Aber auch die amerikanischen Ureinwohner nutzten das Mittel schon zur Behandlung von Frauenleiden.

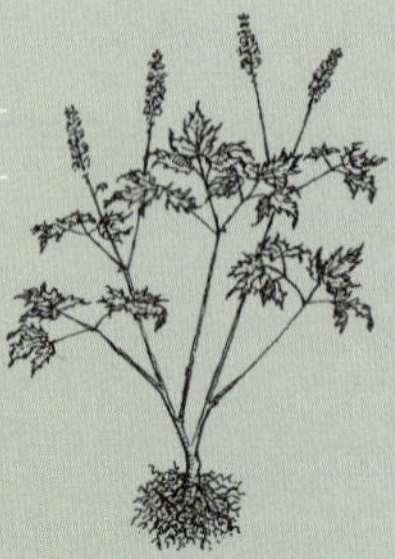

THERAPEUTISCHE ANWENDUNG

Verwendete Teile Wurzel

Hauptwirkung Entzündungshemmend • Antirheumatisch • Hormontonikum • Leichtes Beruhigungsmittel • Krampflösend

Klimakterium Die Traubensilberkerze ist eine der beliebtesten Arzneien zur Behandlung klimakterischer Beschwerden. Zwar ist die Forschung bezüglich der Wirksamkeit geteilter Meinung, aber bei Symptomen wie fliegender Hitze,

AUF EINEN BLICK

SICHERHEIT ★★★★☆
TRADITION ★★★★⯪
FORSCHUNG ★★★⯪☆
EMPFOHLENE ANWENDUNG
Tinktur ✓✓✓ Kapsel ✓✓ Tabletten ✓
DOSIERUNG M, D (*siehe S. 44–45*)
OFT IN KOMBINATION MIT Mönchspfeffer (*Vitex agnus-castus*)
WARNUNG Während der Schwangerschaft, beim Stillen nur auf ärztliche Anweisung. In höherer Dosierung kann es zu Magenverstimmung, Kopfschmerzen oder (sehr selten) Leberschäden kommen. Nicht bei Leberproblemen anwenden. Siehe auch S. 42–51.

Nachtschweiß, Schlafstörungen, nervöser Reizbarkeit und Kopfschmerzen sollte man das Kraut ruhig einmal ausprobieren. Allerdings muss man es mindestens 2–3 Wochen anwenden, bevor ein Effekt spürbar wird. Eine größere Wirksamkeit wird manchmal durch Kombination mit anderen Kräutern, etwa Salbei (*Salvia officinalis*), erreicht oder bei nervöser Erschöpfung bzw. Depression auch mit Johanniskraut (*Hypericum perforatum*). Ebenfalls angewendet wird das Kraut

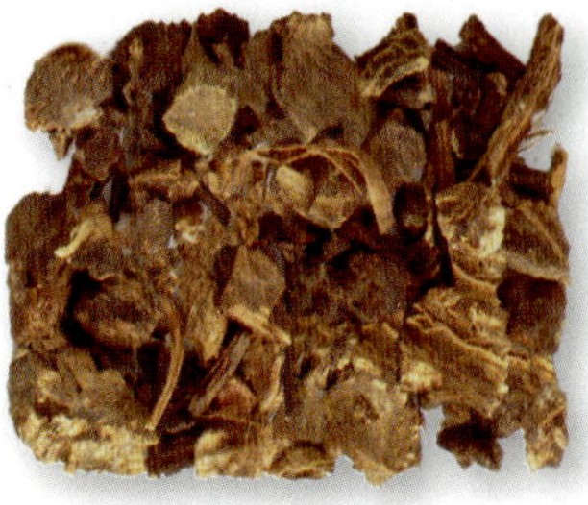

GETROCKNETE WURZEL

bei prämenstruellen Beschwerden wie Reizbarkeit, Menstruationsschmerzen oder unregelmäßiger bzw. ausbleibender Periode. Auch hier kann eine Kombination mit anderen Kräutern sinnvoll sein.

Nervenbeschwerden Traditionell gilt das Kraut außerdem als Mittel zur Beruhigung und Stärkung des Nervensystems, sodass man es wegen der leicht beruhigenden Wirkung bei nervös bedingten Beschwerden wie chronischen Kopfschmerzen, Migräne, Tinnitus und Schwindelgefühl einsetzen kann.

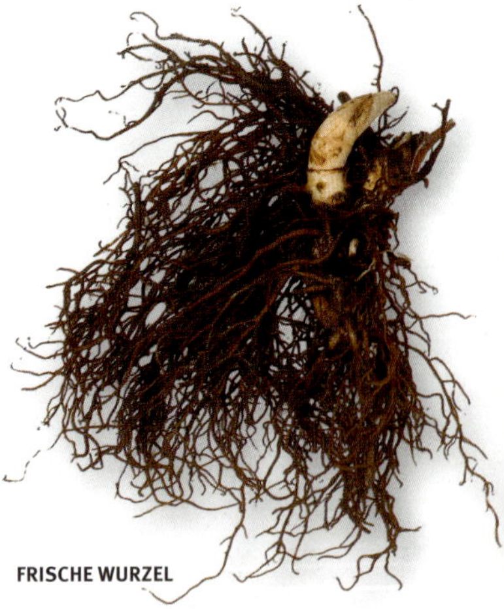

FRISCHE WURZEL

Arthritis und Rheumatismus Das Kraut kann schmerzlindernd und entzündungshemmend bei Muskelschmerzen, Arthritis und rheumatischen Beschwerden wirken, besonders wenn diese im Zusammenhang mit den Wechseljahren stehen. Als Antispasmodikum lindert es aber auch Muskelkrämpfe und es kann helfen, den Blutdruck zu senken.

Krebs Die Silberkerze besitzt eine östrogenähnliche Wirkung, obwohl sie kein Östrogen zu enthalten scheint. Die Sicherheit bei der Behandlung von hormonabhängigen Krebsarten wie Brustkrebs und Ovarialkarzinom ist umstritten, sodass Sie die Einnahme unbedingt mit Ihrem Arzt absprechen sollten.

AMERIKANISCHE UREINWOHNER

Da die amerikanischen Ureinwohner die Silberkerze zur Behandlung von Frauenleiden verwendeten, etwa um die Menstruation einzuleiten, Schmerzen zu lindern und den Milchfluss nach der Geburt anzuregen, nennt man sie auch »Squaw root«. Allerdings gibt es nur wenige Belege dafür, dass die Wurzel wirklich häufig benutzt wurde.

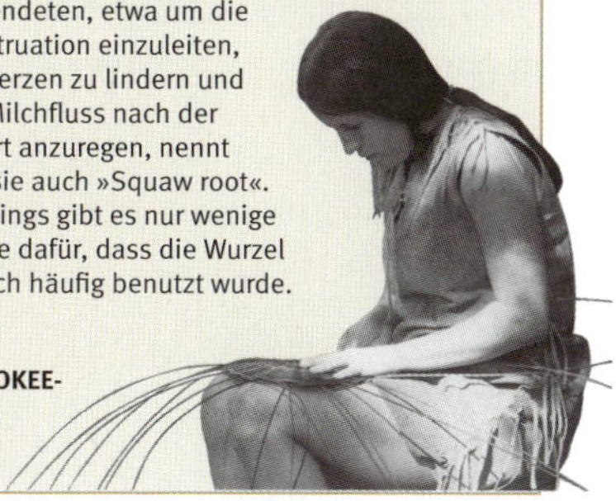

CHEROKEE-FRAU

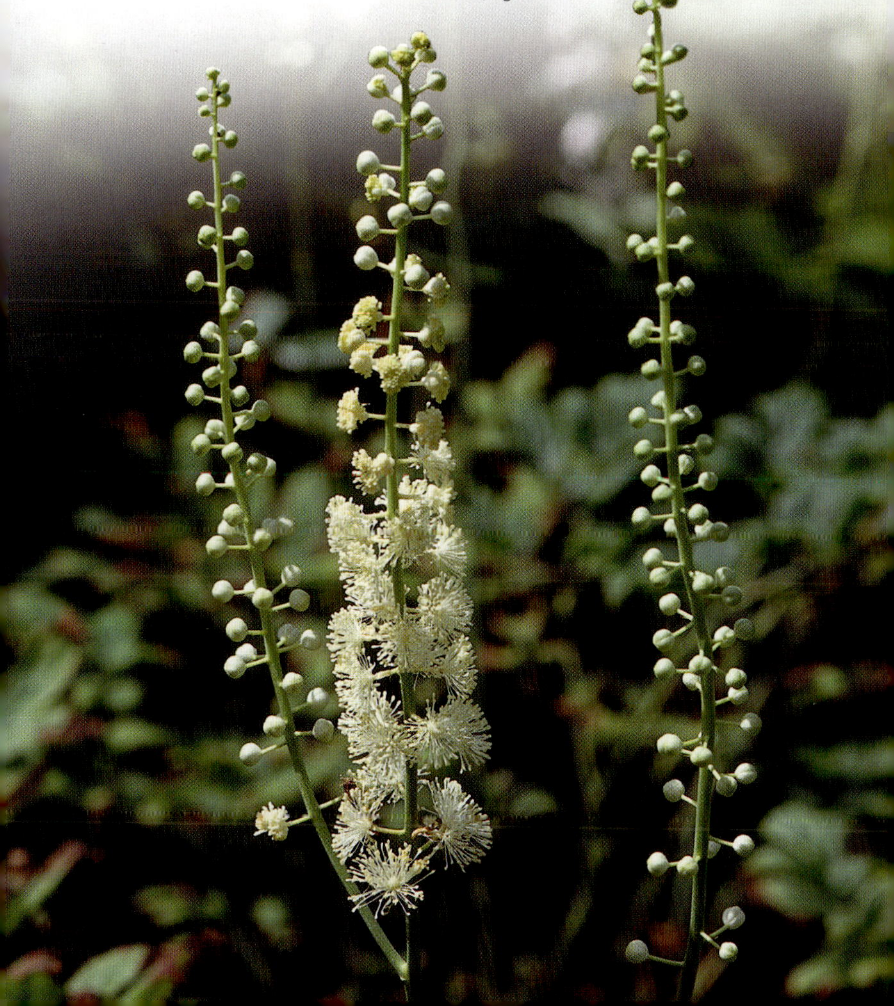

Wegen des unangenehmen Geruchs soll sich die Silberkerze auch zur Abwehr von Insekten eignen.

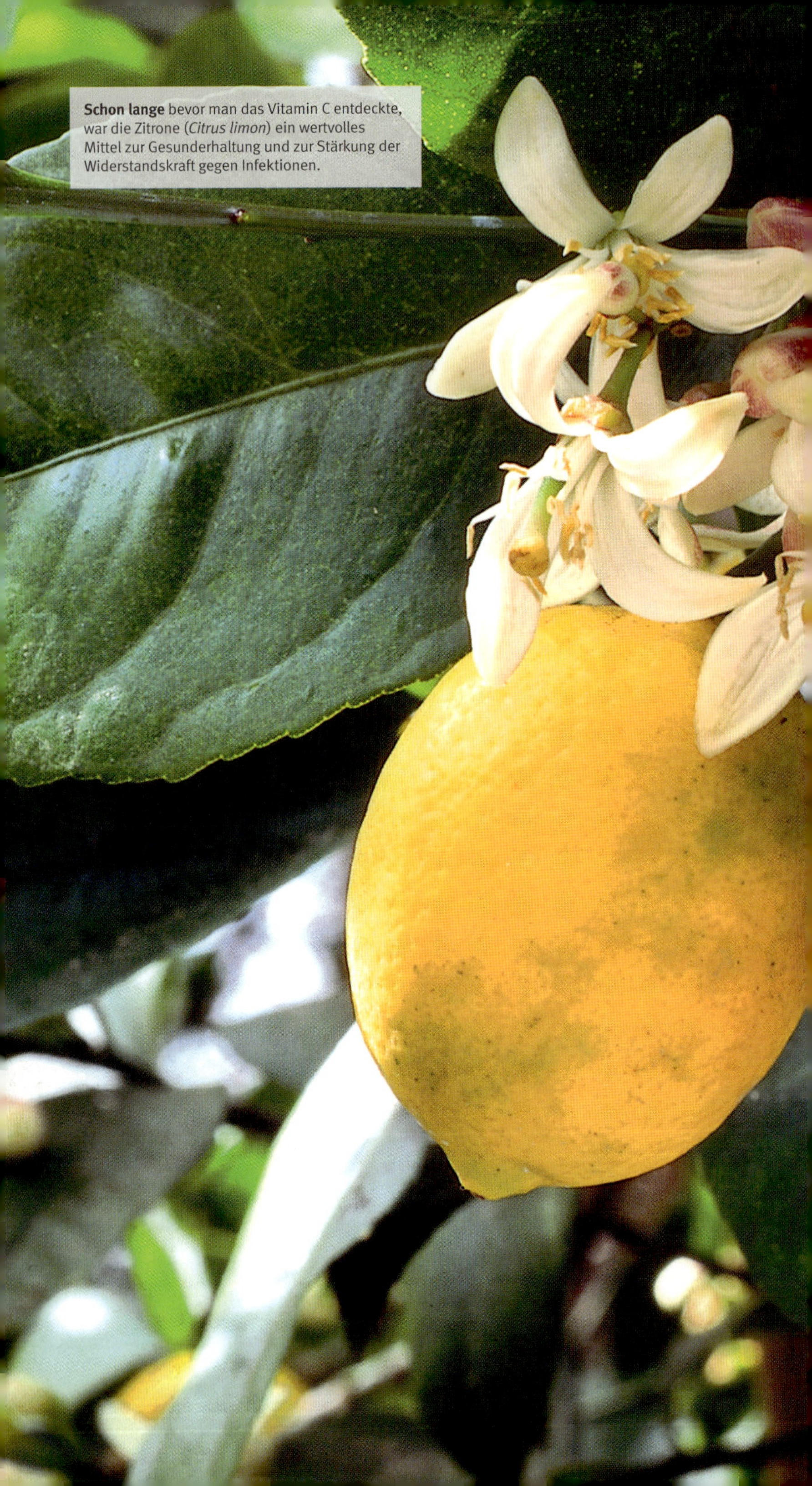

Schon lange bevor man das Vitamin C entdeckte, war die Zitrone (*Citrus limon*) ein wertvolles Mittel zur Gesunderhaltung und zur Stärkung der Widerstandskraft gegen Infektionen.

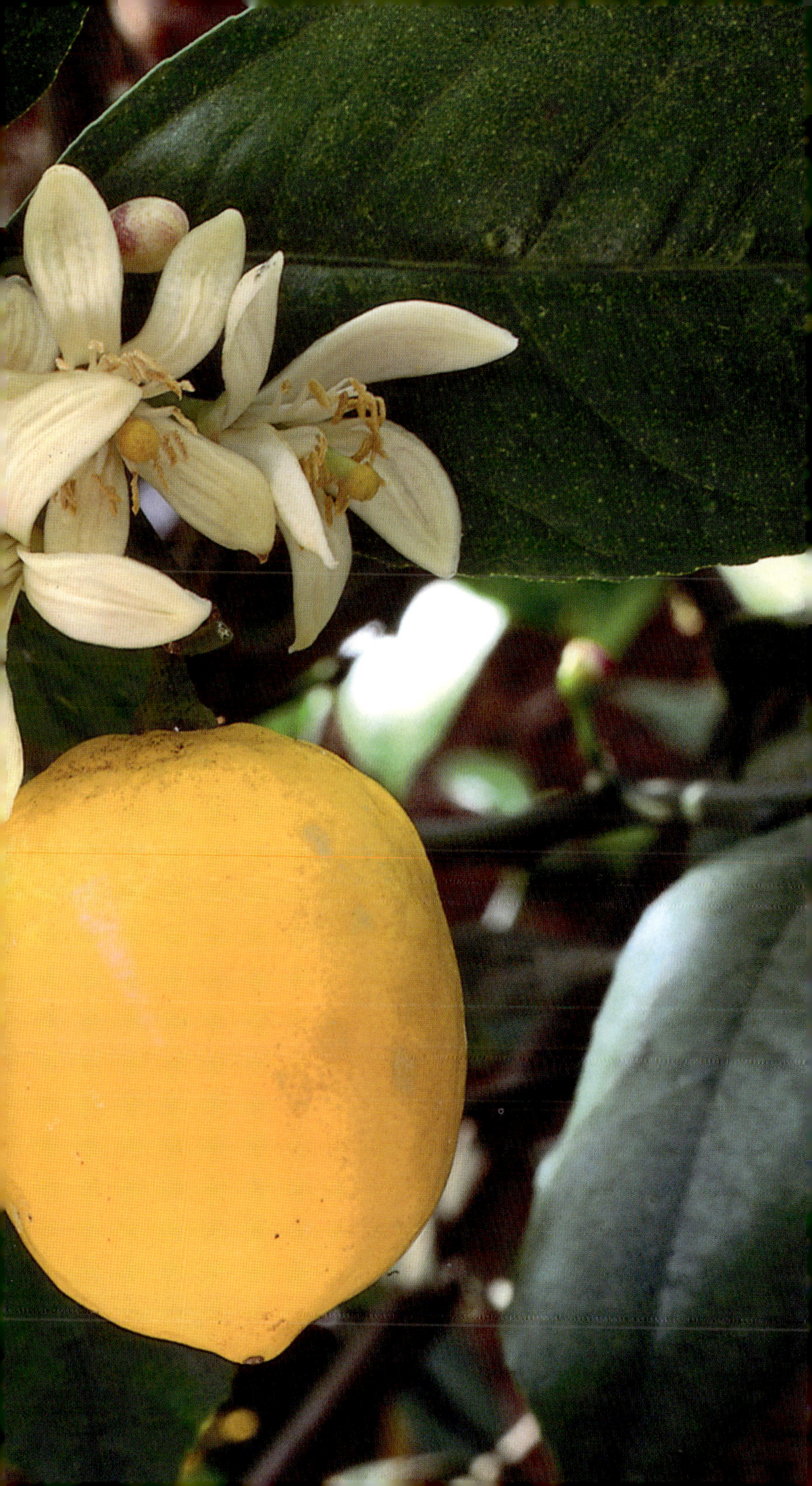

Zitrone

Citrus limon

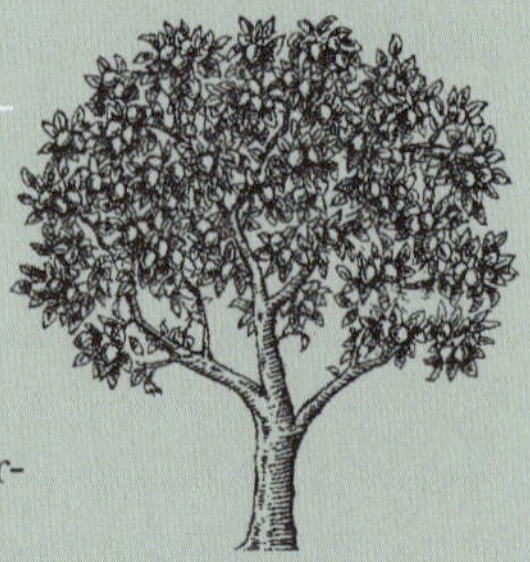

Die Zitrone ist eines der nützlichsten Hausmittel. So ergibt sie – mit Honig, Ingwer und Knoblauch angereichert – eine wirksame Arznei bei Erkältung, Grippe, Husten und Verdauungsstörungen; außerdem erhöhen die Früchte die Widerstandskraft gegenüber Infektionen.

THERAPEUTISCHE ANWENDUNG

Verwendete Teile Frucht/Saft • Ätherisches Öl • Schale • Samen

Hauptwirkung Antioxidativ • Antiseptisch • Entgiftend • Nahrhaft

Entgiftung Die Zitrone ist reich an Vitamin C und antioxidativen Bioflavonoiden, sodass sie den Leberstoffwechsel anregt und dadurch für eine bessere Entgiftung sorgt. Der verdünnte Saft einer frisch gepressten Zitrone kann aber auch als Mundwasser und Mittel zum Gurgeln eingesetzt werden; sollen damit Mundgeschwüre, Zahnfleischentzündungen oder Halsentzündungen behandelt werden, fügt man am besten eine Prise Cayennepfeffer (*Capsicum* spp.) hinzu. Die Zitrone regt den Appetit an, unterstützt die Verdauung und verbessert die Aufnahme von Eisen; außerdem hilft sie die Anfälligkeit gegenüber allergischen Reaktionen zu verringern. Trinken Sie den sehr sauren Saft nur verdünnt, weil er sonst den Zahnschmelz angreifen kann, und putzen Sie sich anschließend vorsichtshalber die Zähne.

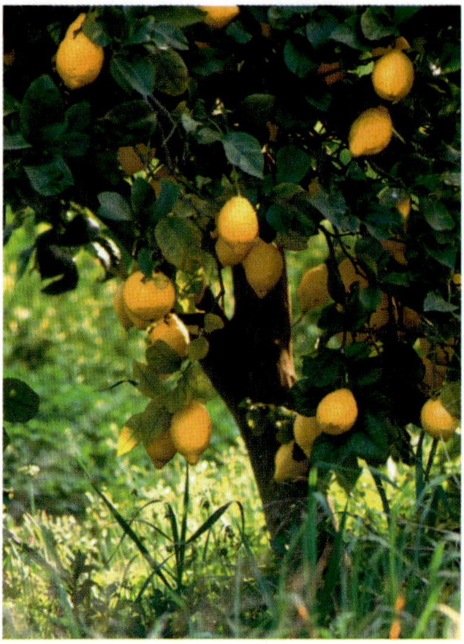

Die Früchte der vermutlich aus Indien stammenden Zitrone werden im Winter geerntet, weil der Vitamin-C-Gehalt dann am höchsten ist.

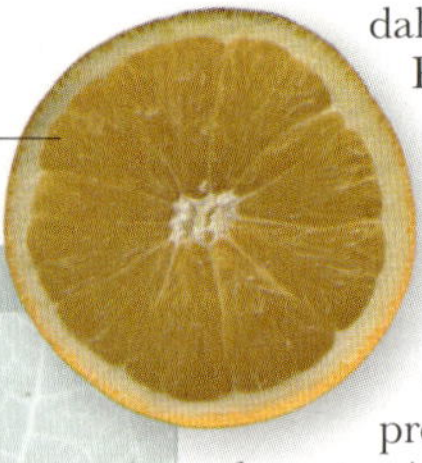

Pilzbefall Zitronensamen haben eine antiseptische Wirkung und können daher gekaut werden, um Pilzinfektionen zu bekämpfen. Schale und Kerne enthalten größere Mengen an ätherischem Öl und Bioflavonoiden, sodass sich ihre Extrakte bei vielen chronischen Gesundheitsproblemen einsetzen lassen, darunter Arteriosklerose, Krampfadern und schlechte periphere Durchblutung. Äußerlich kann man den Saft und das ätherische Öl bei Akne, Frostbeulen und Insektenstichen nutzen; bei Pilzbefall der Nägel werden täglich 1–2 Tropfen ätherisches Öl aufgetragen.

AUF EINEN BLICK

SICHERHEIT ★★★★★
TRADITION ★★★★★
FORSCHUNG ★★★☆☆
ANWENDUNG Verdünnter Saft ✓✓✓
DOSIERUNG Saft
OFT IN KOMBINATION MIT Ingwer (*Zingiber officinale*)
WARNUNG Nicht bei Azidose anwenden.
Siehe auch S. 42–51.

Kaffee

Coffea arabica

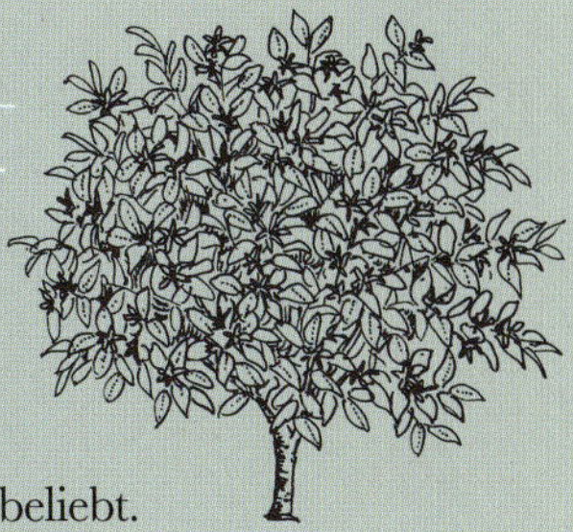

Ein Leben ohne Kaffee können wir uns kaum noch vorstellen, aber tatsächlich kam das Getränk erst im 18. Jahrhundert nach Europa. Dann wurde es wegen der anregenden Wirkung und der Fähigkeit, die Konzentration zu erhöhen, aber schnell sehr beliebt.

THERAPEUTISCHE ANWENDUNG

Verwendete Teile Bohnen (reife Samen)

Hauptwirkung Harntreibend • Anregend

Kopfschmerzen Kaffee ist nicht nur ein Genussmittel, sondern er lässt sich auch sehr gut therapeutisch einsetzen. So ist das in den Bohnen enthaltene Koffein ein häufiger Bestandteil von Kopfschmerzmitteln, aber auch ohne weitere Zusätze kann Kaffee Kopfschmerzen lindern. In Maßen getrunken, kann man durch Kaffee die Konzentration steigern und das Arbeitstempo erhöhen.

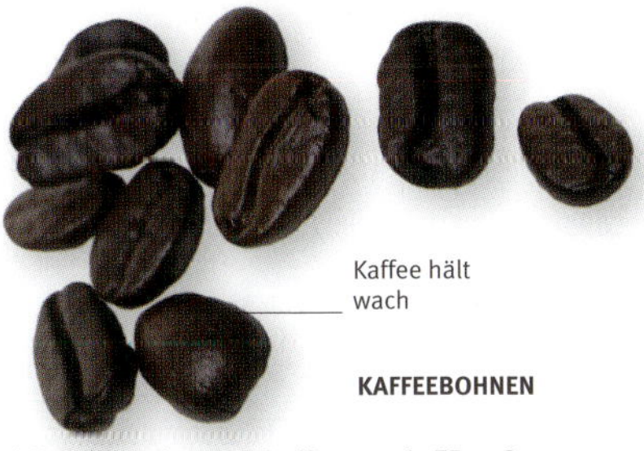

KAFFEEBOHNEN

Allerdings kann Kaffee auch Kopfschmerzen, Schlafstörungen, Herzklopfen und unregelmäßigen Herzschlag verursachen – jedoch normalerweise nur bei übermäßigem Genuss. Wegen der harntreibenden Wirkung sollte man bei chronischen Beschwerden wie länger anhaltenden Schwäche- und Erschöpfungszuständen auf Kaffee verzichten.

Koffein oder Aroma Wissen sollte man, dass filtrierter Kaffee am stärksten und daher auch am ungesündesten ist, während Espresso mehr Aroma und weniger Koffein aufweist. Kräuterkundler betrachten Kaffee oft als unnötige Belastung für den Körper, besonders während einer Krankheit.

AUF EINEN BLICK

SICHERHEIT ★★★★½
TRADITION ★★☆☆☆
FORSCHUNG ★★★½☆
EMPFOHLENE ANWENDUNG Aufguss ✓✓✓
OFT IN KOMBINATION MIT Kardamom (*Elettaria cardamomum*)
WARNUNG Übermäßiger Genuss kann starkes Herzklopfen verursachen.
Siehe auch S. 42–51.

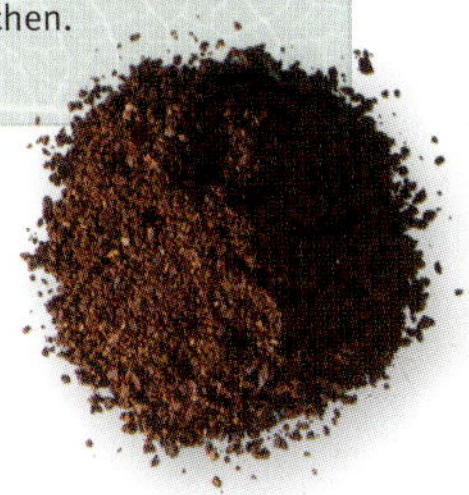

GEMAHLENE BOHNEN

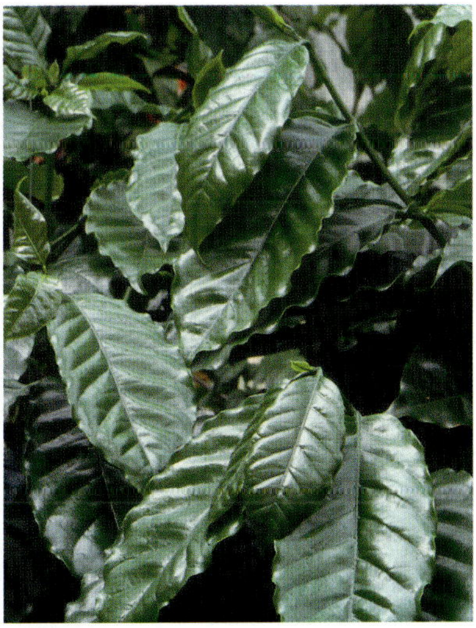

Der aus Äthiopien stammende Kaffee wurde im Nahen Osten häufig dazu verwendet, um sich während der Gebete wach zu halten.

Harfenkraut

Coleus forskohlii Syn. *Plectranthus barbatus*

In ihrer indischen Heimat wird die Pflanze vor allem als Gewürz verwendet. Wie neuere Untersuchungen ergeben haben, ist sie aber auch ein starkes Muskelrelaxans, sodass man das Kraut bei Asthma und hohem Blutdruck einsetzen kann.

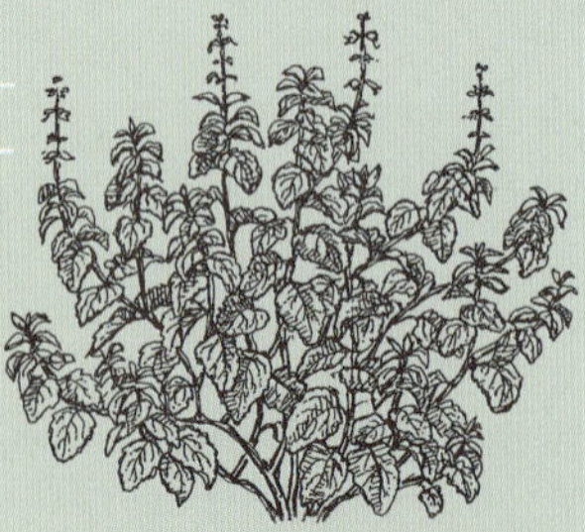

THERAPEUTISCHE ANWENDUNG

Verwendete Teile Blätter • Wurzel

Hauptwirkung Krampflösend • Erweitert die Blutgefäße • Blutdrucksenkend

Herz und Kreislauf Der Hauptwirkstoff des Harfenkrautes, das Forskolin, entspannt die Muskulatur, besonders in Organen wie Herz und Lunge. Dadurch werden die Blutgefäße, vor allem die Herzkranzgefäße, geweitet und die Bronchialmuskeln entspannt. Daher verwendet man die Pflanze bei Angina pectoris und ähnlichen Beschwerden, aber auch bei Asthma.

Weitere Anwendungen Es gibt Hinweise darauf, dass sich das Harfenkraut bei lokaler Behandlung von Grünem Star als nützlich erweisen kann.

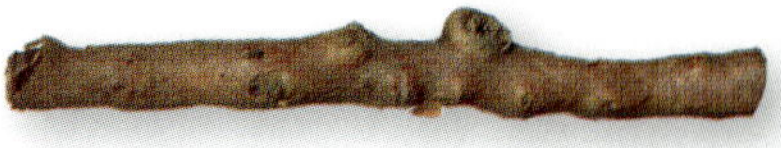

GETROCKNETE WURZEL

AUF EINEN BLICK

SICHERHEIT ★★☆☆☆
TRADITION ★☆☆☆☆
FORSCHUNG ★★★☆☆
EMPFOHLENE ANWENDUNG
Standardextrakt ✓✓✓
DOSIERUNG M (*siehe S. 44–45*)
WARNUNG Nur auf ärztliche Anordnung anwenden, Wechselwirkungen sind nicht selten. Siehe auch S. 42–51.

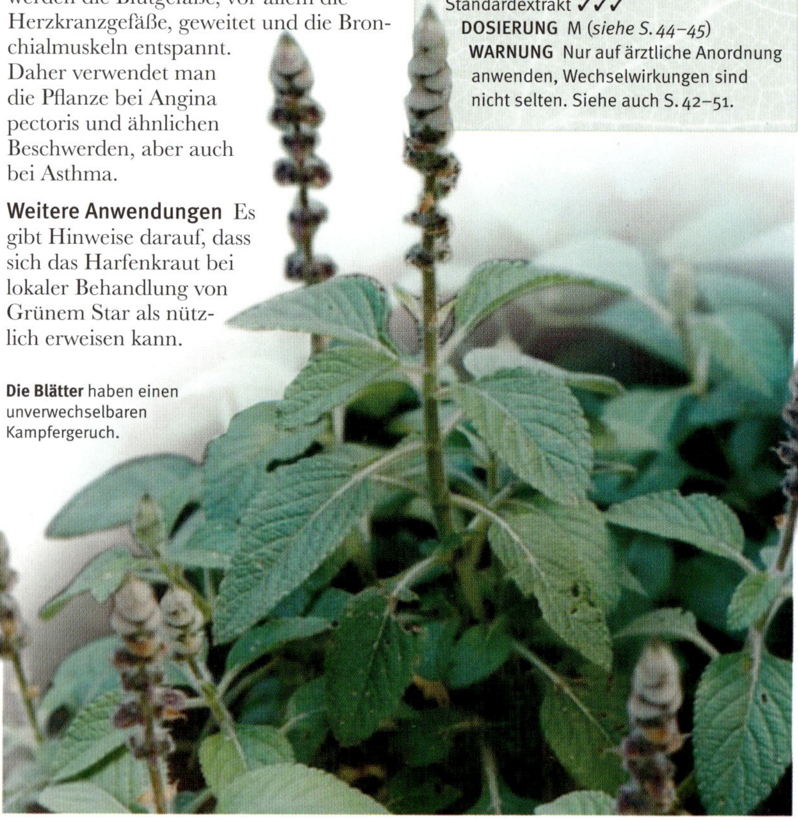

Die Blätter haben einen unverwechselbaren Kampfergeruch.

Myrrhe

Commiphora molmol Syn. *C. myrrha*

Die Art enthält ein bitteres Harz, das schon seit Jahrtausenden als reinigendes und antiseptisches Mittel angewendet wird. Da man es auch in Parfüms verarbeitet, wirken selbst diese nicht selten desinfizierend.

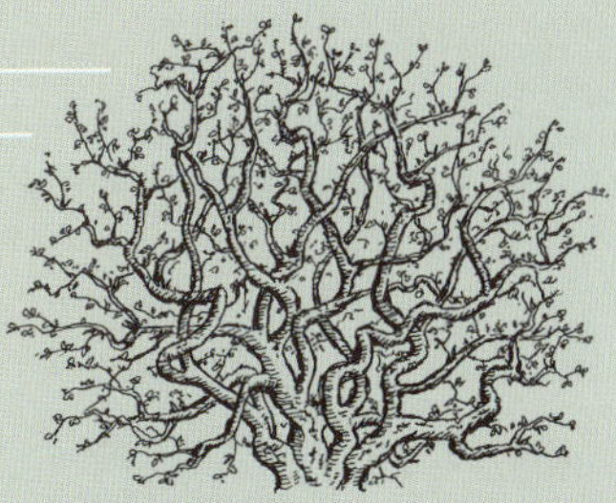

THERAPEUTISCHE ANWENDUNG

Verwendete Teile Harz

Hauptwirkung Entzündungshemmend • Antimikrobiell • Antiseptisch • Adstringierend • Anregend

Haut- und Verdauungsbeschwerden Die stark antiseptisch und adstringierend wirkende, etwas unangenehm schmeckende Myrrhe wird bei Entzündungen der Haut und des Verdauungstraktes angewendet. Sie gilt als gutes Mund- und Gurgelwasser, wozu man sie oft mit Salbei (*Salvia officinalis*) kombiniert. Außerdem ist Myrrhetinktur – verdünnt oder unverdünnt – ein wertvolles Erste-Hilfe-Mittel zum Reinigen und Desinfizieren von Schnitten, Abschürfungen und Wunden (kann etwas schmerzhaft sein, vor allem bei unverdünnten Tinkturen).

Cholesterin Ein anderes antiseptisches Harz stammt vom verwandten Guggul (*Commiphora mukul*). In Tabletten oder Kapseln verarbeitet, kann es dazu beitragen, den Cholesterinspiegel zu senken.

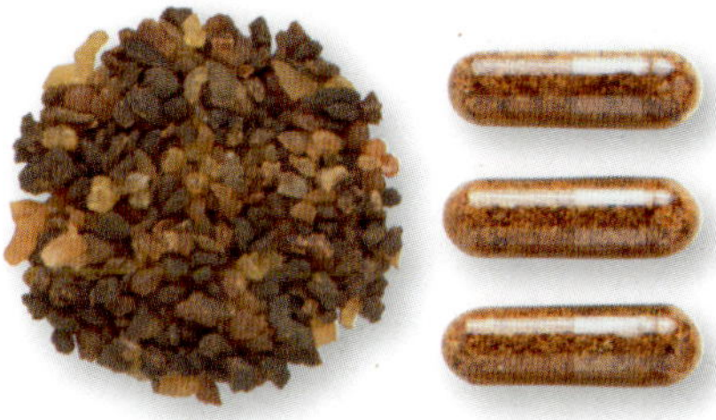

HARZ KAPSELN

AUF EINEN BLICK

SICHERHEIT ★★★½☆
TRADITION ★★★★★
FORSCHUNG ★★½☆☆
EMPFOHLENE ANWENDUNG
Verdünnte Tinktur (äußerlich) ✓✓✓
Standardextrakt: Tabletten ✓✓ Kapseln ✓
DOSIERUNG M (*siehe S. 44–45*)
WARNUNG Nicht in der Schwangerschaft oder Stillzeit anwenden. Kann u. U. Allergien, Ausschlag, Verdauungsstörungen und Kopfschmerzen verursachen. Nehmen Sie keine alkoholischen Extrakte. Siehe auch S. 42–51.

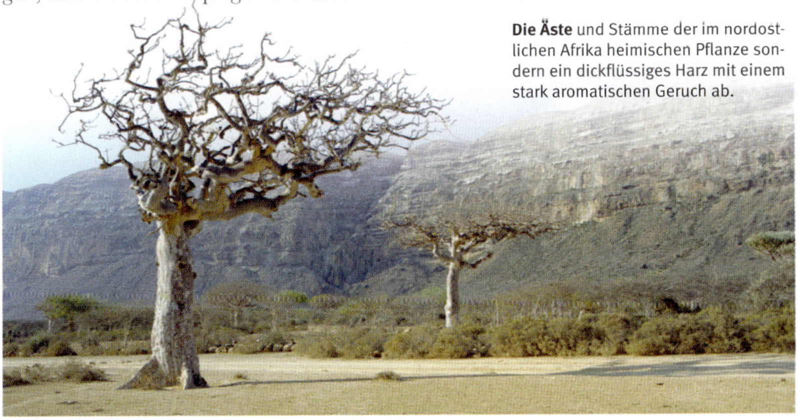

Die Äste und Stämme der im nordöstlichen Afrika heimischen Pflanze sondern ein dickflüssiges Harz mit einem stark aromatischen Geruch ab.

Maiglöckchen

Convallaria majalis

Die kleine Pflanze mit den hübschen, weißen Blüten kann die Herztätigkeit verbessern. In zu hoher Dosierung ist sie allerdings giftig.

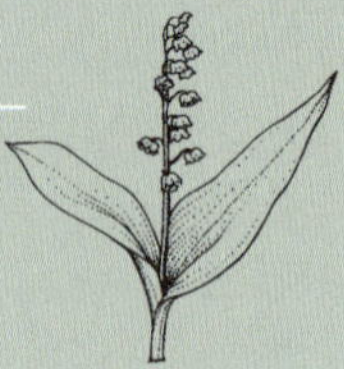

THERAPEUTISCHE ANWENDUNG

Verwendete Teile Blühende Pflanze

Hauptwirkung Harntreibend • Herztonikum • Blutdrucksenkend

Herzbeschwerden Die Wirkstoffe des Maiglöckchens ähneln denen des Fingerhutes (*Digitalis purpurea*), aus dem man das Herzmittel Digitoxin herstellt. Da sie aber nicht ganz so stark sind, lassen sie sich sicherer anwenden.

BLÜHENDE PFLANZE

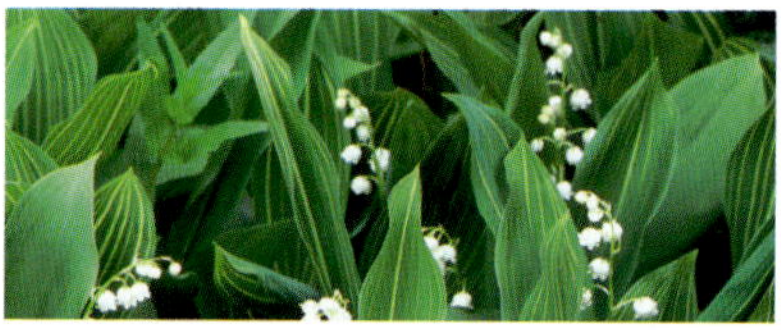

AUF EINEN BLICK

SICHERHEIT ★½☆☆☆
TRADITION ★★★★☆
FORSCHUNG ★★½☆☆
DOSIERUNG Nur auf Rezept und als kommerziell hergestellte Arznei anwenden.
WARNUNG Potenziell giftig. Darf nur auf ärztliche Anweisung eingenommen werden. Nicht während Schwangerschaft oder beim Stillen anwenden. Unterliegt in einigen Ländern gesetzlichen Auflagen. Siehe auch S. 42–51.

Varunabaum

Crataeva nurvala

Diese Pflanze kann man bei Nieren-, Blasen- und Harntraktbeschwerden anwenden, etwa Blasenentzündung, vergrößerter Prostata und Nierensteinen.

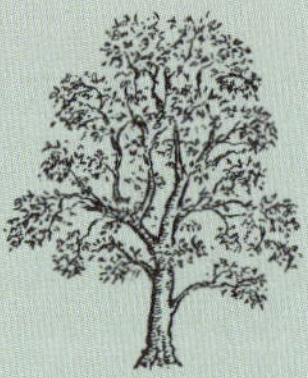

THERAPEUTISCHE ANWENDUNG

Verwendete Teile Wurzelrinde • Stammrinde

Hauptwirkung Entzündungshemmend • Blasentonikum

Nierenbeschwerden Die Pflanze kann helfen, den Harntrakt und die Harnblase zu beruhigen und – zusammen mit antiseptischen Mitteln – Infektionen wie Blasenentzündungen entgegenzuwirken. Man nutzt sie häufig auch zur Behandlung von Nierensteinen. Normalerweise wird sie als Abkochung angewendet.

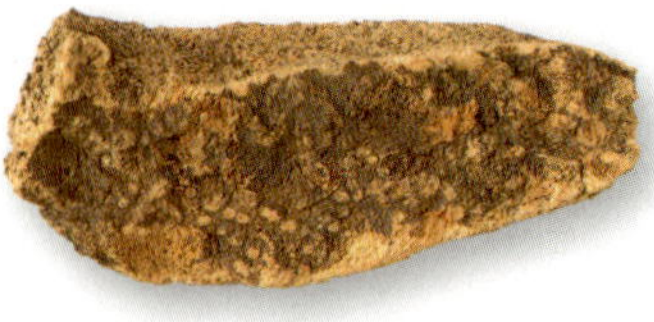

GETROCKNETE STAMMRINDE

AUF EINEN BLICK

SICHERHEIT ★★★★☆
TRADITION ★★★★☆
FORSCHUNG ★★★☆☆
EMPFOHLENE ANWENDUNG
Abkochung ✓✓✓ Tinktur ✓✓
DOSIERUNG B (*siehe S. 44–45*)
WARNUNG Nicht während Schwangerschaft und Stillzeit anwenden. Siehe auch S. 42–51.

Garten-Kürbis

Cucurbita pepo

Den Kürbis kennt man vor allem als Kompott und Halloweenmaske. Aber auch die Samen können eine wertvolle Nahrungsergänzung sein, denn sie enthalten größere Mengen an essenziellen Fettsäuren und Spurenelementen, darunter vor allem Zink.

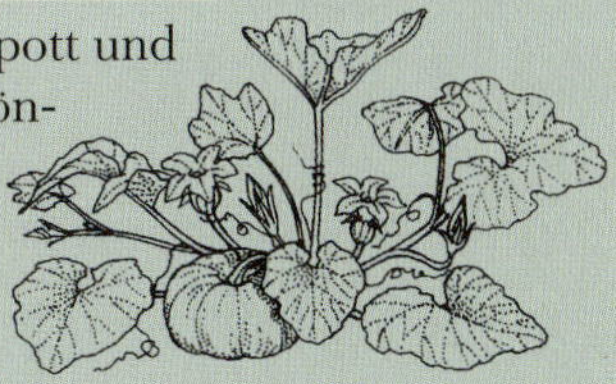

THERAPEUTISCHE ANWENDUNG

Verwendete Teile Samen • Samenöl

Hauptwirkung Einhüllend • Wurmmittel • Harntreibend • Hormonwirkung

Benignes Prostatasyndrom (BPS) Samen und Samenöl werden oft zur Behandlung von Frühstadien einer gutartigen Prostatavergrößerung benutzt. So nimmt man die Samen bei typischen BPS-Symptomen, z. B. Schwierigkeiten beim Urinieren. Einen Rückgang der Prostatavergrößerung können sie aber wohl nicht bewirken.

Weitere Anwendungen Die Samen wirken östrogenähnlich, sodass eine regelmäßige Einnahme bei klimakterischen Beschwerden hilfreich sein kann. Zudem lassen sie sich gut gegen Würmer, besonders Bandwürmer, einsetzen (auch bei Kindern und während der Schwangerschaft). Allerdings sollten Sie in diesen Fällen zuvor Ihren Arzt konsultieren.

AUF EINEN BLICK

SICHERHEIT ★★★★✬
TRADITION ★★★★☆
FORSCHUNG ★★★✬☆
ANWENDUNG Samen ✓✓✓
DOSIERUNG 10 g pro Tag
OFT IN KOMBINATION MIT Sägepalme (*Serenoa serrulata*)
WARNUNG Keine. Siehe auch S. 42–51.

SAMEN

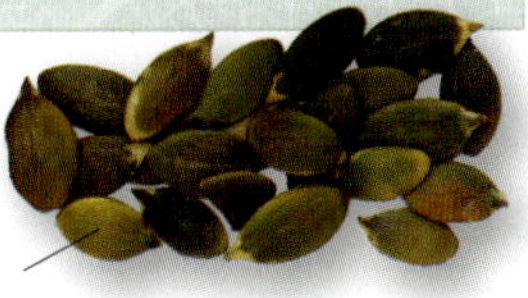

Die Samen sind ein gutes Wurmmittel

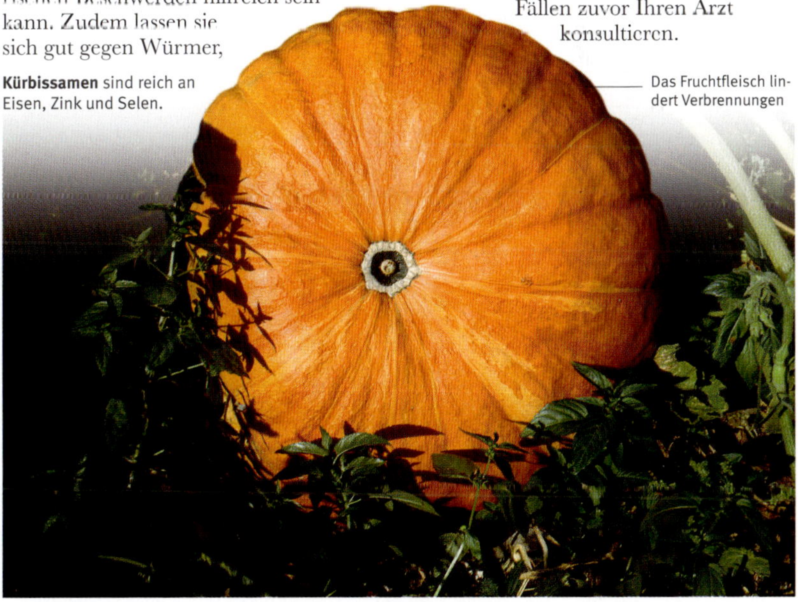

Kürbissamen sind reich an Eisen, Zink und Selen.

Das Fruchtfleisch lindert Verbrennungen

Weißdorn

Crataegus spp.

Diese Pflanze nennt man traditionell »Nahrung für das Herz«. Nachweisen konnte man die Wirkung auf Herz und Kreislauf aber auch in wissenschaftlichen Versuchen, die zeigten, dass Beeren und blühende Sprossspitzen den Blutfluss in den Herzkranzgefäßen verbessern.

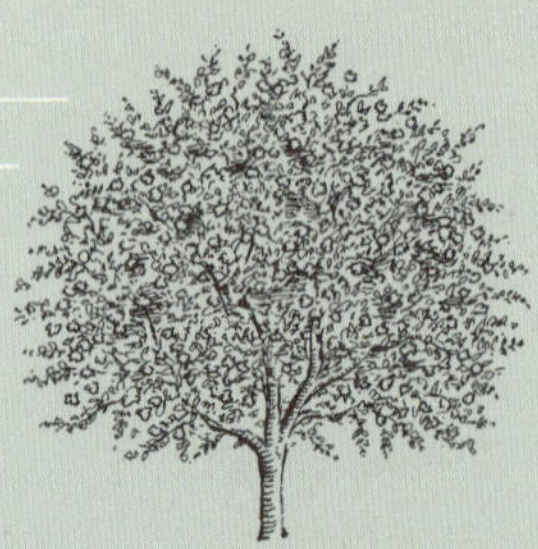

THERAPEUTISCHE ANWENDUNG

Verwendete Teile Blühende Sprossspitzen • Blätter • Früchte

Hauptwirkung Antioxidativ • Herztonikum • Blutdrucksenkend • Erweitert die Gefäße

Herzkranzgefäße Zwar ist Weißdorn kein Allheilmittel für Herz und Kreislauf, er wirkt sich aber bei regelmäßiger Anwendung dennoch positiv auf die Herztätigkeit aus. So kann er den Rhythmus und die Kontraktion des Herzmuskels sowie die Sauerstoffaufnahme verbessern, er lässt sich aber auch bei einer leichten Angina pectoris einsetzen. Wie klinische Tests gezeigt haben, kann man ihn besonders im Frühstadium einer Herzerkrankung erfolgreich anwenden. Allerdings sollten Sie zuvor unbedingt Ihren Arzt konsultieren, vor allem, wenn Sie verschreibungspflichtige Medikamente nehmen.

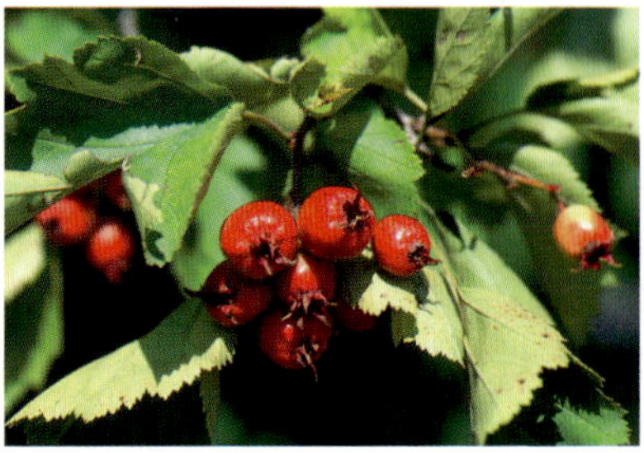

Die leuchtend roten, im Herbst erscheinenden Weißdornfrüchte wurden früher benutzt, um Kompott daraus herzustellen.

Hoher und niedriger Blutdruck Die Beeren, Blüten und Blätter des Weißdorns enthalten größere Mengen an Procyanidinen und Flavonoiden, die eine starke antioxidative Wirkung haben und so den Blutfluss verbessern. Bis vor Kurzem wurden bevorzugt die Beeren zur Behandlung von Bluthochdruck eingesetzt, aber seit Untersuchungen gezeigt haben, dass die

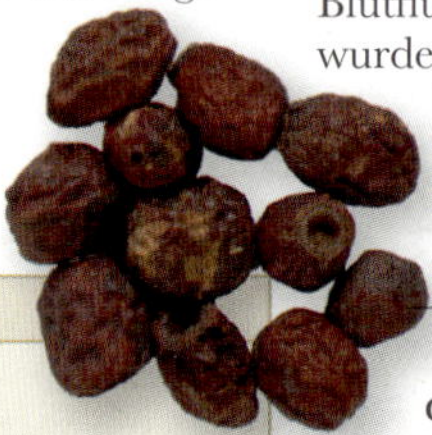

Die Beeren unterstützen die Gesundheit von Herz und Gefäßen

GETROCKNETE BEEREN

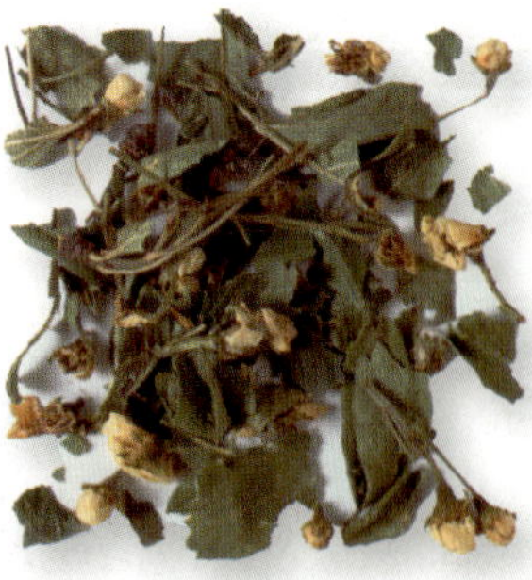

GETROCKNETE SPROSSSPITZEN

GEHEIMNISVOLLES MITTEL

Im 19. Jahrhundert erlangte der irische Arzt Thomas Green Berühmtheit, weil er ein geheimes Mittel gegen Herzkrankheiten besaß. Erst nach seinem Tod stellte sich heraus, dass es sich dabei um eine Tinktur aus Weißdornbeeren handelte.

ARZT DES 19. JAHRHUNDERTS

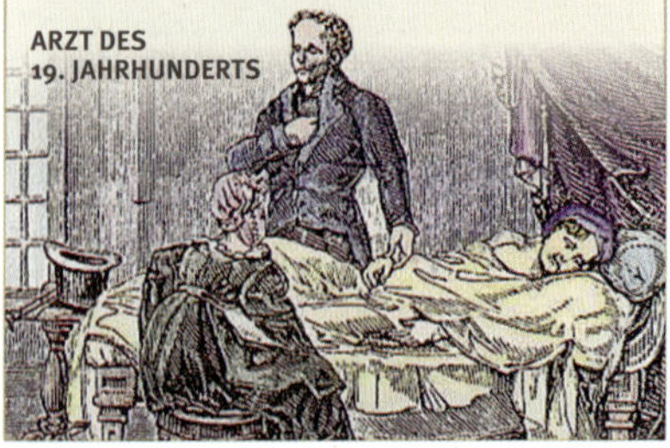

Blätter und blühenden Sprossspitzen eine höhere Konzentration an Procyanidinen aufweisen, werden diese jetzt häufiger für diese Art von Beschwerden angewendet. Man vermutet, dass Weißdornblätter den Blutdruck ausgleichen, indem sie in Hochdruckphasen den erhöhten Blutdruck senken und den Herzschlag verlangsamen und in hypotonen Phasen den niedrigen Blutdruck anregen und den Herzschlag beschleunigen.

Kreislauf Der Weißdorn enthält Wirkstoffe, die die Arteriengesundheit aktiv unterstützen, sodass man ihn verwenden kann, um Kreislaufprobleme wie Atherosklerose oder eine schlechte periphere Durchblutung zu verbessern. Andere Beschwerden, die durch Weißdorn gelindert werden können, sind die Schaufensterkrankheit (Claudicatio intermittens) und das Raynaud-Phänomen (Gefäßkrämpfe in Händen und Füßen).

AUF EINEN BLICK

SICHERHEIT ★★★★☆
TRADITION ★★★★☆
FORSCHUNG ★★★★☆
EMPFOHLENE ANWENDUNG Standardextrakt: Tinktur ✓✓✓ Tabletten ✓✓ Kapseln ✓
DOSIERUNG M, C (*siehe S. 44–45*)
Beeren: 4 mg/ml Procyanidin
Blätter: Mindestens 10 mg/ml Procyanidin
OFT IN KOMBINATION MIT Schafgarbe (*Achillea millefolium*)
WARNUNG Wechselwirkungen mit verschreibungspflichtigen Medikamenten sind möglich – vor der Einnahme unbedingt einen Arzt konsultieren. Selten kann Weißdorn leichtere Beschwerden wie Kopfschmerzen oder Übelkeit verursachen. Siehe auch S. 42–51.

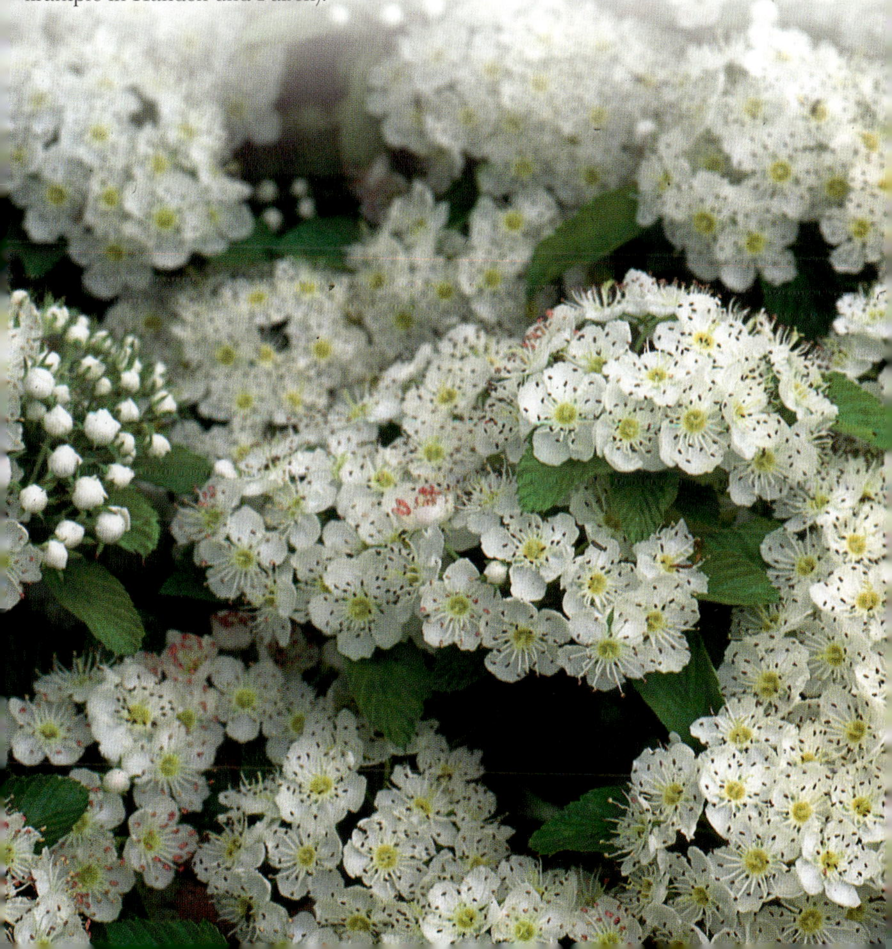

Der bereits im zeitigen Frühjahr blühende Weißdorn wurde früher bei Maifeierlichkeiten benutzt, galt aber auch als Fruchtbarkeitssymbol.

Kurkumapflanze, Gelbwurzel

Curcuma longa

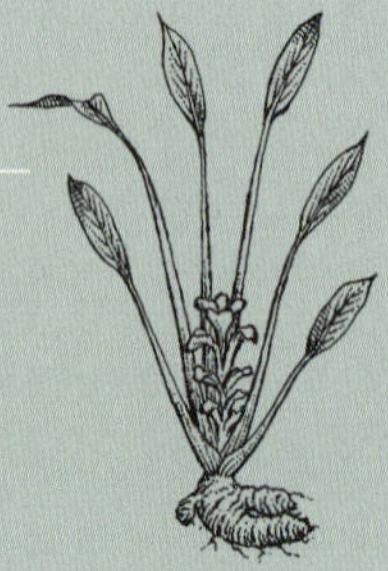

Das goldgelbe, aus dieser Pflanze hergestellte Pulver ist einer der Hauptbestandteile von Currymischungen. Therapeutisch wird Kurkuma traditionell zur Behandlung von Allergien und Entzündungen eingesetzt, wobei neuere Untersuchungen die stark antioxidative Wirkung bestätigt haben.

THERAPEUTISCHE ANWENDUNG

Verwendete Teile Wurzel

Hauptwirkung Entzündungshemmend • Antioxidativ • Schützt die Leber • Regt die Gallensekretion an

Entgiftend Die Wurzel fördert die Funktionen des oberen Verdauungssystems und wirkt Infektionen und Entzündungen von Magen und Dünndarm entgegen. Außerdem regt sie die Gallensekretion an und schützt die Leber vor Vergiftungen.

Krebsverhütung Kurkuma wird bei chronischen Gesundheitsproblemen eingesetzt und zunehmend auch als vorbeugendes Krebsmittel. Umstritten ist, ob sie auch bei einer diagnostizierten Krebserkrankung unterstützend wirken kann. Daher sollten Sie in einem solchen Fall vor der Anwendung unbedingt einen Arzt konsultieren.

Weitere Anwendungen Wegen der antioxidativen Wirkung kann die Pflanze eine wichtige Rolle bei zahlreichen chronischen Krankheiten spielen. Nach neueren Untersuchungen lässt sie sich bei Magenverstimmung, Übelkeit, Magenschleimhautentzündung, Ulcus pepticum, Leberbeschwerden, zu hohem Cholesterinspiegel, Arthritis, Polyarthritis und Morbus Crohn einsetzen. Kaum bekannt ist dagegen die antimykotische und antibakterielle Wirkung, sodass man sie z. B. bei Candida-Infektionen anwenden kann; außerdem verlangsamt sie die Blutgerinnung.

AUF EINEN BLICK

SICHERHEIT ★★★★½
TRADITION ★★★★☆
FORSCHUNG ★★★★☆
EMPFOHLENE ANWENDUNG
Tabletten ✓✓✓ Pulver ✓✓ Tinktur ✓
DOSIERUNG B (*siehe S. 44–45*)
OFT IN KOMBINATION MIT Ingwer (*Zingiber officinale*)
WARNUNG Bei Einnahme von Blutverdünnungsmedikamenten oder bei Gallensteinen nur auf ärztliche Anweisung anwenden.
Siehe auch S. 42–51.

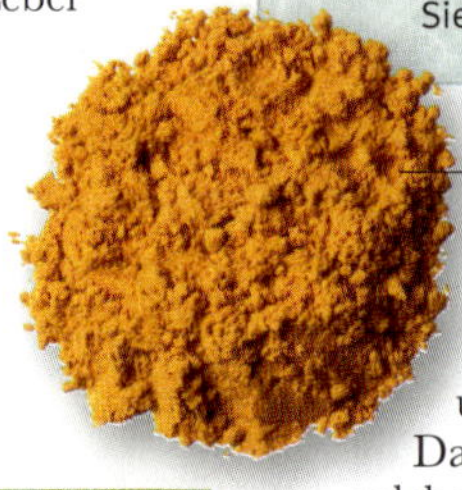

Kurkuma wird als Heilmittel gegen Gastritis angewendet

KURKUMA-PULVER

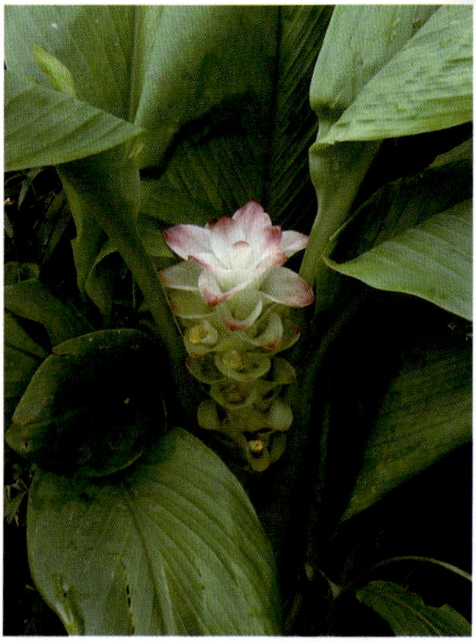

Die in Indien und Südasien heimische Art wird in der ayurvedischen und chinesischen Heilkunde bei Leberproblemen, z. B. Gelbsucht, angewendet.

Artischocke

Cynara cardunculus Syn. *C. scolymus*

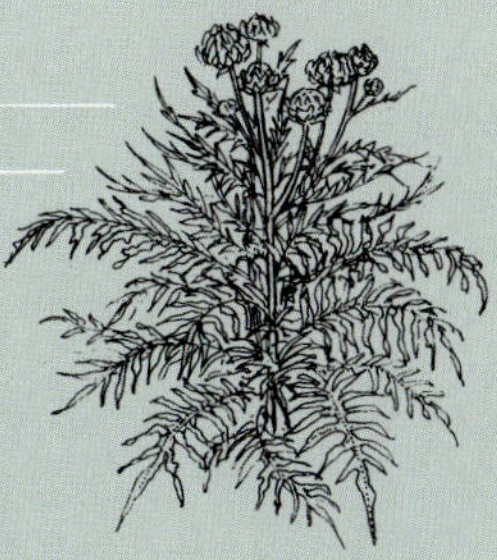

Die Blütenköpfe lassen sich nicht nur zu einem schmackhaften Gemüse verarbeiten, sondern sie haben auch appetitanregende und entgiftende Eigenschaften, eine tonische Wirkung auf Leber und Verdauung und sie senken, genau wie die Blätter, den Cholesterinspiegel.

THERAPEUTISCHE ANWENDUNG

Verwendete Teile Blütenköpfe (Nahrung) • Blätter (Arznei)

Hauptwirkung Antioxidativ • Bitteres Verdauungstonikum • Senkt den Cholesterinspiegel • Schützt die Leber

Leber und Nieren Auch wenn die Forschung inzwischen neue Anwendungen für die Artischocke gefunden hat, so spielt sie doch weiterhin eine wichtige Rolle für die Stärkung der Leber- und Nierenfunktion, denn sie fördert die Entgiftung bei chronischen Beschwerden wie Arthritis, Gicht und Leberkrankheiten.

Cholesterin Wie langjährige klinische Tests gezeigt haben, können Artischockenblätter den LDL-Cholesterin- und Triglyzeridspiegel senken und die HDL-Cholesterinkonzentration erhöhen. Bei einer täglichen Dosis, die 7 g getrockneter Blätter entspricht, kann die Senkung der unerwünschten Blutfette zwischen 5 und 45 Prozent liegen. Allerdings muss die Arznei dann mehrere Monate eingenommen werden. Patienten berichteten außerdem über eine deutliche Verbesserung bei Symptomen wie Übelkeit, Erbrechen, Unterleibsschmerzen, Blähungen und Verstopfung. Daher wird Artischocke inzwischen auch verwendet, um Reizdarm, Diarrhö und ähnliche Beschwerden zu behandeln.

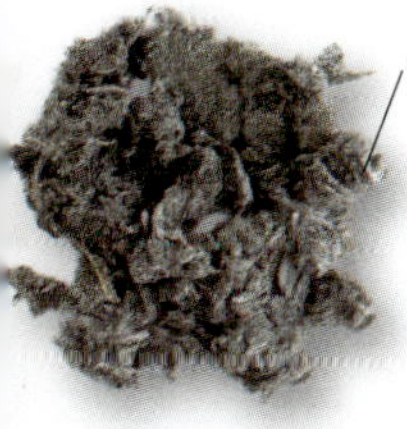

Die Blätter senken den Cholesterinspiegel

GETROCKNETE BLÄTTER

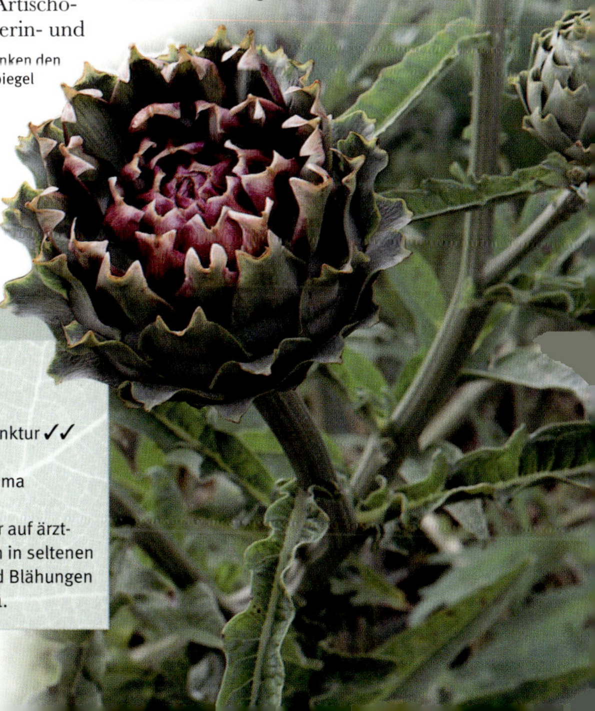

Die Artischocke wird traditionell bei Gelbsucht und Nierensteinen angewendet.

AUF EINEN BLICK

SICHERHEIT ★★★★★
TRADITION ★★★★☆
FORSCHUNG ★★★½☆
ANWENDUNG Tabletten ✓✓✓ Tinktur ✓✓
DOSIERUNG A (*siehe S. 44–45*)
OFT IN KOMBINATION MIT Kurkuma (*Curcuma longa*)
WARNUNG Bei Gallensteinen nur auf ärztliche Anweisung anwenden. Kann in seltenen Fällen allergische Reaktionen und Blähungen verursachen. Siehe auch S. 42–51.

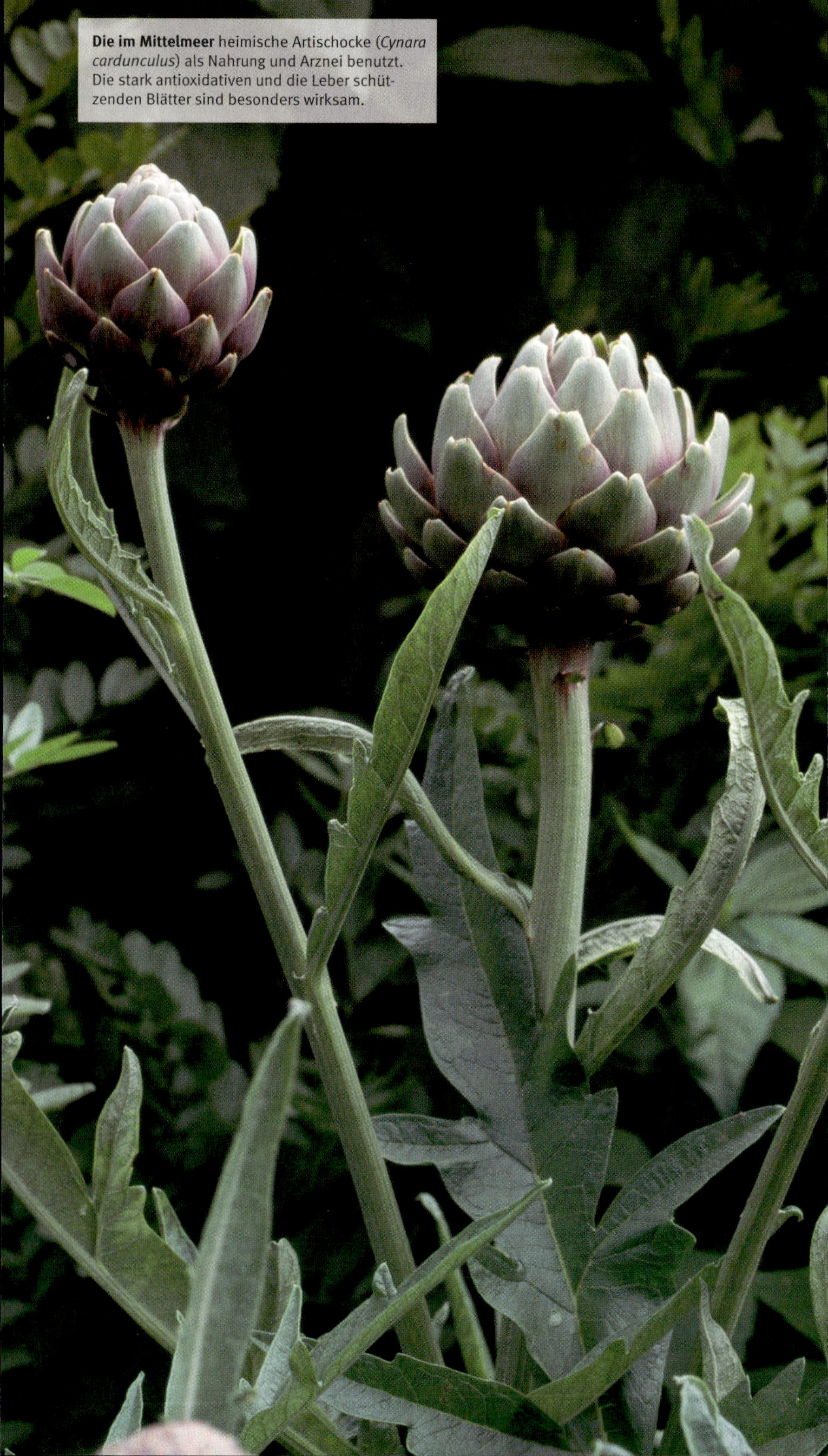

Die im Mittelmeer heimische Artischocke (*Cynara cardunculus*) als Nahrung und Arznei benutzt. Die stark antioxidativen und die Leber schützenden Blätter sind besonders wirksam.

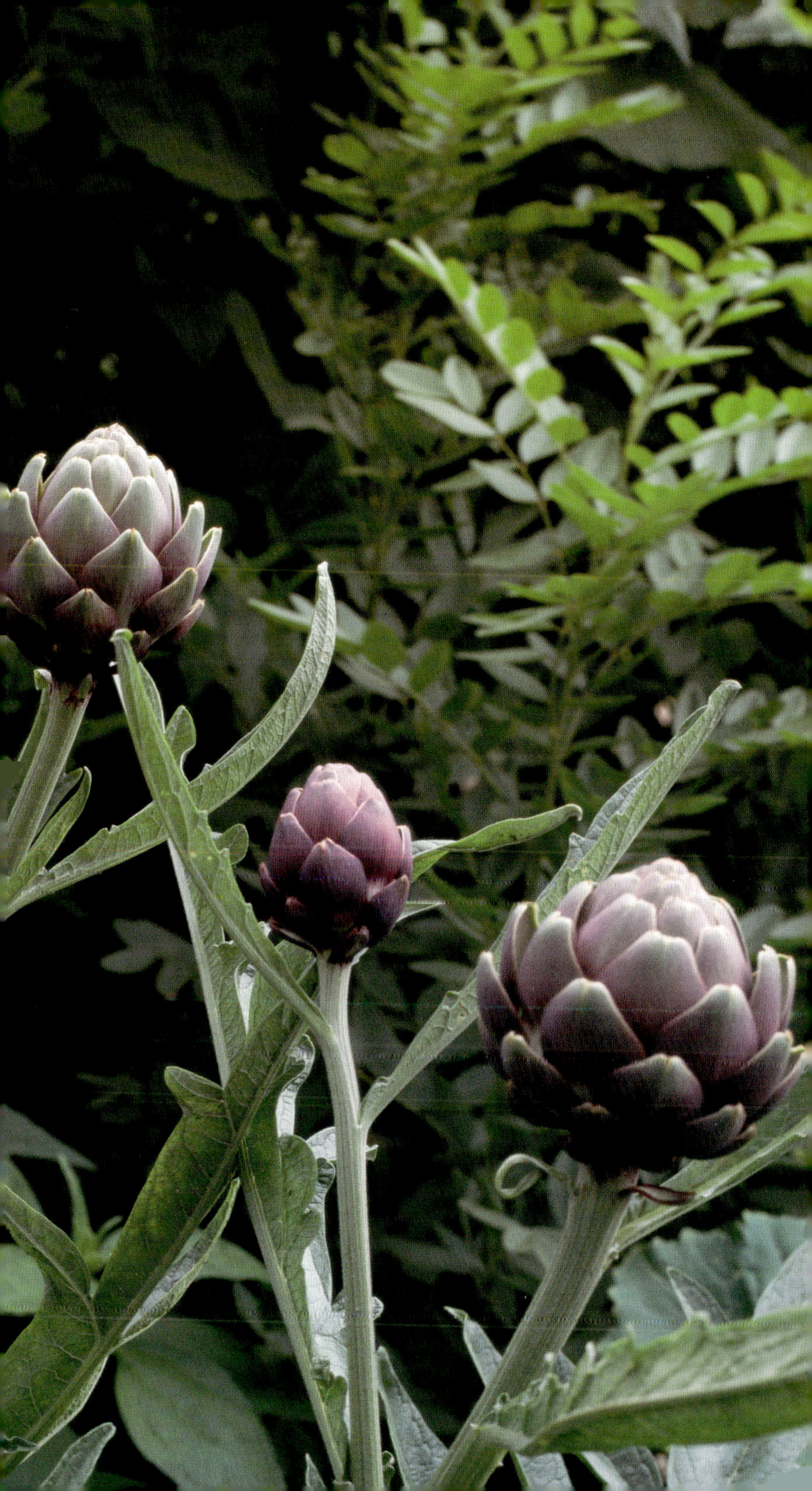

Wilde Yamswurzel

Dioscorea villosa

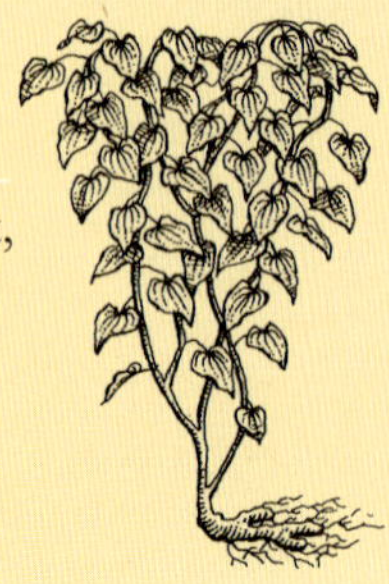

Früher wurde die Yamswurzel hauptsächlich benutzt, um Krämpfe und Muskelschmerzen zu lindern, heute dient sie zunehmend als Mittel zur Behandlung klimakterischer Beschwerden. Daneben kann man sie aber auch bei bestimmten rheumatischen Erkrankungen einsetzen, etwa bei Polyarthritis.

THERAPEUTISCHE ANWENDUNG

Verwendete Teile Wurzel

Hauptwirkung Entzündungshemmend • Östrogenähnlich • Krampflösend

Krämpfe und Schmerzen Die Yamswurzel kann Linderung bei Beschwerden bringen, die sich durch schmerzhafte Krämpfe oder Muskelverspannungen bemerkbar machen. So lässt sie sich wegen ihrer krampflösenden und entzündungshemmenden Wirkung bei Darmkrämpfen, Gallenblasen- und Menstruationsschmerzen sowie Muskelkrämpfen einsetzen, die auf eine chronische Entzündung zurückgehen. Die besten Ergebnisse erzielt man in Kombination mit anderen entzündungshemmenden oder krampflindernden Pflanzen, besonders dem Schneeball (*Viburnum opulus*). Bei Gelenkarthrose und Polyarthritis lässt sich die Yamswurzel gut mit entzündungshemmenden Arzneien wie Teufelskralle (*Harpagophytum procumbens*) und Weidenrinde (*Salix alba*) kombinieren.

Menopause Auch bei klimakterischen Beschwerden wird die Wurzel sehr häufig angewendet, denn wegen ihrer unbestrittenen hormonähnlichen Wirkung kann man davon ausgehen, dass sie bei Symptomen wie Hitzewallungen, Nachtschweiß und Schlafstörungen helfen kann. Allerdings ist nicht anzunehmen, dass die Steroidsaponine der Yamswurzel dazu in menschliche Hormone umgewandelt werden, sondern es gibt wohl einen anderen Mechanismus, der diese Wirkung ermöglicht. Die meisten Experten empfehlen die Einnahme eines Extraktes über mehrere Wochen, um zu sehen, ob die Beschwerden nachlassen. Bei klimakterischen und

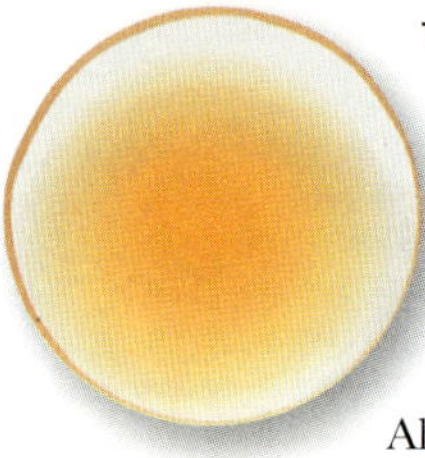

TINKTUR

AUF EINEN BLICK

SICHERHEIT ★★★★½
TRADITION ★★★½☆
FORSCHUNG ★★☆☆☆
EMPFOHLENE ANWENDUNG Tinktur ✓✓✓ Kapseln ✓✓ Tabletten ✓
DOSIERUNG B (*siehe S. 44–45*)
OFT IN KOMBINATION MIT Traubensilberkerze (*Cimicifuga racemosa*)
WARNUNG Kann bei zu starker Dosierung Verdauungsstörungen verursachen. Siehe auch S. 42–51.

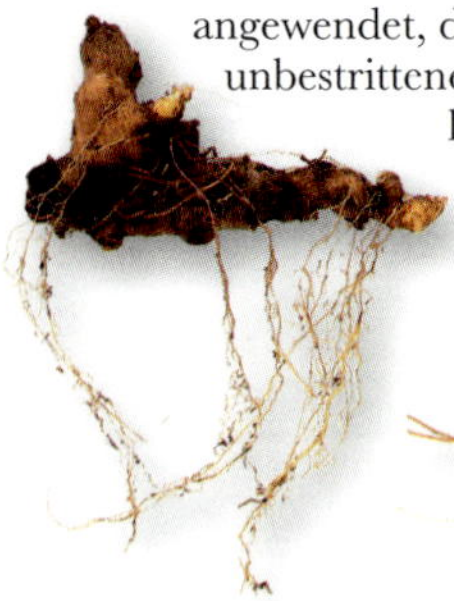

GETROCKNETE WURZEL

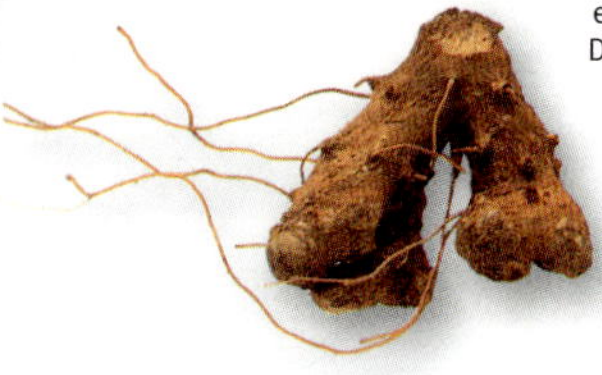

FRISCHE WURZEL

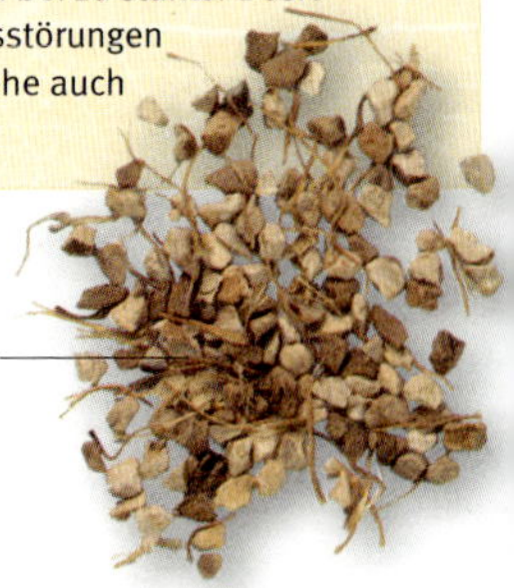

Die Wurzel enthält Dioscin

GEHACKTER WURZELSTOCK

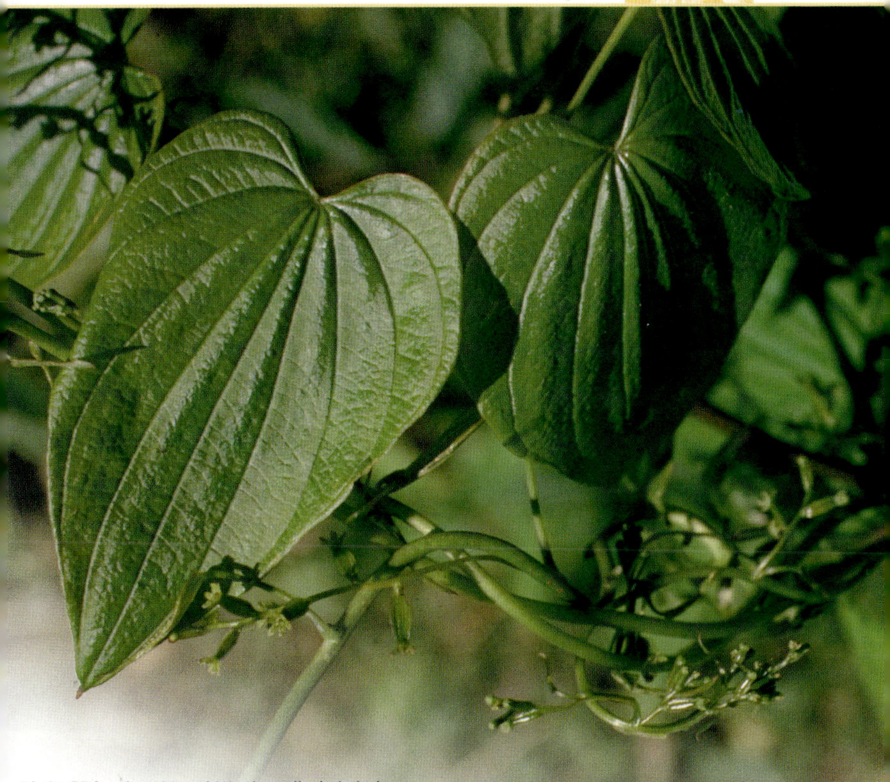

Die im Süden der USA und Mittelamerika heimische Yamswurzel wurde von den frühen Siedlern auch Kolik- oder Rheumawurzel genannt.

rheumatischen Problemen kann man die Pflanze gut mit der Traubensilberkerze (*Cimicifuga racemosa*) kombinieren.

Progesteroncreme Eine Zeit lang wurde diskutiert, ob man bei Menopausebeschwerden als Alternative zur innerlichen Anwendung nicht auch natürliche Progesteroncreme aus der Yamswurzel auf die Haut auftragen könne. In mehreren klinischen Studien konnte man diesen Ansatz nicht untermauern, wenngleich die Cremebehandlung in Einzelfällen zweifellos zu einer Besserung der Beschwerden geführt hat. Auch ist es irreführend, solche Produkte als »natürlich« zu bezeichnen, da mehrere Syntheseschritte im Labor nötig sind, um die Steroidsaponine der Yamswurzel in Progesteron umzuwandeln (tatsächlich kennt man bisher keine Pflanze, die Progesteron enthält). Und bekanntlich nutzt der Körper aus natürlichen Quellen stammende Hormone bereitwilliger als synthetisch hergestellte.

Weitere Anwendungen Von den amerikanischen Ureinwohnern wurde die Yamswurzel verwendet, um Fehlgeburten in der Spätschwangerschaft zu verhindern und Geburtsschmerzen zu lindern. Heute wird die Pflanze oft auch noch zur Behandlung von Reizdarm und Divertikulitis eingesetzt, besonders in Kombination mit der Rotulme (*Ulmus rubra*).

DIE HORMONE DER YAMSWURZELN

Yamswurzeln enthalten größere Mengen an Steroidsaponinen mit einer östrogenen Wirkung, darunter auch Dioscin. Diese Pflanzensubstanz wurde im Jahr 1936 von japanischen Wissenschaftlern benutzt, um daraus Steroidhormone zu synthetisieren, aus denen man dann die erste Antibabypille herstellte.

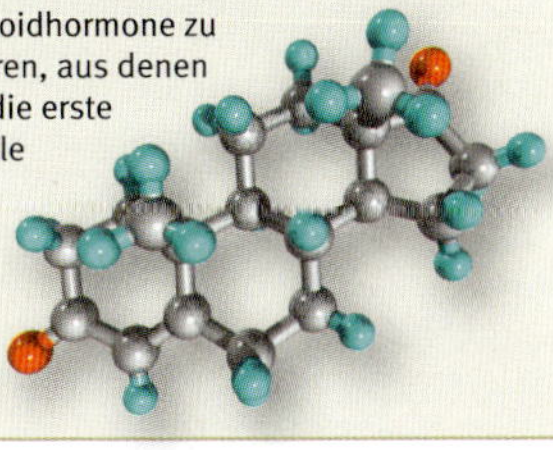

STEROID-MOLEKÜL

Sonnenhut

Echinacea angustifolia, E. purpurea, E. pallida

Dieser Pflanze aus den Prärien Nordamerikas sagt man nach, sie könne die Widerstandskräfte des Körpers gegenüber Infektionen stärken und sei hilfreich bei Vergiftungen. Heute benutzt man sie vor allem bei Erkältung, Grippe und Virusinfektionen, aber auch bei Hautbeschwerden wie Ekzemen und Akne.

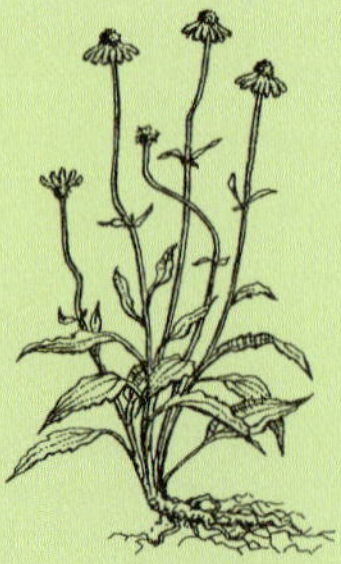

THERAPEUTISCHE ANWENDUNG

Verwendete Teile Gesamte Pflanze

Hauptwirkung Antibakteriell • Antiviral • Blutreinigend • Stärkt das Immunsystem • Wundheilend

Erkältungskrankheiten und Infektionen Sonnenhut eignet sich, um die Genesung nach einem Atemwegsinfekt zu beschleunigen und um das Immunsystem von Menschen zu stärken, die besonders anfällig für Erkältungen und Herpes sind oder die oft eine Grippe verschleppen. Die Pflanze lässt sich gut mit Holunder (*Sambucus nigra*) kombinieren; eine verdünnte Tinktur eignet sich als Mundwasser, zum Gurgeln und zum Auswaschen von infizierten Hautausschlägen oder Wunden. Bakterielle Infektionen wie Nebenhöhlenentzündung, Mandelentzündung und Chronische Bronchitis kann man selbst behandeln, vorzugsweise in Kombination mit Knoblauch (*Allium sativum*) oder Gelbwurzel (*Hydrastis canadensis*); steigt das Fieber auf über 39 °C, sollte man aber unbedingt zum Arzt gehen. Bleibt zu erwähnen, dass die Eignung der Pflanze zur Bekämpfung von Infektionen oft angezweifelt wird, was aber zumindest teilweise daran liegen dürfte, dass die Dosierung bei einigen klinischen Tests zu niedrig war oder dass die falschen Pflanzenteile bzw. Arten verwendet wurden. Daher ist es auch wichtig, die richtigen Produkte zu erwerben.

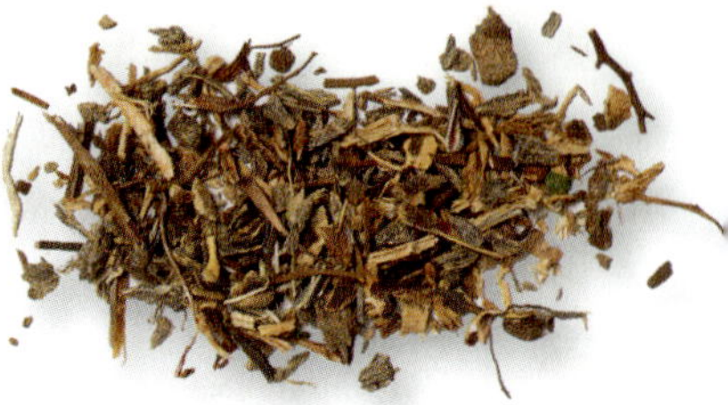

GETROCKNETE WURZEL

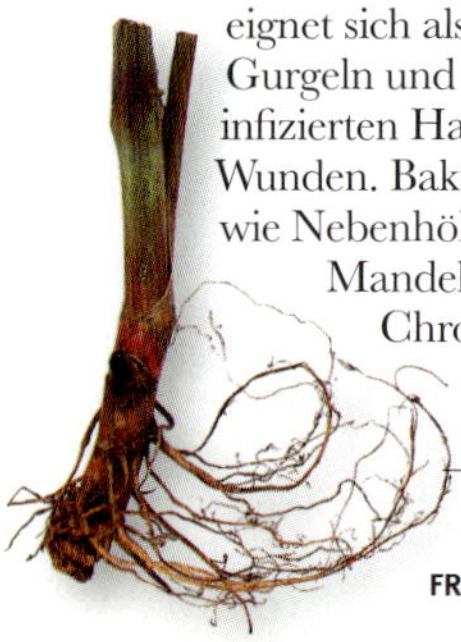

Die Wurzel unterstützt das Immunsystem

FRISCHE WURZEL

AUF EINEN BLICK

SICHERHEIT ★★★★☆
TRADITION ★★★★½
FORSCHUNG ★★★☆☆
EMPFOHLENE ANWENDUNG
Tinktur ✓✓✓ Tabletten ✓✓ Kapseln ✓
DOSIERUNG B *(siehe S. 44–45)*
OFT IN KOMBINATION MIT Kanadischer Gelbwurz (*Hydrastis canadensis*)
WARNUNG Kann allergische Reaktionen verursachen. Bei Einnahme verschreibungspflichtiger Medikamente nur nach ärztlicher Rücksprache. Siehe auch S. 41–52.

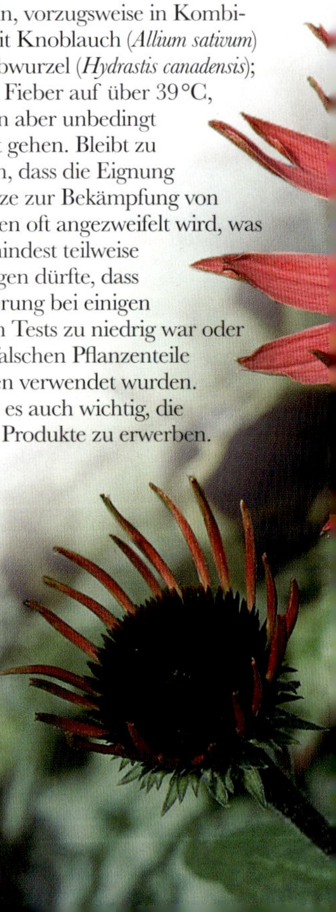

Die stärkste therapeutische Wirkung sollen *E. angustifolia* oder Extrakte aus frisch gepresstem Saft von *E. purpurea* haben.

Immunsystem und Entgiftung Sonnenhut stärkt die unspezifische Immunantwort, weil er die Zahl und Aktivität der weißen Blutkörperchen erhöht. Daher kann man ihn bei Überlastung des Immunsystems durch chronische Infektionen oder toxische Substanzen einsetzen, etwa bei Lymphdrüsenschwellung, hartnäckigen Furunkeln, chronischen Kopfschmerzen oder Halsentzündungen. Unter fachkundiger Anleitung kann er auch angewendet werden, um das Lymphsystem zu reinigen, den Widerstand gegenüber Pilzinfektionen zu erhöhen und die allgemeine Vitalität zu steigern. Für eine Selbstbehandlung bei Autoimmunkrankheiten oder HIV-Infektionen ist die Pflanze ungeeignet.

SCHLANGENWURZEL

Die amerikanischen Ureinwohner nutzten diese Pflanze besonders häufig zur Behandlung von Schlangenbissen, sodass man den Sonnenhut in seiner Heimat auch Schlangenwurzel nennt. Aber auch zur Desinfektion von Wunden oder als Mittel gegen Zahnschmerzen, Halsentzündungen und Tollwut lässt er sich einsetzen.

KLAPPERSCHLANGE

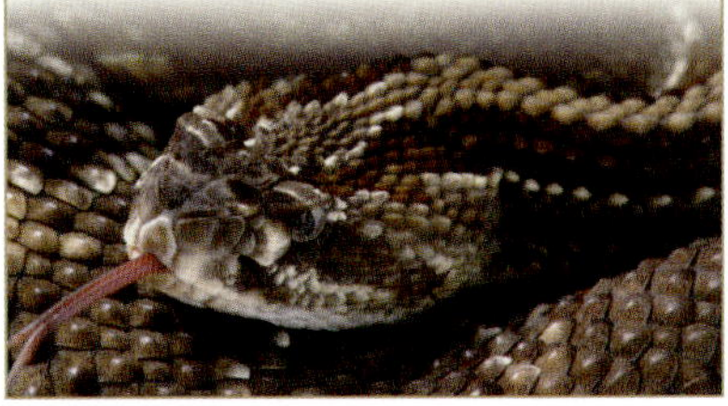

Therapeutisch werden drei Arten genutzt, die inzwischen alle in ihrem Bestand gefährdet sind. *Echinacea purpurea* wird mittlerweile häufig kultiviert.

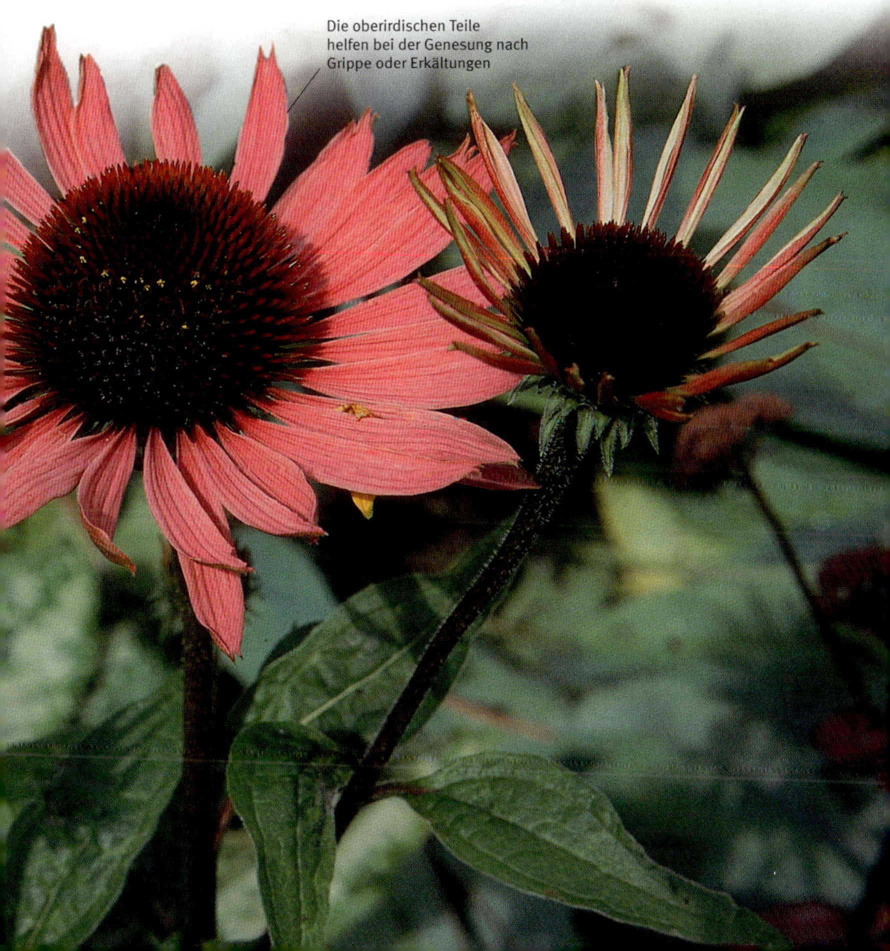
Die oberirdischen Teile helfen bei der Genesung nach Grippe oder Erkältungen

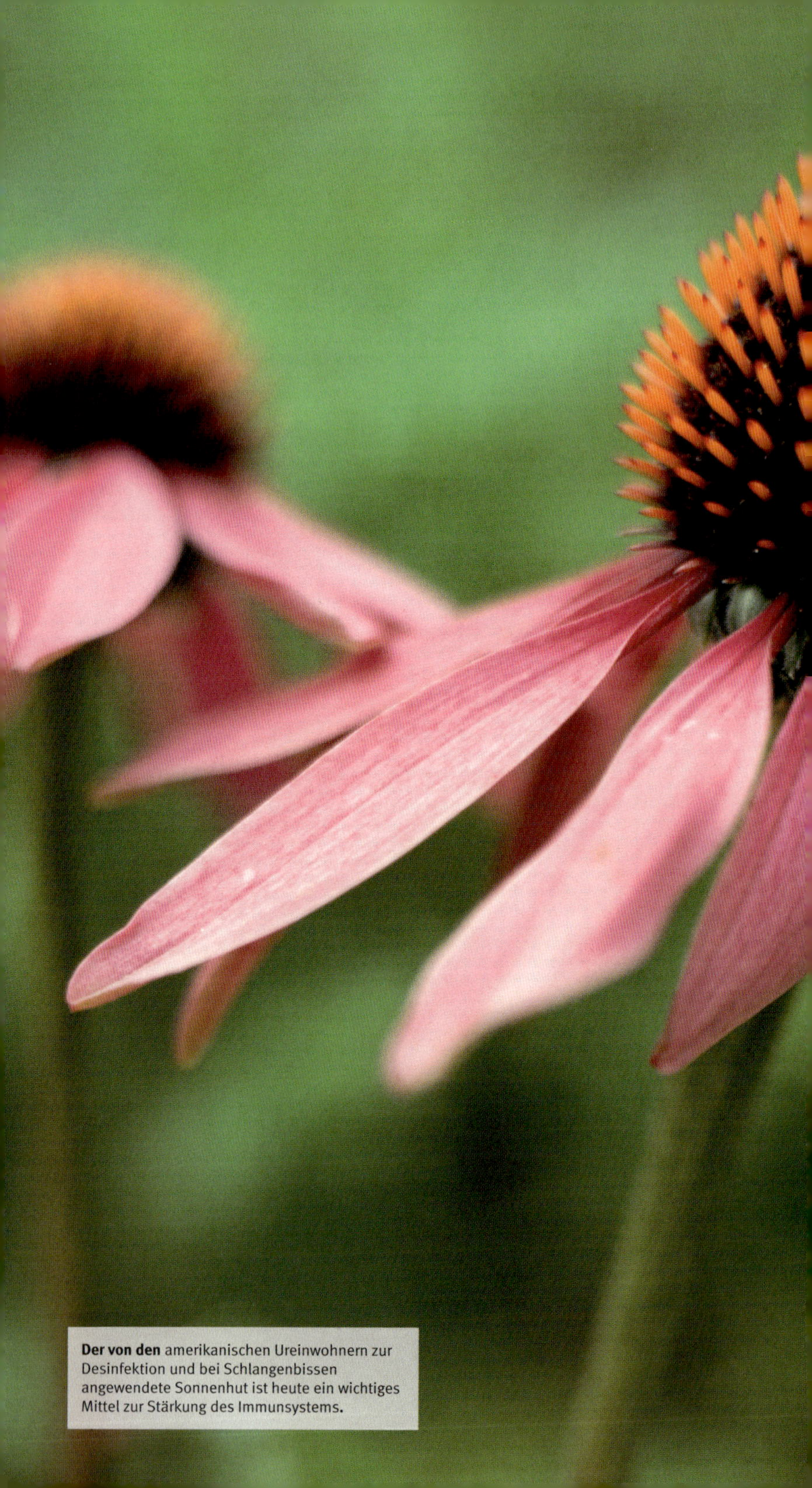

Der von den amerikanischen Ureinwohnern zur Desinfektion und bei Schlangenbissen angewendete Sonnenhut ist heute ein wichtiges Mittel zur Stärkung des Immunsystems.

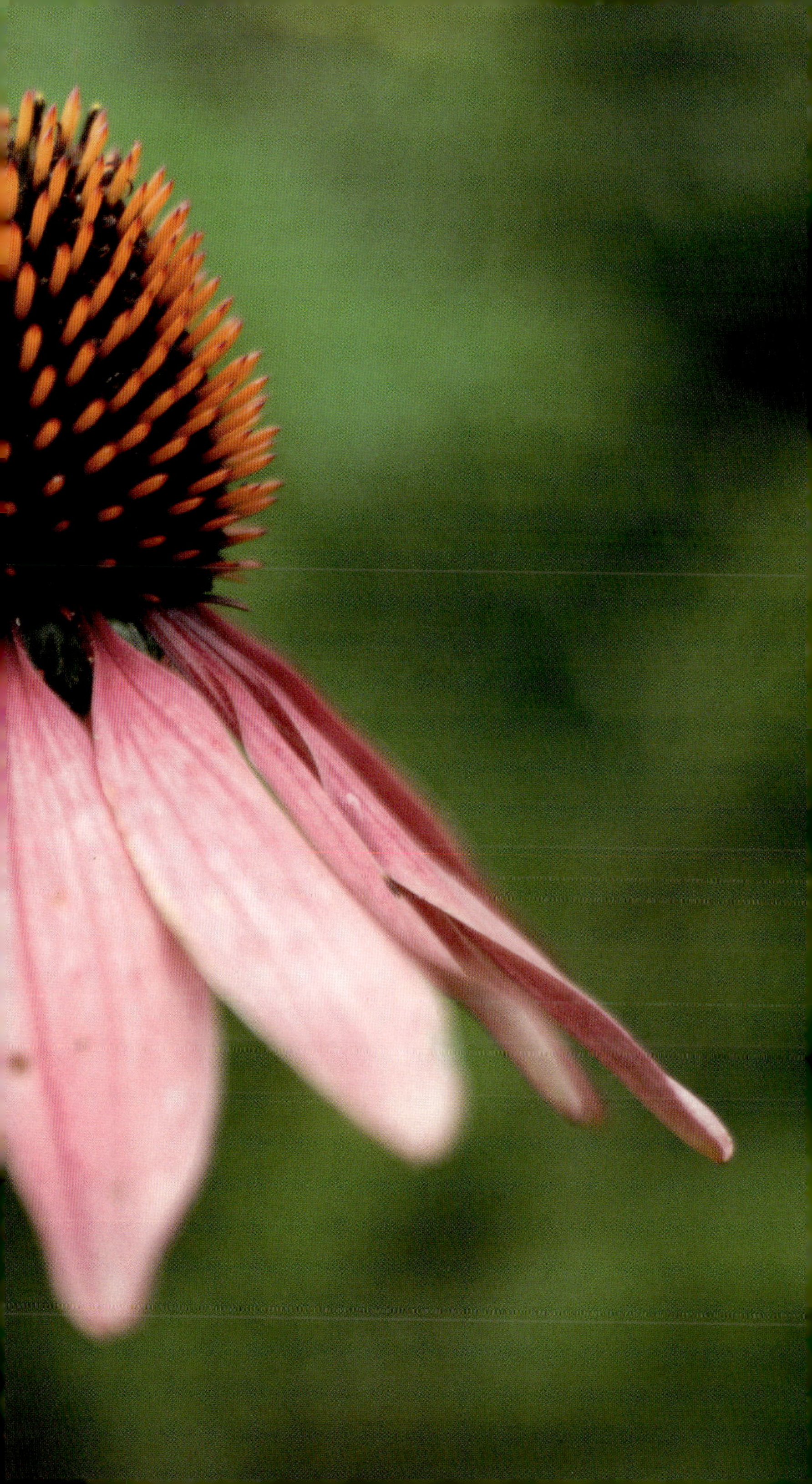

Kardamom

Elettaria cardamomum

Das bekannte indische Gewürz mit seinem leicht scharfen Geschmack lässt sich sowohl in Süßspeisen als auch in pikanten Gerichten verwenden. Die Samen kann man mit anderen Mitteln kombinieren, um deren Geschmack zu verbessern; im Kaffee verstärkt Kardamom dessen anregende Wirkung.

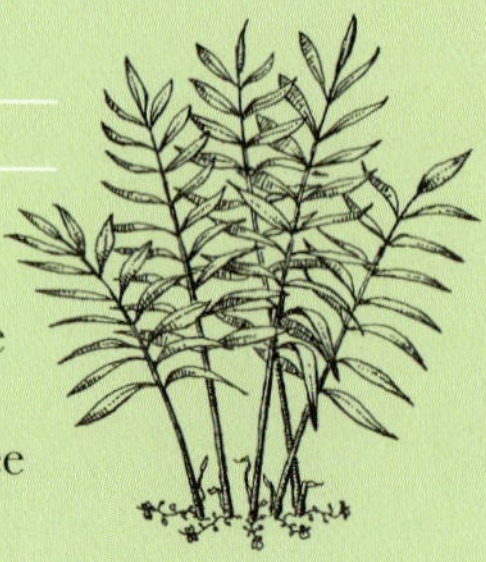

THERAPEUTISCHE ANWENDUNG

Verwendete Teile Samen • Öl

Hauptwirkung Leicht anregend • Blähungstreibend • Krampflindernd • Tonisch

Verdauungsbeschwerden Die wichtigste Eigenschaft der Pflanze ist wohl die krampflindernde Wirkung auf das Verdauungssystem. So kann man das ätherische Öl als mildes, warmes Analgetikum bei Koliken, Blähungen, Übelkeit und Magenverstimmungen einsetzen, allerdings nur auf ärztliche Anweisung! Häufig wird die Pflanze, die sich gut mit Kamille (*Chamomilla recutita*) kombinieren lässt, aber auch in Form von zerdrückten Samen oder Tinkturen angewendet.

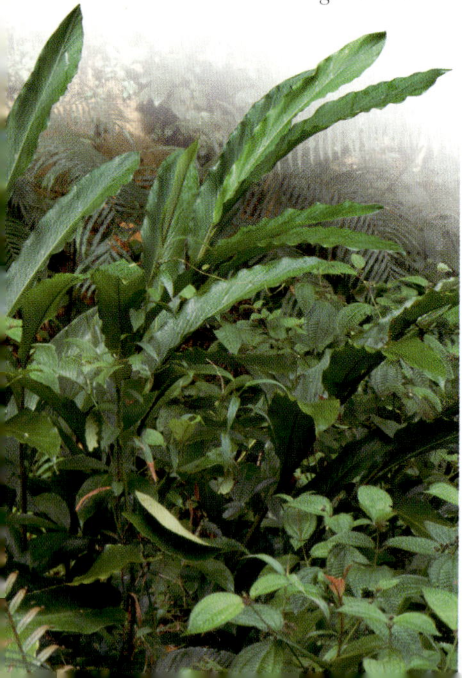

AUF EINEN BLICK

SICHERHEIT ★★★★★
TRADITION ★★★½☆
FORSCHUNG ★★½☆☆
EMPFOHLENE ANWENDUNG
Zerdrückte Samen ✓✓✓ Tinktur ✓✓
DOSIERUNG C (*siehe S. 44–45*)
OFT IN KOMBINATION MIT Ingwer (*Zingiber officinale*)
WARNUNG keine.
Siehe auch S. 42–51.

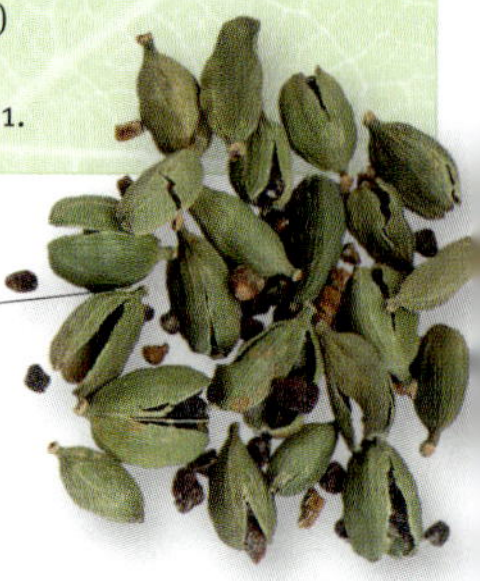

SAMENKAPSELN

Atemwegsbeschwerden Dank der leicht antiseptischen Wirkung lassen sich die Samen auch bei Atemwegsbeschwerden einsetzen. So kann man sie z. B. als Zusatz in Gurgelmitteln bei Halsentzündungen oder Asthma und Bronchitis anwenden.

Aphrodisiakum Kardamomsamen enthalten Substanzen mit androgener Wirkung, sodass sie schon lange als Aphrodisiakum geschätzt werden, besonders im Nahen Osten. Vermutlich sind sie am effektivsten, wenn man sie mit Kräutern wie Damiana (*Turnera diffusa*) und Ginseng (*Panax ginseng*) kombiniert.

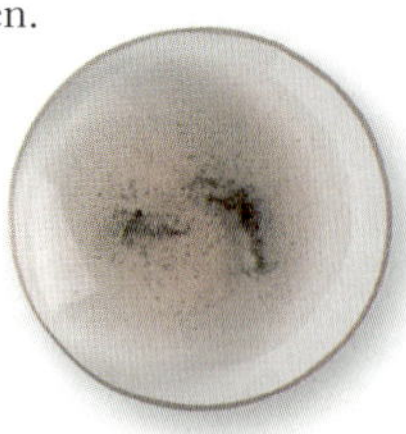
TINKTUR

Kardamom gehört zu den ältesten Gewürzen, die wir kennen. Von den alten Ägyptern wurde die Pflanze aber auch zur Herstellung von Parfüm verwendet.

Gewürznelke

Eugenia caryophyllata Syn. *Syzygium aromaticum*

Die aus Indonesien stammende Art ist eine sehr alte Nutzpflanze. Als Gewürz kann sie dank der starken antiseptischen Wirkung oft helfen, Infektionen oder Lebensmittelvergiftungen zu verhindern, während das ätherische Öl ein ausgezeichnetes Erste-Hilfe-Mittel bei Mundgeschwüren und Zahnschmerzen ist.

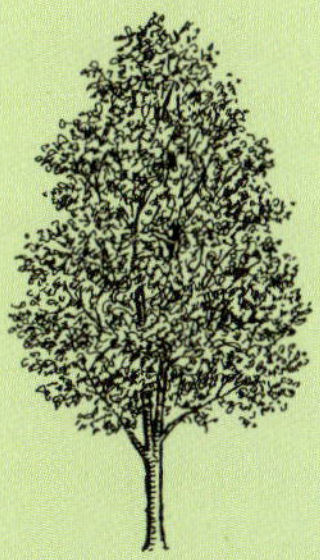

THERAPEUTISCHE ANWENDUNG

Verwendete Teile Ätherisches Öl • Blütenknospen (Nelken)

Hauptwirkung Schmerzstillend • Lindert Brechreiz • Antioxidativ • Antiseptisch • Adstringierend • Anregend

Zahn- und Nervenschmerzen Bei Zahnschmerzen kann man eine Gewürznelke kauen oder den Zahn mit einem Tropfen ätherischen Öls auf einem Wattestäbchen behandeln, wobei das Öl nicht auf das Zahnfleisch gelangen sollte. Verdünntes Öl (maximal 3-prozentig) kann man bei Nervenschmerzen auch auf die Haut auftragen.

Verdauungsstörungen und Reizdarm Kleinere Mengen Nelkenpulver oder Nelkentinktur in geringer Konzentration können eine positive Wirkung auf das Verdauungssystem haben, etwa bei Übelkeit, Magenverstimmung und Blähungen, während man die Nelken oft bei Magen-Darm-Katarrh oder Durchfall nimmt. Da sie eine leicht betäubende Wirkung haben, kann man sie aber auch bei Reizdarm ausprobieren, weil dadurch häufig die Krämpfe gelindert werden.

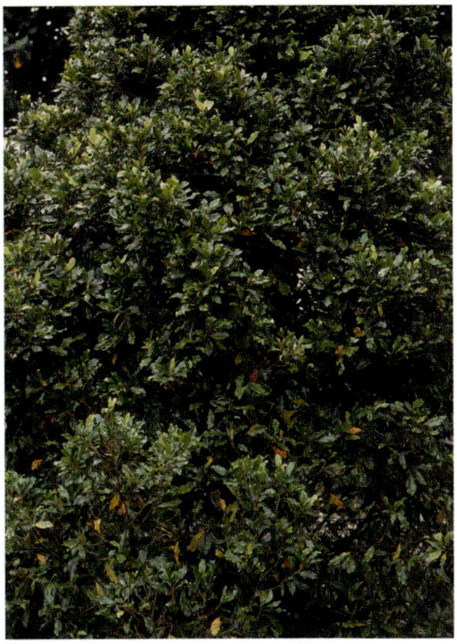

Die von den Gewürzinseln und Philippinen stammende Gewürznelke wird heute in größerem Maßstab in Tansania und auf Madagaskar kultiviert.

AUF EINEN BLICK

SICHERHEIT ★★★☆☆
TRADITION ★★★★★
FORSCHUNG ★★★★☆
ANWENDUNG Getrocknete Blütenknospen ✓✓✓ Ätherisches Öl ✓✓ Tinktur ✓
DOSIERUNG C (*siehe S. 44–45*)
OFT IN KOMBINATION MIT Süßholz (*Glycyrrhiza glabra*)
WARNUNG Äußerliche Anwendung kann Dermatitis verursachen. Ätherisches Öl nicht innerlich nutzen. Siehe auch S. 42–51.

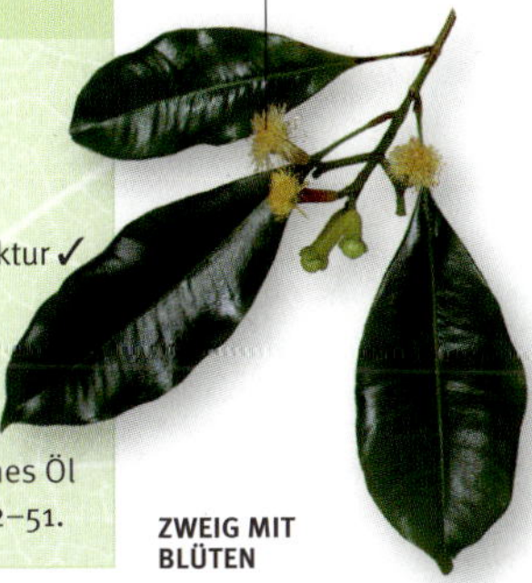

Das Öl wird aus den Blüten extrahiert

ZWEIG MIT BLÜTEN

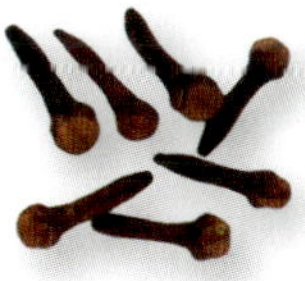

NELKEN

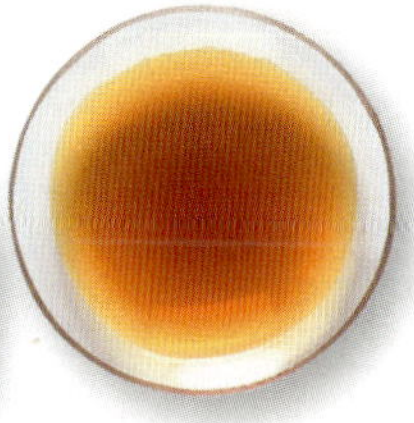

TINKTUR

Taigawurzel

Eleutherococcus senticosus

Im Westen wurde der Strauch auch dadurch bekannt, dass sowjetische Kosmonauten ihn in den Weltraum mitnahmen, denn die auch Sibirischer Ginseng genannte Pflanze kann helfen, sich den unterschiedlichsten Formen von physischem und psychischem Stress anzupassen.

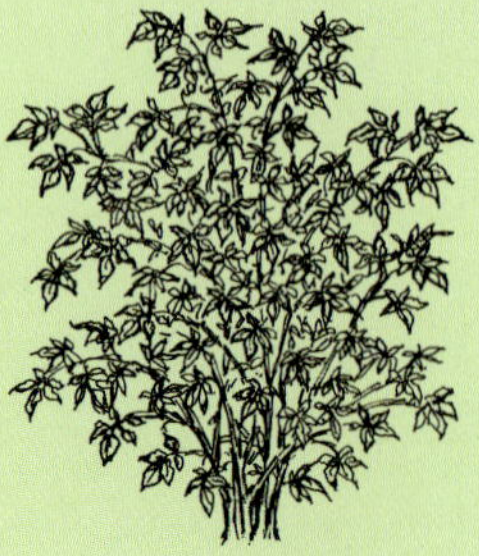

THERAPEUTISCHE ANWENDUNG

Verwendete Teile Wurzel

Hauptsächliche Wirkung Adaptogen • Regt das Immunsystem an • Tonisch

Vitalität und Durchhaltevermögen Die Pflanze ist ein ausgezeichnetes Adaptogen zur Verbesserung der Leistungsfähigkeit und Ausdauer, sodass man sie einsetzen kann, wenn man häufigem Stress und anderen starken Belastungen ausgesetzt ist, gleichgültig ob diese durch physische, chemische, emotionale oder Umwelteinflüsse verursacht werden (allerdings nicht bei hohem Blutdruck). Typische Anwendungen sind daher Überarbeitung, Jetlag, schwere körperliche Arbeit, Aufenthalt in extremer Hitze oder Kälte und Strahlenbelastung. Bei der Vorbereitung auf Prüfungen kann man die Wurzel gut mit Rosmarin (*Rosmarinus officinalis*) und Ginkgo (*Ginkgo biloba*) kombinieren. Unter normalen Umständen soll man die Wurzel nicht länger als sechs Wochen nehmen und Koffein vermeiden, weil man annimmt, dass dies die ausdauerfördernde Wirkung verringert.

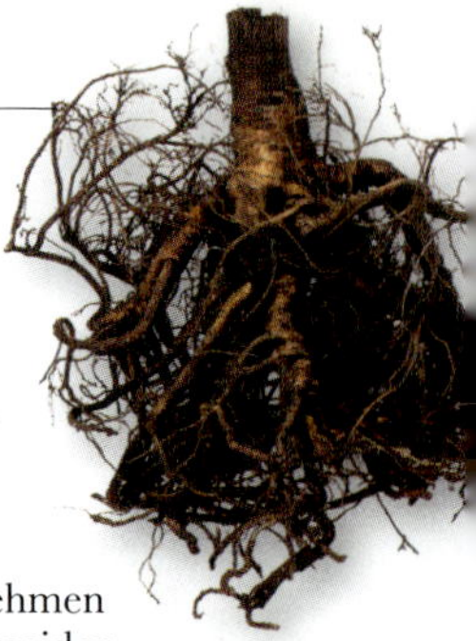

Die Wurzel erhöht die psychische und physische Belastbarkeit

FRISCHE WURZEL

Müdigkeit und Erschöpfung Bei älteren Menschen kann die Pflanze für neue Vitalität sorgen. Zwar lassen sich nicht alle Müdigkeits- und Erschöpfungssymptome verbessern, aber besonders in Fällen, wo die Nebennieren- oder Schilddrüsenfunktion durch Überaktivität und zu geringe Erholungsphasen gefährdet ist, kann es zu einer Besserung kommen. Bei schweren Erschöpfungszuständen sollte man mit einer sehr geringen Dosis beginnen und diese dann langsam steigern. Bei starker Belastung ohne ausreichende Ruhephasen kann man die Pflanze gut mit Rosenwurz (*Rhodiola rosea*) und Withania (*Withania somnifera*) kombinieren.

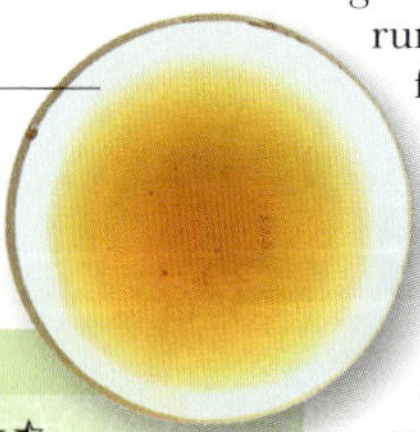

Tinkturen werden als allgemeines Tonikum genutzt

TINKTUR

AUF EINEN BLICK

SICHERHEIT ★★★★✯

TRADITION ★★★★☆

FORSCHUNG ★★★✯☆

EMPFOHLENE ANWENDUNG

Standardextrakt: Tinktur ✓✓✓ Tabletten ✓✓

DOSIERUNG C (*siehe S. 44–45*)

WARNUNG Nicht bei Bluthochdruck anwenden. Eine Wechselwirkung mit anderen Medikamenten ist möglich. Siehe auch S. 42–51.

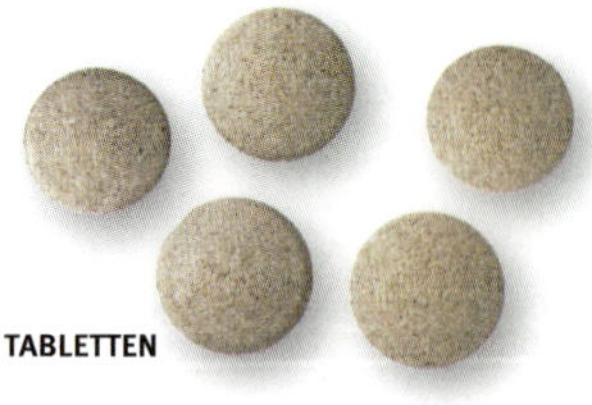

TABLETTEN

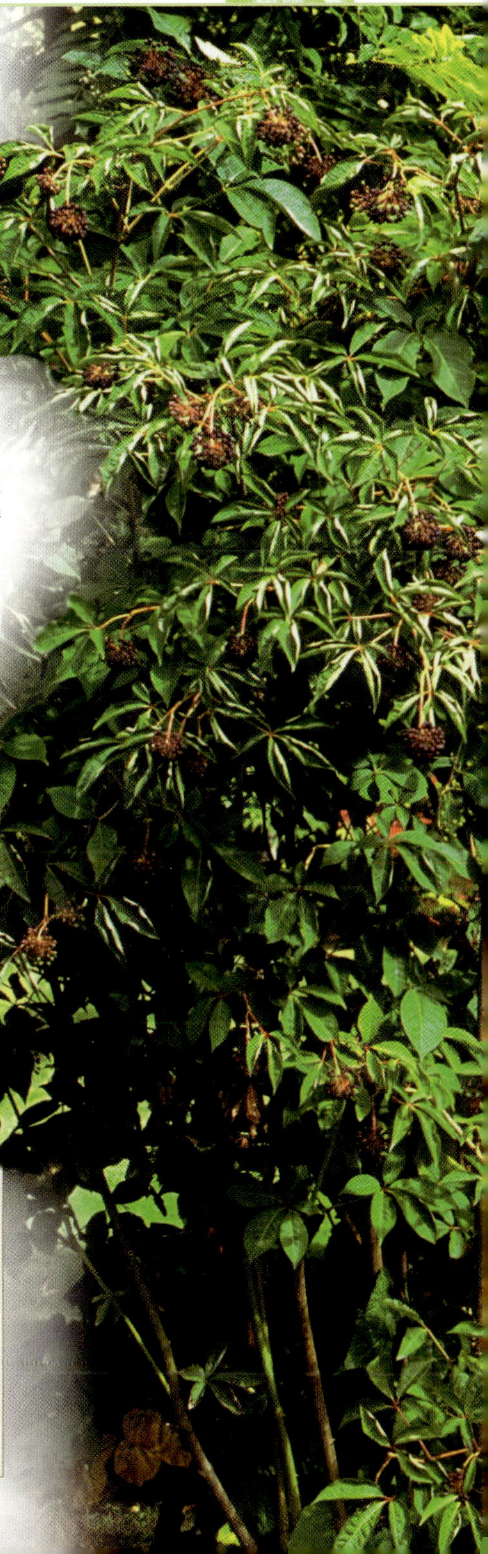

Ähnlich wie der Ginseng (*Panax ginseng*) kann auch die Taigawurzel das Wohlbefinden bei länger andauernden Stresssituationen verbessern.

Chronische Erkrankungen Auch bei schlechtem gesundheitlichen Allgemeinzustand kann sich die Art als nützlich erweisen. Besonders zusammen mit Mitteln, die das Immunsystem stärken, wird sie gern zur Behandlung chronischer Virusinfektionen eingesetzt; aber auch bei schweren Erkrankungen kann die Arznei die Lebensqualität verbessern. Bei geschwächtem Allgemeinzustand und zur Genesung nimmt man die Wurzel am besten mehrere Monate lang in mittlerer Dosierung. Erfolge sind dann am wahrscheinlichsten, wenn die Energiezufuhr vor allem zur Wiederherstellung der Gesundheit verwendet werden kann, also nicht durch hohe Arbeitsanforderungen verbraucht wird.

Krebs Als wertvolles Tonikum, das die Rekonvaleszenz nach einer Operation oder Strahlentherapie unterstützen kann, lässt sich die Pflanze auch bei Krebserkrankungen einsetzen, um das Immunsystem zu stärken. Allerdings muss bei Anwendungen dieser Art stets ein Arzt konsultiert werden, nicht zuletzt, weil Wechselwirkungen mit anderen Medikamenten möglich sind.

ADAPTOGENE

Der Begriff »Adaptogen« wurde von den sowjetischen Wissenschaftlern Lazarev und Brekhman geprägt, um Kräuterarzneien zu beschreiben, die es Körper und Verstand ermöglichen, besser mit Stress jeglicher Art umzugehen. Ein solches Mittel ist die hier beschriebene Art, die u. a. von sowjetischen Kosmonauten verwendet wurde, um besser mit der Schwerelosigkeit zurechtzukommen.

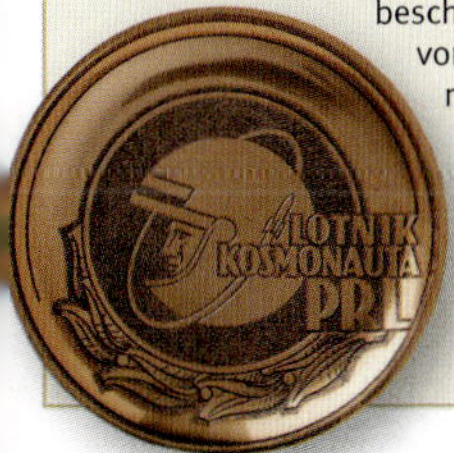

KOSMONAUTEN-MEDAILLE

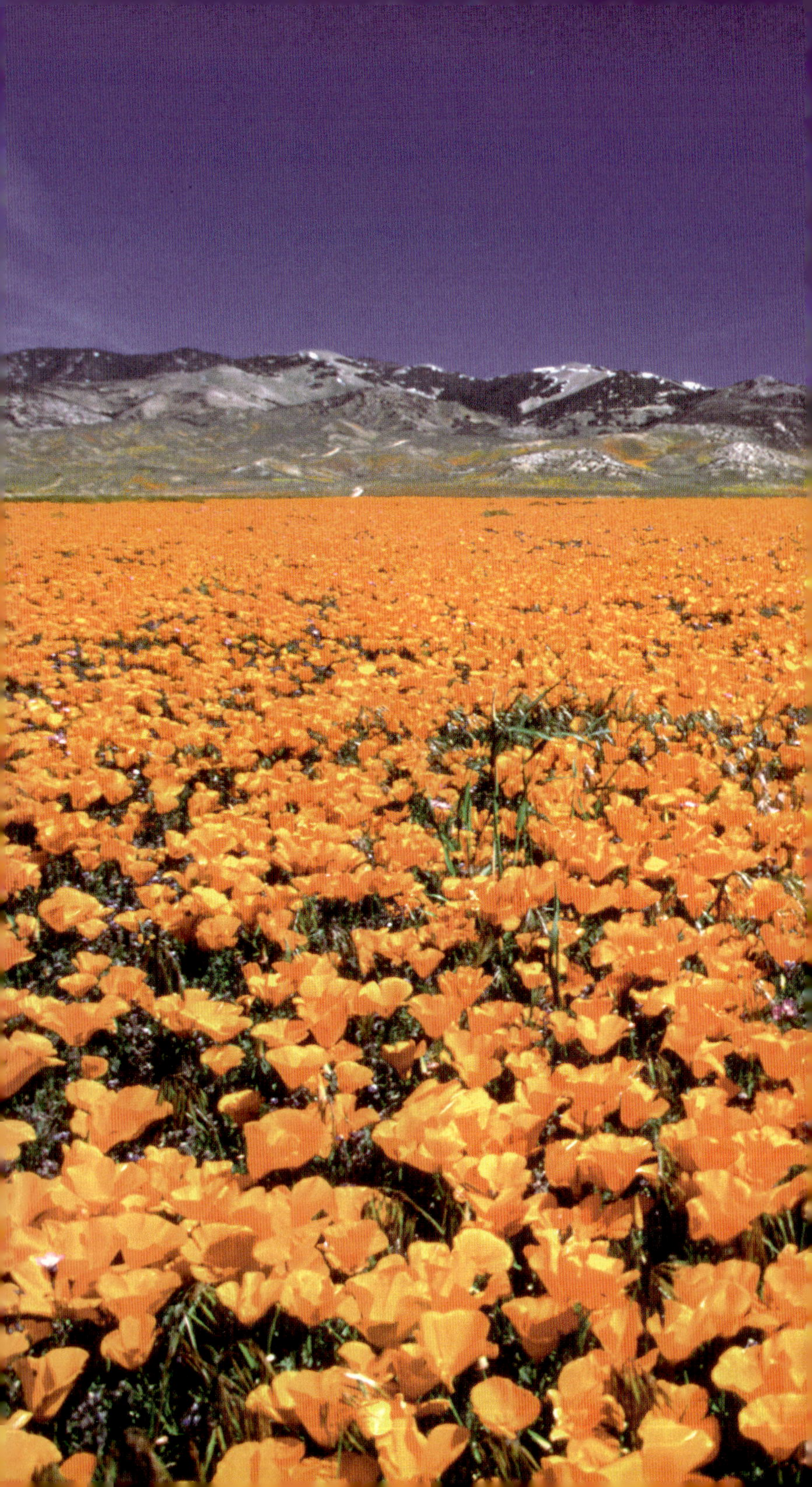

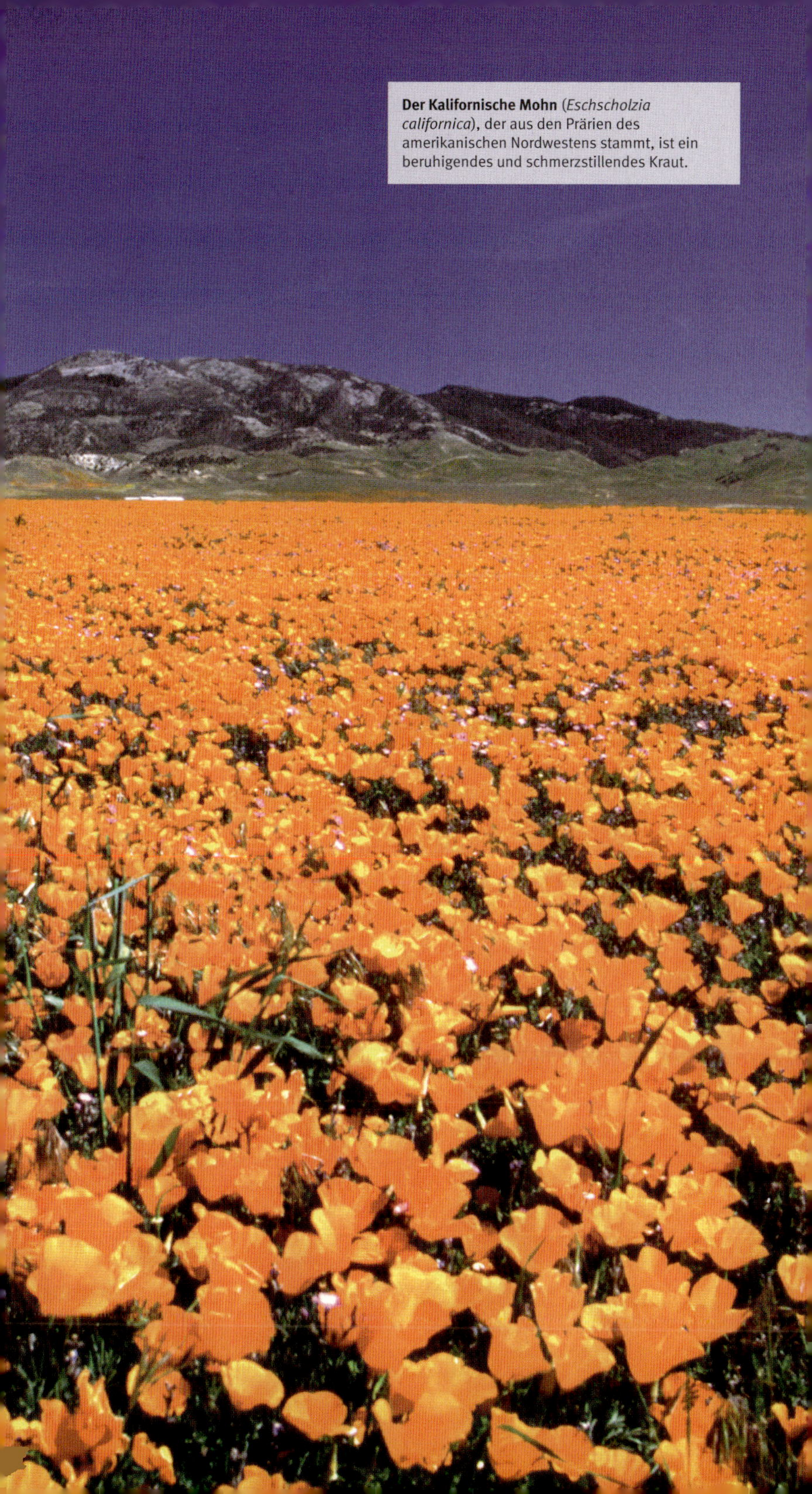

Der Kalifornische Mohn (*Eschscholzia californica*), der aus den Prärien des amerikanischen Nordwestens stammt, ist ein beruhigendes und schmerzstillendes Kraut.

Kalifornischer Mohn

Eschscholzia californica

Die Pflanze ist zwar mit dem Schlafmohn verwandt, aber nicht suchterzeugend, sodass man sie gut als Beruhigungsmittel nutzen kann.

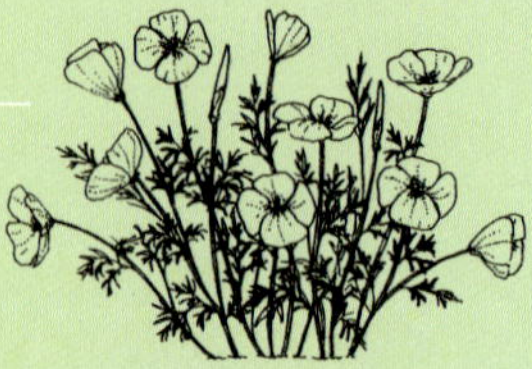

THERAPEUTISCHE ANWENDUNG

Verwendete Teile Gesamte Pflanze

Hauptwirkung Leichtes Schmerzmittel • Sanftes Beruhigungsmittel • Relaxans

Schlafstörungen Das Kraut kann man bei kurzzeitigen Schlafstörungen anwenden, wobei es häufig auch Albträume und Bettnässen verhindert. Kombinieren lässt es sich mit der Passionsblume (*Passiflora incarnata*).

BLÜTEN

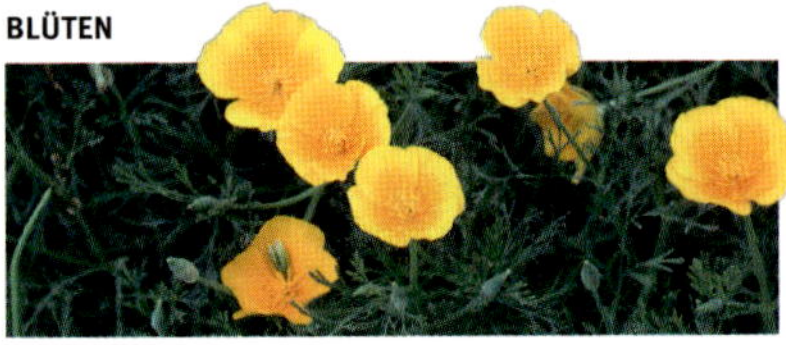

Arznei für Kinder Die Pflanze kann sich als hilfreich erweisen bei Überaktivität, aber auch bei Angst und Schmerzen, etwa Kopfschmerzen.

AUF EINEN BLICK

SICHERHEIT ★★★★½
TRADITION ★★★½☆
FORSCHUNG ★★★☆☆
DOSIERUNG C (*siehe S. 44–45*)
WARNUNG In normaler Dosierung sind keine Nebenwirkungen bekannt. Nicht mit Alkohol, anderen Beruhigungsmitteln oder über längere Zeit nehmen. Siehe auch S. 42–51.

Gewöhnlicher Eukalyptus

Eucalyptus globulus

Diese Pflanze nahmen schon die Ureinwohner Australiens zur Behandlung von Erkältung, Fieber und Bronchialinfektionen, aber auch bei Hautbeschwerden.

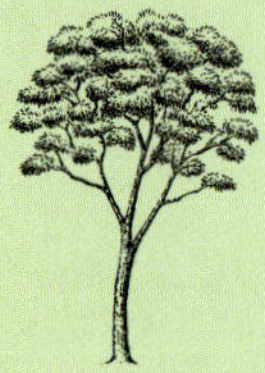

THERAPEUTISCHE ANWENDUNG

Verwendete Teile Blätter • Öl

AUF EINEN BLICK

SICHERHEIT ★★★★½
TRADITION ★★★★★
FORSCHUNG ★★★★☆
EMPFOHLENE ANWENDUNG
Handelsübliche Produkte ✓✓✓
DOSIERUNG M (*siehe S. 44–45*)
WARNUNG Für Kinder unter 5 Jahren ungeeignet. Das ätherische Öl darf innerlich nur auf ärztliche Anweisung eingenommen und auch äußerlich nicht zu häufig angewendet werden. Siehe auch S. 42–51.

Hauptwirkung Antiseptisch • Schleimlösend

Husten und Erkältung Das ätherische Öl wird in vielen frei verkäuflichen Arzneien zur Behandlung von Erkältungskrankheiten verschiedenster Art mit oder ohne Fieber angewendet.

Hautprobleme Bei Insektenstichen oder Pilzbefall nimmt man einen Blätteraufguss oder verdünntes ätherisches Öl (max. 5-prozentig).

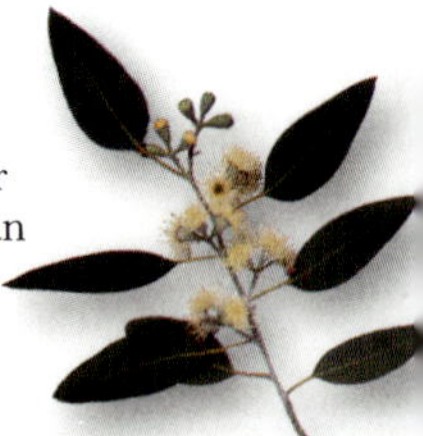

ZWEIG MIT BLÜTEN

Großer Augentrost

Euphrasia officinalis

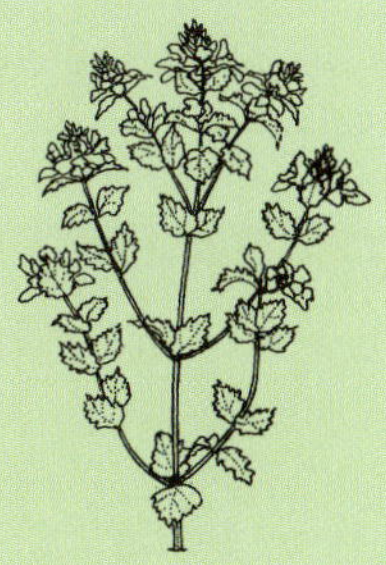

Diese Pflanze verdankt ihren Namen möglicherweise der Tatsache, dass sie schon lange bei Augenkrankheiten angewendet wird. Und auch wenn sie wissenschaftlich kaum untersucht ist, so weiß man doch, dass sie Wirkstoffe enthält, die eine tonische Wirkung auf Schleimhäute haben – auch die der Augen.

THERAPEUTISCHE ANWENDUNG

Verwendete Teile Gesamte Pflanze

Hauptwirkung Antikatarrhalisch • Entzündungshemmend • Adstringierend

Augenbeschwerden In der westlichen Pflanzenheilkunde nimmt man das Kraut vor allem bei häufig auftretenden Augenbeschwerden wie Bindehautentzündung und Blepharitis (Lidentzündung), wobei zumeist ein gut gefilterter Aufguss auf das teilweise geschlossene Auge aufgebracht wird. Bei innerlicher Anwendung soll die Pflanze übermäßigen Tränenfluss verringern können; traditionell wurde sie vor allem zur Verbesserung des Sehvermögens benutzt.

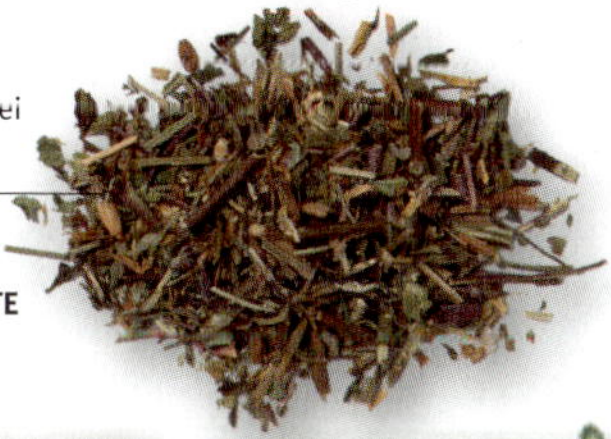

Die Blätter nimmt man bei Augenentzündungen

GETROCKNETE BLÄTTER

Katarrh und Heuschnupfen Wer an Heuschnupfen leidet, kann das Kraut regelmäßig während des Sommers anwenden, um allergische Reaktionen wie Niesen, Augenjucken und Tränenfluss zu lindern. Oft bessern sich auch ähnliche Beschwerden an den Nasen-, Ohr- und Rachenschleimhäuten.

AUF EINEN BLICK

SICHERHEIT ★★★★☆
TRADITION ★★★★☆
FORSCHUNG ★★☆☆☆
EMPFOHLENE ANWENDUNG Aufguss ✓✓✓ Tinktur ✓✓ Tabletten, Kapseln ✓
DOSIERUNG B (*siehe S. 44–45*)
OFT MIT Holunder (*Sambucus nigra*)
WARNUNG Kann u. U. Sehstörungen verursachen. Siehe auch S. 42–51.

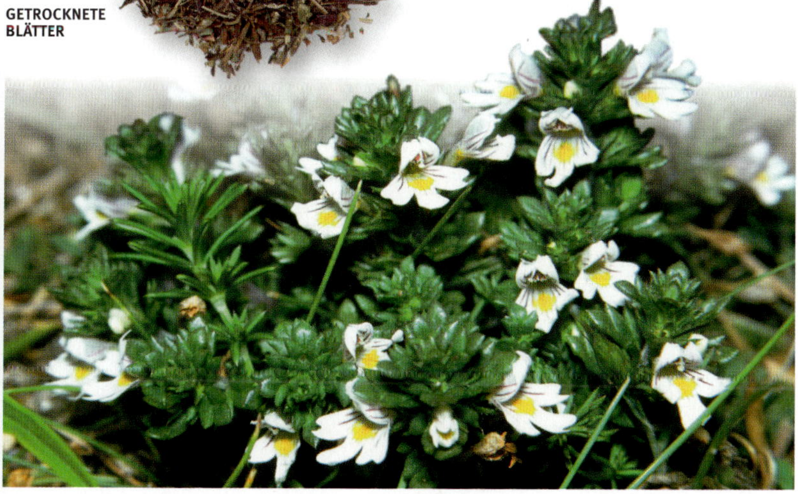

Der wissenschaftlich kaum untersuchte Augentrost wird gern zur Behandlung von Augen-, Ohren- und Nasenschleimhäuten verwendet.

Echtes Mädesüß

Filipendula ulmaria

Aus dieser Pflanze wurden im 19. Jahrhundert die ersten aspirinähnlichen Substanzen isoliert. Daher besitzt das Kraut auch einige der charakteristischen Aspirineigenschaften, etwa die entzündungshemmende Wirkung. Eingesetzt wird es allerdings hauptsächlich zur Behandlung von Sodbrennen und Magengeschwüren.

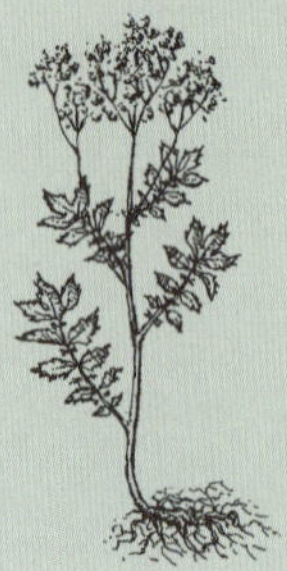

THERAPEUTISCHE ANWENDUNG

Verwendete Teile Blühende Sprosse

Hauptwirkung Säurebindend • Entzündungshemmend • Antirheumatisch • Adstringierend

Übersäuerter Magen, Magengeschwüre, Reizkolon Das Kraut gehört zu den besten Mitteln bei Sodbrennen und ähnlichen Beschwerden, denn es kontrolliert den Säurehaushalt und kann so Linderung bringen. Bei leichtem Sodbrennen oder Säurerückfluss hilft zumeist ein Mädesüßtee; optimale Ergebnisse erzielt man aber oft erst bei längerfristiger Anwendung. Wegen der adstringierenden Wirkung eignet sich die Pflanze zudem zur Behandlung von chronischer Diarrhö und Reizkolon.

Rheumatische Schmerzen und Fibromyalgie-Syndrom Mädesüß kann Linderung bei steifen oder schmerzenden Muskeln und Gelenken bringen, weil es Entzündungen entgegenwirkt und saure Abfallprodukte entfernt. Sind die Beschwerden vor allem auf langes Sitzen oder lange Wachzeiten zurückzuführen, sollte man es mit Selleriesamen (*Apium graveolens*) kombinieren.

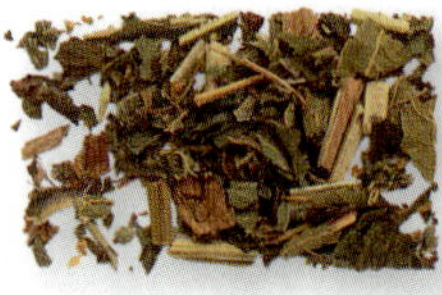

GETROCKNETE BLÜTEN

AUF EINEN BLICK

SICHERHEIT ★★★★½
TRADITION ★★★½☆
FORSCHUNG ★★½☆☆
EMPFOHLENE ANWENDUNG
Aufguss ✓✓✓ Tinktur ✓✓
DOSIERUNG A (*siehe S. 44–45*)
OFT IN KOMBINATION MIT Selleriesamen (*Apium graveolens*)
WARNUNG Nicht bei Aspirinallergie anwenden. Kann Verdauungsbeschwerden verursachen. Siehe auch S. 42–51.

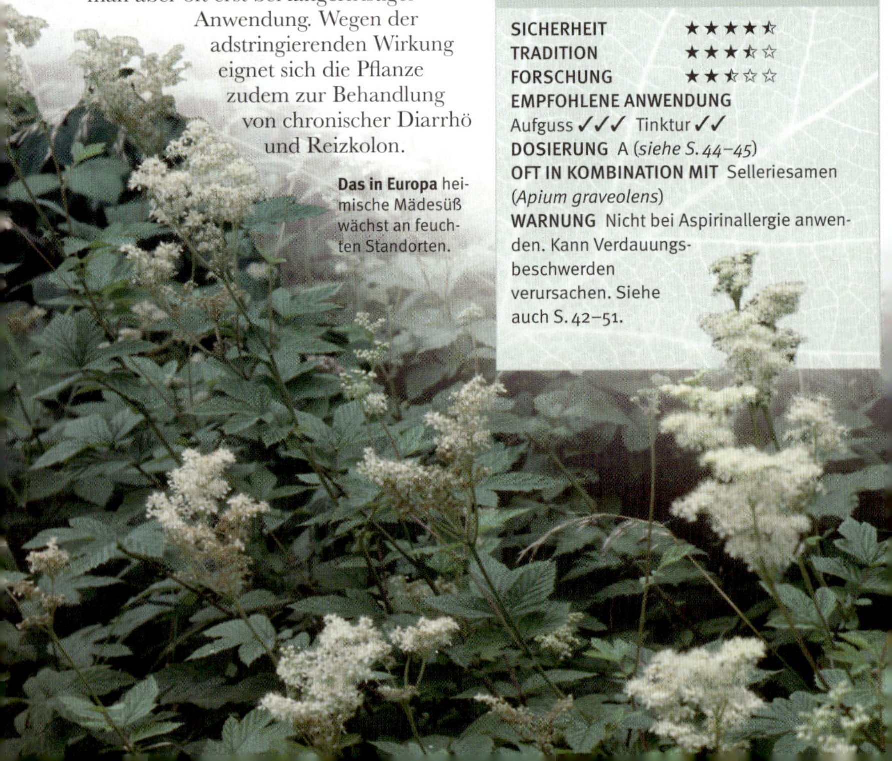

Das in Europa heimische Mädesüß wächst an feuchten Standorten.

Garten-Fenchel

Foeniculum vulgare

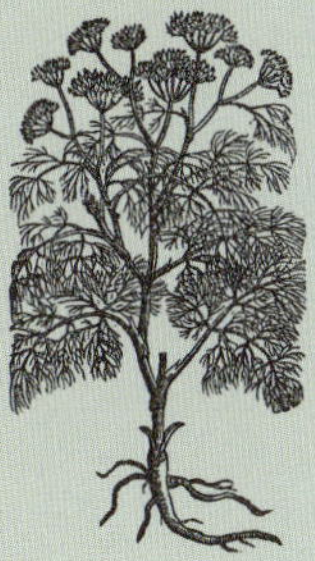

Fencheltee, den man auch Kindern geben kann, ist ein wohlschmeckendes, erfrischendes Getränk, das zudem eine appetit- und verdauungsanregende Wirkung hat und Koliken oder Blähungen lindert. Traditionell wendet man es außerdem bei weiteren Beschwerden von Menstruationsschmerzen bis Kurzatmigkeit an.

THERAPEUTISCHE ANWENDUNG

Verwendete Teile Samen • Öl

Hauptwirkung Blähungslindernd • Verdauungs- und appetitanregend • Hustenlindernd • Fördert die Milchproduktion

Verdauung Nicht zuletzt wegen seines angenehmen Geschmacks ist Fenchel ein beliebtes Mittel bei Verdauungsproblemen, denn er kann Magenschmerzen und Blähungen lindern und er regt außerdem den Appetit an. Kleinen Kindern gibt man verdünnten Tee bei Koliken und Zahnschmerzen.

Halsentzündung, Husten, Katarrh Fencheltee als Gurgellösung beruhigt die Schleimhäute und lindert den Husten.

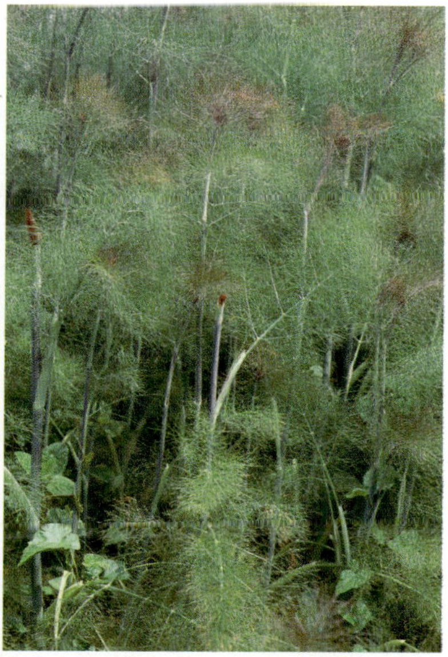

AUF EINEN BLICK

SICHERHEIT ★★★★☆
TRADITION ★★★★½
FORSCHUNG ★★★½☆
EMPFOHLENE ANWENDUNG Aufguss ✓✓✓
DOSIERUNG C (*siehe S. 44–45*)
OFT IN KOMBINATION MIT Pfefferminze (*Mentha x piperita*)
WARNUNG Kann Allergien verursachen; empfohlene Dosis beachten und nicht zu lange anwenden.
Siehe auch S. 42–51.

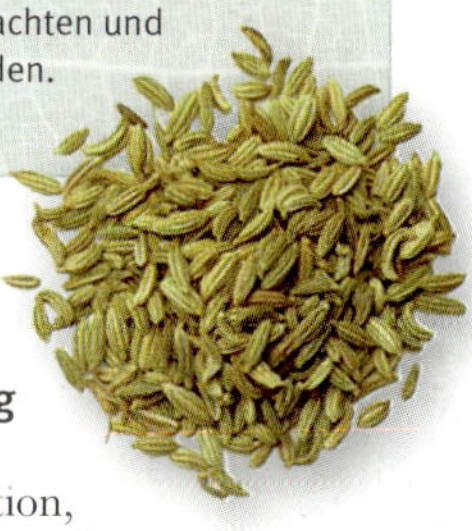

GETROCKNETE SAMEN

Hormonelle Wirkung Fenchel steigert die Muttermilchproduktion, man nimmt ihn aber auch, um den Milchfluss anzuregen oder aufrechtzuerhalten. Wird er über einige Monate angewendet, kann er für eine regelmäßige Menstruation sorgen und Krämpfe verhindern. Den Samen sagt man nach, sie könnten das Abnehmen erleichtern, sodass man sie während einer Diät manchmal ins Essen mischt.

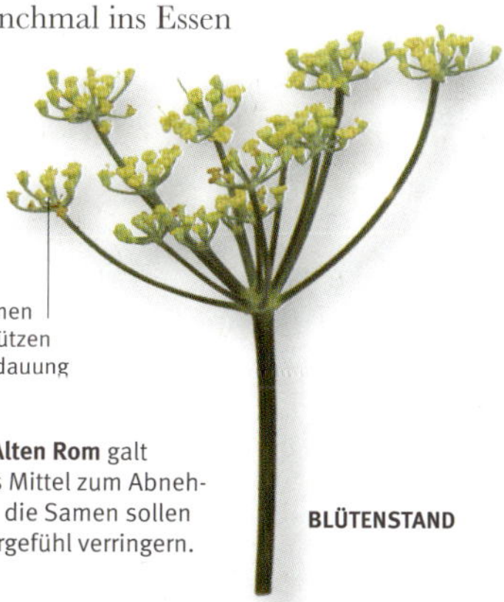

Die Samen unterstützen die Verdauung

BLÜTENSTAND

Schon im Alten Rom galt Fenchel als Mittel zum Abnehmen, denn die Samen sollen das Hungergefühl verringern.

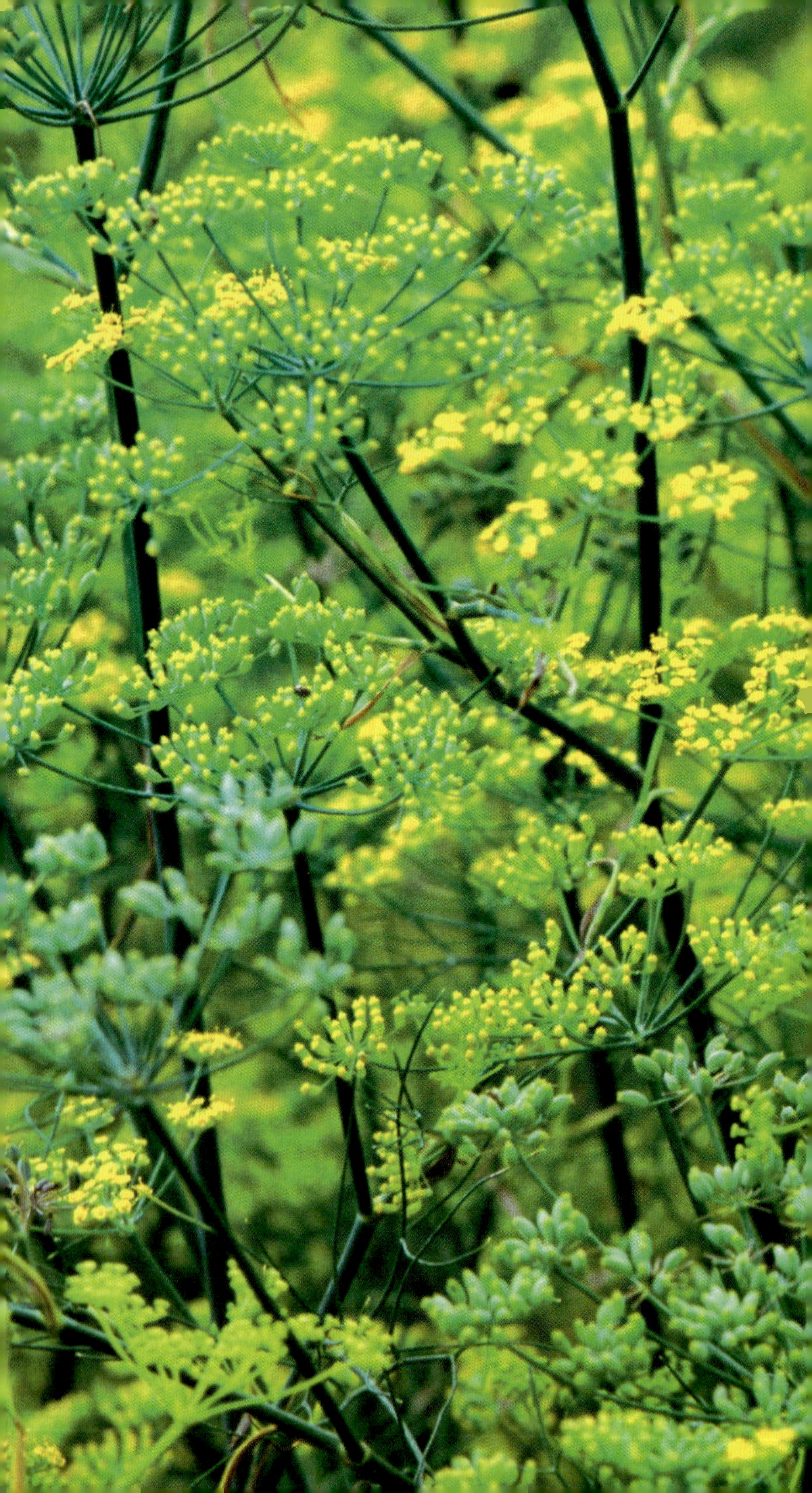

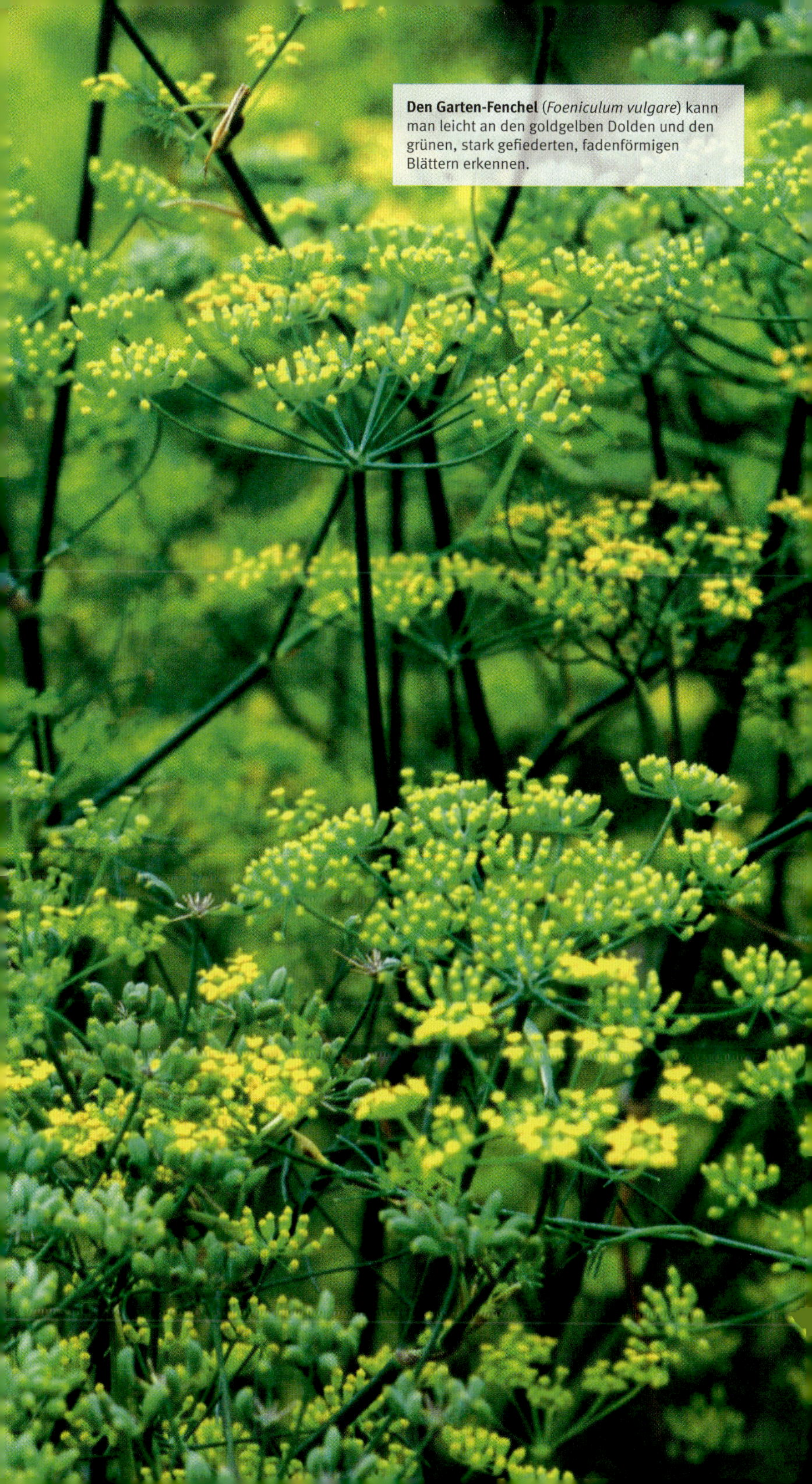

Den Garten-Fenchel (*Foeniculum vulgare*) kann man leicht an den goldgelben Dolden und den grünen, stark gefiederten, fadenförmigen Blättern erkennen.

Blasentang

Fucus vesiculosus

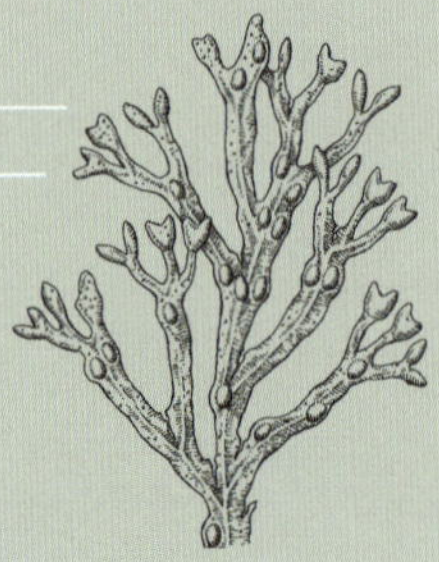

Die auf der Nordhalbkugel vorkommende Alge enthält größere Mengen aus dem Meerwasser aufgenommener Mineralstoffe. Darunter ist auch Jod, das wichtig für die Funktion der Schilddrüse ist, sodass Blasentang traditionell als Mittel zur Gewichtsreduzierung gilt.

THERAPEUTISCHE ANWENDUNG

Verwendete Teile Gesamte Alge

Hauptwirkung Einhüllend • Nahrhaft • Regt die Schilddrüse an

Schilddrüsenunterfunktion und Übergewicht Auch wenn die Forschung es bisher nicht bestätigen konnte, so gibt es doch Hinweise darauf, dass Blasentang zur Gewichtsreduzierung bei Schilddrüsenunterfunktion beitragen kann. Man wendet ihn aber auch an, wenn die Unterfunktion mit Antriebsarmut, deprimierter Stimmung und Kälteempfindlichkeit verbunden ist. Ist die Funktionsstörung nicht zu stark oder Jodmangel für die Probleme verantwortlich, verschwinden die Symptome zwar zumeist schnell wieder, aber grundsätzlich sollte man bei einer vermuteten Schilddrüsenunterfunktion stets einen Arzt aufsuchen.

Sonstiges Wegen des hohen Jod-, Silizium-, Zink- und Kupfergehaltes wird Blasentang oft eingesetzt bei Mineralsalzmangel sowie zur Gesunderhaltung der Arterien und zur Linderung arthritischer und rheumatischer Beschwerden, wenn diese auf eine Schilddrüsenunterfunktion zurückgehen. Wegen des nicht sehr angenehmen Geschmacks verwendet man am besten Kapseln oder Tabletten. Bei längerer Einnahme oder zu hoher Dosierung kann es zu Schilddrüsenfunktionsstörungen kommen; außerdem können die Algen durch Schwermetalle belastet sein, sodass eine Qualitätskontrolle besonders wichtig ist.

AUF EINEN BLICK

SICHERHEIT ★★★★☆
TRADITION ★★★★☆
FORSCHUNG ★★½☆☆
ANWENDUNG Kapseln, Tabletten ✓✓✓
DOSIERUNG B (*siehe S. 44–45*)
WARNUNG Nicht während der Schwangerschaft, beim Stillen oder bei Schilddrüsenüberfunktion anwenden. Siehe auch S. 42–51.

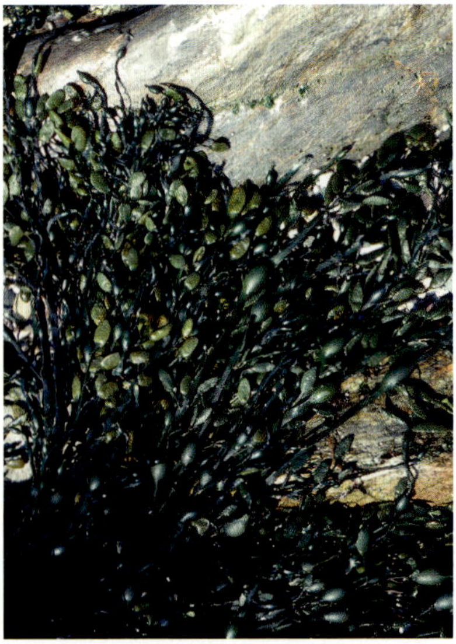

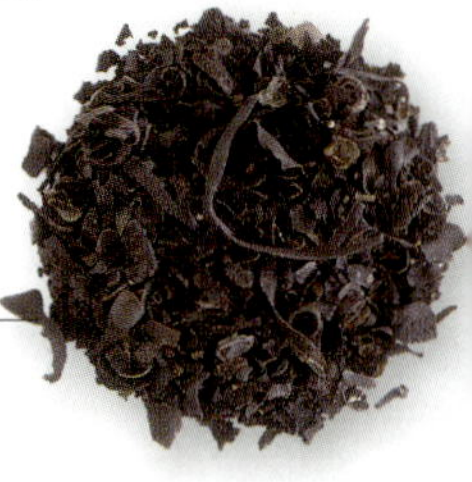

GETROCKNETER TANG

Die an den Küsten des Nordatlantik und im westlichen Mittelmeer heimische, grünlich-braune Alge ist reich an Jod und Silizium.

Glänzender Lackporling

Ganoderma lucidum

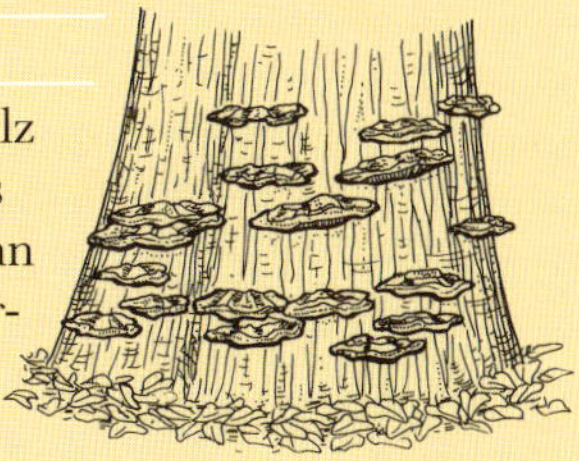

In China, Japan und Korea nutzt man den Pilz schon seit über 4.000 Jahren als beruhigendes Tonikum im fortgeschrittenen Alter, nimmt ihn aber auch für andere altersbedingte Beschwerden, etwa Herz- und Leberkrankheiten, entzündliche Arthritis und Krebs.

THERAPEUTISCHE ANWENDUNG

Verwendete Teile Fruchtkörper

Hauptwirkung Antioxidativ • Krebsmittel • Herztonikum • Schützt die Leber

Krebsmittel Durch wissenschaftliche Untersuchungen konnte nachgewiesen werden, dass der Pilz tatsächlich das Immunsystem anregt und einer Tumorbildung entgegenwirkt. Unterstützend kann man ihn auch bei Chemotherapien einsetzen, denn er stärkt nicht nur das Immunsystem, sondern auch die Leber. Allerdings sollten Sie ihn in solchen Fällen nur auf ärztlichen Rat nehmen. Besonders bei längerer Anwendung (mehr als drei Monate) sind Nebenwirkungen zu befürchten.

Weitere Anwendungen Wegen der komplexen Wirkung auf das Immunsystem kann sich der Pilz bei einer Reihe unterschiedlicher Probleme als hilfreich erweisen, etwa bei chronischen Beschwerden wie Candidamykose, chronischem Erschöpfungssyndrom, Drüsenfieber und HIV. Die beste Wirkung erzielt man normalerweise in Verbindung mit anderen Therapien – sowohl pflanzlichen als auch konventionellen. Da der Pilz auch Allergien entgegenwirkt, kann man ihn außerdem anwenden, um Krankheiten wie Bronchialasthma zu behandeln. Chinesische Bergsteiger benutzen ihn, um die Höhenkrankheit zu überwinden.

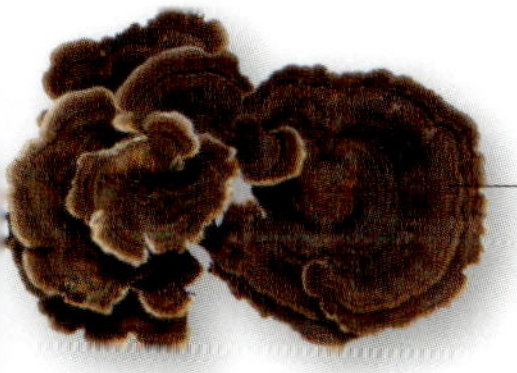

Der auch Reishi genannte Baumpilz kommt natürlicherweise in den Küstenregionen Chinas vor, wird inzwischen aber auch häufig kultiviert.

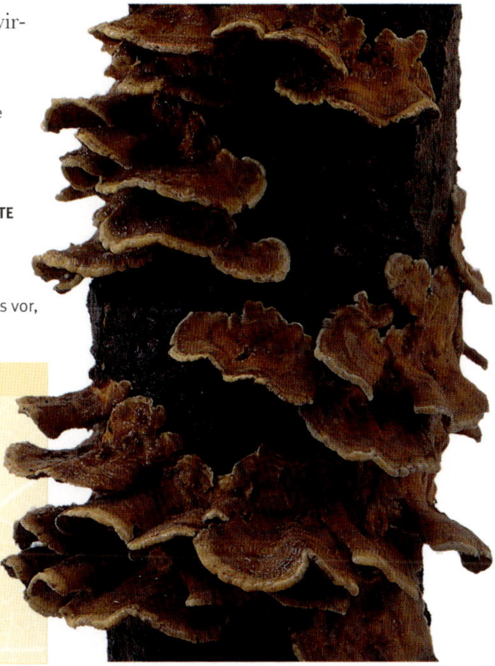

AUF EINEN BLICK

SICHERHEIT ★★★★½
TRADITION ★★★★☆
FORSCHUNG ★★★☆☆
EMPFOHLENE ANWENDUNG
Standardextrakt ✓✓✓ Tinktur ✓✓
DOSIERUNG M (*siehe* S. 44–45)
OFT IN KOMBINATION MIT Shiitake (*Lentinus edodes*)
WARNUNG Kann allergische Reaktionen verursachen. Siehe auch S. 42–51.

Gelber Enzian

Gentiana lutea

Diese Pflanze enthält einige der bittersten Substanzen auf unserem Planeten. Daher wird sie häufig in Aperitifs und Magenbittern verarbeitet.

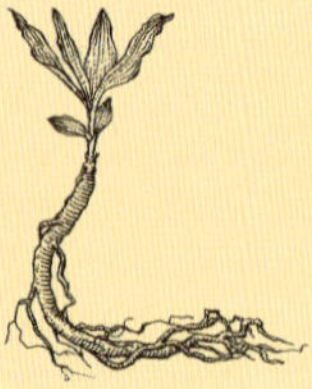

THERAPEUTISCHE ANWENDUNG

Verwendete Teile Wurzel

Hauptwirkung Bittermittel • Verdauungstonikum

Verdauung Enzian unterstützt die Verdauungstätigkeit. Daher kann man eine schlechte Verdauung von älteren Menschen und Rekonvaleszenten mit einigen Tropfen einer Enziantinktur anregen, aber auch die Leber- und Bauchspeicheldrüsenfunktion sowie die Magensäuresekretion.

AUF EINEN BLICK

SICHERHEIT ★★★★½
TRADITION ★★★★★
FORSCHUNG ★★★★☆
EMPFOHLENE ANWENDUNG Tinktur ✓✓✓
DOSIERUNG D (*siehe S. 44–45*)
WARNUNG Keine. Siehe auch S. 42–51.

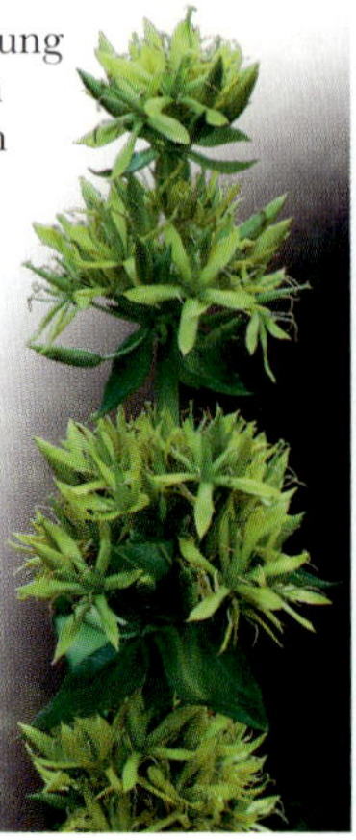

BLÜTEN

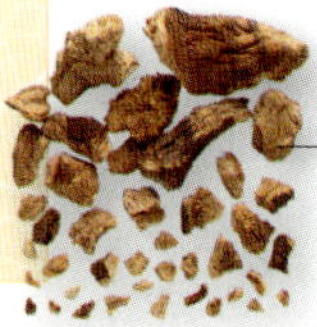

Regt die Verdauung an

WURZEL

Gurmar

Gymnema sylvestre

Da die Pflanze die Insulinproduktion anregt, nutzt man sie schon lange zur Behandlung von Diabetes und eingeschränkter Zuckertoleranz.

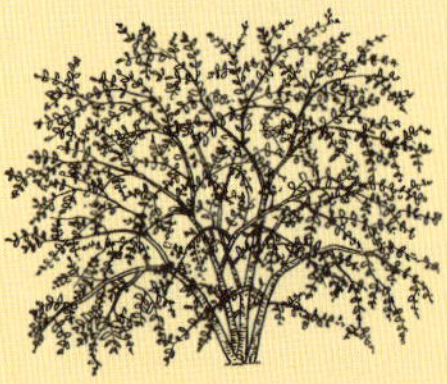

THERAPEUTISCHE ANWENDUNG

Verwendete Teile Blätter

Hauptwirkung Unterstützt die Insulinproduktion • Senkt den Blutzuckerspiegel

Übermäßiges Zuckerverlangen Der indische Name »Gurmar« bedeutet soviel wie »Zuckerzerstörer«, denn die Pflanze blockiert die Geschmacksrezeptoren für Süße und reduziert so das Zuckerverlangen. Träufeln Sie bei Bedarf alle drei Stunden 20–50 Tropfen einer Tinktur auf die Zunge. Im Frühstadium von Diabetes werden größere Dosen benötigt. Dafür sollte aber ein Arzt konsultiert werden.

AUF EINEN BLICK

SICHERHEIT ★★★★☆
TRADITION ★★★★☆
FORSCHUNG ★★★½☆
EMPFOHLENE ANWENDUNG Tinktur ✓✓✓
DOSIERUNG D (*siehe S. 44–45*)
WARNUNG Es gibt Wechselwirkungen mit Diabetesarzneien. Siehe auch S. 42–51.

BLÄTTER

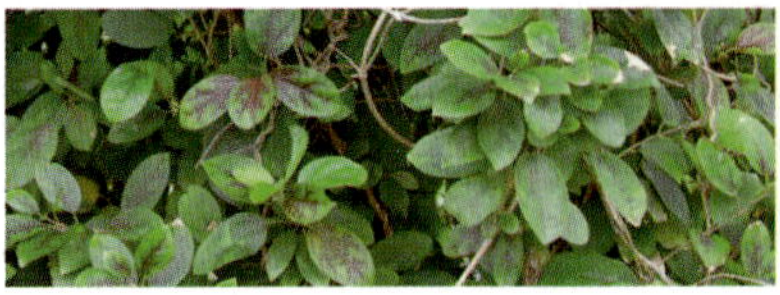

Sojabohne

Glycine max

Soja kennt man vor allem als Gewürzsoße oder Tofu. Sie kann bei regelmäßiger Anwendung aber die allgemeine Gesundheit fördern, denn sie ist reich an Proteinen, Lecithin, essenziellen Fettsäuren und enthält Isoflavone sowie östrogene und antioxidative Substanzen.

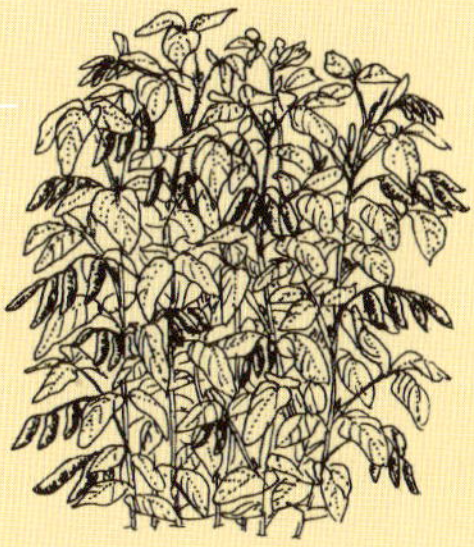

THERAPEUTISCHE ANWENDUNG

Verwendete Teile Bohnen • Keime

Hauptwirkung Östrogenähnlich • Nahrhaft

Menopause Wie klinische Tests gezeigt haben, kann konzentrierter Sojaextrakt helfen, Beschwerden während der Menopause zu lindern, etwa fliegende Hitze. Da die Extrakte reich an Phytoöstrogenen sind, lassen sie sich als natürliche Alternative zu herkömmlichen Medikamenten für die Wechseljahre nutzen oder auch, wenn diese keine Besserung bringen. Im täglichen Gebrauch sind Sojakeime den Bohnen vorzuziehen, weil sie nahrhafter und reicher an Phytoöstrogenen sind und weil sie, im Gegensatz zu den Bohnen, die Aufnahme von Vitaminen und Mineralstoffen, besonders Eisen, nicht beeinträchtigen.

Erhöhte Cholesterinwerte Untersuchungen lassen den Schluss zu, dass das Lecithin der Sojabohne den Cholesterinspiegel senken kann.

AUF EINEN BLICK

SICHERHEIT ★★★★☆ (4½)
TRADITION ★★★☆☆
FORSCHUNG ★★★☆☆
ANWENDUNG Keime ✓✓✓
DOSIERUNG Nahrung, M (*siehe S. 44–45*)
OFT IN KOMBINATION MIT Silberkerze (*Cimicifuga racemosa*)
WARNUNG Kann Allergien verursachen. Eine längere Einnahme von Extrakten ist nicht empfehlenswert, da es möglicherweise Zusammenhänge zwischen Östrogenen und Krebs gibt. Kann gelegentlich Verdauungsbeschwerden verursachen. Siehe auch S. 42–51.

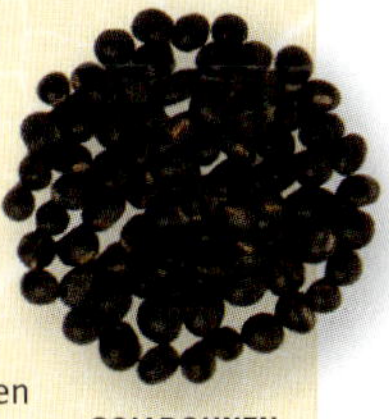

SOJABOHNEN

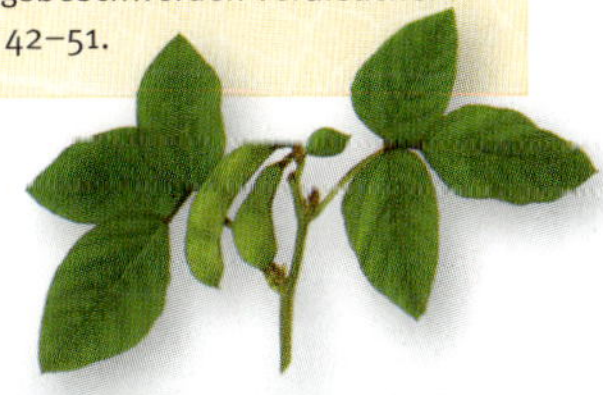

HÜLSEN

Die Sojabohne, die in China schon seit mindestens 5.000 Jahren genutzt wird, gehört heute zu den wichtigsten Nahrungsmittelressourcen der Erde.

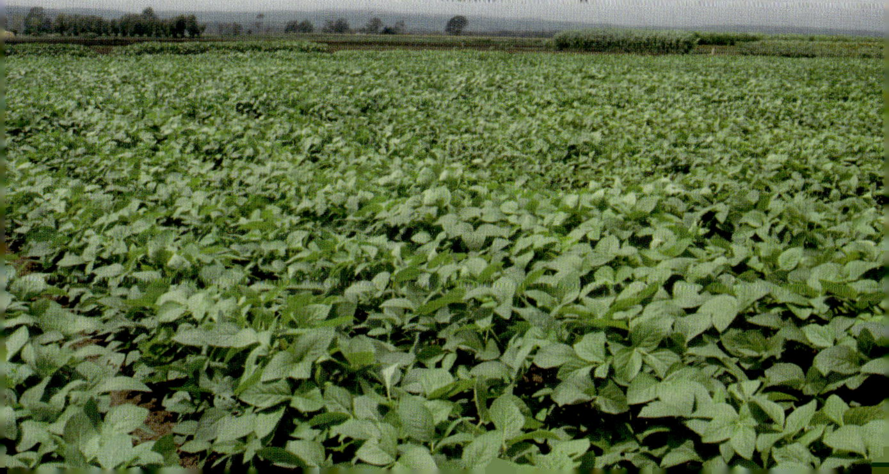

Ginkgo

Ginkgo biloba

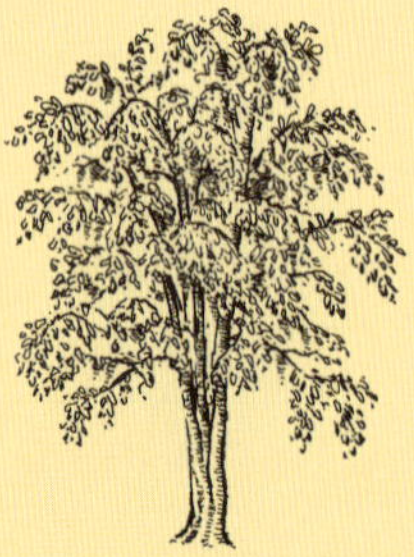

Aus den Blättern des Ginkgo, der zu den ältesten Baumarten der Erde gehört, lässt sich ein Extrakt herstellen, der den Blutfluss zum Gehirn merklich verbessert, sodass das zentrale Nervensystem vor Oxidationsschäden geschützt und die Hirntätigkeit bei gesunden Erwachsenen verbessert wird.

THERAPEUTISCHE ANWENDUNG

Verwendete Teile Blätter • Früchte

Hauptwirkung Antioxidativ • Kreislaufanregend • Verbessert die Hirnleistung • Schützt Nervengewebe

Geistige Leistungsfähigkeit
Untersuchungen lassen den Schluss zu, dass Ginkgo-Arzneien das Gedächtnis und die Hirntätigkeit verbessern können, sodass man sie anwendet, um das Nachlassen der Hirnfunktionen zu verlangsamen, etwa bei Demenz oder der Alzheimerkrankheit. Da sie gut verträglich und Nebenwirkungen selten sind, gelten sie als Mittel der Wahl bei diesen Krankheiten, sollen aber auch hilfreich bei der Parkinsonkrankheit sein. Ginkgo lässt sich gut mit Rosenwurz (*Rhodiola rosea*) kombinieren.

Schwindel und Tinnitus Durch eine bessere Blutversorgung des zentralen Nervensystems kann Ginkgo bei nervenbedingten Problemen wie Schwindel, Taubheitsgefühlen und Tinnitus (Ohrgeräuschen) hilfreich sein. Zwar sind solche Beschwerden schwer zu behandeln, aber es lohnt sich durchaus, Ginkgo einmal auszuprobieren.

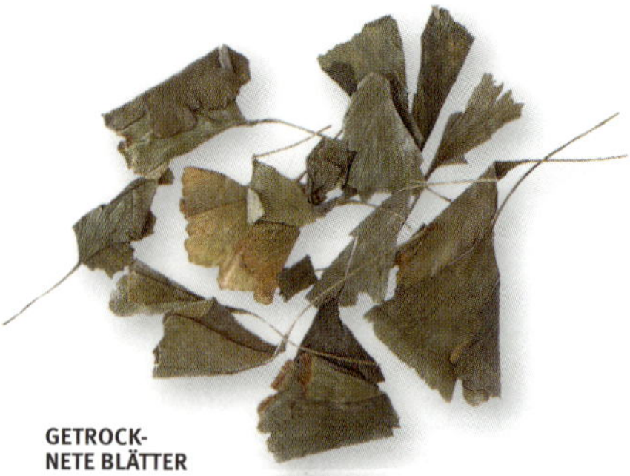

GETROCKNETE BLÄTTER

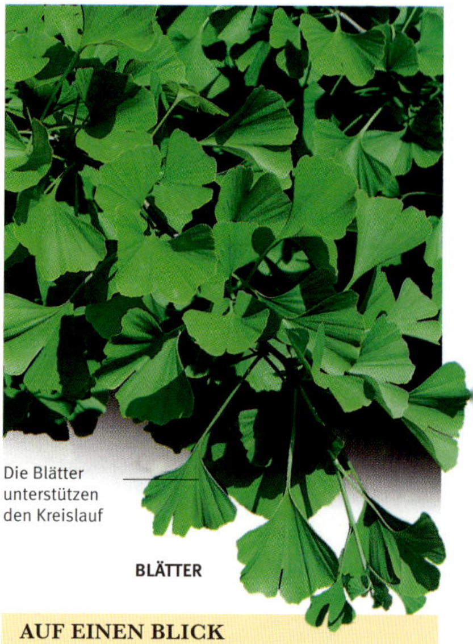

BLÄTTER

AUF EINEN BLICK

SICHERHEIT ★★★⯪☆
TRADITION ★★★★☆
FORSCHUNG ★★★★★
EMPFOHLENE ANWENDUNG
Standardextrakt: Tabletten ✓✓✓ Tinktur ✓✓
DOSIERUNG M (*siehe S. 44–45*)
WARNUNG Bei Einnahme verschreibungspflichtiger Medikamente, besonders gerinnungshemmender Mittel, nur auf ärztliche Anweisung anwenden. Kann u. U. Kopfschmerzen oder Verdauungsbeschwerden verursachen. Siehe auch S. 42–51.

Schlechte Durchblutung Da Ginkgo den Blutfluss im gesamten Körper anregt, vom Kopf bis zu den Händen und Füßen, kann er bei schwachem Kreislauf, Höhenkrankheit, niedrigem Blutdruck, Raynaud-Syndrom und Schaufensterkrankheit helfen.

HINTER DER CHINESISCHEN MAUER

Der Ginkgo galt schon als ausgestorben, bis man 1691 einige Exemplare in Japan entdeckte. Dorthin waren sie aus China gelangt, wo man sie seit etwa 1100 v. Chr. vor allem in buddhistischen Klöstern als Arzneipflanze kultiviert hatte.

PAGODE

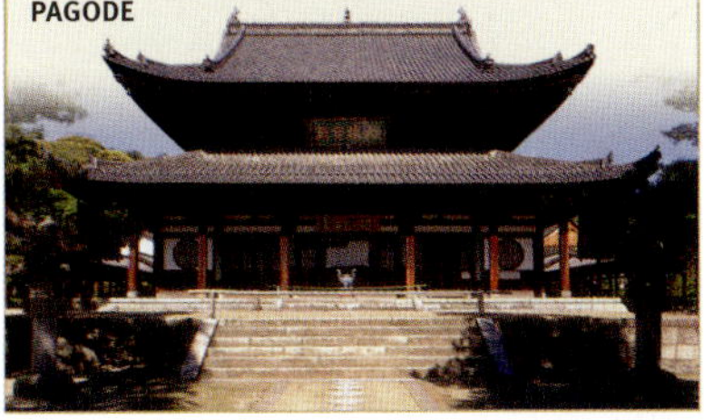

Der Ginkgo wird heute in größerem Maßstab in China, Frankreich und den USA kultiviert.

Weitere Anwendungen Angesichts der positiven Wirkungen des Ginkgo auf den Kreislauf und das Zentralnervensystem wäre es überraschend, wenn es nicht noch weitere Anwendungen gäbe. So nutzen ihn viele ältere Menschen tagtäglich, um den Kreislauf und die Gehirntätigkeit zu verbessern, aber auch, um Nervengewebe vor Schädigungen zu schützen und um für die ausreichende Blutversorgung des Zentralnervensystems zu sorgen. Auf ärztliches Anraten kann man Ginkgo noch für weitere Beschwerden nehmen – von Asthma über Depressionen und Grünen Star bis zu Multipler Sklerose.

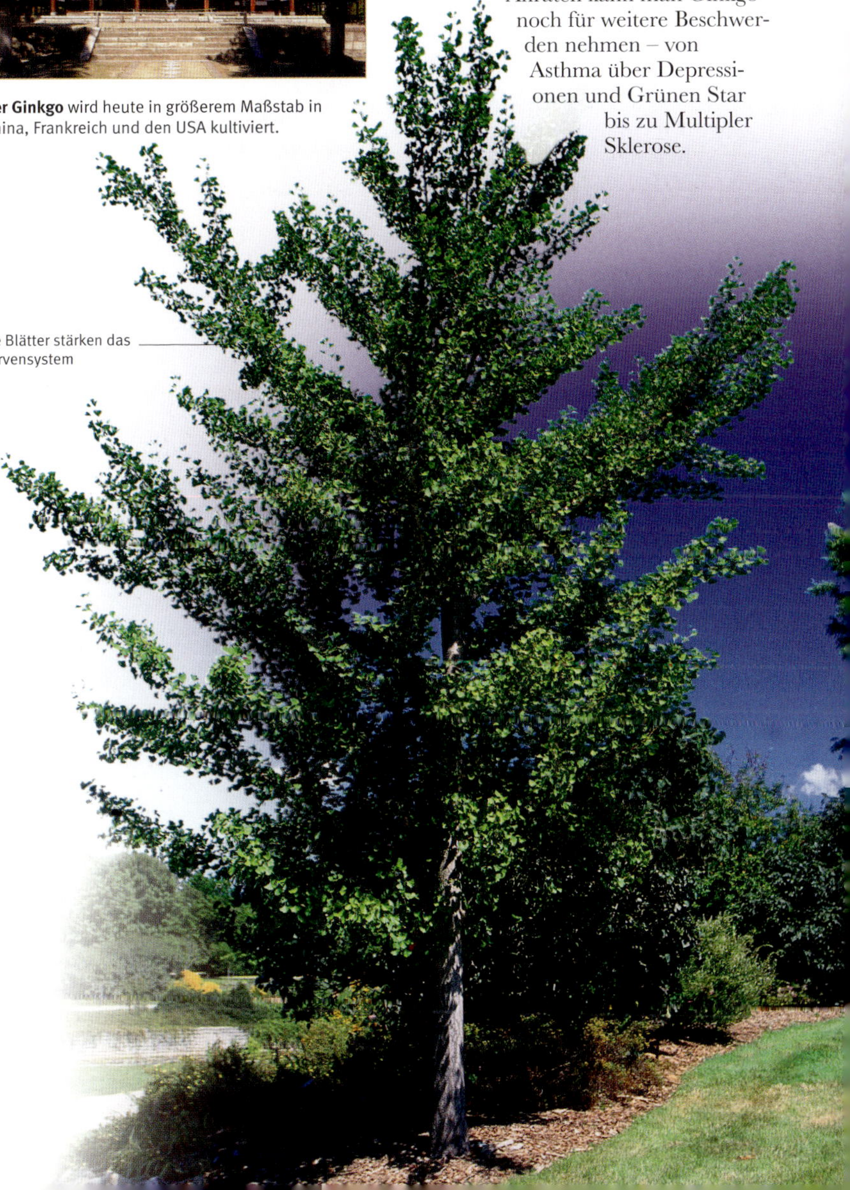

Die Blätter stärken das Nervensystem

Kahles Süßholz

Glycyrrhiza glabra

Wegen seiner tonischen und entzündungshemmenden Eigenschaften nutzt man dieses vielseitige Kraut für die Behandlung der unterschiedlichsten Krankheiten. Außerdem fügt man es routinemäßig vielen Kräuterarzneien hinzu, um deren Geschmack zu verbessern.

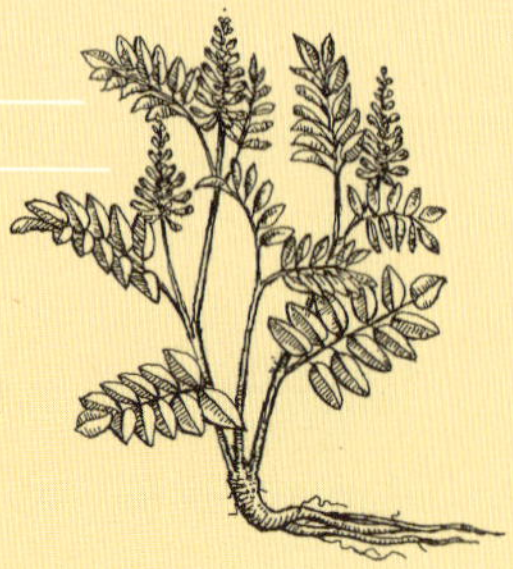

THERAPEUTISCHE ANWENDUNG

Verwendete Teile Wurzel

Hauptwirkung Entzündungshemmend • Antiviral • Einhüllend • Schleimlösend • Tonisch

Magen- und Darmentzündungen Süßholz kann seine lindernde Wirkung überall im Verdauungstrakt entfalten, sodass es sich gut bei Magen- bzw. Darmwandentzündungen oder Magengeschwüren anwenden lässt. Ein Süßholztee am Abend kann helfen, den Rückfluss von Magensaft zu verringern.

Entzündliche Gelenkerkrankungen Wegen der entzündungshemmenden Wirkung hilft die Pflanze oft bei steifen oder schmerzenden Muskeln und Gelenken. Da die Wirkung derjenigen von verschreibungspflichtigen Steroiden ähnelt, kann sie außerdem chronische Entzündungen, etwa Polyarthritis und Polymyalgie lindern.

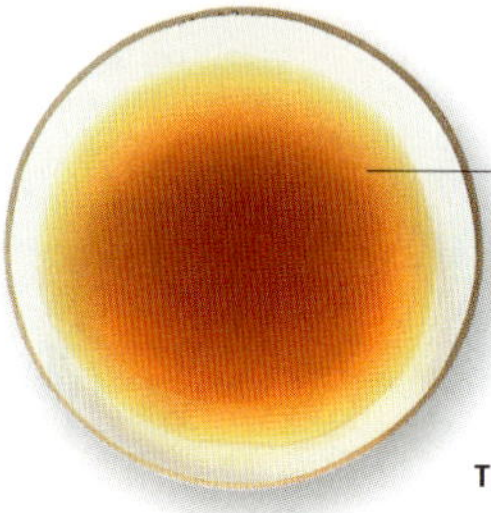

TINKTUR

Mundgeschwüre, Halsentzündung, Bronchitis und Husten Allein oder in Kombination mit anderen Kräutern ist Süßholztee ein wirksames und angenehm schmeckendes Mundwasser oder Gurgelmittel bei Mund- und Halsgeschwüren sowie Zungen- und Kehlkopfentzündung. Getrunken lindert er dank der einhüllenden Eigenschaften Reizungen und Entzündung der Atemwege, etwa Bronchitis, aber auch Husten, denn er fördert den Schleimauswurf; außerdem soll er vor Karies schützen.

Virusinfektionen Zur Bekämpfung von Infektionen wendet man Süßholz am besten zusammen mit Kräutern an, die das Immunsystem stärken,

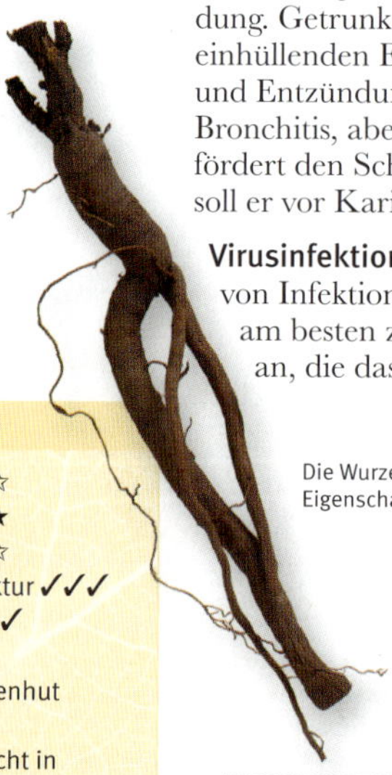

FRISCHE WURZEL

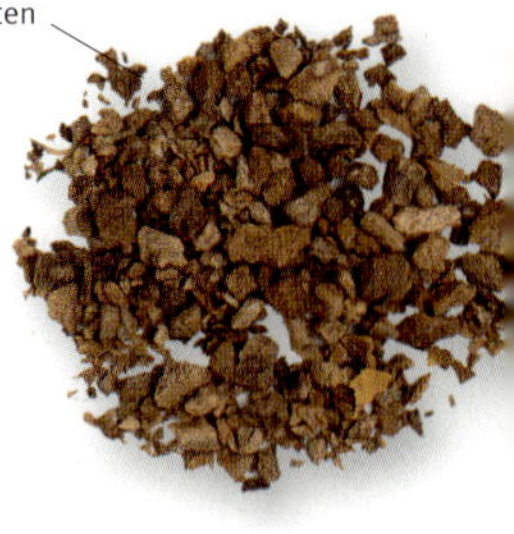

GETROCKNETE WURZELSTÜCKE

AUF EINEN BLICK

SICHERHEIT ★★★½☆
TRADITION ★★★★★
FORSCHUNG ★★★★☆
EMPFOHLENE ANWENDUNG Tinktur ✓✓✓ Kapseln ✓✓ Getrocknete Wurzel ✓
DOSIERUNG C (*siehe S. 44–45*)
OFT IN KOMBINATION MIT Sonnenhut (*Echinacea purpurea*)
WARNUNG Bei Bluthochdruck nicht in höherer Dosierung anwenden; während der Schwangerschaft und längerfristig nur auf ärztliche Anordnung. Siehe auch S. 42–51.

sodass der Körper besser auf Virusinfektionen und ähnliche Probleme reagieren kann. Daher wird die Pflanze u. a. bei chronischem Erschöpfungssyndrom, Drüsenfieber, Lyme-Krankheit, Gürtelrose und Mandelentzündung empfohlen.

Nebennierentonikum Süßholz kann die Nebennieren stärken, etwa bei längeren Stressphasen. Es ist auch ein wirksames Tonikum zur Rekonvaleszenz und kann dank der östrogenähnlichen Wirkung bei Wechseljahresbeschwerden hilfreich sein.

Weitere Anwendungen Wie chinesische Untersuchungen gezeigt haben, eignet sich die Pflanze zur Behandlung des polyzystischen Ovarsyndroms, kann aber auch zu einer regelmäßigeren Menstruation verhelfen und die Fruchtbarkeit erhöhen. Sie unterstützt die Lebertätigkeit und bildet eine Schutzschicht auf den Schleimhäuten des Magens und der Atemwege.

SÜSSES VOR DEM KAMPF

Die Eigenschaften dieser Pflanze wurden schon von Alexander dem Großen (356–323 v. Chr.) geschätzt. So heißt es, er hätte seine Soldaten vor einem Kampf Süßholzwurzel kauen lassen, weil der Einfluss auf den Blutzucker und die Nebennieren angeblich zusätzliche Kräfte verlieh. Außerdem benutzten die Soldaten sie, um auf Märschen ihren Durst zu löschen und damit sie während des Kampfes nicht vor Angst zitterten.

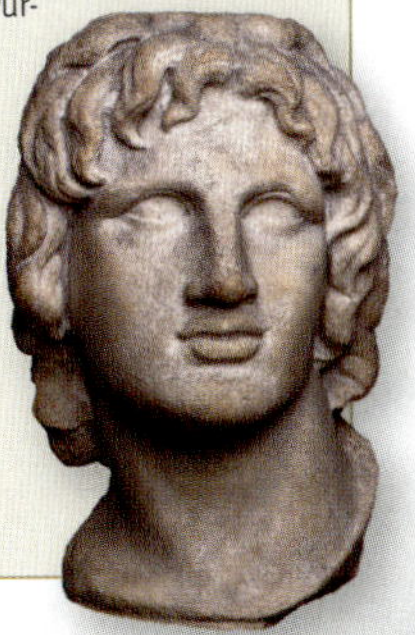

ALEXANDER DER GROSSE

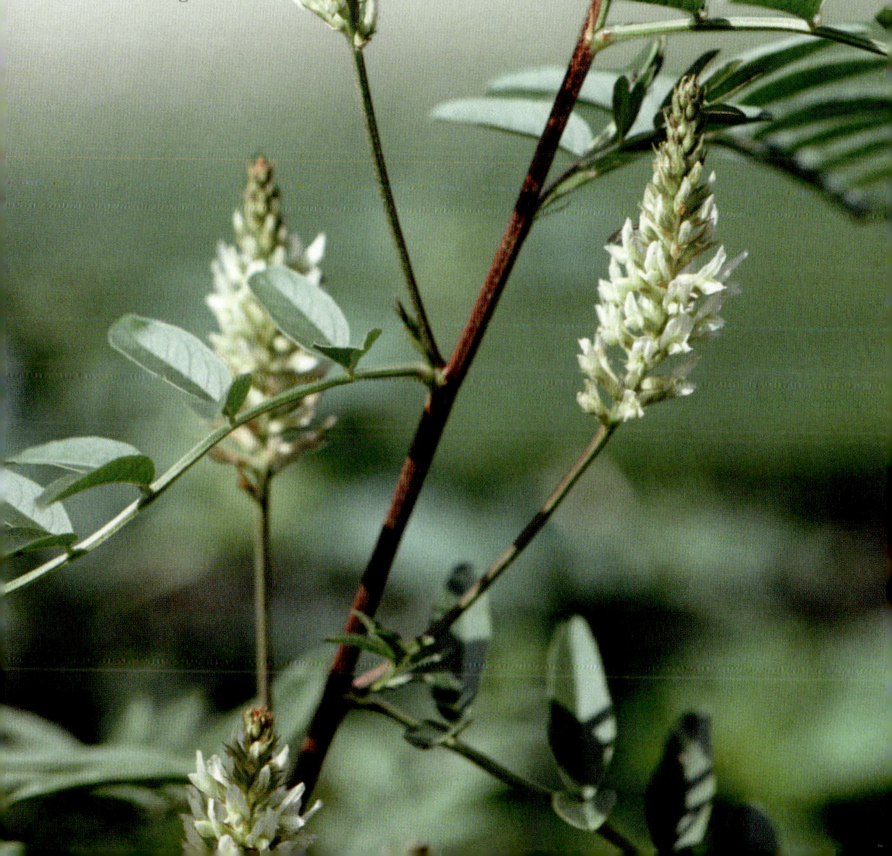

Die Süßholzwurzel trägt ihren Namen zu Recht, denn dank des Inhaltsstoffes Glycyrrhizin ist sie 50-mal süßer als Zucker.

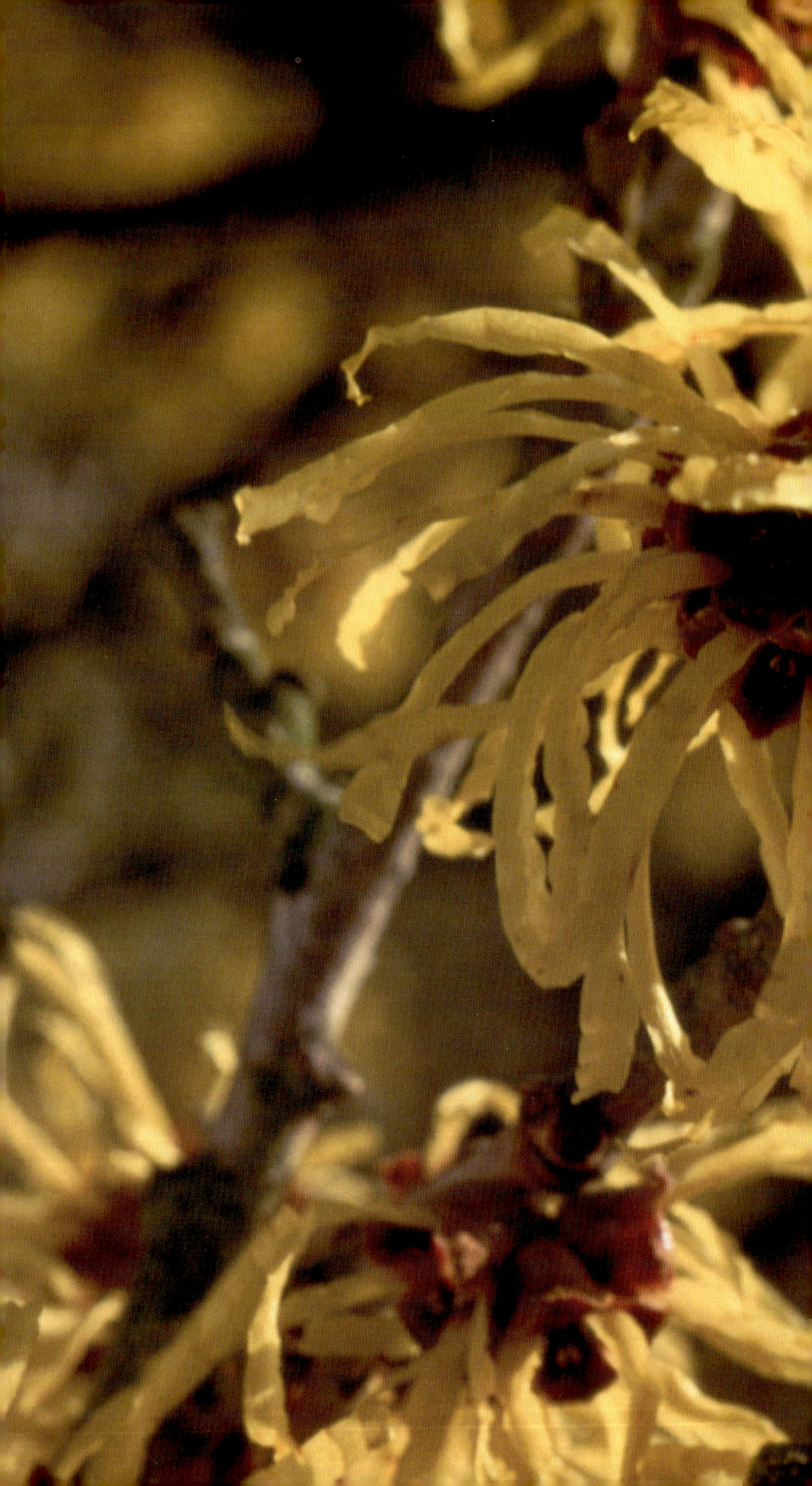

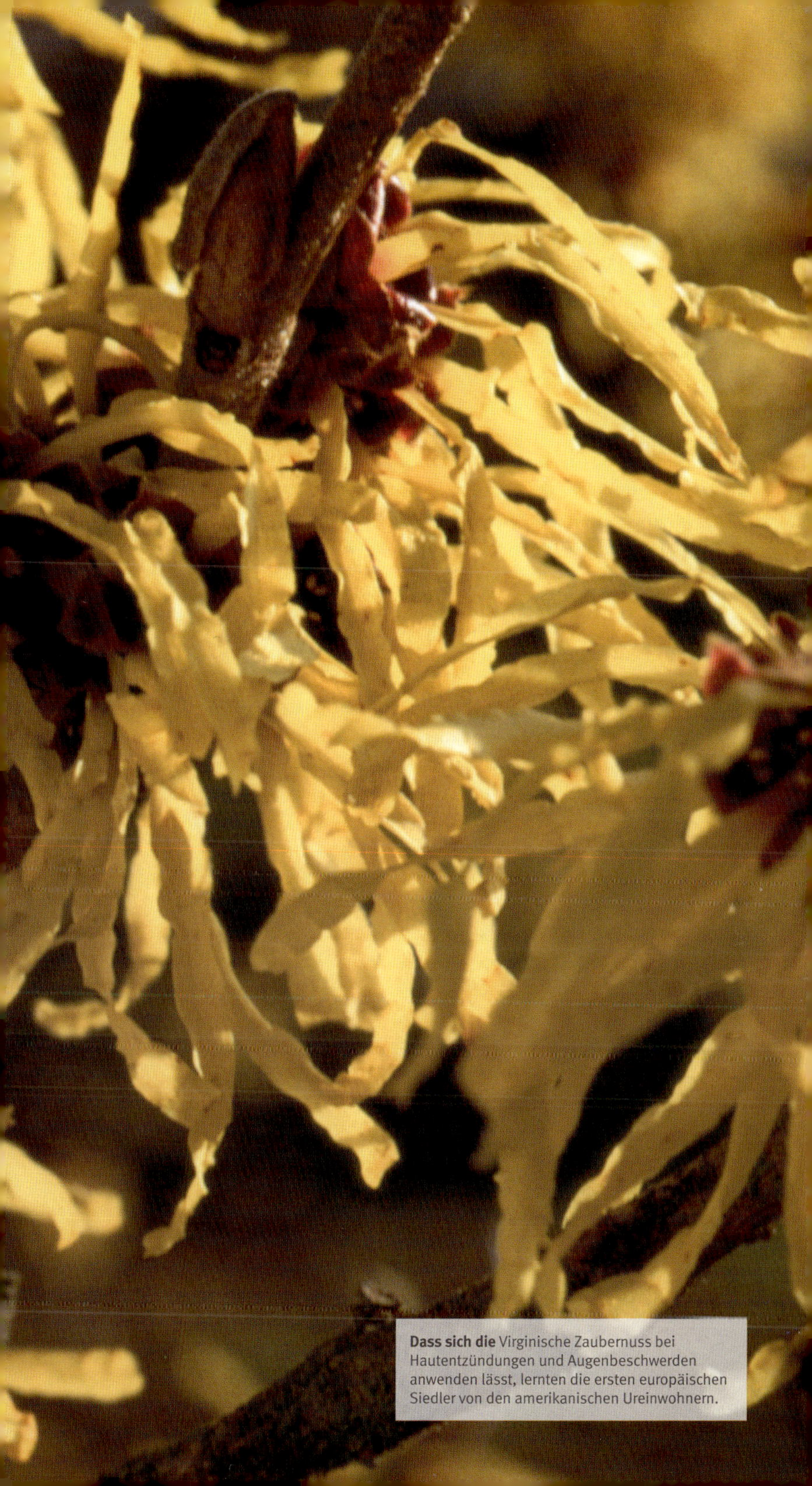

Dass sich die Virginische Zaubernuss bei Hautentzündungen und Augenbeschwerden anwenden lässt, lernten die ersten europäischen Siedler von den amerikanischen Ureinwohnern.

Virginische Zaubernuss

Hamamelis virginiana

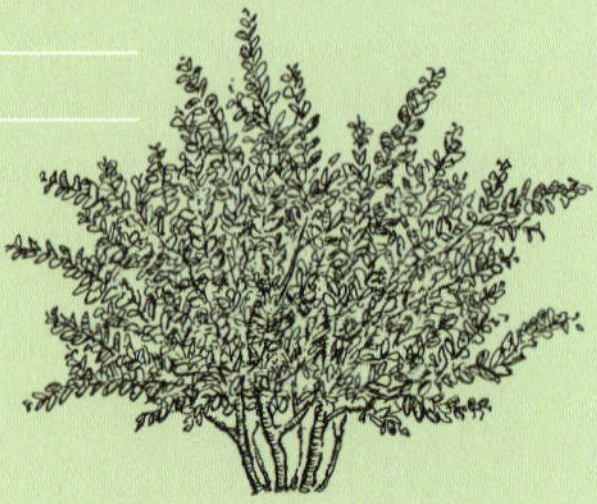

Das durch Wasserdampfdestillation aus der Rinde und den Blättern dieses nordamerikanischen Baumes gewonnene Hamameliswasser ist ein wertvolles Hautreinigungsmittel und Tonikum. Außerdem wird es häufig in Kosmetika verarbeitet.

THERAPEUTISCHE ANWENDUNG

Verwendete Teile Rinde • Blätter

Hauptwirkung Entzündungshemmend • Adstringierend • Blutstillend

Augenbeschwerden Bei Augenentzündungen oder wenn Schmutz bzw. ein Insekt ins Auge geraten sind, wird ein Wattebausch mit Hamameliswasser getränkt und auf das betroffene Auge gelegt. Dieses darf nicht ganz geschlossen sein, damit noch etwas Flüssigkeit hineingelangt. Noch besser ist es, wenn man 5–10 Tropfen Hamameliswasser und eine Prise Salz in warmes Wasser gibt und das Auge damit gründlich auswischt.

Hautprobleme Bei Hautbeschwerden kann man mit Hamameliswasser nässende Schnittwunden und Abschürfungen austrocknen; außerdem lässt es sich bei Quetschungen und schmerzenden Herpeswunden anwenden.

Krampfadern, beschädigte Blutgefäße, Hämorriden Die Zaubernuss stärkt und strafft gereiztes oder erschlafftes Gewebe. Hamameliswasser oder -creme ist ein ausgezeichnetes Mittel zur Behandlung von Krampfadern und Hämorriden, aber auch Besenreiservarizen können von einer Anwendung profitieren.

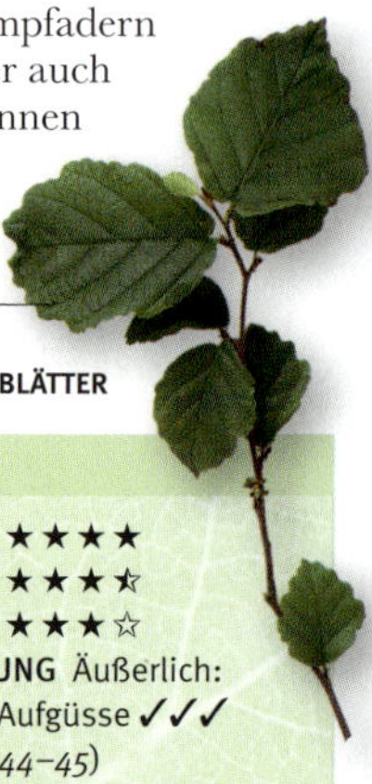

Aus Blättern und Zweigen gewinnt man Hamameliswasser

BLÄTTER

AUF EINEN BLICK

SICHERHEIT ★★★★★
TRADITION ★★★★½
FORSCHUNG ★★★★☆
EMPFOHLENE ANWENDUNG Äußerlich: Hamameliswasser oder Aufgüsse ✓✓✓
DOSIERUNG T (*siehe S. 44–45*)
OFT MIT Aloe vera (*Aloe* spp.)
WARNUNG Darf innerlich nur kurz angewendet werden. Siehe auch S. 42–51.

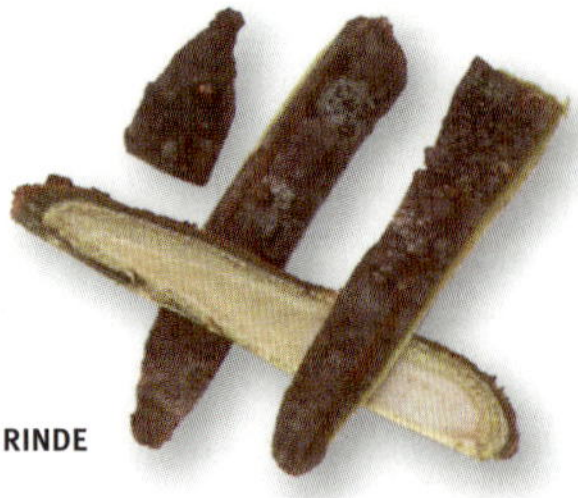

FRISCHE RINDE

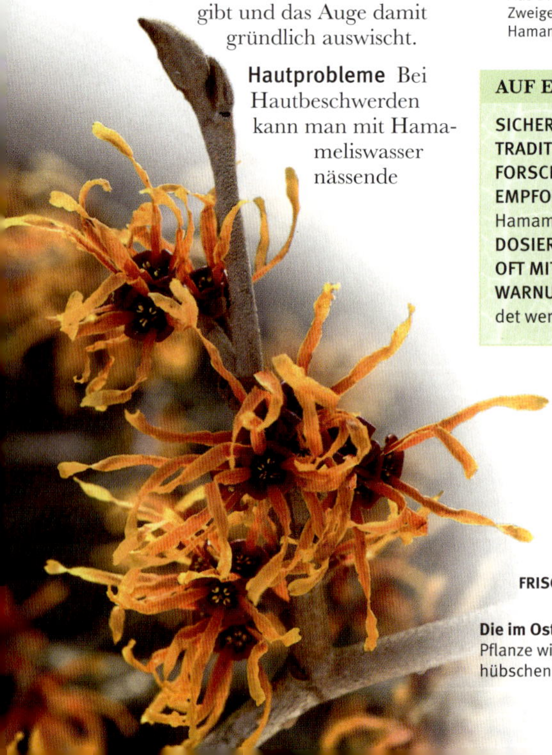

Die im Osten der USA und in Kanada heimische Pflanze wird wegen der sehr früh erscheinenden, hübschen Blüten gern in Gärten angepflanzt.

Kriechende Teufelskralle

Harpagophytum procumbens

Schon in ihrer südafrikanischen Heimat wurde die Teufelskralle früher bei Fieber, Magenschmerzen und Rheuma angewendet. Inzwischen gehört sie weltweit zu den beliebtesten Mitteln für rheumatische und arthritische Beschwerden.

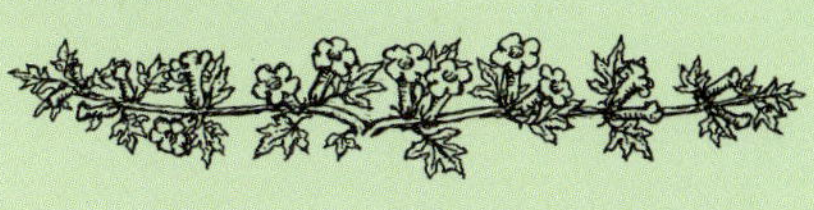

THERAPEUTISCHE ANWENDUNG

Verwendete Teile Speicherwurzel

Hauptsächliche Wirkung Schmerzstillend • Entzündungshemmend • Lindert Gelenkschmerzen • Bittermittel

Arthritis und Rheuma Die Teufelskralle gehört vermutlich zu den ältesten Kräuterarzneien zur Behandlung von Gelenk- und Muskelbeschwerden. Wie klinische Tests gezeigt haben, kann sie arthritische Schmerzen in Knie, Hüfte und Rücken lindern; außerdem konnten die Patienten die Einnahme von verschreibungspflichtigen, nichtsteroidalen Antirheumatika reduzieren. Weitere typische Anwendungen sind die Behandlung von Osteoarthrose, Gicht, Fibromyalgie-Syndrom und Rückenschmerzen, wobei man die Arznei am besten schon nimmt, bevor die Symptome sich verstärken. Als Bittermittel regt eine Teufelskrallen-Tinktur den Appetit und die Verdauung an.

AUF EINEN BLICK

SICHERHEIT ★★★☆☆
TRADITION ★★★★½
FORSCHUNG ★★★★☆
EMPFOHLENE ANWENDUNG
Standardextrakt: Tabletten ✓✓✓
DOSIERUNG M (*siehe S. 44–45*)
OFT MIT Weidenrinde (*Salix alba*)
WARNUNG Nicht während der Schwangerschaft; bei Gallensteinen oder Ulcus pepticum nur auf ärztlichen Rat. Kann Durchfall oder Wechselwirkungen mit anderen Mitteln verursachen. Siehe auch S. 42–51.

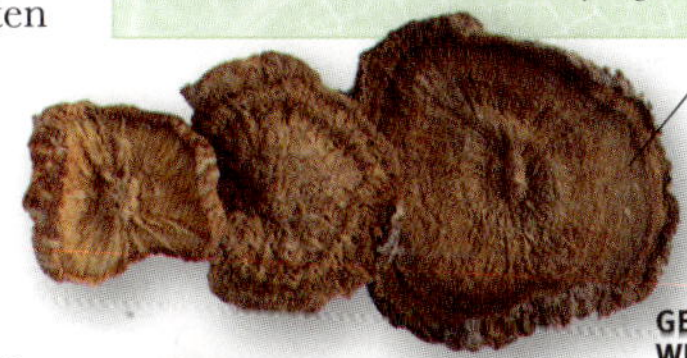

Speicherwurzel mit entzündungshemmenden Eigenschaften

GETROCKNETE WURZEL

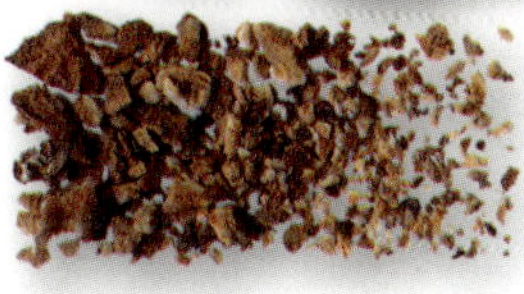

GEHACKTE WURZEL

Die hauptsächlich in Trockengebieten vorkommende Teufelskralle ist inzwischen recht selten geworden, sodass man sie heute oft kultiviert.

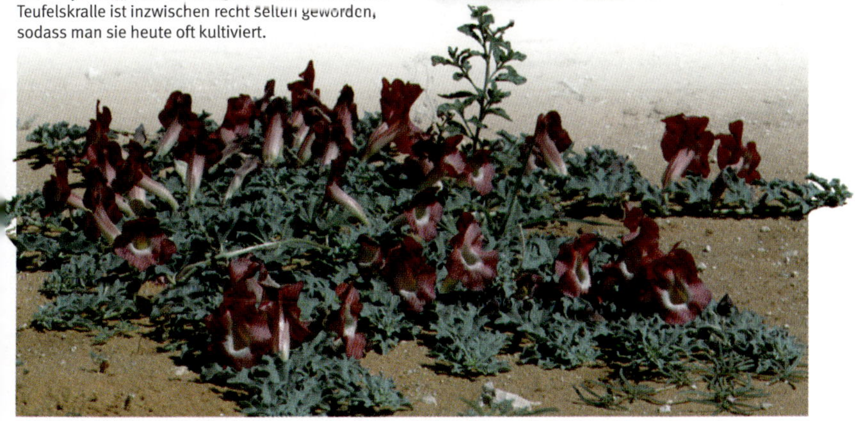

Sanddorn

Hippophae rhamnoides

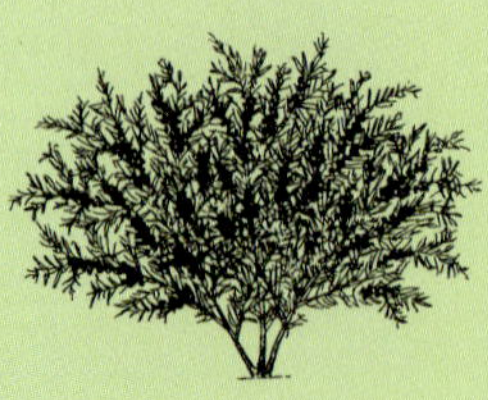

Dank des hohen Gehalts an Mineralstoffen und Vitamin A und C kann man mit Sanddorn Erkältungen und Halsentzündungen vorbeugen.

THERAPEUTISCHE ANWENDUNG

Verwendete Teile Früchte

Hauptwirkung Antioxidativ • Kreislauftonikum • Reich an Vitaminen und Mineralstoffen

Infektionen Saft und Sirup schützen vor Erkältungen, Halsentzündungen und Nebenhöhlenbeschwerden.

BEEREN

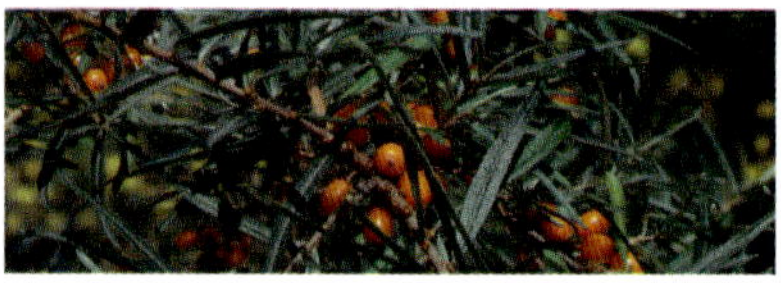

Durchblutung Der an Antioxidanzien und Bioflavonoiden reiche Strauch unterstützt bei längerer Anwendung die Gesundheit von Arterien und Kapillargefäßen, auch in den Augen.

AUF EINEN BLICK

SICHERHEIT ★★★★★
TRADITION ★★★☆☆
FORSCHUNG ★★★☆☆
EMPFOHLENE ANWENDUNG Saft ✓✓✓
DOSIERUNG M, C (*siehe S. 44–45*)
WARNUNG Kann das Blutungsrisiko erhöhen, besonders in Kombination mit bestimmten Kräutern oder Blutverdünnungsmitteln. Siehe auch S. 42–51.

Hopfen

Humulus lupulus

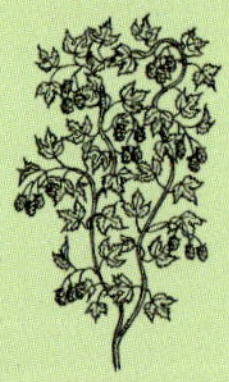

Hopfen wird beim Bierbrauen verwendet, er ist aber auch ein starkes Beruhigungsmittel und eine häufige Zutat für nicht rezeptpflichtige Schlafmittel.

THERAPEUTISCHE ANWENDUNG

Verwendete Teile Blüten (Zapfen)

Hauptwirkung Bittertonikum • Östrogenähnlich • Beruhigend

AUF EINEN BLICK

SICHERHEIT ★★★½☆
TRADITION ★★★★☆
FORSCHUNG ★★★½☆
EMPFOHLENE ANWENDUNG
Tinktur ✓✓✓ Tabletten ✓✓ Kapseln ✓
DOSIERUNG C (*siehe S. 44–45*)
WARNUNG Nicht bei Depressionen. Kann schläfrig machen. Siehe auch S. 42–51.

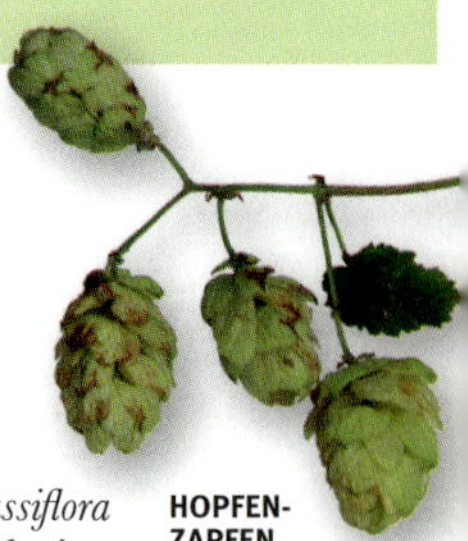

HOPFENZAPFEN

Schlafstörungen Bei Schlafstörungen kombiniert man den Hopfen am besten mit anderen Beruhigungsmitteln wie Passionsblume (*Passiflora incarnata*). Gering dosiert kann er dank der östrogenähnlichen Wirkung gegen Nachtschweiß helfen.

Verdauungsbeschwerden Einige Tropfen Tinktur vor den Mahlzeiten regen den Appetit an. Mit Kräutern wie Kamille (*Chamomilla recutita*) kann Hopfen bei Reizdarm hilfreich sein.

Kanadische Gelbwurz

Hydrastis canadensis

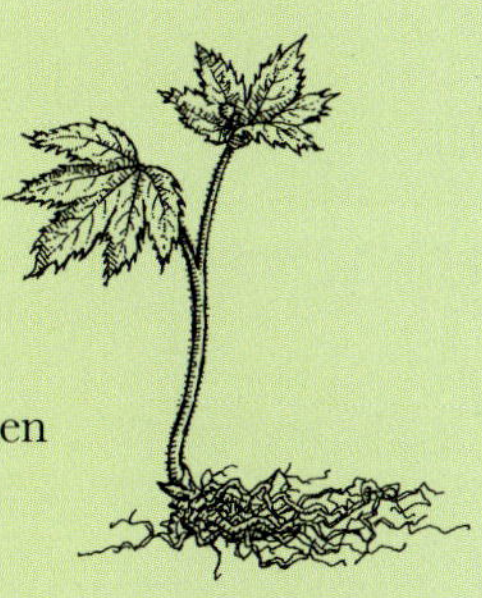

Diese wertvolle Pflanze hat eine heilende, stärkende und reinigende Wirkung auf die Schleimhäute. Besonders häufig benutzt man sie zur Behandlung von chronischen Schleimhautinfektionen durch Bakterien, Pilze oder Viren, gleichgültig an welchen Körperteilen diese auftreten.

THERAPEUTISCHE ANWENDUNG

Verwendete Teile Wurzel

Hauptwirkung Entzündungshemmend • Antimikrobiell • Antibakteriell • Blutreinigend • Schleimhauttonikum • Schützt die Leber

Gastroenterale Infektionen, Gastritis und Leberbeschwerden Als starkes Bittermittel mit entgiftender Wirkung hat die Wurzel einen positiven Einfluss auf Magen, Darm und Leber. So kann sie z. B. bei Ulcus pepticum, Dysbiose, Candidamykose, chronischem Magen-Darm-Katarrh und Hepatitis hilfreich sein.

Chronische Infektionen Die Pflanze, die oft mit Sonnenhut (*Echinacea purpurea*) kombiniert wird, kann die Fähigkeit des Körpers, chronische Infektionen zu bekämpfen, beträchtlich erhöhen.

Katarrhalische Beschwerden Die Gelbwurz hat eine positive Wirkung auf die Schleimhäute des Körpers, sodass man sie z. B. bei verstopften Nebenhöhlen anwenden kann (besonders nach chronischen Infektionen), aber auch bei vaginalen Infekten, die sich oft lokal mit einer Abkochung behandeln lassen.

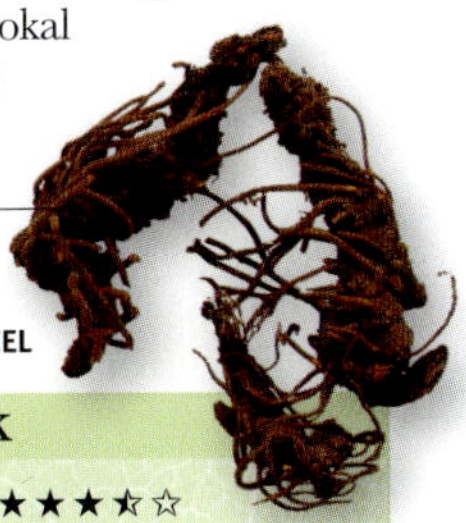

Die Wurzel enthält Alkaloide mit antimikrobieller Wirkung

FRISCHE WURZEL

AUF EINEN BLICK

SICHERHEIT ★★★½☆
TRADITION ★★★★★
FORSCHUNG ★★★½☆
EMPFOHLENE ANWENDUNG Tinktur ✓✓✓ Tabletten ✓✓ Kapseln ✓
DOSIERUNG C (*siehe S. 44–45*)
OFT IN KOMBINATION MIT Sonnenhut (*Echinacea purpurea*)
WARNUNG Nicht während der Schwangerschaft und beim Stillen; für Kinder ungeeignet. Dosierungsangaben beachten, um Schleimhautschädigungen zu vermeiden. Siehe auch S. 42–51.

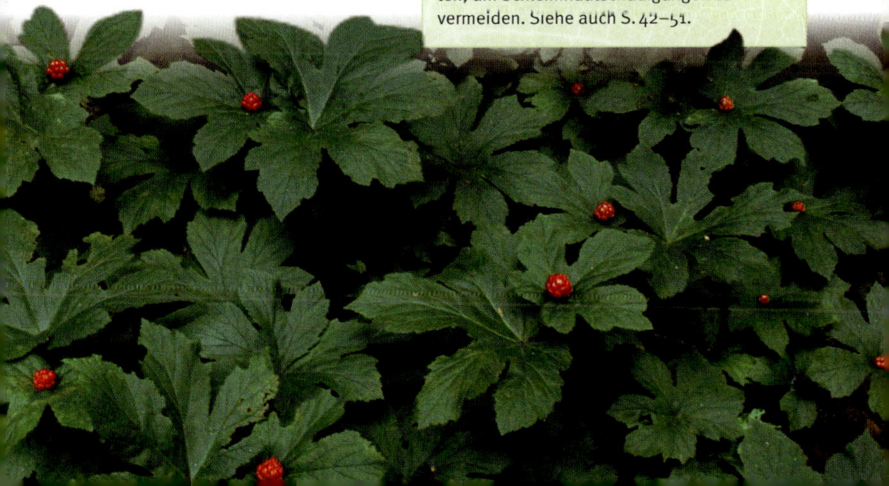

Die in nordamerikanischen Wäldern vorkommende Pflanze ist durch starke Sammeltätigkeit inzwischen in ihrem Bestand bedroht.

Tüpfel-Johanniskraut

Hypericum perforatum

Die Effektivität dieser Pflanze hat sich nicht nur in der Praxis gezeigt, sondern wurde auch wissenschaftlich nachgewiesen. Angewendet wird sie bei leichten bis mittelschweren Depressionen sowie bei affektiver Psychose, Jetlag und nervöser Erschöpfung.

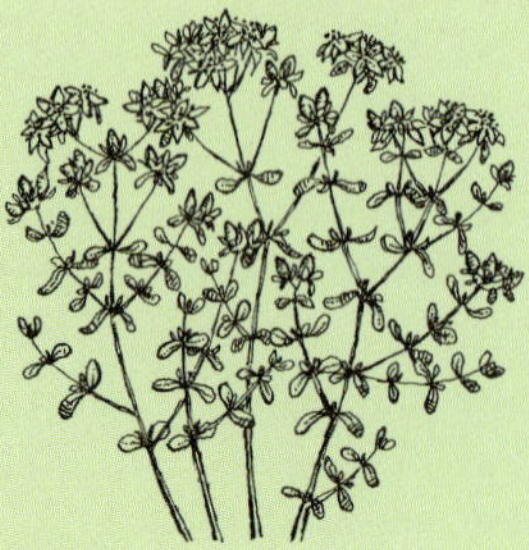

THERAPEUTISCHE ANWENDUNG

Verwendete Teile Blühende Sprosse

Hauptwirkung Antidepressivum • Antiviral • Nerventonikum • Wundheilend

Depression, Schlafstörungen, saisonal abhängige Depression (SAD) Die Inhaltsstoffe des Johanniskrautes wirken auf die Gehirnfunktionen ein und können dadurch Stimmung und seelische Verfassung verbessern, aber auch die Vitalität stärken und den Schlaf sowie die Fähigkeit zur Entspannung fördern. Besserung tritt zumeist innerhalb von zwei Wochen ein, es kann aber auch bis zu sechs Wochen dauern. Eine typische Anwendung ist die Behandlung der Winterdepression; in der europäischen Pflanzenheilkunde wurde und wird die Pflanze aber häufig auch bei Niedergeschlagenheit und zur Wundheilung eingesetzt. Wie klinische Tests gezeigt haben, sind Nebenwirkungen sehr selten oder zumindest ohne größere Auswirkungen. Zu Problemen kann es aber bei gleichzeitiger Einnahme bestimmter verschreibungspflichtiger Medikamente kommen, denn Johanniskraut regt die Leberentgiftung an und kann dadurch die Wirksamkeit der Arzneien herabsetzen. Daher sollten Sie in solchen Fällen unbedingt Ihren Arzt um Rat fragen.

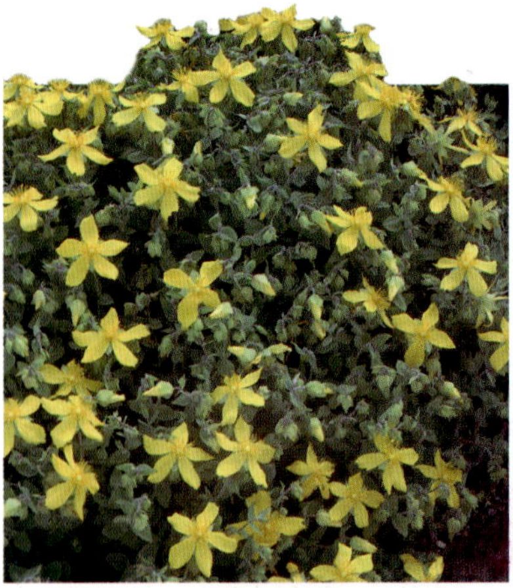

Angstgefühl, Nervenschwäche Zwar wird das Kraut hauptsächlich bei Depressionen angewendet, aber es eignet sich auch zur Stärkung des Nervensystems aufgrund von Stress oder größerer Beunruhigung. Besonders gut einsetzen lässt es sich, wenn sowohl Angstgefühle als auch Depressionen zusammen auftre-

Der Name der Pflanze geht darauf zurück, dass man sie früher für besonders wirksam hielt, wenn sie an Sankt Johanni (24. Juni) gesammelt wurde.

AUF EINEN BLICK

SICHERHEIT ★★★★☆
TRADITION ★★★★☆
FORSCHUNG ★★★★★
ANWENDUNG Tinktur ✓✓✓ Aufguss ✓✓ Tabletten, Kapseln, Fettes Öl (äußerlich) ✓
DOSIERUNG M, C (*siehe S. 44–45*)
OFT IN KOMBINATION MIT Baldrian (*Valeriana officinalis*)
WARNUNG Kann Überempfindlichkeit gegen Sonnenstrahlung verursachen. Bei Einnahme verschreibungspflichtiger Medikamente (einschließlich Antibabypille) sollte vor der Anwendung ein Arzt konsultiert werden. Nicht zusammen mit anderen Antidepressiva benutzen. Siehe auch S. 42–51.

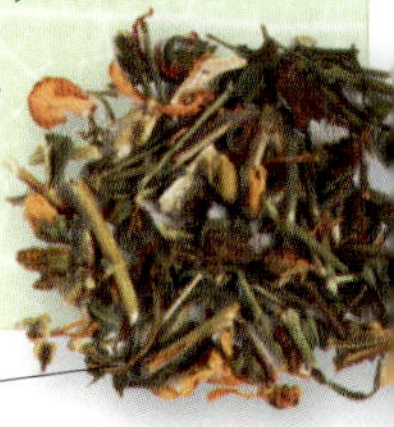

Die Sprossspitzen verbessern die Stimmung

GETROCKNETE BLÜTE

JOHANNISKRAUTÖL

Zur Herstellung hackt man die an einem trockenen, sonnigen Morgen gesammelten, blühenden Sprossspitzen in 1 cm lange Stücke und übergießt sie vollständig mit ökologisch angebautem Olivenöl. Nach dem sorgfältigen Umrühren wird das verschlossene Gefäß etwa vier Wochen auf eine sonnige Fensterbank gestellt, bis das Öl eine leicht rötliche Färbung angenommen hat. Nach dem Absieben füllt man das Öl dann in eine Flasche.

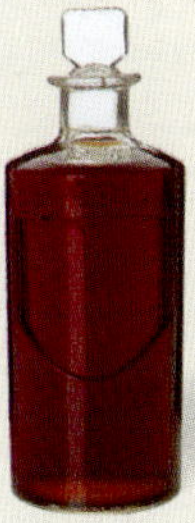

FETTES ÖL

ten. Außerdem kann das Kraut helfen, die Stimmung und Vitalität während der Wechseljahre zu verbessern. Seine Wirkung auf das Hormon Melatonin beeinflusst den Jetlag positiv.

Zahnschmerzen, Ischias, Gürtelrose

Johanniskrautöl kann Nervenschmerzen lindern und die Gewebeerneuerung beschleunigen. Aufgetragen wird es direkt auf die Haut, vor einer Zahnbehandlung z. B. auf die Wange.

Magenprobleme und Wundheilung

Bei einem Magengeschwür nimmt man täglich einen Teelöffel Öl. Die wundheilenden Eigenschaften des Krautes kann man innerlich oder äußerlich nutzen. Da das fette Öl auf natürliche Weise antiseptisch wirkt, nimmt man es, um die Heilung von Wunden zu unterstützen, aber auch bei Verstauchungen, Quetschungen, arthritischen Gelenken und postoperativen Narben. Falls erforderlich, kann man dem fetten Öl bei äußerer Anwendung ätherisches Öl hinzufügen.

Das Johanniskraut weist an den Rändern von Blüten- und Laubblättern dunkelrote Öldrüsen auf, die den Wirkstoff Hypericin produzieren.

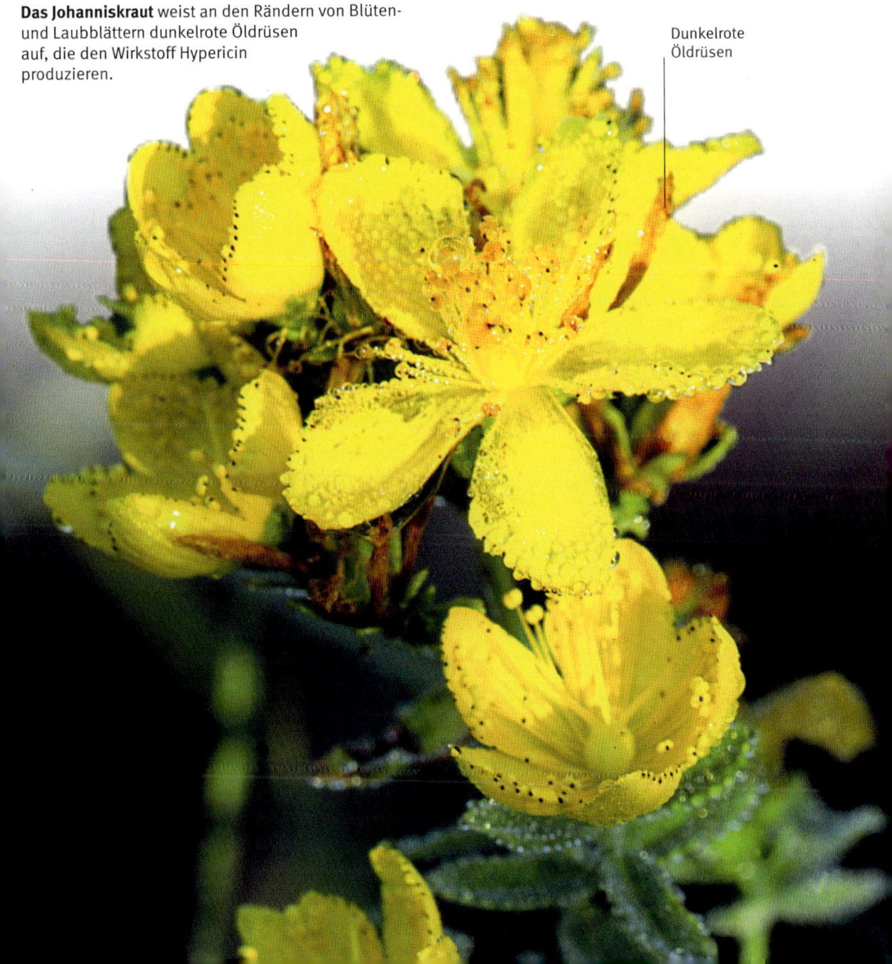

Echter Alant

Inula helenium

Vor der Entdeckung der Antibiotika war der Alant eine der wichtigsten Arzneien zur Behandlung von Tuberkulose. Allerdings ist seine Wirkung bei derart schwerwiegenden Infektionen begrenzt, aber bei Atemwegserkrankungen wie Husten und Bronchitis lässt sich die Art gut anwenden.

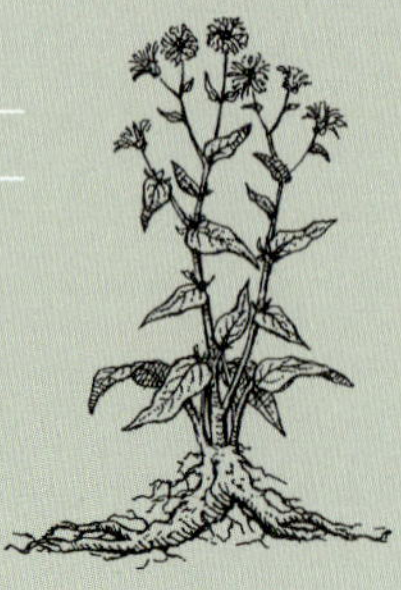

THERAPEUTISCHE ANWENDUNG

Verwendete Teile Wurzel

Hauptwirkung Antibakteriell • Schweißtreibend • Schleimlösend • Mildes Bittermittel • Tonisch

Atemwegsbeschwerden Alant kann bei Reizhusten und akuter Bronchitis eingesetzt werden; wird er mit anderen Hustenmitteln wie Thymian (*Thymus vulgaris*) kombiniert, ist er auch eine sichere Arznei für Kinder. Dank der antibakteriellen Wirkung wirkt er Infektionen der Lunge entgegen und sorgt außerdem dafür, dass der Schleim schonend entfernt wird. Der Alant lässt sich bei katarrhalischen Ohren-, Nasen- oder Halsbeschwerden gut mit Mitteln wie Holunder (*Sambucus nigra*) kombinieren, v. a. wenn sich der Katarrh bis in die Bronchien ausgedehnt hat. Die Pflanze erweist sich oft auch bei Bronchialasthma als nützlich.

Rekonvaleszenz Wegen der tonischen Wirkung auf die Atemwege und das Verdauungssystem gilt der Alant als ausgezeichnetes Mittel zur Rekonvaleszenz, denn er regt den Appetit an und fördert die Vitalität. Wird während des Winters regelmäßig eine Abkochung getrunken, kann dies vor erneuter Infektion schützen.

Darmparasiten Die Wurzel eignet sich zur Bekämpfung von Darmwürmern und -parasiten, wurde in Kombination mit anderen Mitteln aber auch schon erfolgreich bei Amöbenruhr eingesetzt.

AUF EINEN BLICK

SICHERHEIT ★★★★⯪
TRADITION ★★★★☆
FORSCHUNG ★★★⯪☆
EMPFOHLENE ANWENDUNG Tinktur ✓✓✓ Abkochung ✓✓ Tabletten ✓ Kapseln ✓
DOSIERUNG B (*siehe S. 44–45*)
OFT IN KOMBINATION MIT Süßholz (*Glycyrrhiza glabra*)
WARNUNG Kann u.U. allergische Reaktionen oder Verdauungsbeschwerden verursachen. Nicht während der Schwangerschaft und beim Stillen. Siehe auch S. 42–51.

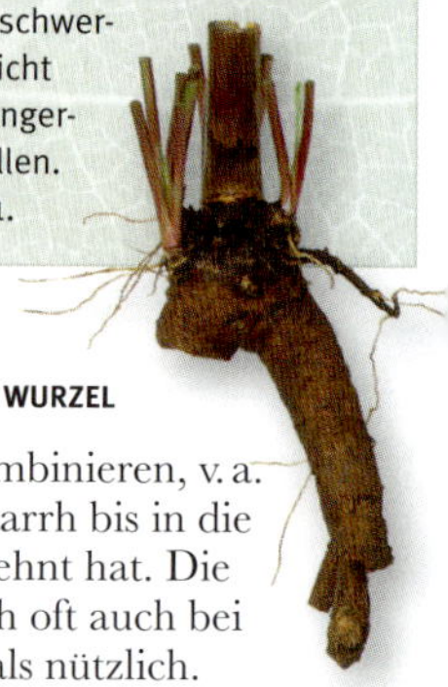

FRISCHE WURZEL

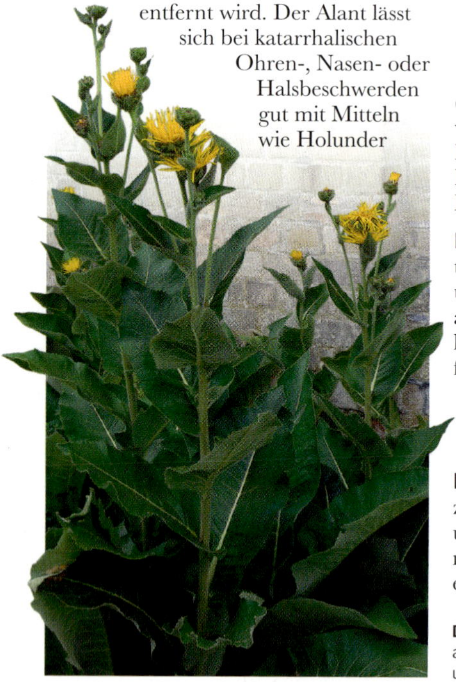

Die kräftige, bis drei Meter hohe Staude hat einen ausgedehnten Wurzelstock, der im Herbst geerntet und getrocknet wird.

Shiitake

Lentinus edodes

In Japan war dieser Pilz früher angeblich ausschließlich dem Kaiser vorbehalten. Später wurde er häufig als Stärkungsmittel eingesetzt, vor allem bei schwerwiegenden und chronischen Krankheiten. Neueren Untersuchungen nach könnte er sich auch als Krebsmittel eignen.

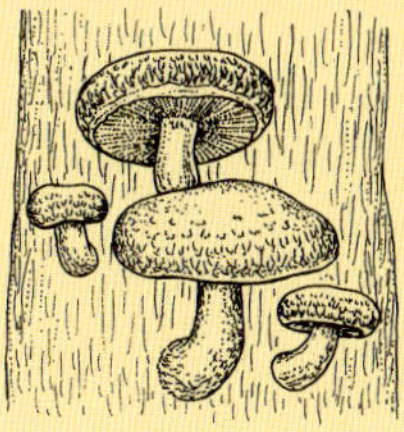

THERAPEUTISCHE ANWENDUNG

Verwendete Teile Fruchtkörper

Hauptwirkung Wirkt Tumoren entgegen • Antiviral • Stärkt das Immunsystem • Schützt die Leber

Krebsmittel Nach Untersuchungen in Japan kann der Pilzextrakt hochdosiert zur Krebsbehandlung eingesetzt werden, während er sich in geringeren Dosen längerfristig zur Immununterstützung und Krebsvorbeugung anwenden lässt. Als Krebsmittel scheint der Extrakt am wirksamsten zu sein, wenn man ihn parallel zur Chemotherapie anwendet, denn er unterstützt den programmierten Zelltod und schützt Leber und Immunsystem vor Schäden. Allerdings sollte das nur nach Absprache mit dem Arzt geschehen.

Weitere Anwendungen Viele chronische Beschwerden wie Virushepatitis, chronisches Erschöpfungssyndrom, Candidamykose und immer wiederkehrende Infektionen können von der unterstützenden Wirkung des Pilzes auf das Immunsystem profitieren. Man kann ihn aber auch zur Förderung der allgemeinen Gesundheit verwenden, besonders im Alter und als Zusatz für eine gesunde Ernährung.

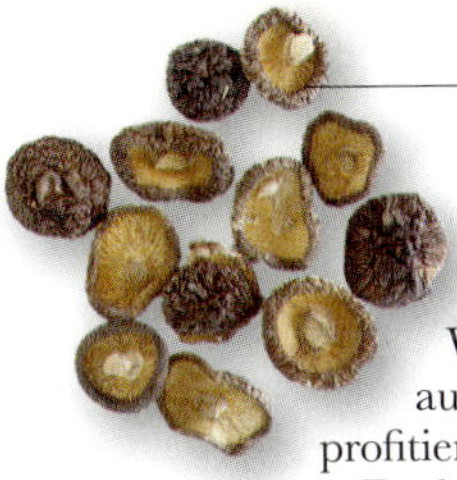

GETROCKNETER PILZ

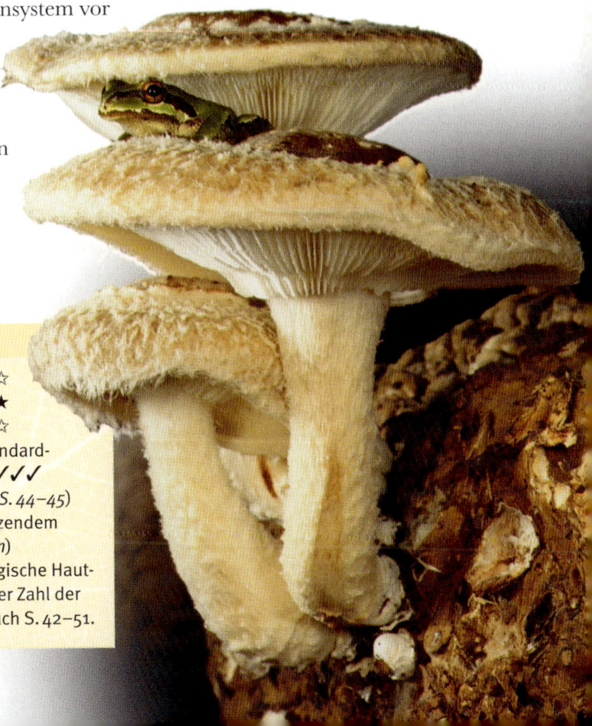

Der Shiitake kommt natürlicherweise in gemäßigten Regionen Ostasiens auf abgestorbenen Laubbäumen vor, wird inzwischen aber auch häufig kultiviert.

AUF EINEN BLICK

SICHERHEIT ★★★★☆
TRADITION ★★★★★
FORSCHUNG ★★★½☆
EMPFOHLENE ANWENDUNG Standardextrakt, Fruchtkörper (Nahrung) ✓✓✓
DOSIERUNG M, Nahrung (*siehe S. 44–45*)
OFT IN KOMBINATION MIT Glänzendem Lackporling (*Ganoderma lucidum*)
WARNUNG Kann Durchfall, allergische Hautreaktionen und eine Erhöhung der Zahl der Blutzellen verursachen. Siehe auch S. 42–51.

Lavendel

Lavandula angustifolia Syn. *L. officinalis, L. vera*

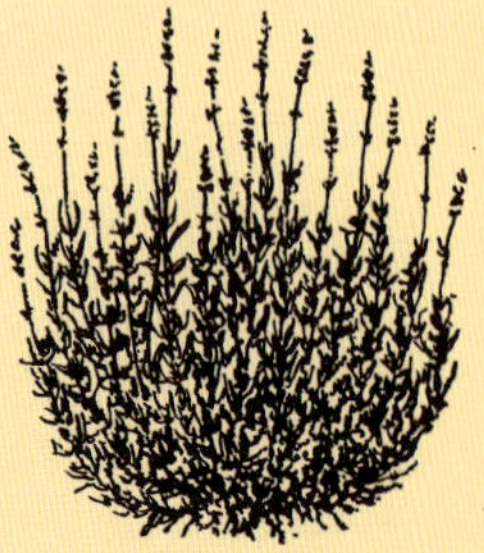

Der beliebte Lavendel ist nicht nur eine hübsche, wohlriechende Pflanze, sondern auch ein sehr wirksames Heilkraut. So haben die getrockneten Blüten und das ätherische Öl z. B. eine belebende Wirkung und sollten daher zur Erste-Hilfe-Ausrüstung in jedem Haushalt gehören.

THERAPEUTISCHE ANWENDUNG

Verwendete Teile Öl • Blüten

Hauptwirkung Schmerzlindernd • Antidepressivum • Krampflindernd • Blähungstreibend • Beruhigend • Antiseptisch

Ängste, Reizbarkeit, Kopfschmerzen Dank der beruhigenden Eigenschaften kann Lavendel bei starker Unruhe, Reizbarkeit, stressbedingten Kopfschmerzen und Migräne eingesetzt werden. Er soll aber auch das Risiko von Anfällen und Krämpfen verringern. Bei nervöser Erschöpfung und Kreislaufbeschwerden wird er oft mit Rosmarin (*Rosmarinus officinalis*) kombiniert. Die Art gilt aber auch als gute Arznei für Stimmungstiefs, mangelnde Vitalität sowie länger anhaltende Angstgefühle und Überaktivität.

Schlafstörungen Bei Schlafstörungen kann man einige Tropfen des ätherischen Öls in eine Duftlampe geben, es einmassieren, die getrocknete Blüten in einem Kräuterkissen verwenden oder eine Tinktur einnehmen (ein Teelöffel vor dem Schlafengehen).

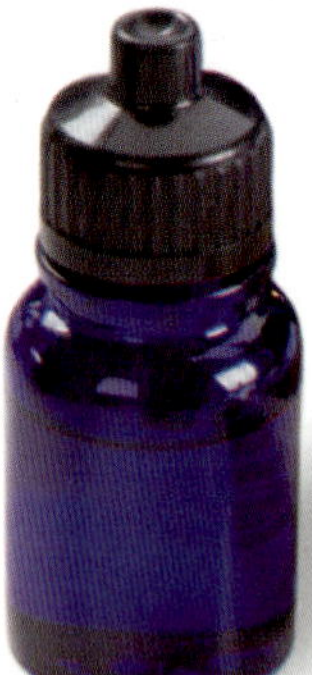

ÄTHERISCHES ÖL

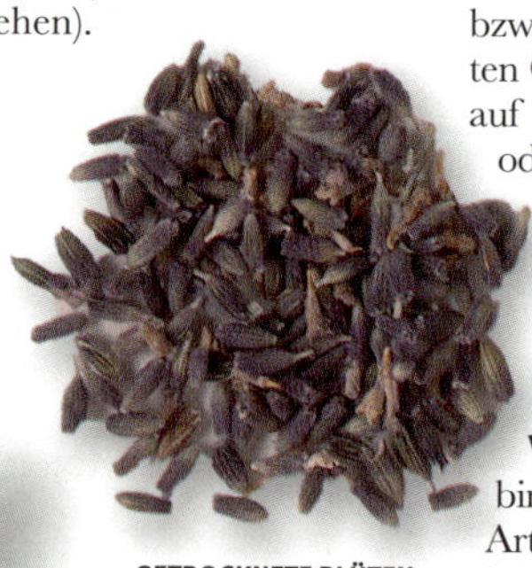

GETROCKNETE BLÜTEN

AUF EINEN BLICK

SICHERHEIT ★★★★★
TRADITION ★★★★★
FORSCHUNG ★★★½☆
EMPFOHLENE ANWENDUNG Ätherisches Öl (äußerlich) ✓✓✓ Tinktur ✓✓ Aufguss ✓
DOSIERUNG B (*siehe S. 44–45*)
OFT IN KOMBINATION MIT Rosmarin (*Rosmarinus officinalis*)
WARNUNG Das Öl, das nur äußerlich angewendet werden darf, kann in seltenen Fällen eine Kontaktdermatitis verursachen. Siehe auch S. 42–51.

Lavendel lässt sich auch gut mit anderen Kräuterarzneien kombinieren, besonders mit Passionsblume (*Passiflora incarnata*) und Zitronenmelisse (*Melissa officinalis*).

Lokale Schmerzlinderung, Entspannung Lavendelöl lässt sich bei den unterschiedlichsten Hautbeschwerden anwenden, auch wenn diese mit Schmerzen verbunden sind. So kann man das Öl äußerlich z. B. bei Herpes oder Gürtelrose, rheumatischen Gelenkbeschwerden, Zahnschmerzen und Migräne (auf Wange bzw. Stirn auftragen) einsetzen. Bei leichten Ohrenschmerzen tropft man etwas Öl auf ein Wattestäbchen. Lavendeltinktur oder -tee kann bei verspannten oder schmerzenden Muskeln hilfreich sein; bei Menstruationsbeschwerden kann man Lavendeltee trinken oder das Öl zur schnellen Linderung auf den Unterleib auftragen.

Verdauungsbeschwerden In Kombination mit anderen Kräutern wird die Art häufig bei Verdauungsbeschwerden eingesetzt, die auf emotionalen Stress zurückzuführen sind, z. B. bei Blähungen, häufigem Aufstoßen und Reizdarm.

Weitere Anwendungen In Frankreich wird Lavendel bei verschiedensten Beschwerden eingesetzt, darunter Grippe, Husten, Keuchhusten, Asthma und Bronchitis. Wegen der krampflösenden und antiseptischen Wirkung kombiniert man ihn oft mit Kräutern wie Thymian (*Thymus vulgaris*) oder Alant (*Inula helenium*) – wenn man die Blüten als Gurgelmittel für Halsschmerzen oder Halsentzündung nimmt, auch mit Süßholz (*Glycyrrhiza glabra*). Lavendeltee oder -tinktur lässt sich auch als Tonikum für geschwächte, nervöse Kinder verwenden. Da der Tee nicht gut schmeckt, kann man ihn mit ungesüßtem Schwarzen Johannisbeer- oder Apfelsaft verdünnen.

LAVENDELÖL

Lavendelöl ist wohl das einzige ätherische Öl, das sich auch großflächig ohne weitere Folgen auf die Haut auftragen lässt, sodass es zu den wichtigen Kräuterarzneien für die Haus- und Reiseapotheke gehört. Einige Tropfen auf die Schläfe oder den Nacken gerieben, bringen schnelle Linderung bei Kopfschmerzen oder Nacken- und Schulterverspannungen, aber auch bei Schmerzen an anderen Stellen. Anwenden lässt sich das Öl auch bei leichten Verbrennungen, Sonnenbrand, Wunden, Hautjucken, Insektenstichen und als Insektenabwehrmittel.

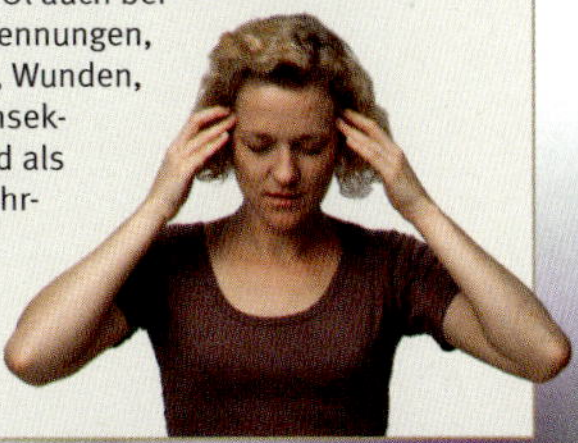

SCHMERZ-LINDERUNG

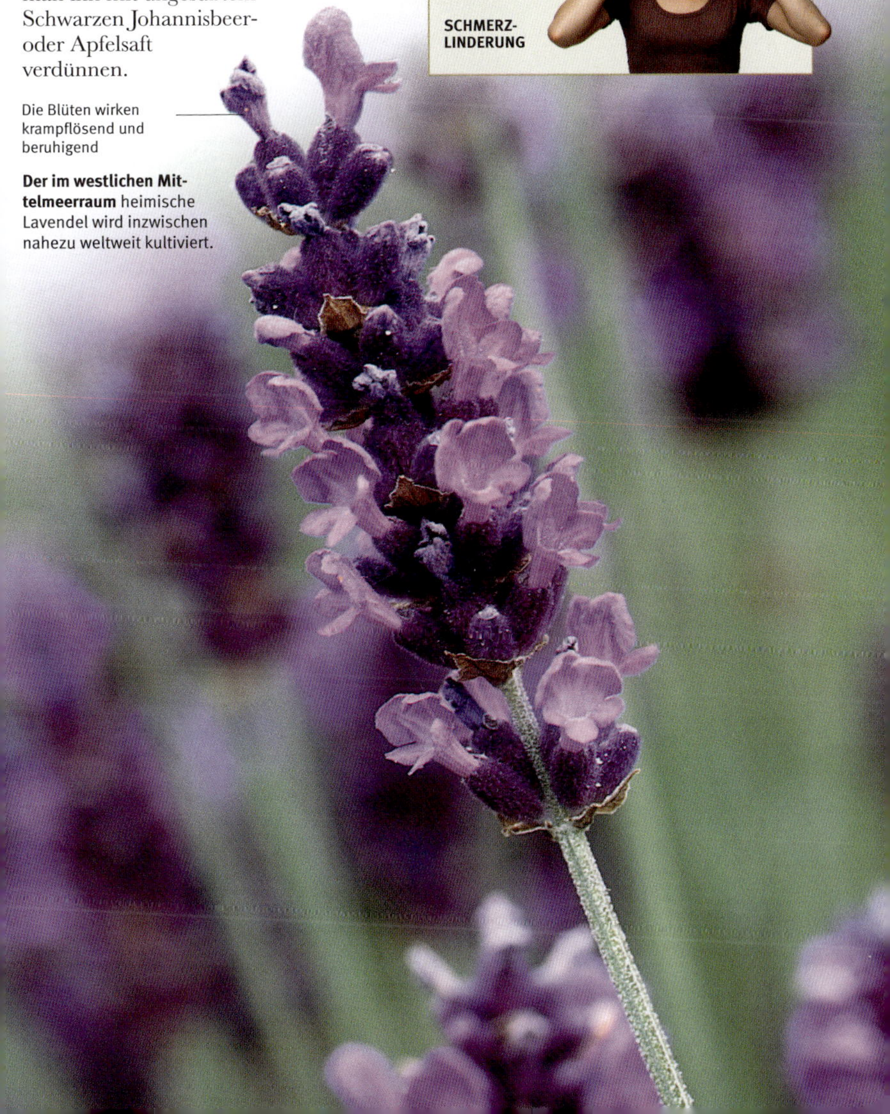

Die Blüten wirken krampflösend und beruhigend

Der im westlichen Mittelmeerraum heimische Lavendel wird inzwischen nahezu weltweit kultiviert.

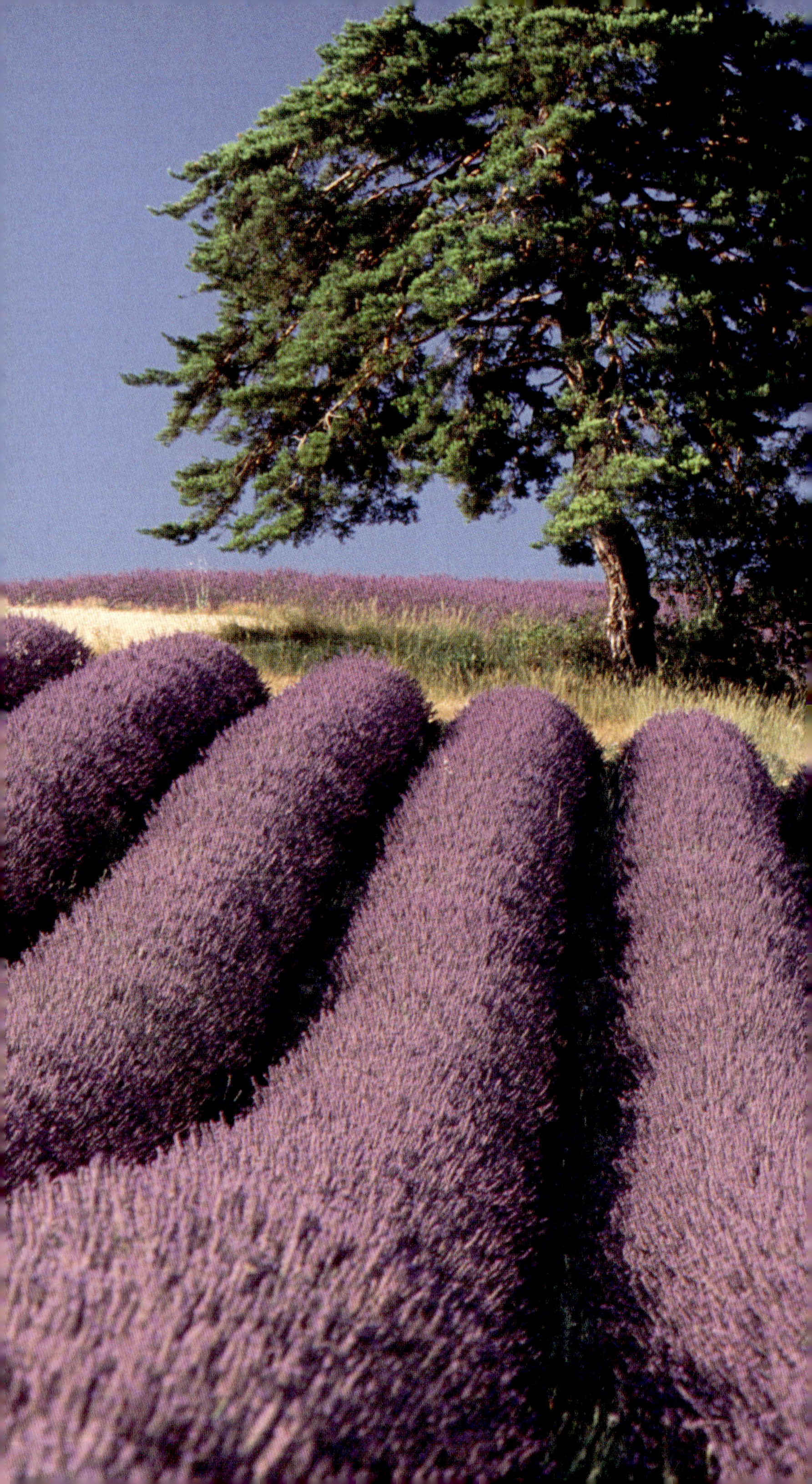

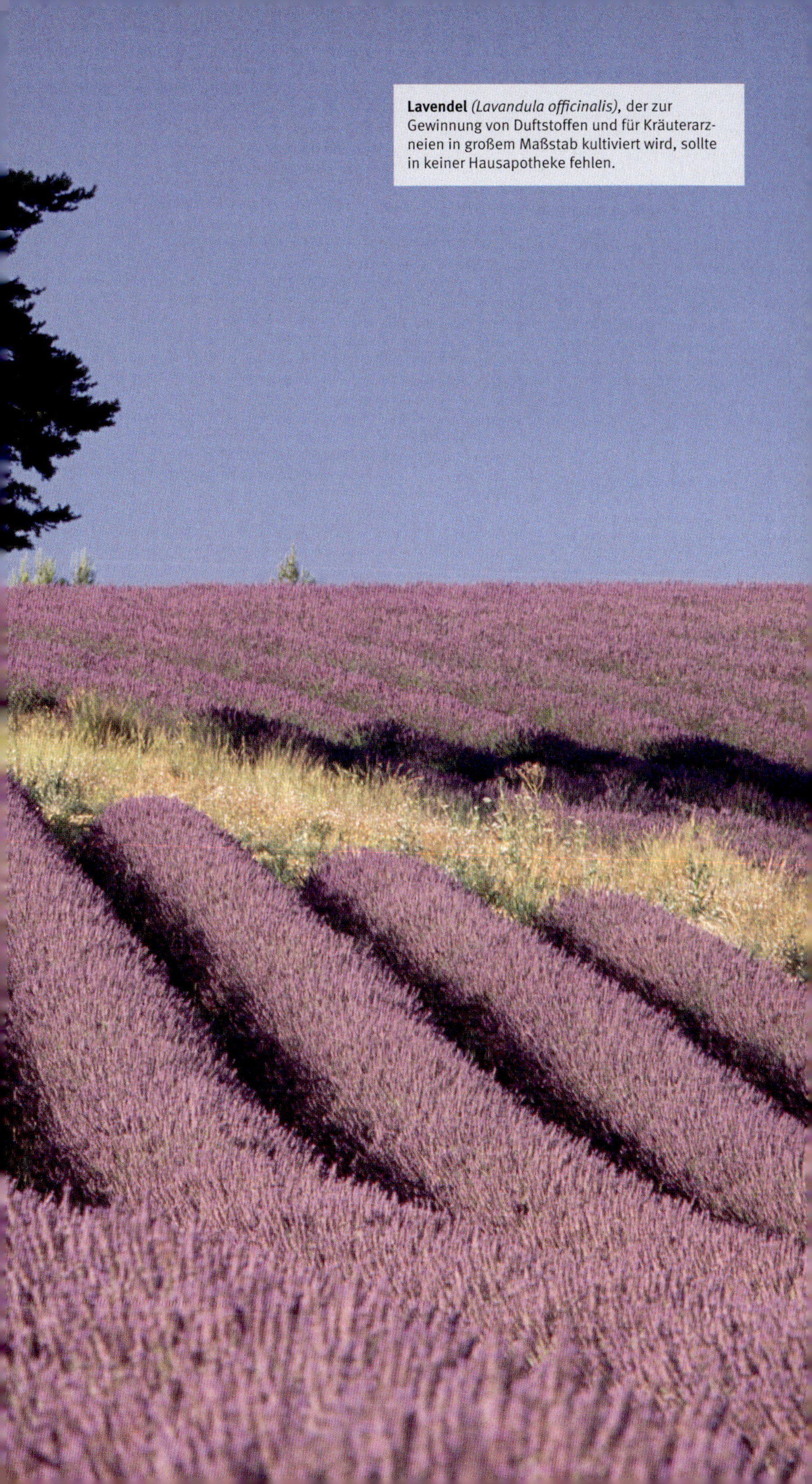

Lavendel *(Lavandula officinalis)*, der zur Gewinnung von Duftstoffen und für Kräuterarzneien in großem Maßstab kultiviert wird, sollte in keiner Hausapotheke fehlen.

Echtes Herzgespann

Leonurus cardiaca

Die ungewöhnliche Wirkstoffkombination dieses Krautes kann bei nervöser Veranlagung angewendet werden, aber auch zur Stärkung des Herz-Kreislauf-Systems und der Verdauung. Der Name weist auf seine traditionelle Verwendung bei unregelmäßigem oder zu schnellem Herzschlag hin.

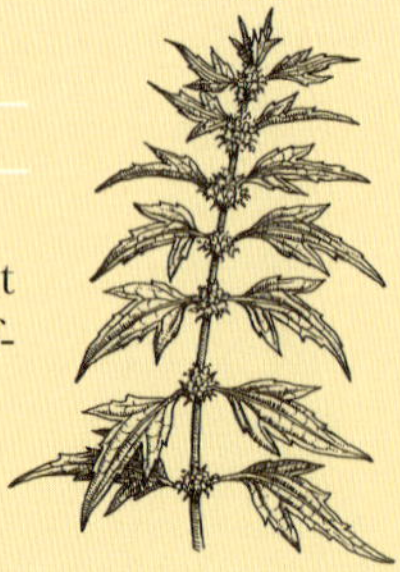

THERAPEUTISCHE ANWENDUNG

Verwendete Teile Blühende Sprosse

Hauptwirkung Unterstützt die Menstruation • Herztonikum • Senkt den Blutdruck • Mildes Bittermittel • Nerventonikum • Relaxans

Menstruationsbeschwerden Das Kraut kann den regelmäßigen und symptomfreien Menstruationszyklus fördern und prämenstruelle Spannungen lindern.

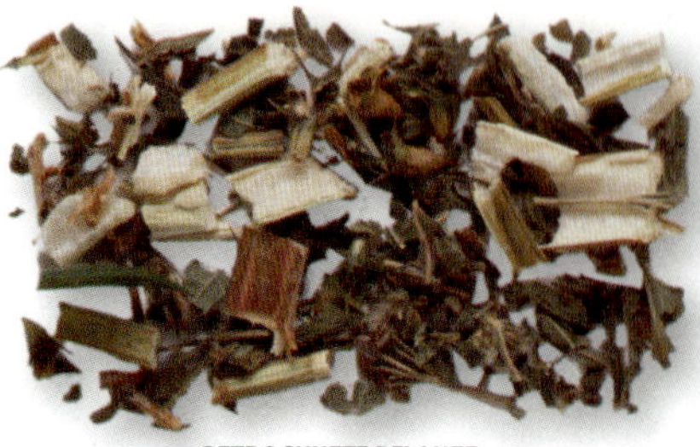

GETROCKNETE PFLANZE

Anwenden lässt es sich auch bei unregelmäßiger oder ausbleibender Menstruation, wenn diese mit Appetitlosigkeit oder Gewichtsverlust verbunden ist.

Herz- und Schilddrüsenprobleme Die Pflanze wird häufig bei Herzklopfen und unregelmäßigem Herzschlag angewendet, besonders wenn die Probleme mit Angstgefühlen oder Schilddrüsenüberfunktion einhergehen. Außerdem kann der Arzt sie bei Angina pectoris, koronarer Herzerkrankung und Bluthochdruck verschreiben.

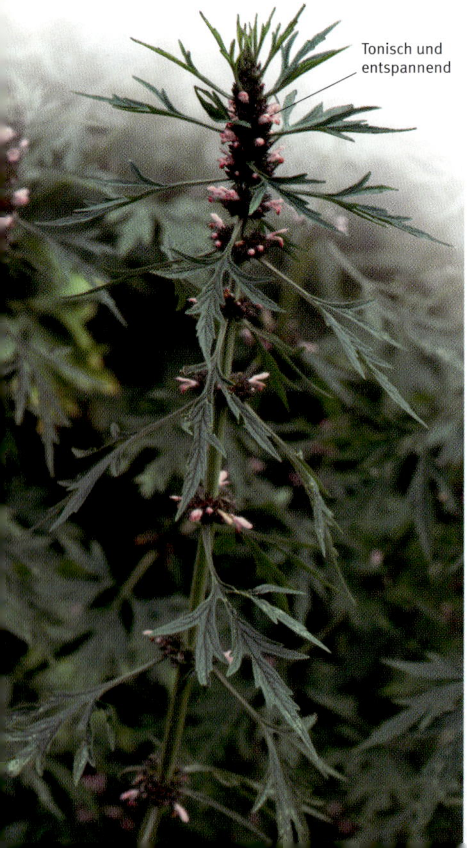

Die in weiten Teilen Europas und Nordamerikas vorkommende Staude wird schon seit Jahrhunderten bei Herzklopfen verschrieben.

AUF EINEN BLICK

SICHERHEIT ★★★★☆
TRADITION ★★★★☆
FORSCHUNG ★★½☆☆
EMPFOHLENE ANWENDUNG Aufguss ✓✓✓ Tinktur ✓✓ Kapseln ✓
DOSIERUNG C (*siehe S. 44–45*)
OFT IN KOMBINATION MIT Schneeball (*Viburnum opulus*)
WARNUNG Nicht während der Schwangerschaft oder starker Menstruation anwenden.
Siehe auch S. 42–51.

Zitronenstrauch

Lippia citriodora Syn. *Aloysia triphylla*

Die aus Südamerika stammende Pflanze bereitet man am besten als erfrischenden Tee zu, der beruhigt, aber auch Insekten abschreckt.

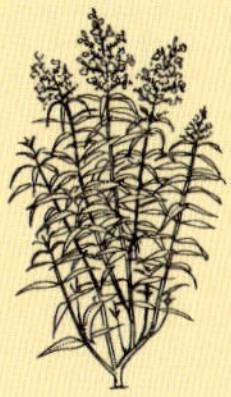

THERAPEUTISCHE ANWENDUNG

Verwendete Teile Blätter

Wirkung Krampflösend • Beruhigend

Schlafstörungen Ein Tee aus den Blättern dieses wohlschmeckenden Krautes, der am Abend getrunken wird, kann entspannen und den Schlaf fördern. Die Pflanze hat aber auch eine leicht tonische Wirkung auf das Nervensystem und wirkt daher Depressionen entgegen.

Verdauung Das nach Zitrone duftende ätherische Öl kann in Form von Aufgüssen die Verdauung fördern und Magenbeschwerden oder Blähungen lindern.

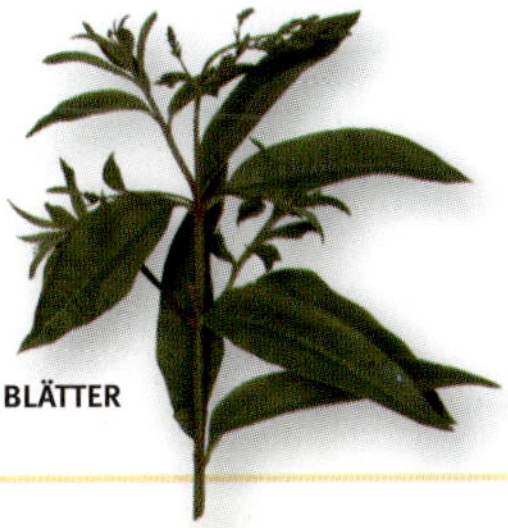

FRISCHE BLÄTTER

AUF EINEN BLICK

SICHERHEIT ★★★★⯪
TRADITION ★★★⯪☆
FORSCHUNG ★★☆☆☆
EMPFOHLENE ANWENDUNG Aufguss ✓✓✓
DOSIERUNG C (*siehe S. 44–45*)
WARNUNG Keine. Siehe auch S. 42–51.

Aufgeblasene Lobelie

Lobelia inflata

Die Pflanze gilt als Mittel zur Behandlung von Atemwegsbeschwerden. Da sie Giftstoffe enthält, sollte sie nur auf ärztlichen Rat angewendet werden.

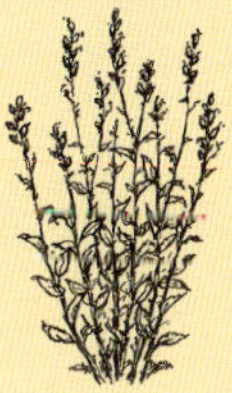

THERAPEUTISCHE ANWENDUNG

Verwendete Teile Oberirdische Teile

Hauptwirkung Krampflösend • Schleimlösend • Regt die Atmung an

Atemwegsbeschwerden Die Lobelie entspannt die Atemwege, fördert den Schleimauswurf und erweitert verengte Bronchien. Sie unterstützt eine tiefere Atmung und hilft bei Asthma und chronischer Bronchitis.

AUF EINEN BLICK

SICHERHEIT ★★☆☆☆
TRADITION ★★★★★
FORSCHUNG ★★☆☆☆
EMPFOHLENE ANWENDUNG
Handelsübliche Arzneien ✓✓✓
DOSIERUNG M (*siehe S. 44–45*)
WARNUNG Kann in hoher Dosierung Erbrechen verursachen. Nur in Form von Fertigpräparaten anwenden oder wenn von einem Arzt oder Heilpraktiker verschrieben. Unterliegt in einigen Ländern gesetzlichen Auflagen. Siehe auch S. 42–51.

BLÜHENDER TRIEB

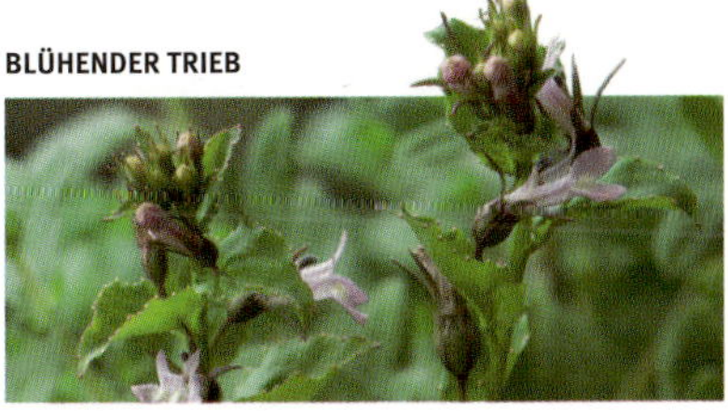

Echter Lein, Flachs

Linum usitatissimum

Der Lein wird häufig als Faser- und Ölpflanze angebaut, er ist aber auch eine wertvolle und leicht verfügbare Nahrungsergänzung. So sind die Samen reich an Proteinen und Omega-3-Fettsäuren und enthalten sehr viel Phytoöstrogene, sodass sie als wichtige Arznei bei Menopausebeschwerden gelten.

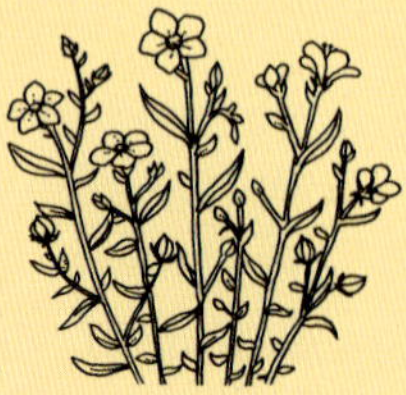

THERAPEUTISCHE ANWENDUNG

Verwendete Teile Samen

Wirkung Antioxidativ • Einhüllend • Abführend • Nahrhaft • Östrogenartig

Nahrungsergänzung, Menopause Gemahlene oder zerkleinerte Samen (die Wirkstoffe aus ganzen Samen werden schlecht aufgenommen) sind eine ausgezeichnete Nahrungsergänzung, von der Sie z. B. Ihrem Müsli oder Joghurt täglich 1–2 Esslöffel hinzufügen können. Trinken Sie aber zusätzlich ein großes Glas Wasser, weil Leinsamen viel Flüssigkeit aufsaugen. Die Samen sind reich an Alpha-Linolsäure, eignen sich dank des hohen Gehalts an Phytoöstrogenen aber auch zur Linderung von Menopausebeschwerden, etwa Hitzewallungen und Kopfschmerzen. Lagern Sie die zerkleinerten Samen in einem luftdichten Behälter im Kühlschrank, damit das Öl nicht ranzig wird, und verwenden Sie sie innerhalb von 2–3 Wochen.

Verdauungsbeschwerden Leinsamen sind ein ausgezeichnetes Abführmittel, das man bei chronischer Verstopfung sicher anwenden kann. Weichen Sie einen Esslöffel Samen einige Stunden in der mindestens 5-fachen Menge warmen Wassers ein und trinken Sie nach der Einnahme zusätzlich noch ein Glas Wasser. Eingeweichte Samen können oft auch bei Magenübersäuerung und Diarrhö helfen. Dauerhafte Beschwerden wie Sodbrennen und Ösophagitis, Ulcus pepticum und chronische Verstopfung muss man langfristig behandeln.

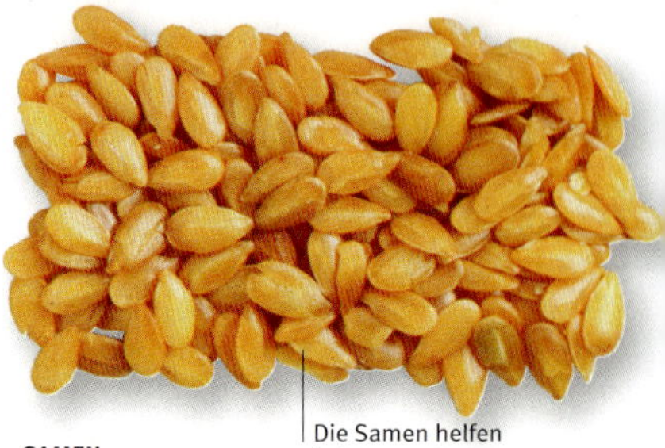

SAMEN

Die Samen helfen bei Verstopfung

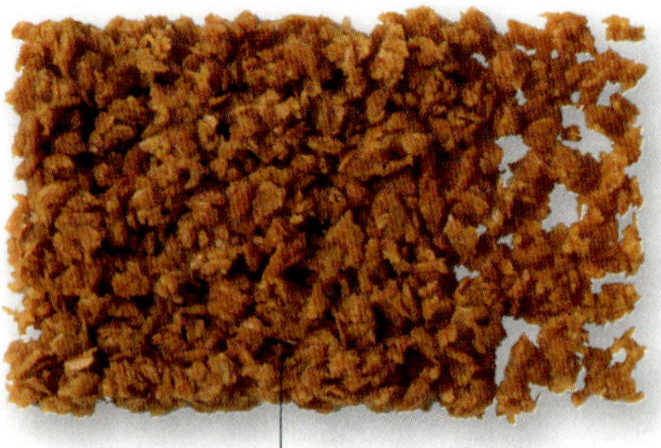

ZERKLEINERTE SAMEN

Gute Quelle für Omega-3-Fettsäuren: zerkleinerte Samen

Atemwegsprobleme Leinsamen können auch Atemwegsprobleme lindern (in eingeweichter Form, wie im letzten Absatz beschrieben), sodass sie sich oft als hilfreich bei chronischem oder Reizhusten, Heiserkeit, Bronchitis und Brustfellentzündung erweisen. Außerdem

AUF EINEN BLICK

SICHERHEIT ★★★★½

TRADITION ★★★★½

FORSCHUNG ★★★★☆

EMPFOHLENE ANWENDUNG Gemahlene oder gequetschte Samen ✓✓✓

DOSIERUNG Täglich 1–2 Esslöffel mit viel Flüssigkeit

WARNUNG Mit der mindestens 5-fachen Wassermenge einnehmen. Unreife Samen können giftig sein. Siehe auch S. 42–51.

kann man eine Stauungsbronchitis mit einem Brustbreiumschlag aus den Samen behandeln (siehe nächster Absatz).

Äußere Anwendung Leinsamen werden oft auch äußerlich in Form von Breiumschlägen angewendet, denn die enthaltenen Schleimstoffe können Flüssigkeit und Abfallstoffe absorbieren. Wickeln Sie dazu warm eingeweichte Samen in ein Tuch und legen Sie dieses auf Verbrennungen, Insektenstiche, Furunkel oder Hämorriden.

Weitere Anwendungen Zwar lassen wissenschaftliche Untersuchungen noch keine endgültigen Schlüsse zu, aber es gibt doch Hinweise, dass Leinsamen eine positive Wirkung auf die Nieren haben und möglicherweise auch die Fett- und Zuckeraufnahme herabsetzen können, sodass sie zur Senkung des Cholesterin- und Zuckerspiegels beitragen könnten. Wegen der hohen Konzentration an phytoöstrogenen Substanzen sollen Leinsamen aber auch bestimmten Krebsarten vorbeugen, besonders wenn es sich um östrogenabhängige Formen wie Brustkrebs handelt. Außerdem vermutet man, dass die Samen die Rückabsorption von Östrogen im Dickdarm verringern und dadurch eventuell das Dickdarmkrebsrisiko herabsetzen. Allerdings sollten Leinsamen in diesen Fällen nur auf ärztliche Anweisung angewendet werden.

LEIN- ODER FLACHSÖL

Das Öl der Samen weist eine ungewöhnlich hohe Konzentration (normalerweise etwa 55 Prozent) an Alpha-Linolsäure auf, einer ungesättigten Omega-3-Fettsäure, die man in ähnlicher Form auch in Fischölen findet. Zwar wird diese nicht ganz so gut aufgenommen wie die Fischölfettsäuren, aber sie ist dennoch gesundheitsfördernd, weil sie Herz und Kreislauf schützt und der Krebsabwehr dienen kann.

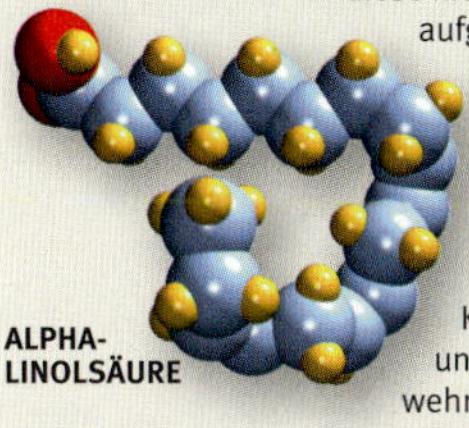

ALPHA-LINOLSÄURE

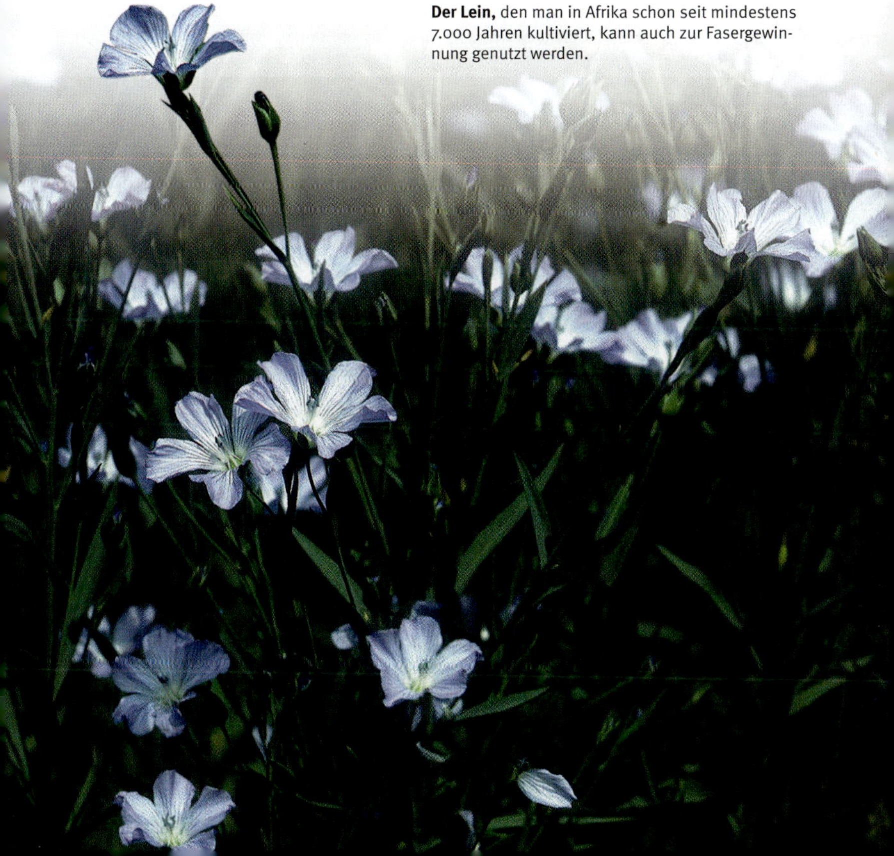

Der Lein, den man in Afrika schon seit mindestens 7.000 Jahren kultiviert, kann auch zur Fasergewinnung genutzt werden.

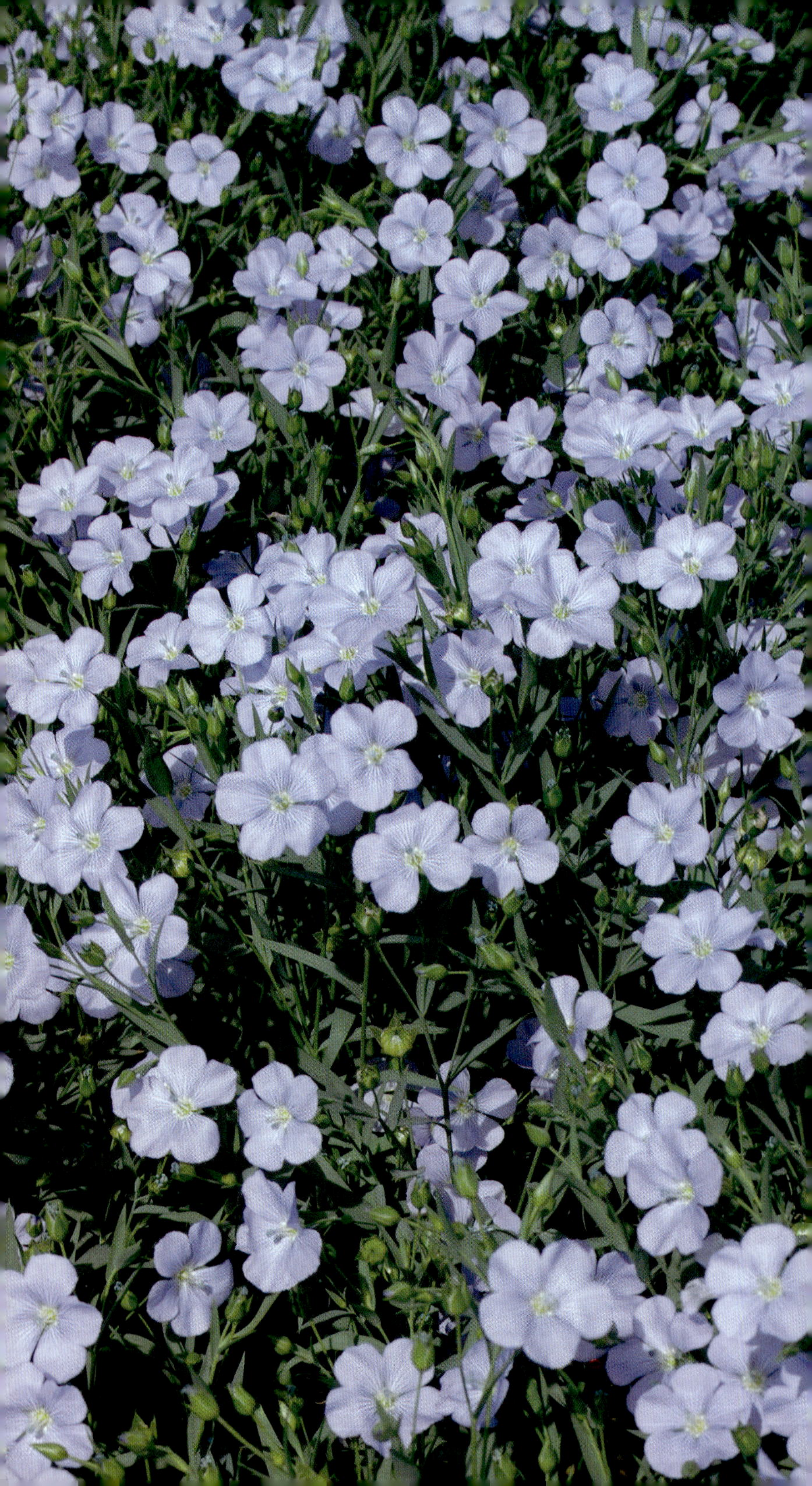

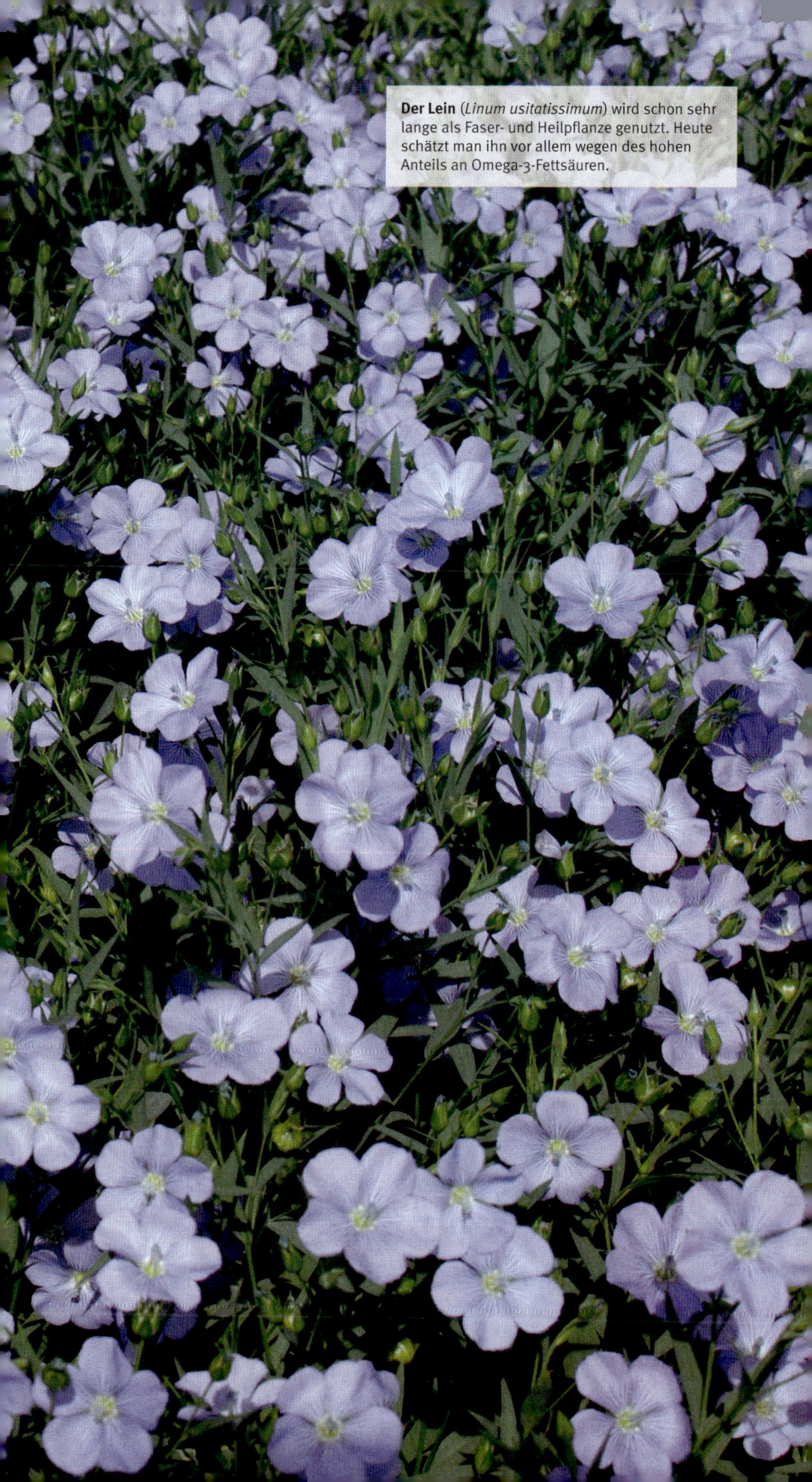

Der Lein (*Linum usitatissimum*) wird schon sehr lange als Faser- und Heilpflanze genutzt. Heute schätzt man ihn vor allem wegen des hohen Anteils an Omega-3-Fettsäuren.

Luzerne, Alfalfa

Medicago sativa

Die Luzerne wird vor allem als Futterpflanze genutzt, sie dient aber auch als Nahrungsergänzung, denn sie enthält viel Proteine, Kalzium, Magnesium, Vitamin C, E und K sowie Beta-Carotin. Traditionell setzt man sie zur schnelleren Genesung ein und um den Appetit anzuregen.

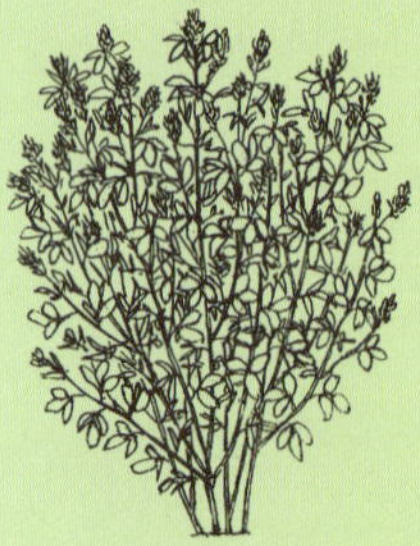

THERAPEUTISCHE ANWENDUNG

Verwendete Teile Oberirdische Teile • Keime

Hauptwirkung Appetitanregend • Östrogenähnlich • Nahrhaft • Regt die Muttermilchproduktion an

Genesung und Stärkung Aufgüsse und keimende Samen sind eine leicht verdauliche Nahrung, die hilfreich sein kann bei Appetitlosigkeit, schlechter Genesung und Magersucht – vor allem bei mittelfristiger Anwendung.

Menopause Luzerne ist eine nützliche Nahrungsergänzung während der Wechseljahre, weil sie, anders als Soja, die Absorption von Mineralstoffen nicht hemmt. Außerdem enthält sie östrogenähnliche Isoflavone und kann sich so als hilfreich bei klimakterischen Beschwerden erweisen, besonders in Kombination mit Salbei.

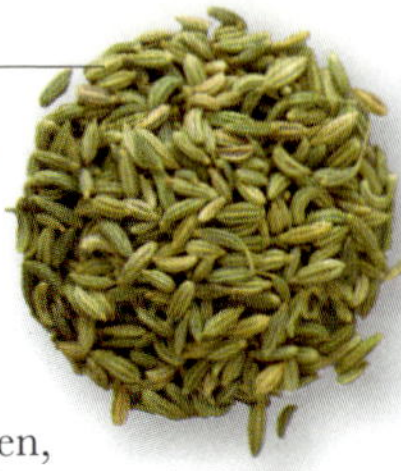

Die Samen enthalten Isoflavone

SAMEN

Weitere Anwendungen Die Pflanze kann bei Arthritis, Rheuma, Diabetes und erhöhtem Cholesterinspiegel helfen.

AUF EINEN BLICK

SICHERHEIT ★★★★☆
TRADITION ★★★½☆
FORSCHUNG ★★★☆☆
EMPFOHLENE ANWENDUNG Keime ✓✓ Blätteraufguss ✓✓✓
DOSIERUNG M, A, Nahrung (*siehe S. 44–45*)
OFT MIT Salbei (*Salvia officinalis*)
WARNUNG Dosierung beachten (essen Sie auch nicht zu viele Keime). Nicht während der Schwangerschaft. Siehe auch S. 42–51.

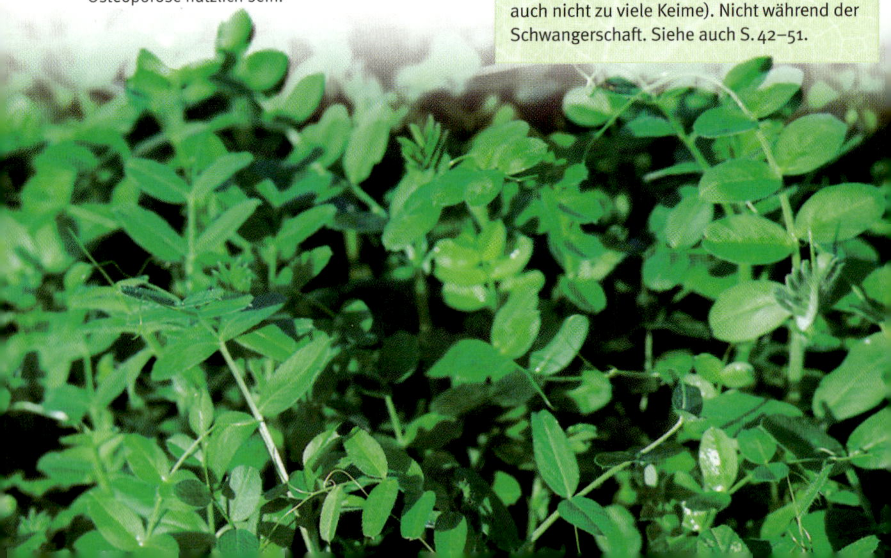

Da die Luzerne eine Kombination aus Phytoöstrogenen, Kalzium und Magnesium enthält, die alle gut assimiliert werden, kann sie bei der Vorbeugung von Osteoporose nützlich sein.

Teebaum

Melaleuca alternifolia

Die australischen Ureinwohner nutzten die zerriebenen Blätter dieses Baumes zum Inhalieren oder als Aufguss bei Infektionen aller Art. Heute wendet man zumeist das stark antiseptische, ätherische Öl an, etwa um Pilzinfektionen an Haaren, Haut und Nägeln zu behandeln.

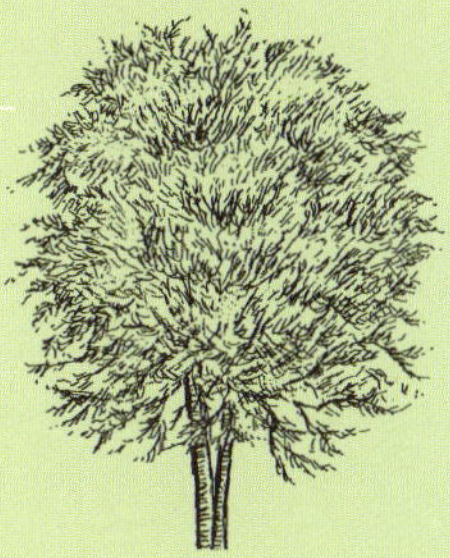

THERAPEUTISCHE ANWENDUNG

Verwendete Teile Öl • Blätter

Hauptwirkung Antimykotisch • Antiseptisch

Hautinfektionen Teebaumöl gehört in jede Kräuterapotheke, denn es eignet sich z. B. zur Behandlung von Furunkeln, Aknepusteln und Nagelinfektionen, auf die man 2-mal täglich etwas Teebaumöl aufträgt. Sind größere Bereiche befallen, verdünnt man das Öl am besten mit Kräutern wie Ringelblume oder Weizen. Eine empfehlenswerte Mischung ist ein Teil Teebaumöl auf 20 Teile Trägeröl.

Ohreninfekte Bei Infektionen des äußeren Ohres und leichten Ohrenschmerzen verschließt man das Ohr über Nacht mit einem Wattepfropfen, der mit 1–2 Tropfen Öl getränkt wurde.

Vaginalinfektionen Bei Infekten wie vaginalen Mykosen kann man den betroffenen Bereich mit verdünntem Teebaumöl behandeln, was aber zumeist nicht ganz schmerzlos ist. Daher kann es ratsamer sein, einen mit verdünntem Öl getränkten Tampon zu benutzen oder Teebaum-Zäpfchen, die man sich auch in der Apotheke anfertigen lassen kann.

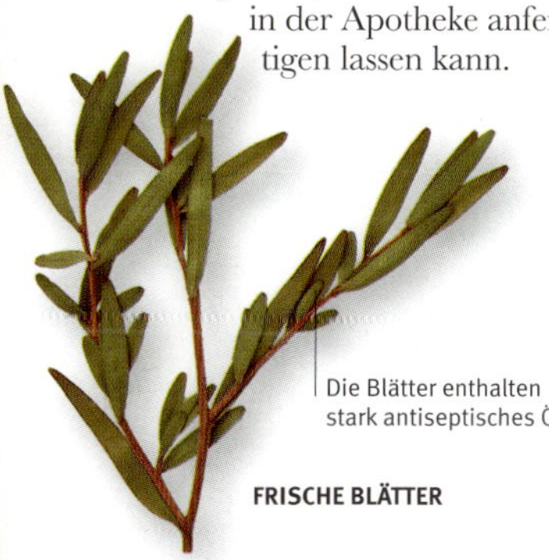

Die Blätter enthalten stark antiseptisches Öl

FRISCHE BLÄTTER

AUF EINEN BLICK

SICHERHEIT ★★★★☆
TRADITION ★★★★★
FORSCHUNG ★★★★☆
ANWENDUNG Reines oder verdünntes ätherisches Öl (äußerlich) ✓✓✓ Zäpfchen ✓✓
DOSIERUNG T (*siehe S. 44–45*)
OFT IN KOMBINATION MIT Ringelblumenöl
WARNUNG Ätherisches Öl nur äußerlich anwenden. Kann u. U. Dermatitis verursachen. Siehe auch S. 42–51.

Der in Australien heimische Teebaum bevorzugt feuchten Boden. Das ätherische Öl wird durch Destillation aus den Blättern gewonnen.

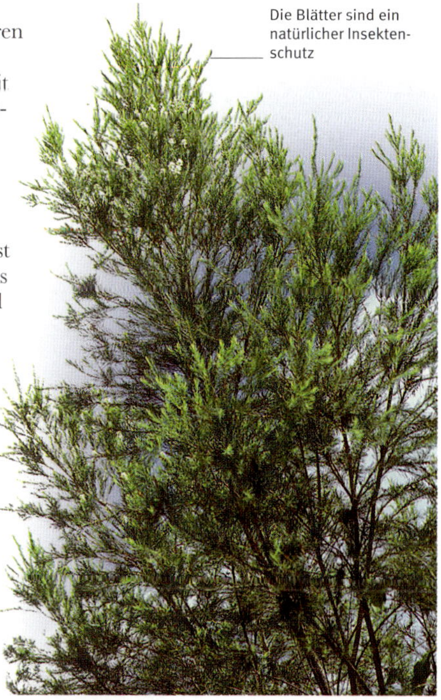

Die Blätter sind ein natürlicher Insektenschutz

Zitronenmelisse

Melissa officinalis

Ein Aufguss der nach Zitrone duftenden Pflanze lässt sich zur Beruhigung von Herz und Geist anwenden und hilft, wenn anhaltende Angstgefühle zu einer Depression zu werden drohen. Melisse kann aber auch die Schilddrüsenfunktion herabsetzen und gilt daher als nützliches Mittel bei einer leichten Schilddrüsenüberfunktion.

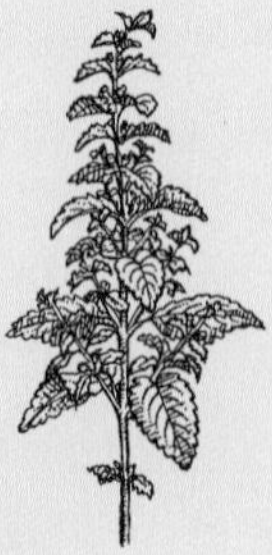

THERAPEUTISCHE ANWENDUNG

Verwendete Teile Blätter

Hauptwirkung Antidepressivum • Krampflösend • Insektenabwehr • Entspannend • Blähungstreibend • Antiviral (äußerlich)

Angst, Spannungskopfschmerzen, Schlaflosigkeit, Herzklopfen Die Zitronenmelisse gilt als entspannendes Tonikum bei Angstgefühlen, leichter Depression, Unruhe und Schlaflosigkeit. So verringert sie Panikgefühle, ist aber auch wertvoll bei nervös bedingtem Herzklopfen (Anwendung: 2- bis 3-mal täglich als Aufguss oder Tinktur; bei Bedarf auch eine höhere Dosis). Kombinieren kann man sie mit dem Virginia-Helmkraut *(Scutellaria lateriflora)*.

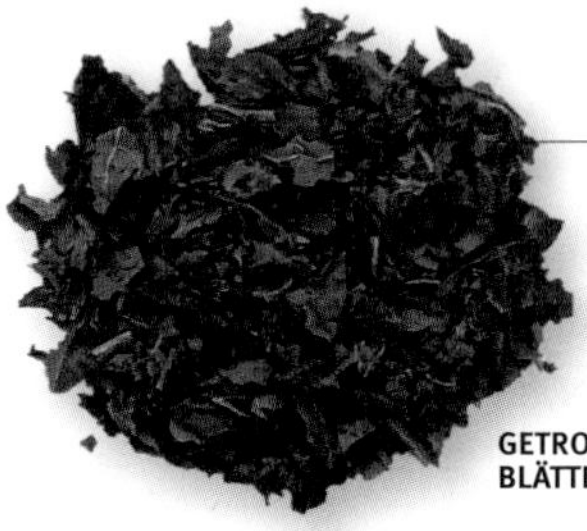

Die Blätter nutzt man als Nerventonikum

GETROCKNETE BLÄTTER

Koliken und Blähungen Melisse ist ein sicheres Mittel für Kinder mit krampfartigen Schmerzen, wird aber auch bei stressbedingten Magenbeschwerden wie Übersäuerung, Magenverstimmung, Koliken und Blähungen genutzt.

Weitere Anwendungen Aufgüsse oder Tinkturen lassen sich auch zur Insektenabwehr verwenden und um die Heilung von Lippenherpes zu beschleunigen.

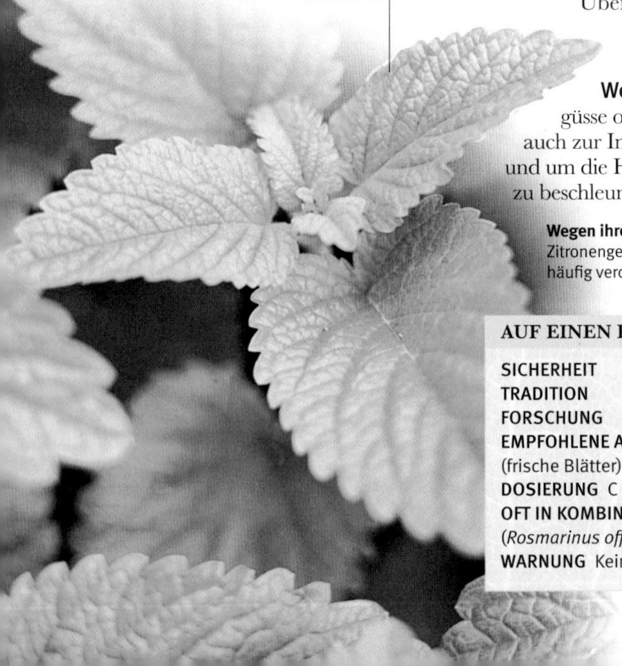

Die frischen Blätter wehren Insekten ab

Wegen ihres aromatischen und angenehmen Zitronengeschmacks setzt man die Pflanze häufig verdauungsfördernden Likören hinzu.

AUF EINEN BLICK

SICHERHEIT ★★★★★
TRADITION ★★★★☆
FORSCHUNG ★★★½☆
EMPFOHLENE ANWENDUNG Aufguss (frische Blätter) ✓✓✓ Tinktur ✓✓
DOSIERUNG C *(siehe S. 44–45)*
OFT IN KOMBINATION MIT Rosmarin (*Rosmarinus officinalis*)
WARNUNG Keine. Siehe auch S. 42–51.

Echte Pfefferminze

Mentha x piperita

Als Stammpflanze dieser Hybride gilt ein Exemplar, das im 17. Jahrhundert in England entdeckt wurde. Heute wird Pfefferminztee überall auf der Erde zur Verdauungsförderung nach dem Essen, bei Blähungen oder gegen auf Magen-Darm-Beschwerden zurückgehende Kopfschmerzen getrunken.

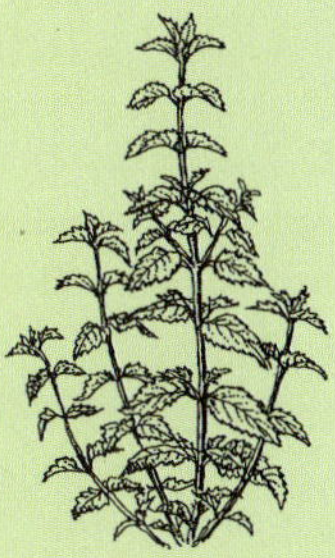

THERAPEUTISCHE ANWENDUNG

Verwendete Teile Blätter • Öl

Hauptwirkung Antiseptisch • Krampflösend • Leichtes Schmerzmittel • Blähungstreibend • Leichtes Bittermittel • Schweißtreibend • Leichtes Beruhigungsmittel

Blähungen, Reizdarm und Krämpfe Wie klinische Tests bestätigt haben, lässt sich Pfefferminzöl erfolgreich bei Reizdarm anwenden, denn es lindert Krämpfe oder Reizungen und verringert die Empfindlichkeit der Nervenenden in der Darmwand. Mit Aufgüssen lassen sich dagegen schlechter Atem, Blähungen, häufiges Aufstoßen und Koliken sicher behandeln.

Erkältung, Grippe, Kopfschmerzen Pfefferminze und Holunder sind eine wirksame Kombination zur Behandlung von Fieber, Erkältung, Katarrh und Mageninfektionen; heißer Pfefferminztee kann die Schweißbildung anregen und Fieber senken. Bei Kopfschmerzen und Migräne reibt man 1–2 Tropfen Pfefferminzöl auf die Stirn oder trinkt Tee.

Weitere Anwendungen Pfefferminzöl lindert Hautjucken (zwei Tropfen pro Teelöffel Trägeröl auf die betroffenen Bereiche auftragen); für Nesselausschlag und Ekzeme benutzt man einen Aufguss (die Flüssigkeit darf nicht in die Augen gelangen).

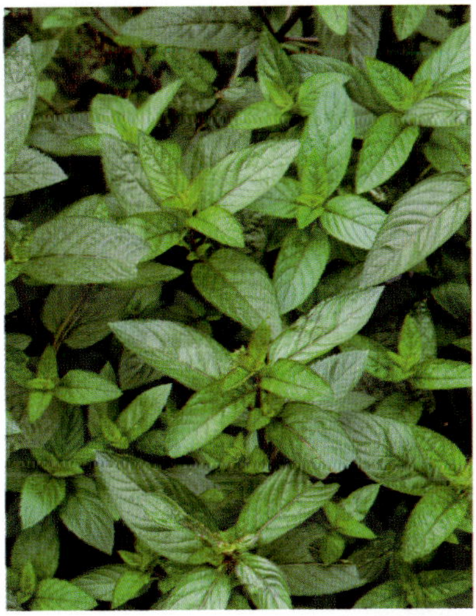

AUF EINEN BLICK

SICHERHEIT ★★★★☆
TRADITION ★★★★½
FORSCHUNG ★★★★☆
EMPFOHLENE ANWENDUNG
Aufguss ✓✓✓ Tinktur ✓✓
Magensaftresistente Kapseln ✓
DOSIERUNG C (*siehe S. 44–45*)
OFT IN KOMBINATION MIT Holunder (*Sambucus nigra*).
WARNUNG Pfefferminze ist für Kinder unter fünf Jahren ungeeignet. Das ätherische Öl der Pflanze sollte innerlich nur auf ärztliche Empfehlung angewendet werden. Siehe auch S. 42–51.

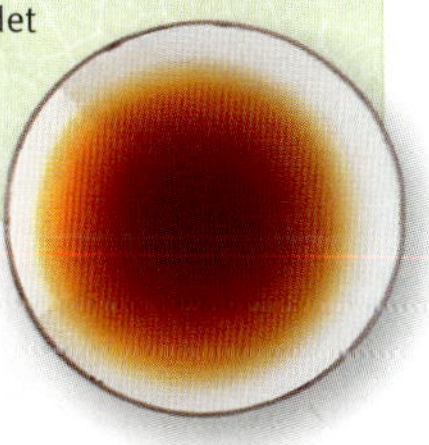

AUFGUSS

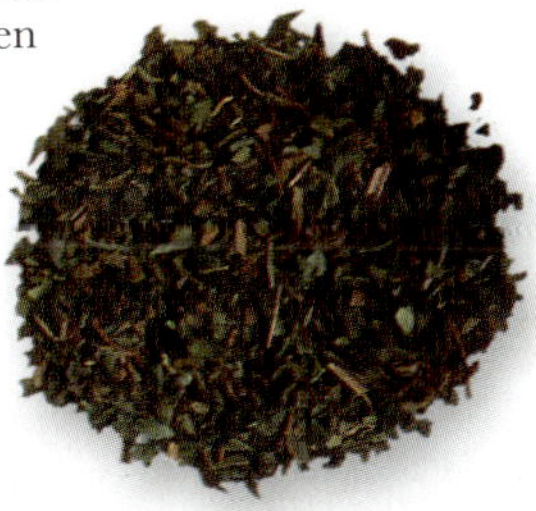

GETROCKNETE BLÄTTER

Pfefferminztee ist ein gutes Verdauungsgetränk.

Fieberklee, Bitterklee

Menyanthes trifoliata

Dieses starke Bittermittel wird vor allem bei schlechter Verdauung angewendet, aber auch bei rheumatischen Beschwerden aufgrund lokaler oder systemischer Entzündungen. Da der Bestand gefährdet ist, sollte man ökologisch angebaute Produkte kaufen.

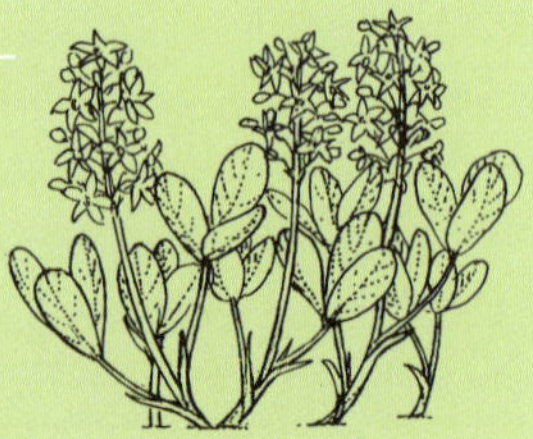

THERAPEUTISCHE ANWENDUNG

Verwendete Teile Blätter

Hauptwirkung Antirheumatisch • Bittertonikum • Abführend (in hoher Dosierung)

Arthritis, Rheuma und Nierenprobleme Dieses Kraut, das man sich verschreiben lassen sollte, kann Linderung bei Beschwerden wie Fibromyalgie-Syndrom, Gicht, Polymyalgie und rheumatoider Arthritis bringen. Da es eher als Mittel für Muskelbeschwerden und weniger für Gelenkschmerzen gilt, kann man es gut mit antirheumatischen Arten wie Birke und Sellerie kombinieren. Außerdem soll Fieberklee die Freigabe von Stoffwechselendprodukten über die Nieren unterstützen und sich bei Nierenkrankheiten einsetzen lassen.

Appetitlosigkeit, schlechte Verdauung Das Kraut regt den Appetit, den Speichelfluss und die Verdauungssäfte an, sodass Nährstoffe besser aufgenommen werden. Da es in hoher Dosis ein darmreizendes Abführmittel ist, sollte man es bei bestimmten Beschwerden, etwa Reizdarm, nicht anwenden.

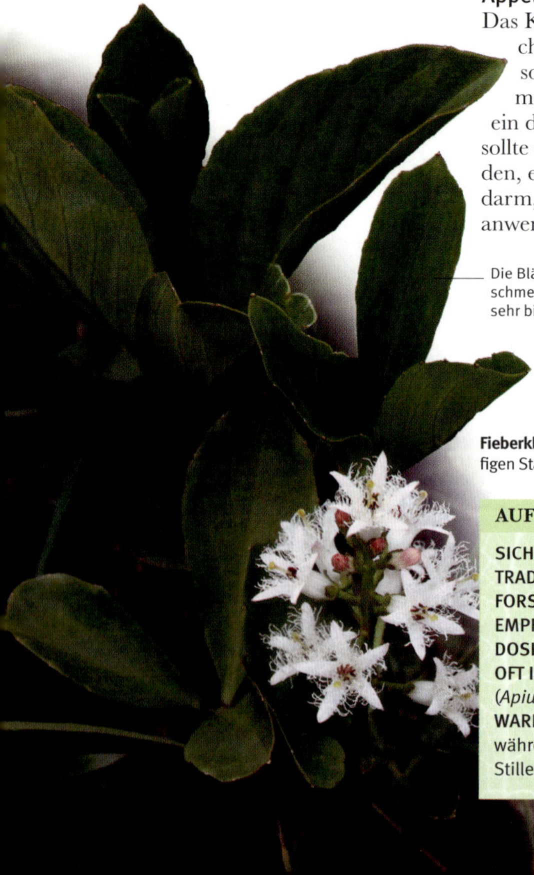

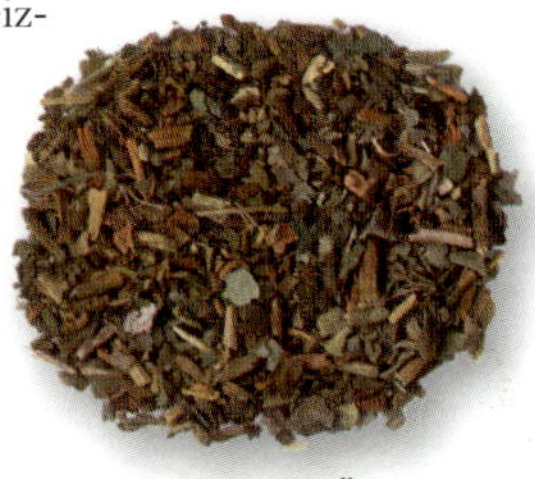

GETROCKNETE BLÄTTER

Fieberklee wächst in der Natur hauptsächlich an sumpfigen Standorten oder in flachem Wasser.

AUF EINEN BLICK

SICHERHEIT ★★★★☆
TRADITION ★★★⯪☆
FORSCHUNG ★★⯪☆☆
EMPFOHLENE ANWENDUNG Tinktur ✓✓✓
DOSIERUNG C (*siehe S. 44–45*)
OFT IN KOMBINATION MIT Sellerie (*Apium graveolens*)
WARNUNG Kann Diarrhö verursachen. Nicht während der Schwangerschaft und beim Stillen anwenden. Siehe auch S. 42–51.

Basilikum

Ocimum basilicum

Basilikum, das wohl wichtigste Gewürz der italienischen Küche, kann man auch bei Verdauungsbeschwerden und äußerlich bei Akne und Insektenstichen anwenden.

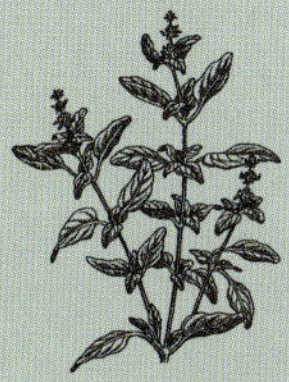

THERAPEUTISCHE ANWENDUNG

Verwendete Teile Gesamte Pflanze

Hauptwirkung Antibakteriell • Insektenabwehrmittel • Blähungstreibend • Leichtes Beruhigungsmittel

Verdauungsbeschwerden Wie viele Küchenkräuter hat auch Basilikum eine wohltuende Wirkung auf die Verdauung. Anwenden lässt es sich bei Magenkrämpfen, Übelkeit, Magenverstimmung, Blähungen und schlechtem Atem.

Weitere Anwendungen Der Saft der Blätter eignet sich zum Desinfizieren und zur Behandlung von Insektenstichen, um deren Heilung zu beschleunigen. Außerdem kann man ihn auf die Haut reiben, um dadurch Insekten zu vertreiben.

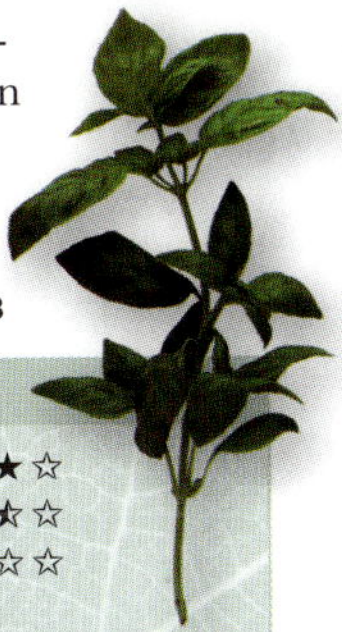

BEBLÄTTERTER TRIEB

AUF EINEN BLICK

SICHERHEIT ★★★★☆
TRADITION ★★★½☆
FORSCHUNG ★★★☆☆
EMPFOHLENE ANWENDUNG
Aufguss ✓✓✓ Kapseln ✓✓ Nahrung ✓
DOSIERUNG C *(siehe S. 44–45)*
WARNUNG In empfohlener Dosierung sicher. Siehe auch S. 42–51.

Heiliges Basilienkraut, Tulsi

Ocimum sanctum

In der indischen Heilkunde gilt diese Pflanze als Tonikum für einen wachen Verstand. Man kann sie bei aber auch zur Stabilisierung des Blutzuckerspiegels einsetzen.

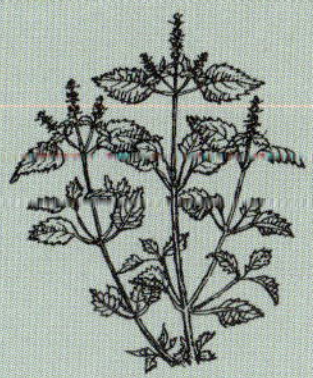

THERAPEUTISCHE ANWENDUNG

Verwendete Teile Gesamte Pflanze

Hauptwirkung Entzündungshemmend • Schleimlösend • Senkt den Blutzuckerspiegel • Tonisch

FRISCHE BLÄTTER

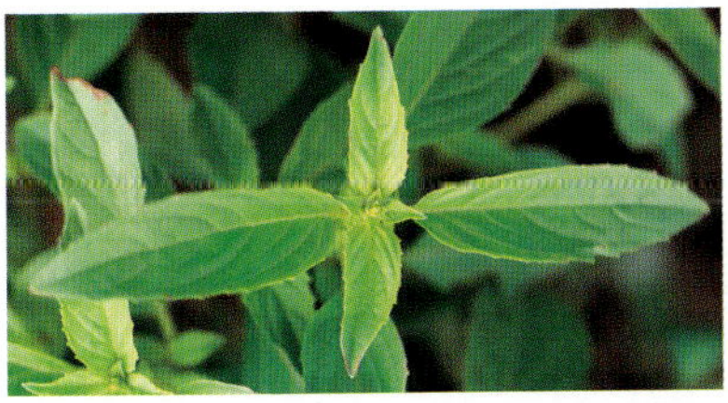

Anwendung Das Kraut verbessert die Zuckeraufnahme und kann dadurch im Frühstadium von Diabetes hilfreich sein. Außerdem nimmt man es bei Husten, Bronchitis und um den Blutdruck und den Cholesterinspiegel zu senken.

AUF EINEN BLICK

SICHERHEIT ★★★★☆
TRADITION ★★★★★
FORSCHUNG ★★★★☆
EMPFOHLENE ANWENDUNG
Aufguss ✓✓✓ Tinktur ✓✓ Pulver ✓
DOSIERUNG C *(siehe S. 44–45)*
WARNUNG Bei Diabetes nur auf ärztliches Anraten. Siehe auch S. 42–51.

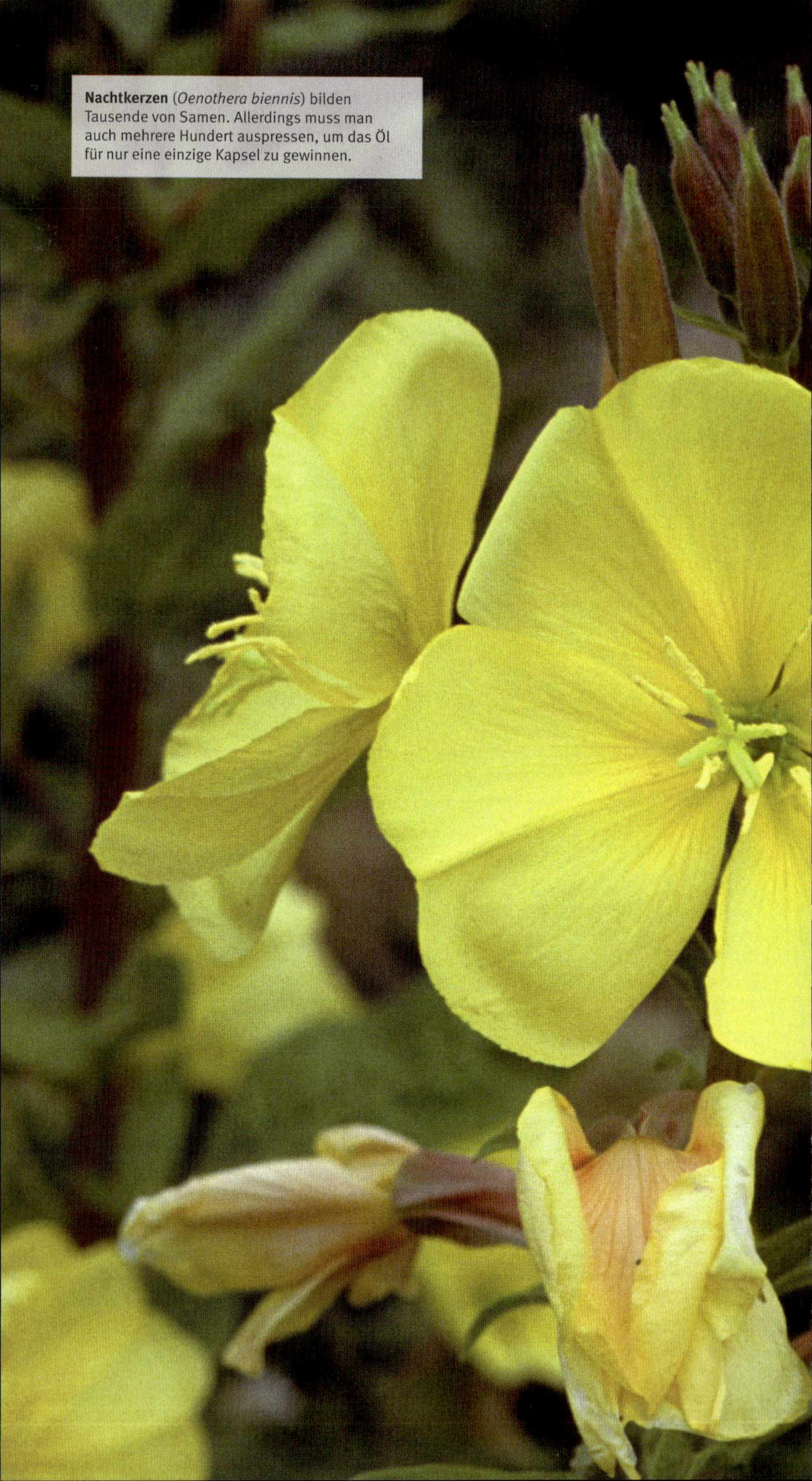

Nachtkerzen (*Oenothera biennis*) bilden Tausende von Samen. Allerdings muss man auch mehrere Hundert auspressen, um das Öl für nur eine einzige Kapsel zu gewinnen.

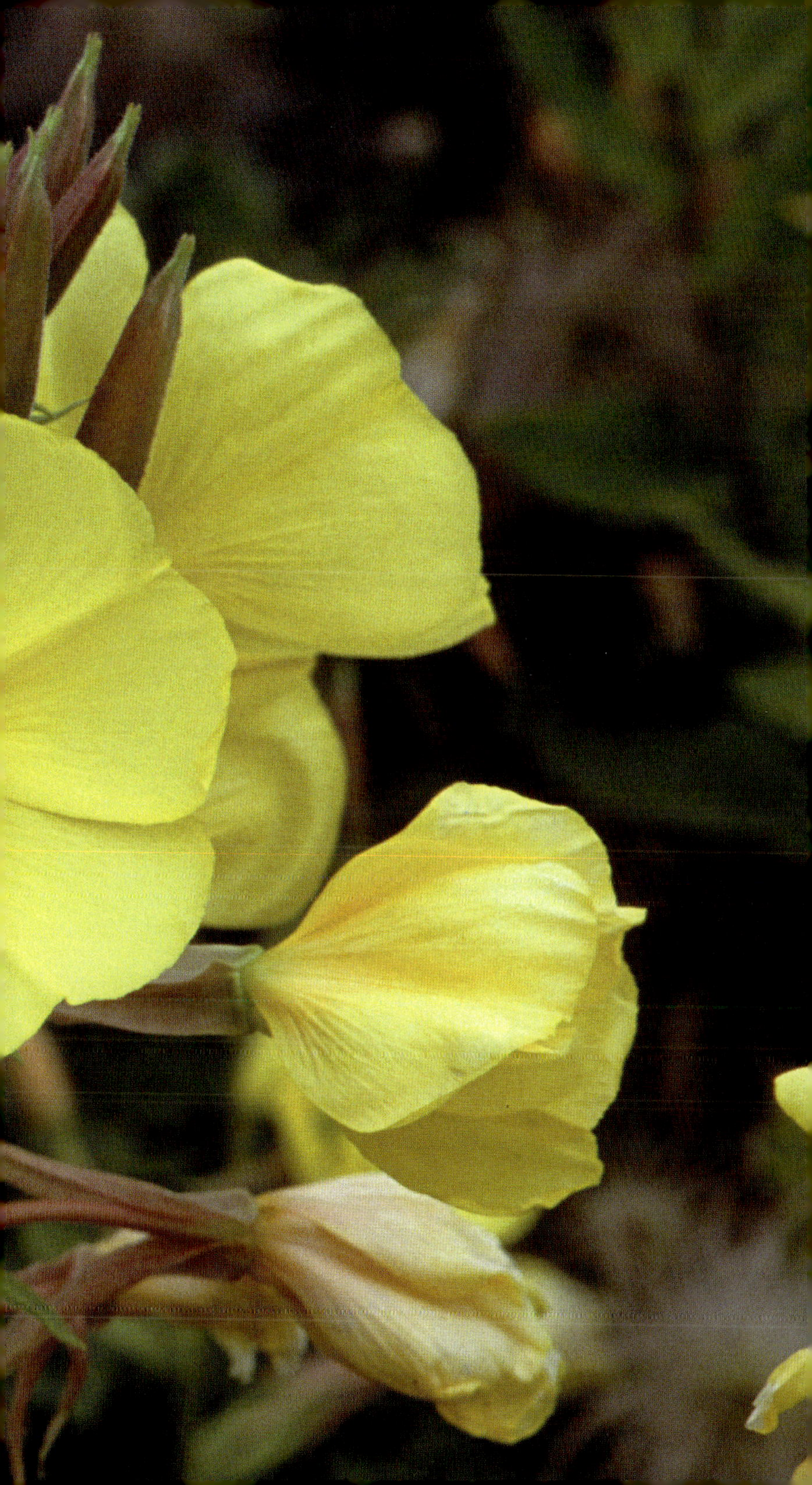

Gewöhnliche Nachtkerze

Oenothera biennis

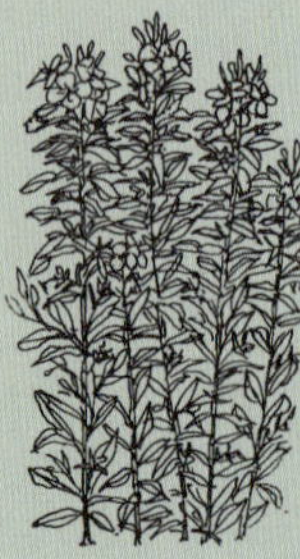

Wie Untersuchungen in England ergeben haben, ist Nachtkerzenöl reich an mehrfach ungesättigten Fettsäuren der Omega-6-Reihe, sodass man es bei den unterschiedlichsten Arten von Entzündungen anwenden kann. Die entzündungshemmende Wirkung geht auf zwei verschiedene Prozesse zurück.

THERAPEUTISCHE ANWENDUNG

Verwendete Teile Samen • Samenöl

Hauptwirkung Entzündungshemmend • Antioxidativ • Lindernd

Hautbeschwerden Nachtkerzenöl, das nicht ganz so stark ist wie Borretschöl, aber ähnliche Eigenschaften hat, lässt sich bei Ekzemen und Dermatitis einsetzen. Es gilt auch als sicher für Kleinkinder; für eine erfolgreiche Anwendung sollte man es mehrere Monate einnehmen und die betroffenen Hautbereiche zusätzlich äußerlich behandeln.

Menstruationsstörungen Wie Untersuchungen gezeigt haben, kann Nachtkerzenöl Linderung bei Prämenstruellem Syndrom (PMS) bringen, besonders wenn damit Brust- oder Menstruationsschmerzen verbunden sind. Kombiniert wird es in beiden Fällen am besten mit Vitamin E.

Entzündungen Nachtkerzenöl bringt häufig Linderung bei chronischen Entzündungen, etwa rheumatoider Arthritis, kann aber auch bei trockenen Augen und Sjögren-Syndrom eingesetzt werden.

AUF EINEN BLICK

SICHERHEIT ★★★★★
TRADITION ★★★☆☆
FORSCHUNG ★★★★☆
EMPFOHLENE ANWENDUNG
Kapsel ✓✓✓ Öl (äußerlich) ✓✓
DOSIERUNG M (*siehe S. 44–45*)
OFT IN KOMBINATION MIT Vitamin E
WARNUNG In empfohlener Dosis risikolos. Nicht während der Schwangerschaft; bei Einnahme von Epilepsiemedikamenten nur auf ärztliche Anordnung. Siehe auch S. 42–51.

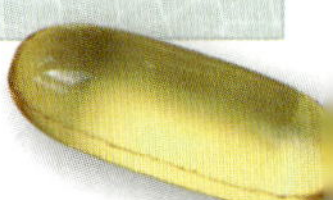

KAPSEL MIT SAMENÖL

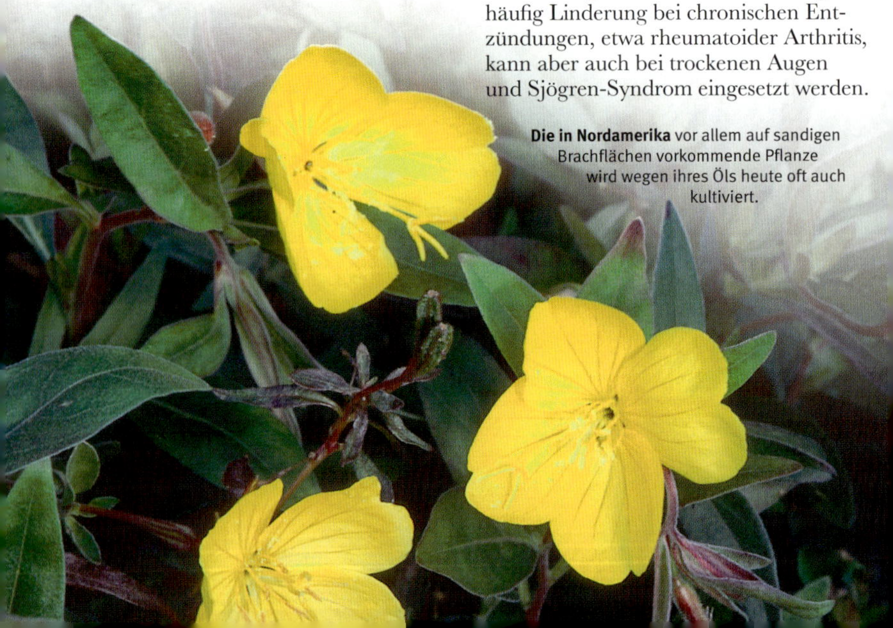

Die in Nordamerika vor allem auf sandigen Brachflächen vorkommende Pflanze wird wegen ihres Öls heute oft auch kultiviert.

Majoran; Wilder Majoran

Origanum majorana; O. vulgare

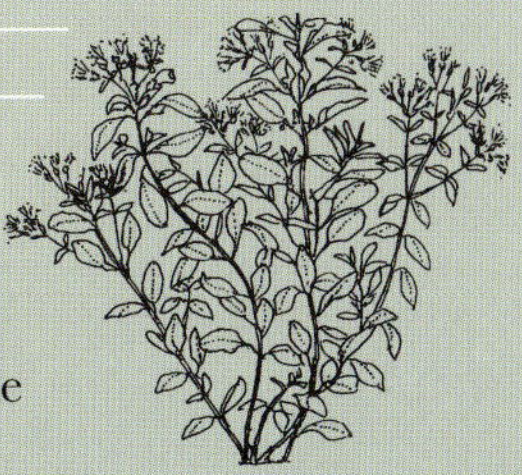

Der aromatische, aus dem Mittelmeerraum stammende Majoran verleiht Speisen eine pikante Note, regt aber auch die Verdauung an. Zudem nutzt man ihn bei Magen-Darm-Störungen bzw. Atemwegsinfektionen. Das ätherische Öl dient als Antiseptikum und Antimykotikum.

THERAPEUTISCHE ANWENDUNG

Verwendete Teile Oberirdische Teile • Ätherisches Öl

Hauptwirkung Antioxidativ • Antiseptisch • Antimykotisch • Schleimlösend • Anregend

Atemwegs- und Magen-Darm-Infektion Die stark antiseptischen Wirkstoffe von Aufgüssen oder Tinkturen sind eine nützliche, schleimlösende Arznei bei Bronchialinfektionen, Reizhusten und Atemwegskatarrh. Aber auch bei Candidainfektionen oder Verdauungsbeschwerden wirkt sich das tonische Kraut positiv aus. Bei Mund- und Halsinfektionen, z. B. Mundsoor, gurgelt man mit einem Aufguss und schluckt ihn dann.

Weitere Anwendungen Scherpilzflechte und Pilzbefall der Nägel behandelt man regelmäßig mit einem Aufguss oder verdünntem Öl (max. 5-prozentig; mit Olivenöl oder einem anderen Trägeröl verdünnen).

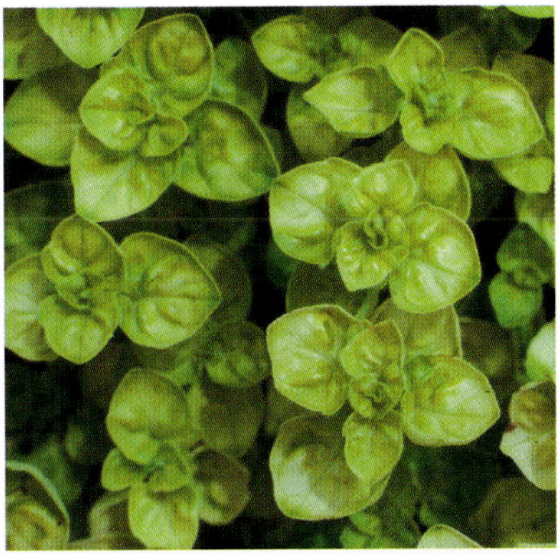

Die aromatischen, ovalen Blätter des heute in großem Maßstab kultivierten Majorans sind ein häufig benutztes Gewürz der mediterranen Küche.

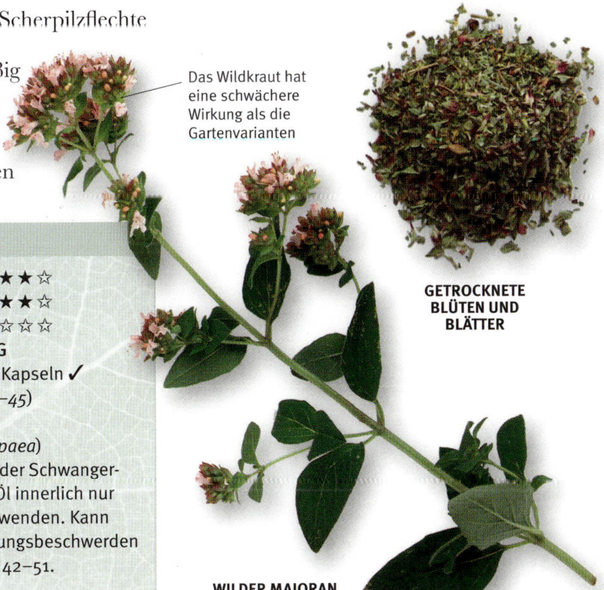

GETROCKNETE BLÜTEN UND BLÄTTER

WILDER MAJORAN

AUF EINEN BLICK

SICHERHEIT ★★★★☆
TRADITION ★★★★☆
FORSCHUNG ★½☆☆☆
EMPFOHLENE ANWENDUNG
Aufguss ✓✓✓ Tinktur ✓✓ Kapseln ✓
DOSIERUNG C (*siehe S. 44–45*)
OFT IN KOMBINATION MIT
Ölbaumblättern (*Olea europaea*)
WARNUNG Nicht während der Schwangerschaft und das ätherische Öl innerlich nur auf ärztliche Anweisung anwenden. Kann Hautreizungen und Verdauungsbeschwerden verursachen. Siehe auch S. 42–51.

Chinesische Pfingstrose

Paeonia lactiflora

Die Pflanze wird in der TCM als kühlendes Mittel benutzt, in Europa dagegen vor allem bei Periodenschmerzen oder unregelmäßiger Menstruation.

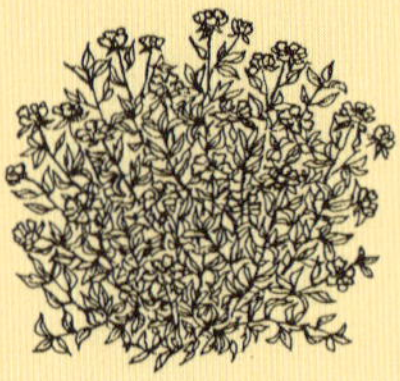

THERAPEUTISCHE ANWENDUNG

Verwendete Teile Wurzel

Hauptwirkung Entzündungshemmend • Krampflösend • Tonisch

Gynäkologische Probleme Zwar wird die Pflanze vor allem bei Menstruationsschmerzen verschrieben, man kann sie aber auch zur Behandlung von Leiomyomen anwenden, und – wenn sie mit Süßholz kombiniert wird – beim polyzystischen Ovarialsyndrom.

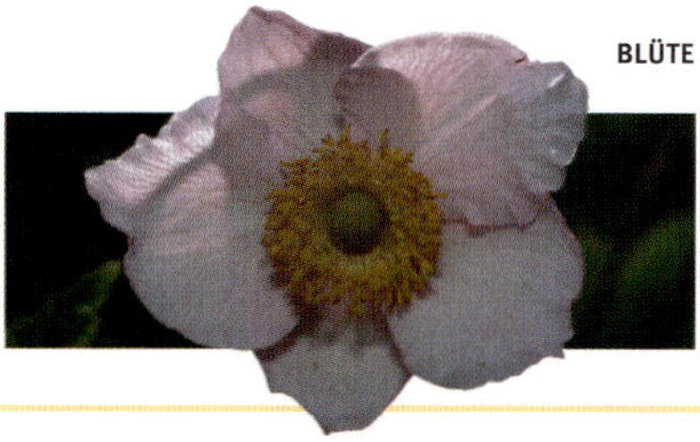

BLÜTE

AUF EINEN BLICK

SICHERHEIT ★★★★⯪
TRADITION ★★★★☆
FORSCHUNG ★★★⯪☆
EMPFOHLENE ANWENDUNG
Abkochung ✓✓✓ Tinktur ✓✓
DOSIERUNG B (*siehe S. 44–45*)
WARNUNG Nicht mit blutverdünnenden Medikamenten und nicht während der Schwangerschaft anwenden. Kann u. U. Verdauungsbeschwerden verursachen. Siehe auch S. 42–51.

Guaranastrauch

Paullinia cupana

Die Koffein enthaltende Art ist in Brasilien ein beliebtes Getränk, um wach zu bleiben. Sportler nehmen es hingegen, um ihre Leistung zu steigern.

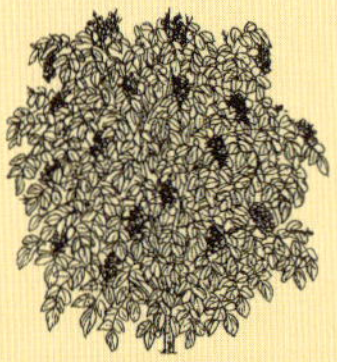

THERAPEUTISCHE ANWENDUNG

Verwendete Teile Samen (geröstet)

Hauptwirkung Antioxidativ • Adstringierend • Anregend

Vitalität und Ausdauer Ähnlich wie Kaffee, nimmt man auch diese Art häufig, um die Müdigkeit zu vertreiben, aber auch zur Erhöhung der Ausdauer, etwa vor sportlichen Wettkämpfen. Sie kann, genau wie andere koffeinhaltige Produkte, Kopfschmerzen oder Migräne lindern und bei Durchfall helfen. Für Menschen mit chronischen Gesundheitsproblemen ist die Pflanze oft zu stark.

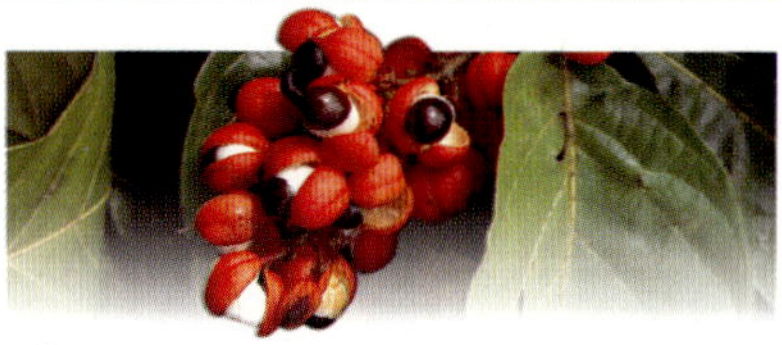

FRÜCHTE MIT SAMEN

AUF EINEN BLICK

SICHERHEIT ★★★★☆
TRADITION ★★★★☆
FORSCHUNG ★★★☆☆
ANWENDUNG Tabletten ✓✓✓ Getränk ✓✓
DOSIERUNG M (*siehe S. 44–45*)
WARNUNG Dosis beachten, nicht während Schwangerschaft und Stillzeit. Siehe S. 42–51.

Passionsblume

Passiflora incarnata

Diese Pflanze wurde in Amerika schon lange vor der Ankunft der Europäer therapeutisch genutzt, denn sie hat beruhigende und entspannende Eigenschaften. Am häufigsten nimmt man sie bei Ängsten, Nervosität und Schlafstörungen, wobei all diese Anwendungen in klinischen Tests bestätigt wurden.

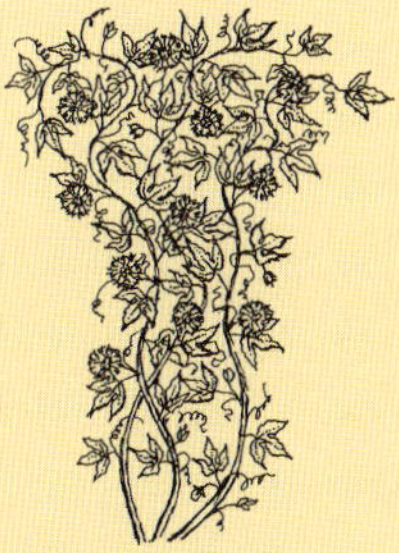

THERAPEUTISCHE ANWENDUNG

Verwendete Teile Gesamte Pflanze

Hauptwirkung Fördert den Schlaf • Krampflösend • Beruhigend • Schmerzlindernd

Ängste, Nervosität, Herzrasen und Kopfschmerzen Wegen seiner beruhigenden Eigenschaften lässt sich das Kraut gut bei Angstgefühlen und Nervosität einsetzen, wobei häufig auch Beschwerden wie Herzklopfen und Spannungskopfschmerzen gelindert werden. Außerdem kann es bei Migräne und Zahnschmerzen helfen.

Schlafstörungen Die nicht süchtig machende Pflanze ist ein gutes Schlafmittel und sie lässt sich wegen der krampflösenden Wirkung bei Beinkrämpfen und Menstruationsschmerzen anwenden.

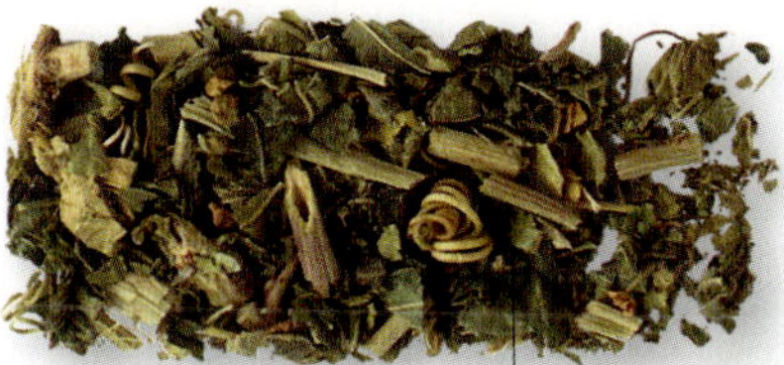

GETROCKNETES KRAUT

Aus dem Kraut kann man krampflösende Aufgüsse herstellen

Beheimatet in den südlichen USA, Zentral- und Südamerika, wird die Blume heute in großem Maßstab in Europa kultiviert.

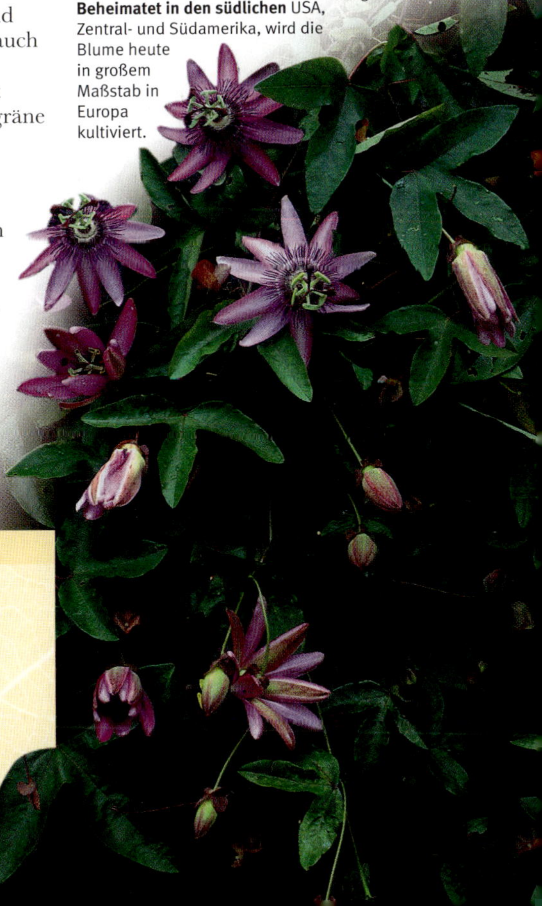

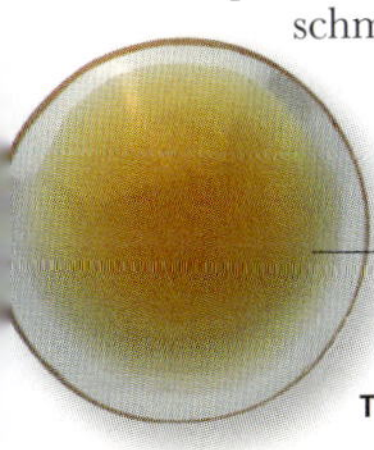

Tinkturen sind schmerz- und krampflindernd

TINKTUR

AUF EINEN BLICK

SICHERHEIT ★★★★★
TRADITION ★★★★½
FORSCHUNG ★★★½☆
EMPFOHLENE ANWENDUNG
Tinktur ✓✓✓ Kapseln, Tabletten ✓✓
DOSIERUNG C (*siehe S. 44–45*)
OFT IN KOMBINATION MIT Baldrian (*Valeriana officinalis*)
WARNUNG Kann allergische Reaktionen verursachen. Siehe auch S. 42–51.

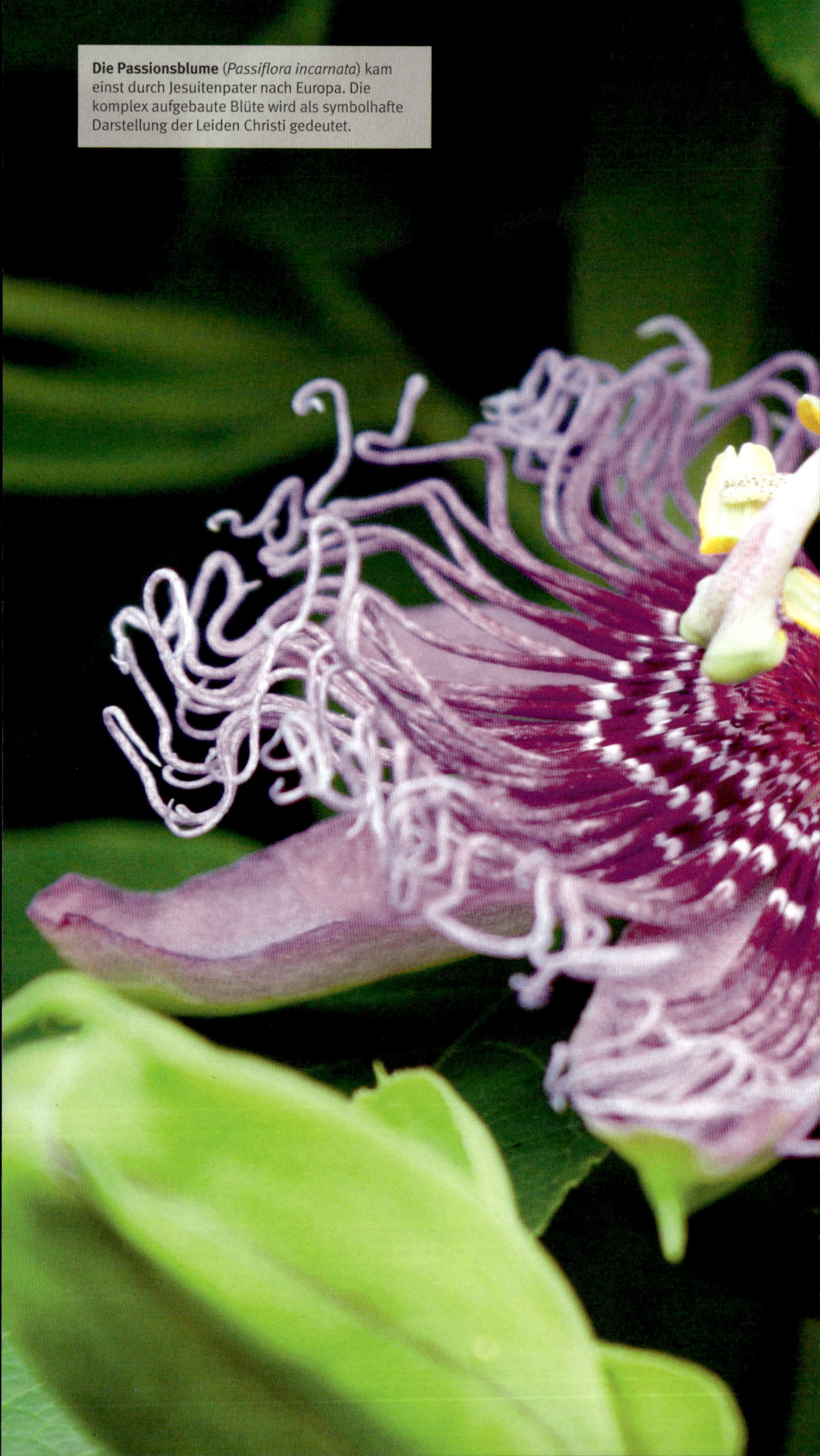

Die Passionsblume (*Passiflora incarnata*) kam einst durch Jesuitenpater nach Europa. Die komplex aufgebaute Blüte wird als symbolhafte Darstellung der Leiden Christi gedeutet.

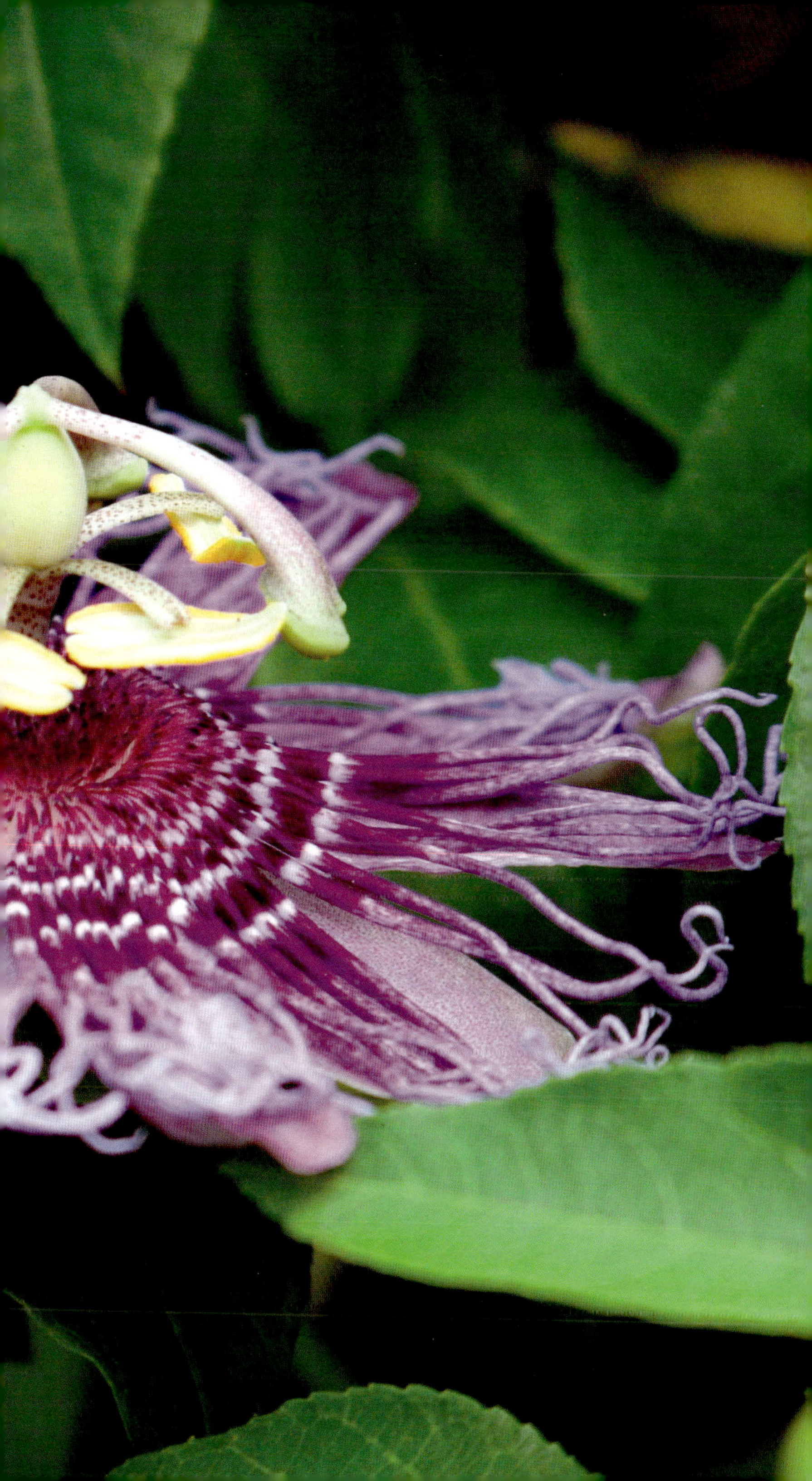

Echter Ginseng

Panax ginseng

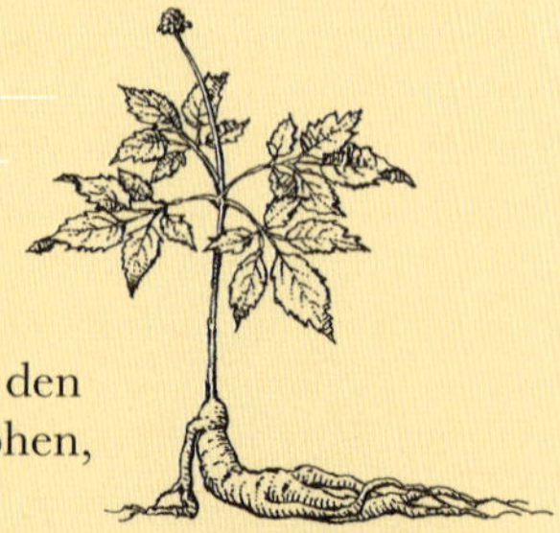

Ginseng wird im Fernen Osten schon seit vorgeschichtlicher Zeit genutzt. In späteren Jahrhunderten schätzten ihn vor allem Kaiser, Könige und Päpste, denn die Wurzel hat den Ruf, Ausdauer und Widerstandskraft zu erhöhen, sie gilt aber auch als Aphrodisiakum.

THERAPEUTISCHE ANWENDUNG

Verwendete Teile Wurzel

Hauptwirkung Adaptogen • Entzündungshemmend • Antioxidativ • Stärkt das Immunsystem • Tonisch

Chronische Gesundheitsprobleme, Erschöpfung, Rekonvaleszenz Die TCM schätzt den Ginseng vor allem wegen seiner stärkenden Eigenschaften. So nehmen ihn in Nordchina z. B. ältere und gebrechliche Menschen, um die langen Wintermonate zu überstehen, denn die Wurzel stärkt die Vitalität, besonders bei angeschlagener Gesundheit und Problemen mit dem Immunsystem. Am wirksamsten ist die Art, wenn man sie langfristig in geringer Dosis nimmt.

Kurzfristige Leistungssteigerung In empfohlener Dosierung hilft Ginseng, Muskeln aufzubauen, die Ausdauer zu steigern und die geistigen Fähigkeiten zu verbessern. Gesunde Erwachsene sollten ihn höchstens sechs Wochen lang nehmen und in dieser Zeit Koffein meiden.

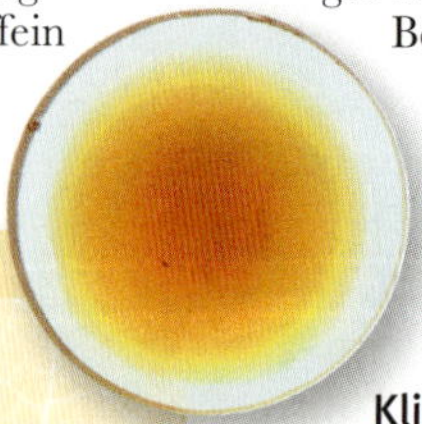

TINKTUR

AUF EINEN BLICK

SICHERHEIT ★★★★☆
TRADITION ★★★★★
FORSCHUNG ★★★★☆
EMPFOHLENE ANWENDUNG Tinktur, Tabletten: Standardisiert auf 4 % Ginsenoside ✓✓✓
DOSIERUNG 0,5–2 g täglich oder M (*siehe S. 44–45*)
OFT MIT Ginkgo (*Ginkgo biloba*)
WARNUNG Nicht bei akuten Erkrankungen anwenden; bei Bluthochdruck oder Diabetes nur auf ärztlichen Rat. Siehe auch S. 42–51.

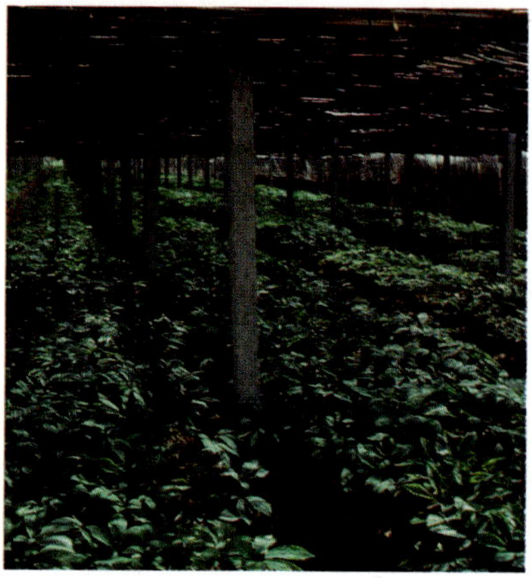

Wild wachsend findet man den Ginseng nur noch selten, aber er wird inzwischen in China und Korea mit modernsten Methoden kultiviert.

Aphrodisiakum Am bekanntesten ist die Pflanze wohl wegen seiner aphrodisischen Wirkung. So sagt man ihm eine potenzsteigernde Wirkung nach. Er gilt aber auch als hilfreich bei der Behandlung erektiler Funktionsstörungen, wobei er sich gut mit Ginkgo (*Ginkgo biloba*) oder Rosenwurz (*Rhodiola rosea*) kombinieren lässt, sowie bei zu niedriger Spermienproduktion.

Klinische Tests und Qualitätskontrolle Der Ginseng ist wissenschaftlich intensiv untersucht worden, dabei konnte ein breites Spektrum potenzieller therapeutischer Eigenschaften nachgewiesen werden. Dazu gehören: Verbesserung der physischen und psychischen Leistungsfähigkeit (unter anderem kommt man besser mit Hunger und extremen Temperaturen zurecht), Erhö-

KÖNIGIN UNTER DEN KRÄUTERN

Der Ginseng – früher vor allem chinesischen Kaisern und ihrem Hofstaat vorbehalten – wurde vor 2.000 Jahren erstmals in einem Kräuterbuch erwähnt: »Ginseng, ein Tonikum für die fünf Elemente, kann die Tiergeister beruhigen, die Seele stabilisieren, Ängste verhindern, bösartige Energien fernhalten, das Auge erleuchten und den Blick verbessern (...) sowie das Leben verlängern.« Shen nung pen Ts´ao, 1. Jh. n. Chr.

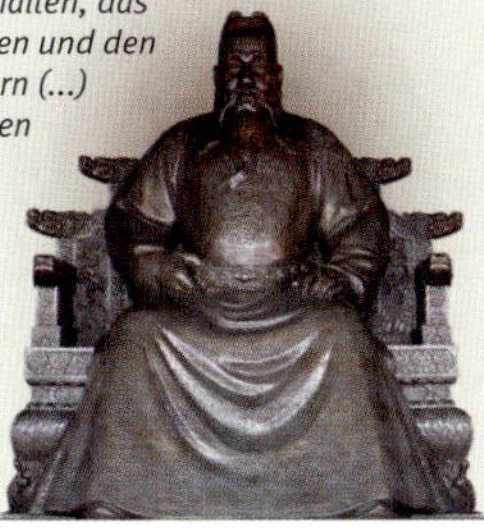

CHINESISCHER HERRSCHER

hung der Spermienproduktion, Hilfe bei Erschöpfung und Müdigkeit während der Menopause, Anregung des Immunsystems und Erhöhung des Widerstandskräfte, Steigerung der Lebensfreude. Die Mittel müssen von guter Qualität sein, sodass Sie sich für das Produkt eines angesehenen Herstellers entscheiden sollten (am besten sind Standardtinkturen oder -extrakte). Wegen des relativ hohen Preises der meisten Ginsengwurzel-Arzneien sind Fälschungen nicht selten.

Weitere Anwendungen Bei chronischen Infektionen und geschwächtem Immunsystem wird der Ginseng am besten mit anderen Kräutern kombiniert, etwa Arten, die das Immunsystem anregen, z. B. Mongolischer Tragant und Sonnenhut. Zusammen mit Ginkgo kann Ginseng zur Verbesserung des Gedächtnisses beitragen, sodass man ihn zur Vorbeugung von Demenz einsetzt. Die Wurzel gilt auch als gutes Stärkungsmittel bei der Rekonvaleszenz von Krebserkrankungen (konsultieren Sie dazu aber zunächst Ihren Arzt). Außerdem soll sie bei Diabetes hilfreich sein und Kopfschmerzen lindern, vor allem wenn diese mit Überlastung oder Erschöpfung zusammenhängen.

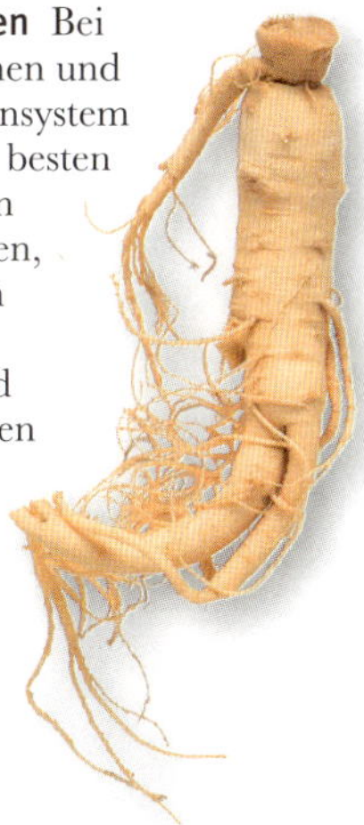

FRISCHE WURZEL

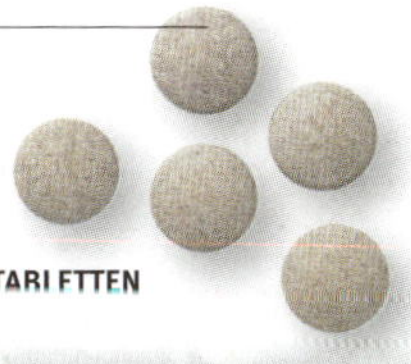

Ginsengextrakte können die Ausdauer erhöhen

TABLETTEN

Die Wurzel kann nach vier Jahren geerntet werden. Je älter sie ist, desto besser sind Wirkung und Qualität.

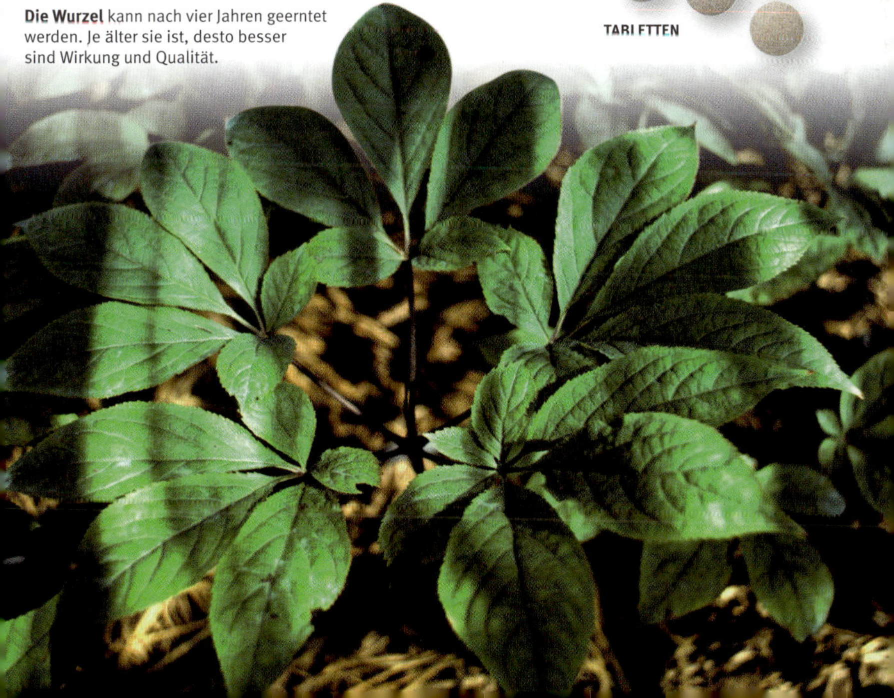

Gewöhnliche Pestwurz

Petasites hybridus

Die Pestwurz wurde früher nicht nur zur Behandlung der Pest verwendet, sondern auch bei Husten, Erkältungen, Magen- und Gallenblasenbeschwerden. Wie klinische Tests gezeigt haben, ist das Kraut aber vor allem bei Migräne und Heuschnupfen hilfreich. Es ist heute normal im Handel erhältlich.

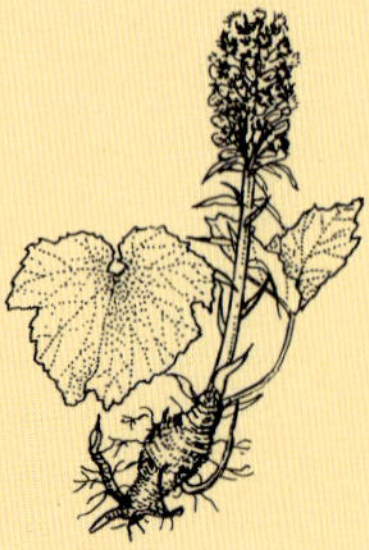

THERAPEUTISCHE ANWENDUNG

Verwendete Teile Wurzel

Hauptwirkung Antiallergen • Entzündungshemmend • Krampflösend

Migräne, Schmerzlinderung In klinischen Tests verringerten Pestwurzextrakte die Häufigkeit, Dauer und Intensität von Migräneanfällen. In entsprechender Dosis kann man den Extrakt auch an Migräne leidenden Kindern ab sechs Jahren geben. Außerdem ist die Pflanze bei Gelenk- und Menstruationsschmerzen nützlich.

Allergien Pestwurz kann auch bei Allergien wie Heuschnupfen hilfreich sein. Zudem lassen sich mit ihr, besonders bei Einhaltung einer entsprechenden Diät, Beschwerden wie eine verstopfte Nase, Halsentzündungen und Niesreiz lindern.

Husten, Erkältungen, Bronchialinfektionen Zwar ist dieses Kraut sicher nicht die erste Wahl bei Husten und Erkältung, aber man kann Extrakte dennoch zur beschleunigten Genesung bei Atemwegsbeschwerden wie Reizhusten und Bronchitis anwenden.

Magen-Darm-Probleme Wie Untersuchungen gezeigt haben, kann sich die Pflanze als hilfreich bei Dünndarmgeschwüren erweisen.

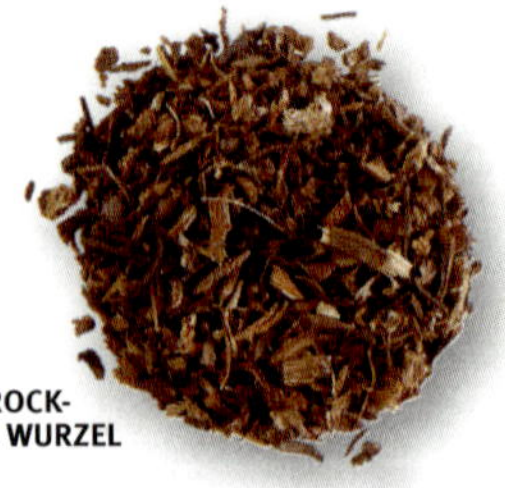

GETROCKNETE WURZEL

AUF EINEN BLICK

SICHERHEIT ★★★★☆
TRADITION ★★★½☆
FORSCHUNG ★★★★☆
EMPFOHLENE ANWENDUNG Nur in Form von Standardextrakten (Tabletten) ✓✓✓
DOSIERUNG M (*siehe S. 44–45*)
WARNUNG Nicht während der Schwangerschaft und Stillzeit. Nehmen Sie Produkte, die von lebertoxischen Substanzen gereinigt wurden. Kann u. U. Verdauungsbeschwerden oder Schläfrigkeit verursachen. Unterliegt in einigen Ländern gesetzlichen Auflagen. Siehe auch S. 42–51.

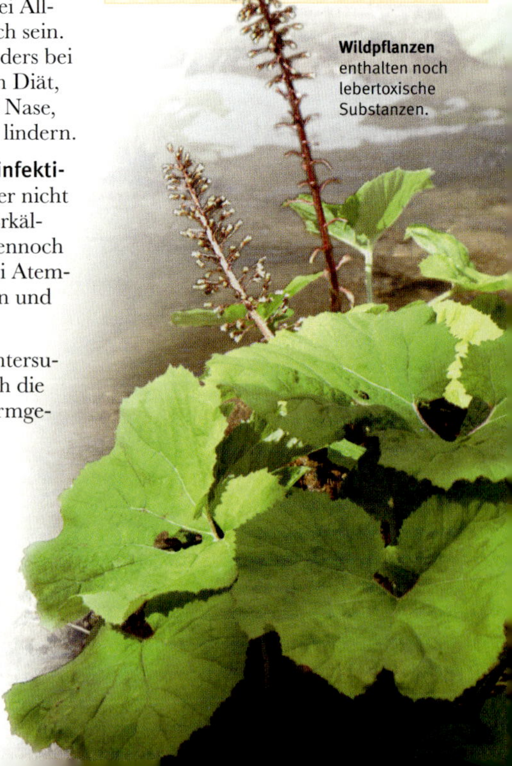

Wildpflanzen enthalten noch lebertoxische Substanzen.

Echte Petersilie

Petroselinum crispum

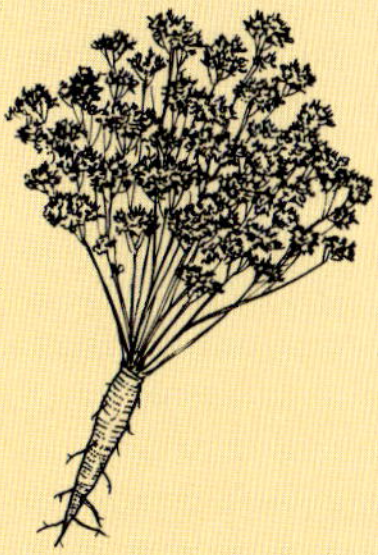

Diese Gewürzpflanze ist reich an wertvollen Nährstoffen, darunter Vitamin C und Phytoöstrogene, sodass sie besonders während der Wechseljahre eine sinnvolle Nahrungsergänzung sein kann. Die Wurzel wird therapeutisch vorzugsweise bei Harnwegsbeschwerden und rheumatischen Problemen angewendet.

THERAPEUTISCHE ANWENDUNG

Verwendete Teile Blätter • Wurzel

Hauptwirkung Antirheumatisch • Krampflösend • Harntreibend • Nahrhaft • Blähungstreibend • Regt die Menstruation an

Osteoporose, Menopausebeschwerden Petersilienblätter enthalten relativ viel Bor, deswegen kann man sie gut zur Vorbeugung von Osteoporose einsetzen. Wegen ihrer leicht östrogenähnlich wirkenden Inhaltsstoffe sind sie eine gute Nahrungsergänzung während der Wechseljahre.

Harnwegsbeschwerden Zumeist in Kombination mit antiseptischen Harntraktmitteln, wird die Wurzel oft zur Behandlung von Harnwegsbeschwerden wie leichter Blasen- oder Harnröhrenentzündung benutzt. Man nimmt an, dass sie bei der Abgabe von Stoffwechselendprodukten über die Nieren hilft, die sonst Muskelschmerzen und steife Gelenke verursachen können.

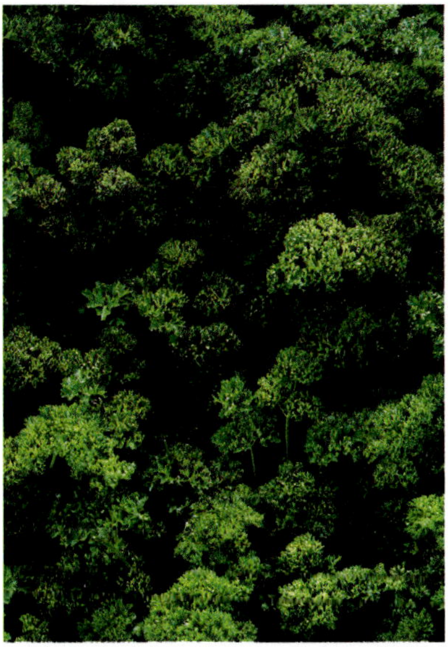

Die Petersilie ist nicht nur schmackhaft, sondern auch reich an wertvollen Substanzen, darunter Vitaminen C und E, Eisen, Bor und Phytoöstrogenen.

Weitere Anwendungen Wegen der stark desodorierenden Eigenschaften kann man die Blätter bei schlechtem Atem kauen (sie sollen sogar Knoblauchgeruch beseitigen). Dagegen hat die Wurzel eine tonische Wirkung auf die Verdauung, sodass man sie bei Magenverstimmung und Blähungen einsetzt. In der richtigen Dosierung kann Petersilie außerdem zu einer regelmäßigen Menstruation beitragen und Menstruationskrämpfe lindern; allerdings sagt man ihr auch nach, sie würde die Muttermilchproduktion herabsetzen. Daher sollte man während der Stillzeit auf dieses Gewürz verzichten.

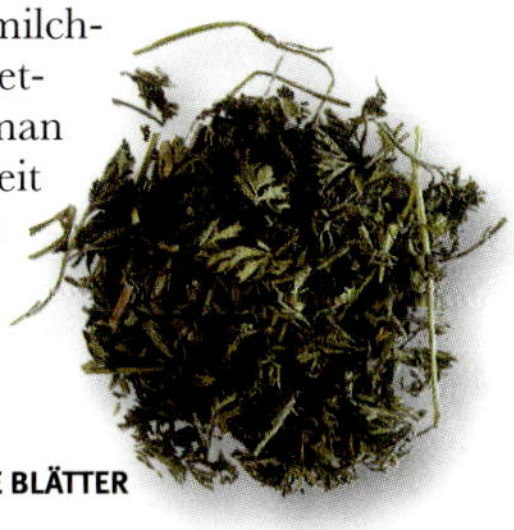

GETROCKNETE BLÄTTER

AUF EINEN BLICK

SICHERHEIT ★★★⯪☆
TRADITION ★★★★☆
FORSCHUNG ★★★☆☆
EMPFOHLENE ANWENDUNG Tinktur ✓✓✓
DOSIERUNG C (*siehe S. 44–45*)
OFT IN KOMBINATION MIT Mädesüß (*Filipendula ulmaria*)
WARNUNG Während der Schwangerschaft nur als Nahrung. Siehe auch S. 42–51.

Bittere Blattblüte, Bahupatra

Phyllanthus amarus

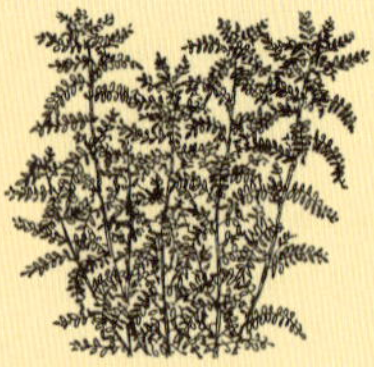

Die Untersuchung dieser Pflanze hat widersprüchliche Ergebnisse gebracht. Sie scheint aber dennoch eine leberschützende Wirkung zu haben.

THERAPEUTISCHE ANWENDUNG

Verwendete Teile Gesamte Pflanze

Hauptwirkung Antiviral • Harntreibend • Schützt die Leber • Senkt den Blutzuckerspiegel

Leberkrankheiten Die Pflanze wird manchmal bei Virushepatitis, Gallenblasenerkrankung und Gallensteinen eingesetzt. Dazu sollte allerdings ein Arzt konsultiert werden.

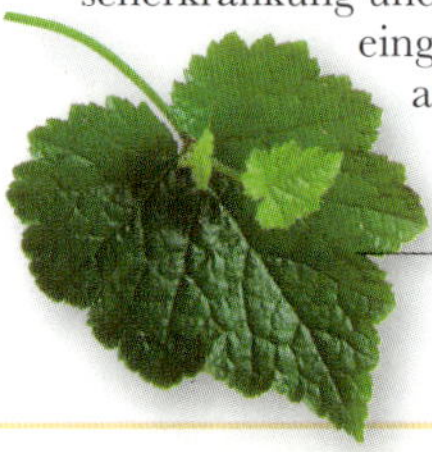

Die Pflanze wirkt harntreibend

BLÄTTER

Virusinfektionen In Kombination mit Kräutern, die das Immunsystem regulieren, zum Beispiel Sonnenhut (*Echinacea* spp.), gilt die Blattblüte als nützliche Arznei bei Virus- und anderen chronischen Infektionen.

AUF EINEN BLICK

SICHERHEIT ★★★★☆
TRADITION ★★★★½
FORSCHUNG ★★★☆☆
EMPFOHLENE ANWENDUNG
Abkochung ✓✓✓ Tinktur ✓✓ Tabletten ✓
DOSIERUNG M, B (*siehe S. 44–45*)
WARNUNG Kann leichte Nebenwirkungen verursachen. Siehe auch S. 42–51.

Granatapfelbaum

Punica granatum

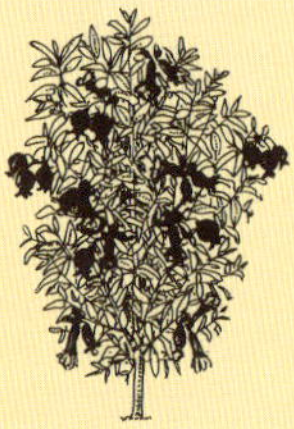

Neuere Forschungen haben sich auf die Wirkung als vorbeugende Prostata- oder Darmkrebsarznei sowie als Herz- und Kreislaufmittel konzentriert.

THERAPEUTISCHE ANWENDUNG

Verwendete Teile Früchte

Hauptwirkung Antioxidativ • Antiviral • Unterstützt Herz und Kreislauf

AUF EINEN BLICK

SICHERHEIT ★★★★★
TRADITION ★★★☆☆
FORSCHUNG ★★★½☆
EMPFOHLENE ANWENDUNG Saft ✓✓✓
DOSIERUNG M (*siehe S. 44–45*)
WARNUNG Alles außer den Früchten (Samen) und dem Saft ist giftig (auch die Schale). Siehe auch S. 42–51.

Krebsvorbeugung und kardiovaskuläre Unterstützung Wegen des hohen Gehalts an Polyphenolen ist die Frucht ein starkes Antioxidationsmittel. Daher gilt Granatapfelsaft als wertvolles Mittel zur Krebsvorbeugung. Er unterstützt aber auch die Herzfunktionen und die Arteriengesundheit.

FRUCHT

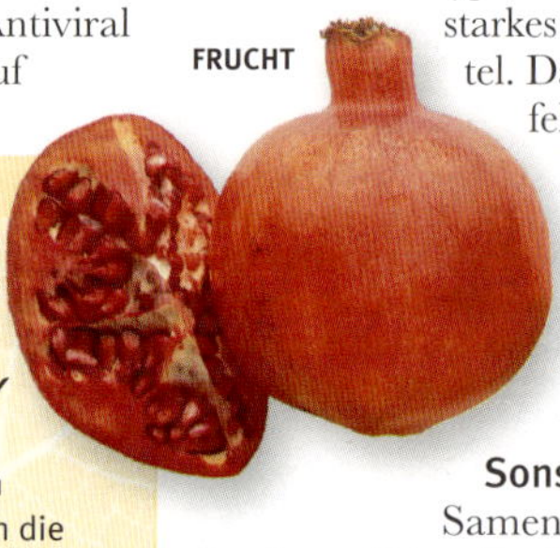

Sonstiges Der mit Samen untermischte Saft ist ein traditionelles Mittel zur Behandlung von Diarrhö.

Großer Wegerich; Spitzwegerich

Plantago major; P. lanceolata

Die Art heißt auf gälisch »die heilende Pflanze«, denn sie gilt als vielseitige Arznei für zahlreiche Beschwerden. Vor allem verwendet man sie aber zur Stärkung der Schleimhäute, zur Abwehr von Infektionen, zur Verringerung der Schleimhautsekretion und zur Behandlung von Wunden.

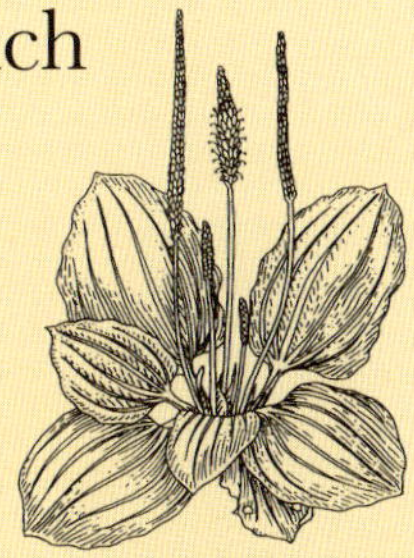

THERAPEUTISCHE ANWENDUNG

Verwendete Teile Gesamte Pflanze

Hauptwirkung Schmerzstillend • Schützt die Schleimhäute • Blutstillend • Entzündungshemmend • Antiviral • Einhüllend • Wundheilend

Schleimhautentzündung Wegerich hilft bei Schleimhautbeschwerden aller Art. So kann man ihn in Form von Tee oder als Tinktur bei Erkältungen, Heuschnupfen, Stirnhöhlenkatarrh, Husten und Halsentzündung anwenden, außerdem bei Magenübersäuerung, Ulcus pepticum, Diarrhö und Reizdarm. Bei akuten Beschwerden nimmt man ihn kurzfristig, bei chronischen langfristig.

Zerstörtes oder entzündetes Gewebe Äußerlich kann das Kraut zur Gewebereparatur angewendet werden. Es regt aber auch die Heilung innerhalb des Körpers an, besonders im Verdauungstrakt und bei den Atemwegen.

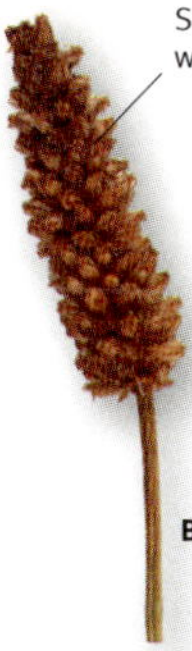

Spitzwegerich

BLÜTENSTAND

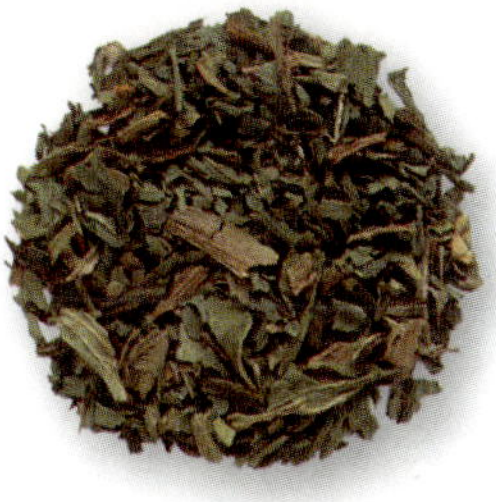

GETROCKNETE BLÄTTER

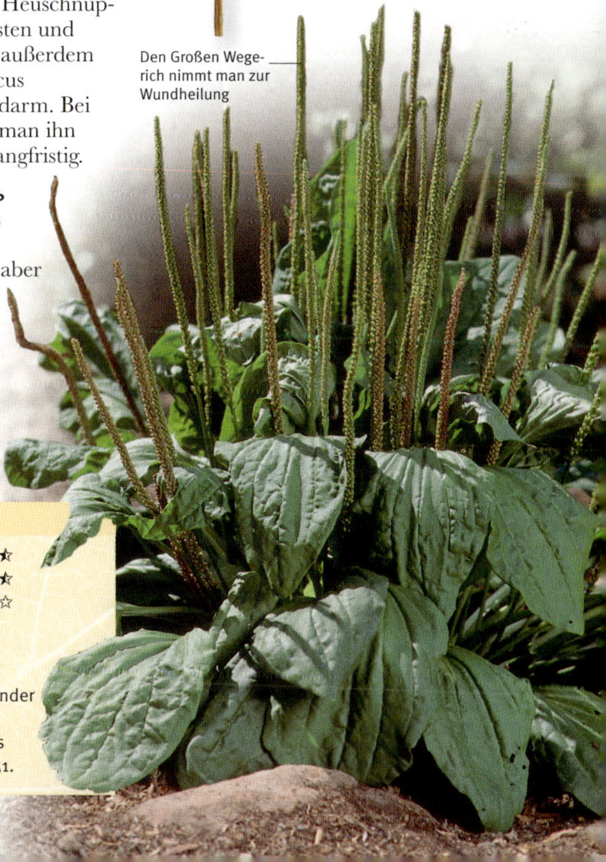

Den Großen Wegerich nimmt man zur Wundheilung

Therapeutisch wendet man vor allem den Großen Wegerich (*P. major*, rechts) an, manchmal aber auch den Spitzwegerich (*P. lanceolata*).

AUF EINEN BLICK

SICHERHEIT ★★★★½
TRADITION ★★★★½
FORSCHUNG ★★★☆☆
EMPFOHLENE ANWENDUNG
Aufguss ✓✓✓ Tinktur ✓✓
DOSIERUNG B (*siehe S. 44–45*)
OFT IN KOMBINATION MIT Holunder (*Sambucus nigra*)
WARNUNG Kann u. U. Dermatitis verursachen. Siehe auch S. 42–51.

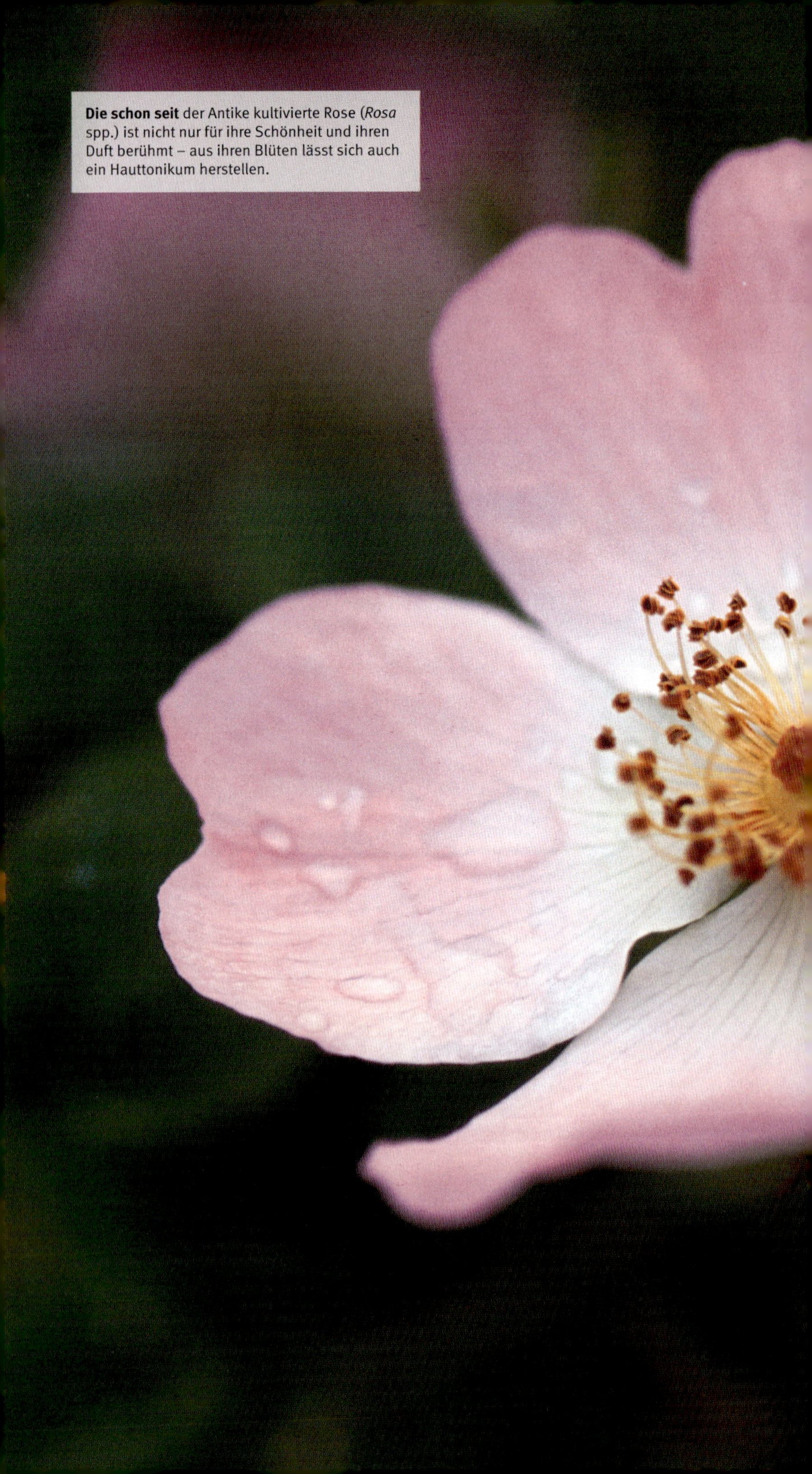

Die schon seit der Antike kultivierte Rose (*Rosa* spp.) ist nicht nur für ihre Schönheit und ihren Duft berühmt – aus ihren Blüten lässt sich auch ein Hauttonikum herstellen.

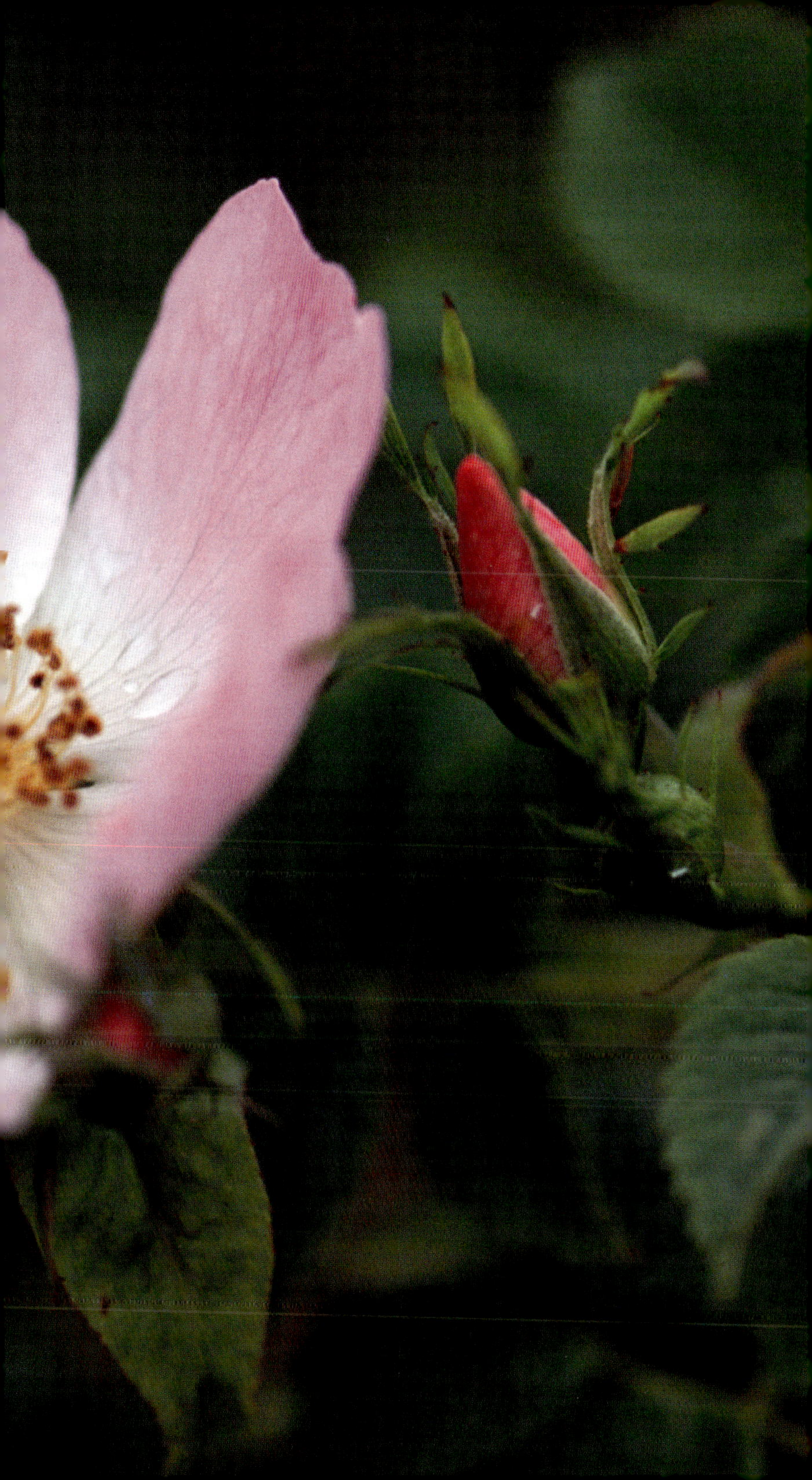

Libosch

Rehmannia glutinosa

Das entzündungshemmende Kraut gilt als gutes Tonikum für Leber und Nieren. In seiner chinesischen Heimat wendet man es bei Fieber an.

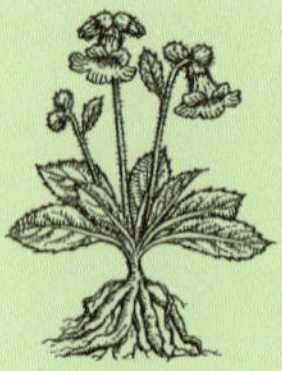

THERAPEUTISCHE ANWENDUNG

Verwendete Teile Wurzel

Hauptwirkung Nebennierentonikum • Schützt die Schleimhäute • Entzündungshemmend • Fiebersenkend

Chronische Entzündungen Libosch kann nach Rücksprache mit dem Arzt ein wichtiges Kraut zur Behandlung von Entzündungen wie rheumatoider Arthritis und Polymyalgie sein, besonders wenn diese mit Erschöpfung und Schwäche verbunden sind.

BLÜTEN UND BLÄTTER

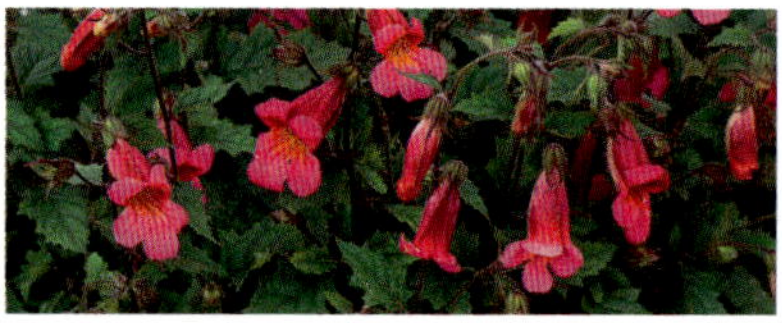

AUF EINEN BLICK

SICHERHEIT ★★★★⯪
TRADITION ★★★★☆
FORSCHUNG ★★★☆☆
EMPFOHLENE ANWENDUNG Tinktur ✓✓✓ Abkochung ✓✓
DOSIERUNG B (*siehe S. 44–45*)
WARNUNG Nur auf ärztlichen Rat, v. a. während der Schwangerschaft. Kann gelegentlich Diarrhö verursachen. Siehe auch S. 42–51.

Rose

Rosa spp.

Rosenwasser wird aus Blütenblättern gewonnen; einen Sirup aus den Hagebutten der Hundsrose (*R. canina*) gibt man Kindern zur Infektprophylaxe.

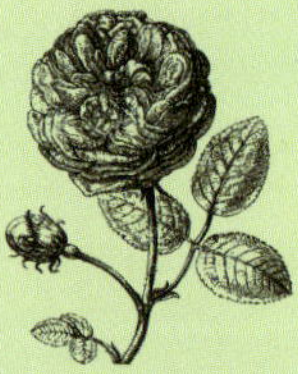

THERAPEUTISCHE ANWENDUNG

Verwendete Teile Blüten • Früchte

Hauptwirkung Entzündungshemmend • Adstringierend • Tonisch

AUF EINEN BLICK

SICHERHEIT ★★★★★
TRADITION ★★★★★
FORSCHUNG ★★⯪☆☆
EMPFOHLENE ANWENDUNG Sirup ✓✓✓ Rosenwasser (äußerlich) ✓✓✓
DOSIERUNG C (*siehe S. 44–45*)
WARNUNG Hagebutten können Magen-Darm-Probleme verursachen. Siehe S. 42–51.

Haut Rosenwasser nimmt man zur Behandlung von kleineren Verbrennungen, Geschwüren und Augenentzündungen.

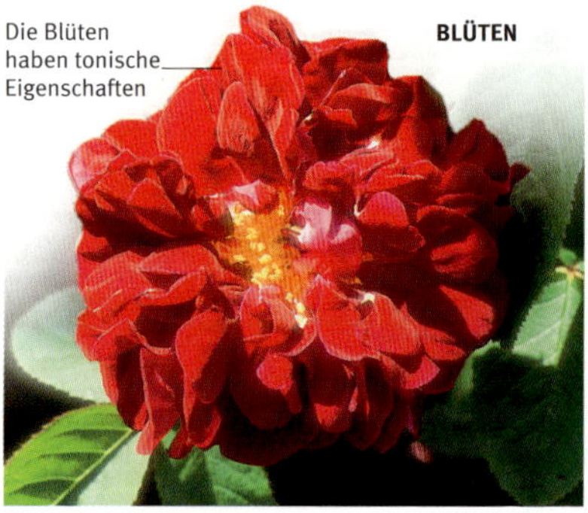

BLÜTEN

Medizinal-Rhabarber

Rheum officinale Syn. *R. palmatum*

Rhabarber hat einen positiven Einfluss auf Leber, Gallenblase und Darm. In niedriger Dosierung steht die adstringierende Wirkung seiner Gerbstoffe im Vordergrund und man kann ihn bei Diarrhö anwenden, in höherer Dosierung ist er sanft abführend.

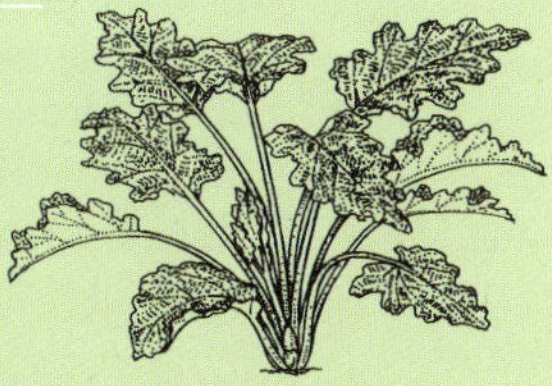

THERAPEUTISCHE ANWENDUNG

Verwendete Teile Wurzel

Hauptwirkung Antibakteriell • Adstringierend • Bittermittel • Blutreinigend • Abführend

Verstopfung Die Wurzel kann man kurzfristig gegen Verstopfung anwenden, wenn andere Ansätze, etwa faserreichere Ernährung oder Leinsamen, nicht helfen. Nehmen Sie bis zu 14 Tage abends zwei 0,5-Gramm-Kapseln mit Kamillen- oder Ingwertee. Hilft das nicht, muss ein Arzt aufgesucht werden.

Weitere Anwendungen In Kombination mit anderen Mitteln kann Rhabarber bei Magen-Darm-Infektionen und chronischen Entzündungen wie Morbus Crohn helfen.

AUF EINEN BLICK

SICHERHEIT ★★★★☆
TRADITION ★★★★☆
FORSCHUNG ★★★★☆
EMPFOHLENE ANWENDUNG Kapseln ✓✓✓ Tinktur ✓✓
DOSIERUNG C (*Siehe S. 44–45*)
OFT IN KOMBINATION MIT Ingwer (*Zingiber officinale*)
WARNUNG Nicht während Schwangerschaft oder Stillzeit; für Kinder ungeeignet. Kann Magen-Darm-Probleme verursachen. Siehe auch S. 42–51.

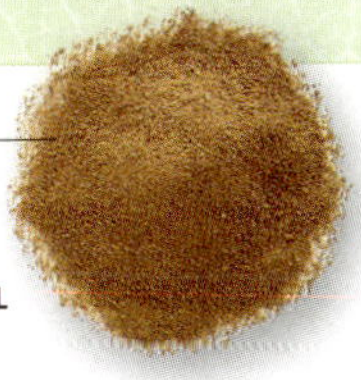

Die Wurzel ist ein wirksames Abführmittel

PULVERISIERTE WURZEL

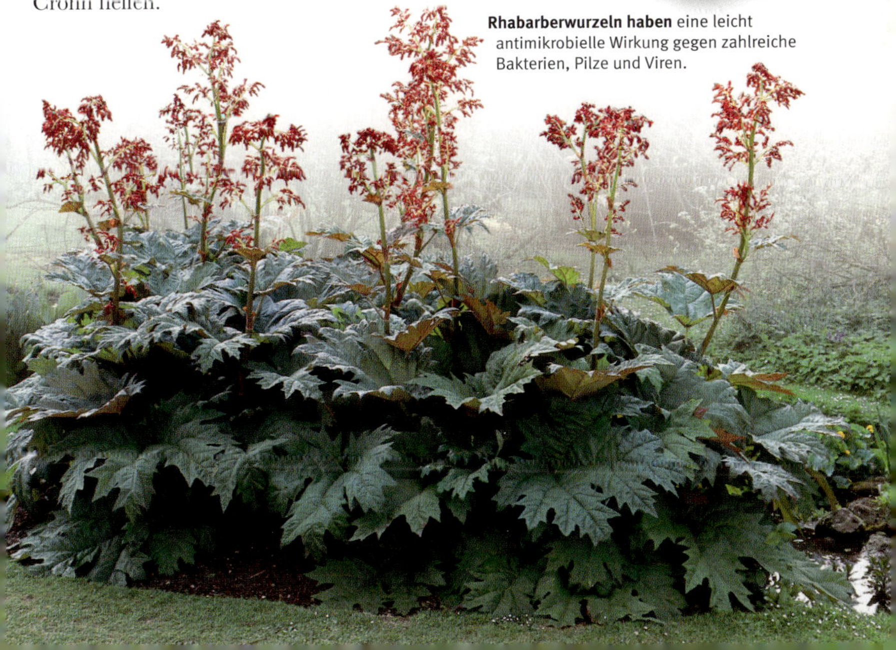

Rhabarberwurzeln haben eine leicht antimikrobielle Wirkung gegen zahlreiche Bakterien, Pilze und Viren.

Rosenwurz

Rhodiola rosea

Die in nördlichen Regionen bis in die Arktis vorkommende Pflanze erinnert in vielerlei Hinsicht an Ginseng. So kann sie bei physischer und psychischer Erschöpfung helfen, denn sie erhöht die Widerstandskraft gegenüber Stress.

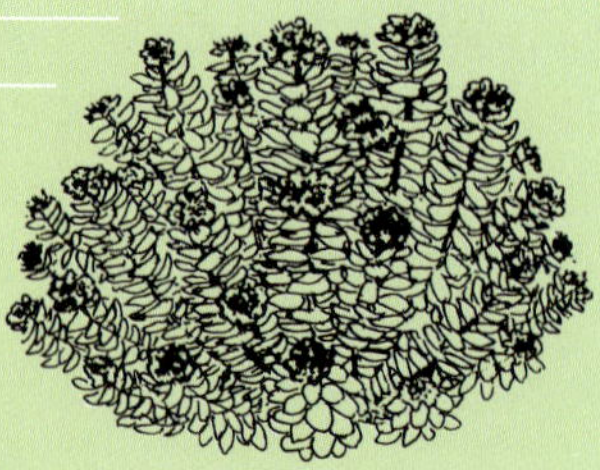

THERAPEUTISCHE ANWENDUNG

Verwendete Teile Wurzel

Hauptwirkung Adaptogen • Entzündungshemmend • Antioxidativ • Schützt das Herz • Aphrodisiakum

Ausdauer und Stressbelastung Die Rosenwurz ist ein gutes Mittel zur Ausdauersteigerung. Mit ihrer Hilfe kann man sich besser auf körperliche und geistige Herausforderungen einstellen, etwa beim Sport oder bei Prüfungen. Außerdem erweist sich die Pflanze oft als wertvoll bei chronischem Erschöpfungssyndrom und Nervenschwäche, wobei man mit niedrigen Dosen beginnen und diese dann allmählich steigern sollte.

AUF EINEN BLICK

SICHERHEIT ★★★★☆
TRADITION ★★★★☆
FORSCHUNG ★★★★☆
EMPFOHLENE ANWENDUNG Standardisierter Extrakt (Rosavin): Tabletten, Tinktur ✓✓✓
DOSIERUNG M (*siehe S. 44–45*)
OFT MIT Ginseng (*Panax ginseng*)
WARNUNG Kann Reizbarkeit und Schlafstörungen verursachen. Nicht bei bipolaren Störungen oder Manie. Siehe S. 42–51.

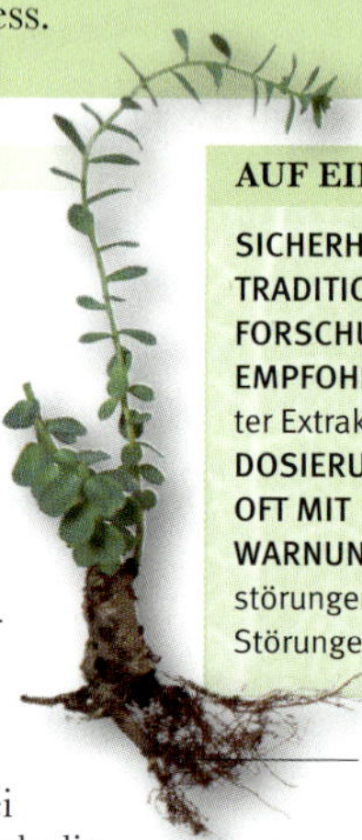

Wurzelextrakt hilft gegen Stress

FRISCHE WURZEL

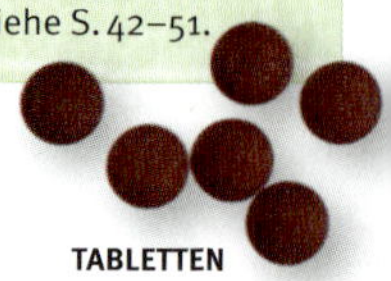

TABLETTEN

Depressive Verstimmung Auch wenn bisher keine antidepressiven Wirkstoffe nachgewiesen wurden, scheint das Kraut dennoch die Stimmung und Vitalität bei Depressionsneigung verbessern zu können.

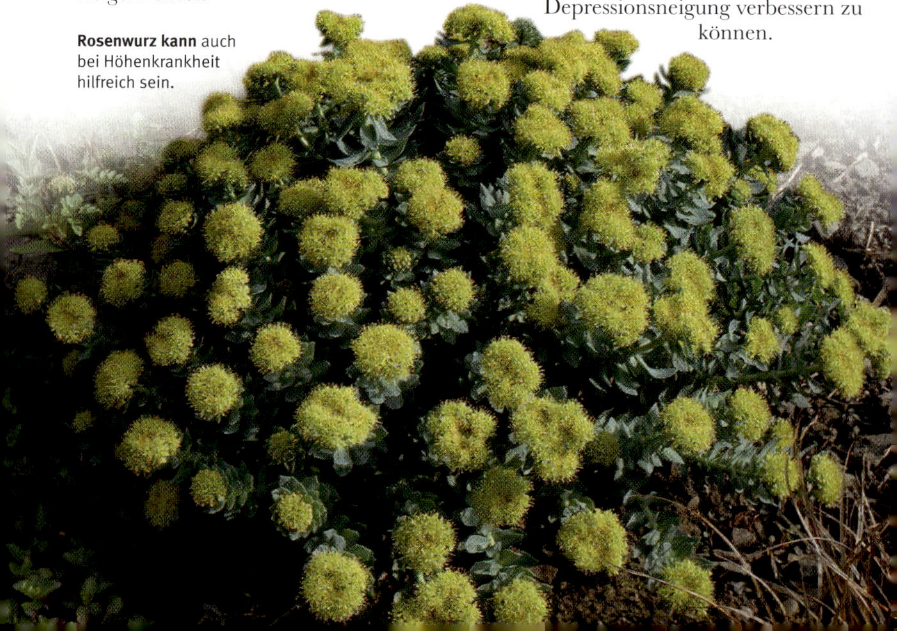

Rosenwurz kann auch bei Höhenkrankheit hilfreich sein.

Schwarze Johannisbeere

Ribes nigrum

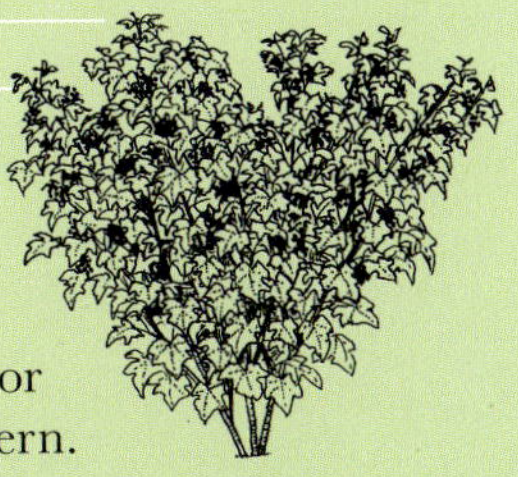

Die Schwarze Johannisbeere besitzt nicht nur ein frisches, säuerliches Aroma, sondern sie hat auch einen hohen Vitamin-C-Gehalt und eine beachtliche antioxidative Wirkung. Außerdem gilt sie als Mittel zur Vorbeugung vor Erkältungen und Halsentzündungen bei Kindern.

THERAPEUTISCHE ANWENDUNG

Verwendete Teile Früchte • Knospen • Blätter • Samenöl

Hauptwirkung Unterstützt die Nebenniere (Knospen) • Entzündungshemmend • Antioxidativ • Adstringierend • Harntreibend (Blätter)

Immunsystem Traditionell gilt der Saft oder Extrakt bei regelmäßiger Anwendung als Mittel zur Erhöhung der Widerstandskraft gegenüber Virusinfektionen, etwa Erkältungen, Grippe und Herpes, aber auch um die Rekonvaleszenz nach Infektionen zu beschleunigen. Verzichten Sie auf gesüßte Konzentrate.

Allergien und chronische Entzündungen In Frankreich nimmt man die Knospen zur Unterstützung der Nebennierenfunktion und bei allergischen und entzündlichen Beschwerden. Das an Omega-6-Fettsäuren reiche Samenöl besitzt ähnliche Eigenschaften wie Nachtkerzenöl, kann also zur Kontrolle von Entzündungen bei rheumatoider Arthritis und Multipler Sklerose genutzt werden.

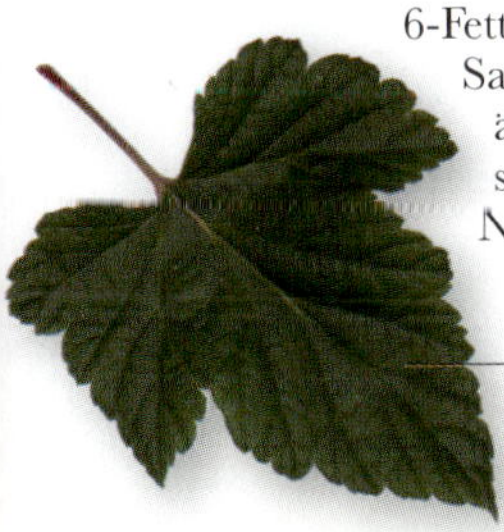

Die Blätter sind harntreibend

FRISCHES BLATT

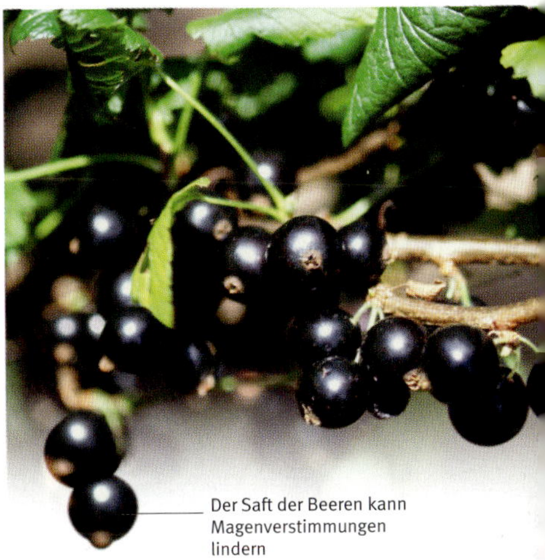

Der Saft der Beeren kann Magenverstimmungen lindern

Die Schwarze Johannisbeere wird hauptsächlich in Osteuropa kultiviert. Die Blätter und Beeren erntet man im Früh- beziehungsweise Spätsommer.

Kreislauftonikum Dank der hohen Konzentration an antioxidativen Anthocyanen in Früchten und Blättern lässt sich die Pflanze langfristig zur Stärkung des Kreislaufs und der Kapillargefäße einsetzen. Bei Problemen wie Kapillarfragilität und Krampfadern kann man den Extrakt oder Saft mehrere Monate lang täglich einnehmen.

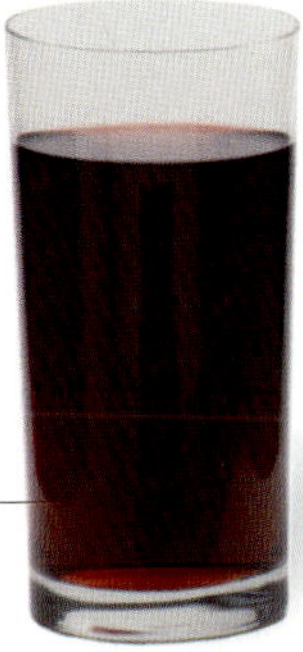

Der Saft enthält Vitamin C und Antioxidanzien

JOHANNISBEERSAFT

AUF EINEN BLICK

SICHERHEIT ★★★★★
TRADITION ★★★★☆
FORSCHUNG ★★★☆☆
EMPFOHLENE ANWENDUNG
Saft/Extrakt ✓✓✓ Aufguss ✓✓ Samenöl ✓
DOSIERUNG Nahrung, M *(siehe S. 44–45)*
WARNUNG Keine. Siehe auch S. 42–51.

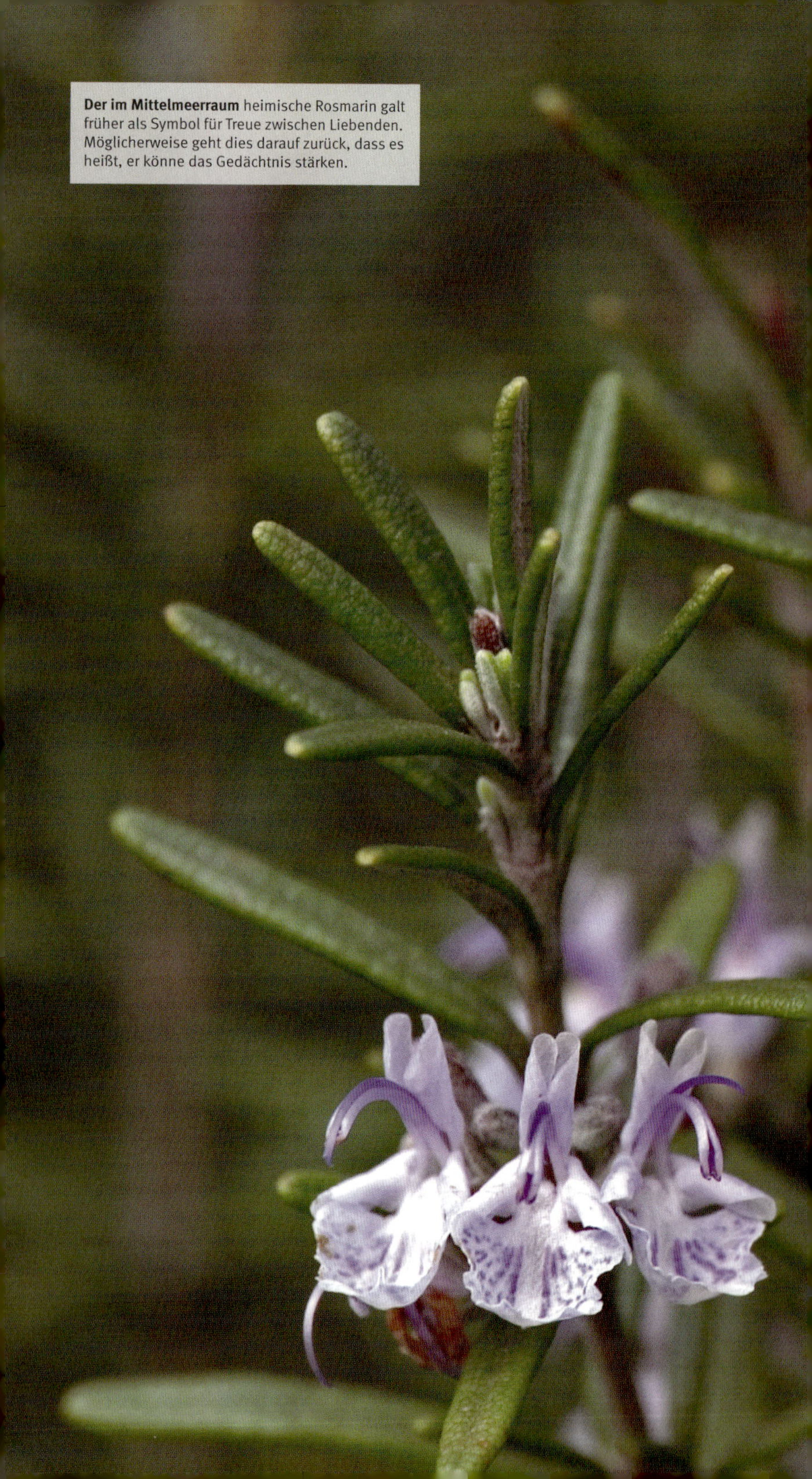

Der im Mittelmeerraum heimische Rosmarin galt früher als Symbol für Treue zwischen Liebenden. Möglicherweise geht dies darauf zurück, dass es heißt, er könne das Gedächtnis stärken.

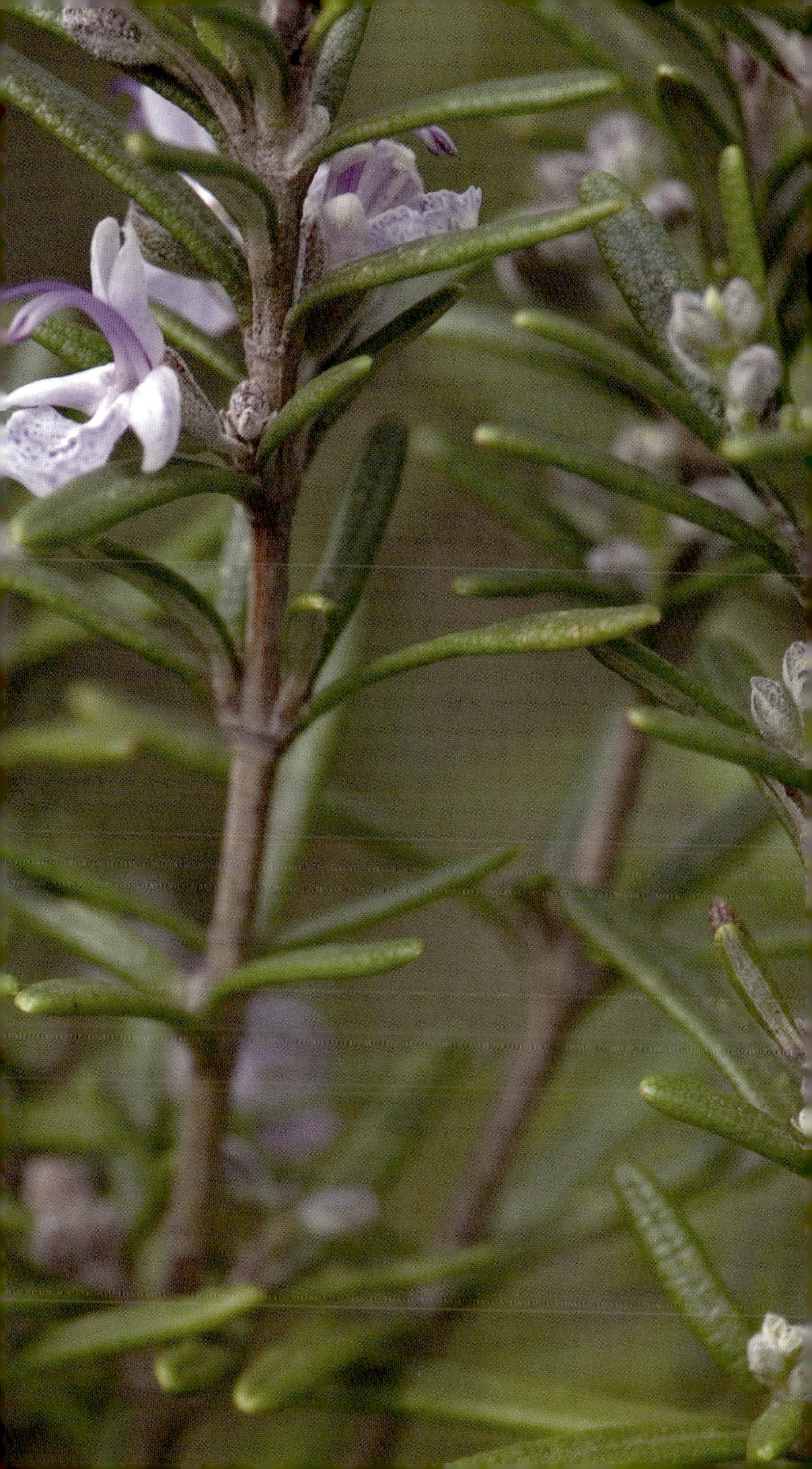

Rosmarin

Rosmarinus officinalis

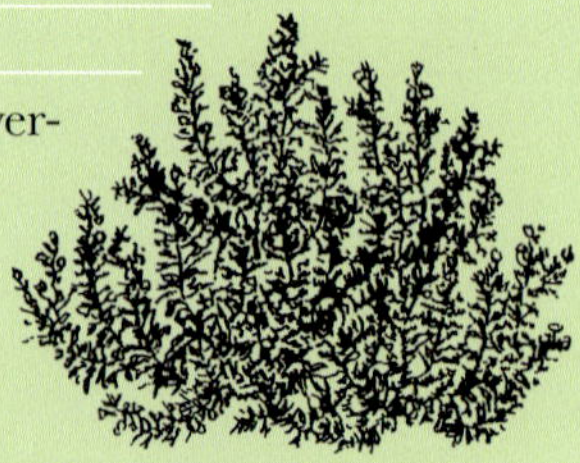

Es gibt nur wenige Kräuter, die einen so unverwechselbaren Duft haben wie Rosmarin. Traditionell gilt er als Kraut zur Stärkung des Gedächtnisses, sodass man ihn beispielsweise häufig dazu nutzt, die Leistungsfähigkeit in Prüfungen zu verbessern.

THERAPEUTISCHE ANWENDUNG

Verwendete Teile Blätter • Öl

Hauptwirkung Entzündungshemmend • Antioxidativ • Verdauungstonikum • Krampflösend • Regt den Kreislauf an • Nerventonikum

Kopfschmerzen, Nervenschwäche Rosmarin kann bei Kopfschmerzen helfen, die durch Überarbeitung und nervliche Anspannung verursacht sind. Gehen sie auf hohen Blutdruck zurück, sollte man die Pflanze, die auch bei Migräne helfen kann, mit Lindenblüten kombinieren.

Verdauung, Kreislauf, Energiemangel Dank der tonischen und antioxidativen Wirkung kann das Kraut die Verdauung und den Blutfluss anregen. Sie lässt sich aber auch bei Energiemangel nutzen, besonders in Verbindung mit niedrigem Blutdruck oder schlechtem Appetit. Außerdem ist Rosmarin ein wichtiges Mittel zur Rekonvaleszenz nach längerer Krankheit. Die Anwendung erfolgt am besten in Form von Tee oder Tinktur vor dem Essen.

Haartonikum Ein Aufguss der Blätter kann zur Haarpflege benutzt werden, denn er stärkt die Kopfhaut und das Haar.

AUF EINEN BLICK

SICHERHEIT ★★★★☆
TRADITION ★★★★½
FORSCHUNG ★★★☆☆
EMPFOHLENE ANWENDUNG Aufguss ✓✓✓ Tinktur ✓✓ Ätherisches Öl (äußerlich; max. 5-prozentig in Trägeröl) ✓
DOSIERUNG C (*siehe S. 44–45*)
OFT IN KOMBINATION MIT Lavendel (*Lavandula officinalis*)
WARNUNG Verursacht in seltenen Fällen Kontaktallergien. Siehe auch S. 42–51.

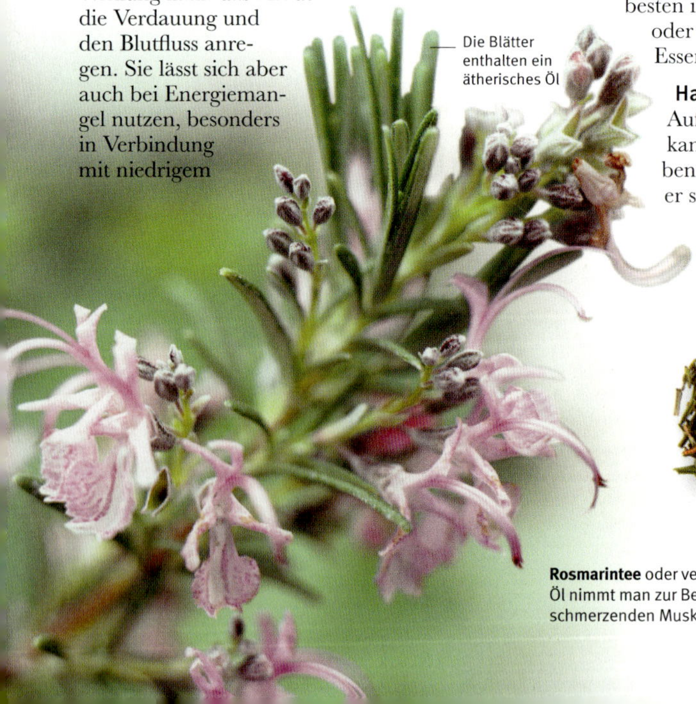
Die Blätter enthalten ein ätherisches Öl

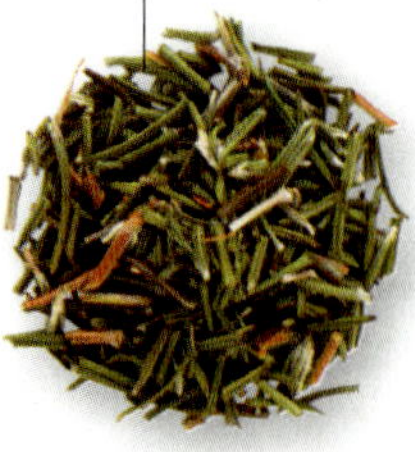
Die Blätter nimmt man bei Kopfschmerzen

GETROCKNETE BLÄTTER

Rosmarintee oder verdünntes ätherisches Öl nimmt man zur Behandlung von Wunden, schmerzenden Muskeln und Gelenken.

Himbeere

Rubus idaeus

Himbeerblätter gelten schon seit der Antike als Mittel zur Geburtshilfe, weil sie den Gebärmutterhals entspannen und die Kontraktionsmuskeln stärken. Nach neueren Untersuchungen sollen sie außerdem die Wehen verkürzen und die Wahrscheinlichkeit einer Zangenentbindung verringern.

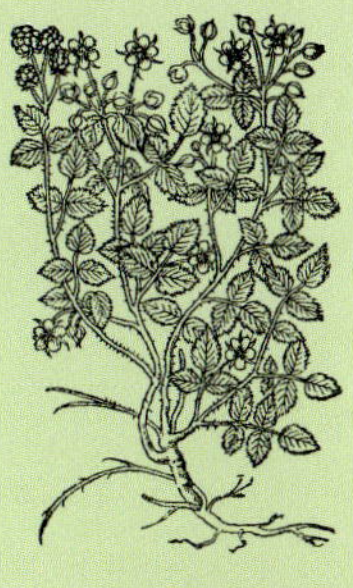

THERAPEUTISCHE ANWENDUNG

Verwendete Teile Blätter

Hauptwirkung Mittel zur Geburtshilfe • Hilft bei Diarrhö • Adstringierend

Geburtshilfe Himbeerblätter können während der letzten drei Schwangerschaftsmonate täglich in Form von Aufgüssen oder Kapseln angewendet werden, während der Geburt auch ohne Einschränkung, um die Wehen zu erleichtern. Die normale tägliche Dosis sind 1–2 Tassen Tee.

AUF EINEN BLICK

SICHERHEIT ★★★★⯪
TRADITION ★★★★☆
FORSCHUNG ★★★⯪☆
EMPFOHLENE ANWENDUNG Aufguss ✓✓✓ Kapseln ✓✓ Tabletten ✓
DOSIERUNG B (*siehe S. 44–45*)
WARNUNG Nicht während der ersten drei Schwangerschaftsmonate anwenden und während der letzen drei Monate nur auf ärztlichen Rat. Siehe auch S. 42–51.

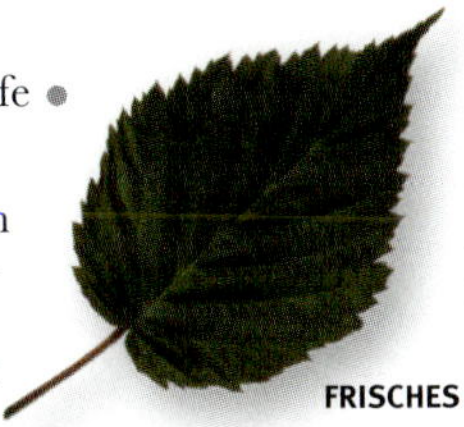

FRISCHES BLATT

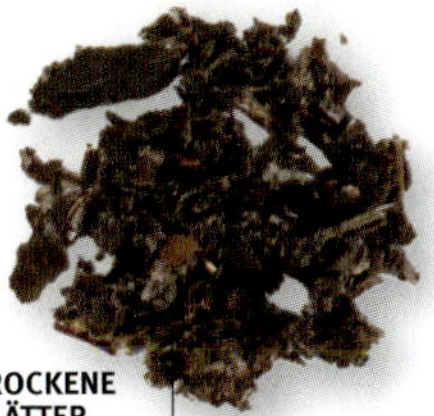

TROCKENE BLÄTTER

Die Blätter sind ein wirksames Gurgelmittel

Menstruation Die Blätter können bei starken Menstruationsblutungen helfen, wobei man sie zur Verringerung des Blutverlustes oft mit Schafgarbe kombiniert. Außerdem nimmt man sie bei prämenstruellen Beschwerden und Periodenschmerzen.

Weitere Anwendungen Ein Aufguss der Blätter gilt als sanftes, aber wirksames Mittel bei Diarrhö von Kindern. Man nimmt ihn aber auch zum Gurgeln bei Halsentzündung und als Augenlotion.

Die Himbeere wird hauptsächlich wegen ihrer köstlichen Früchte angepflanzt, aus denen man beispielsweise Marmelade herstellen kann.

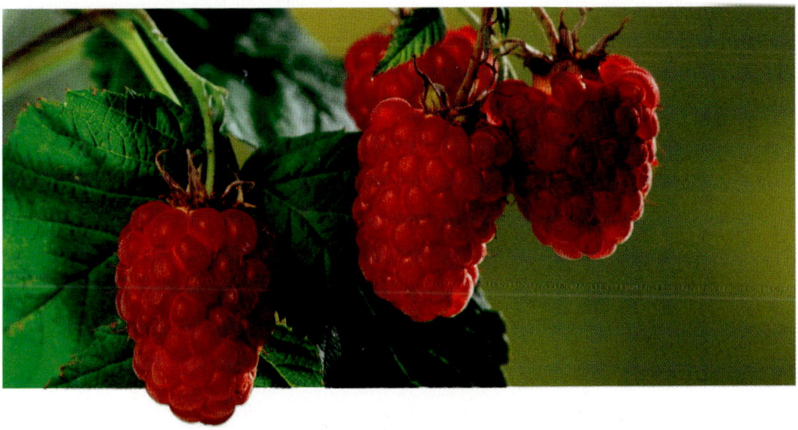

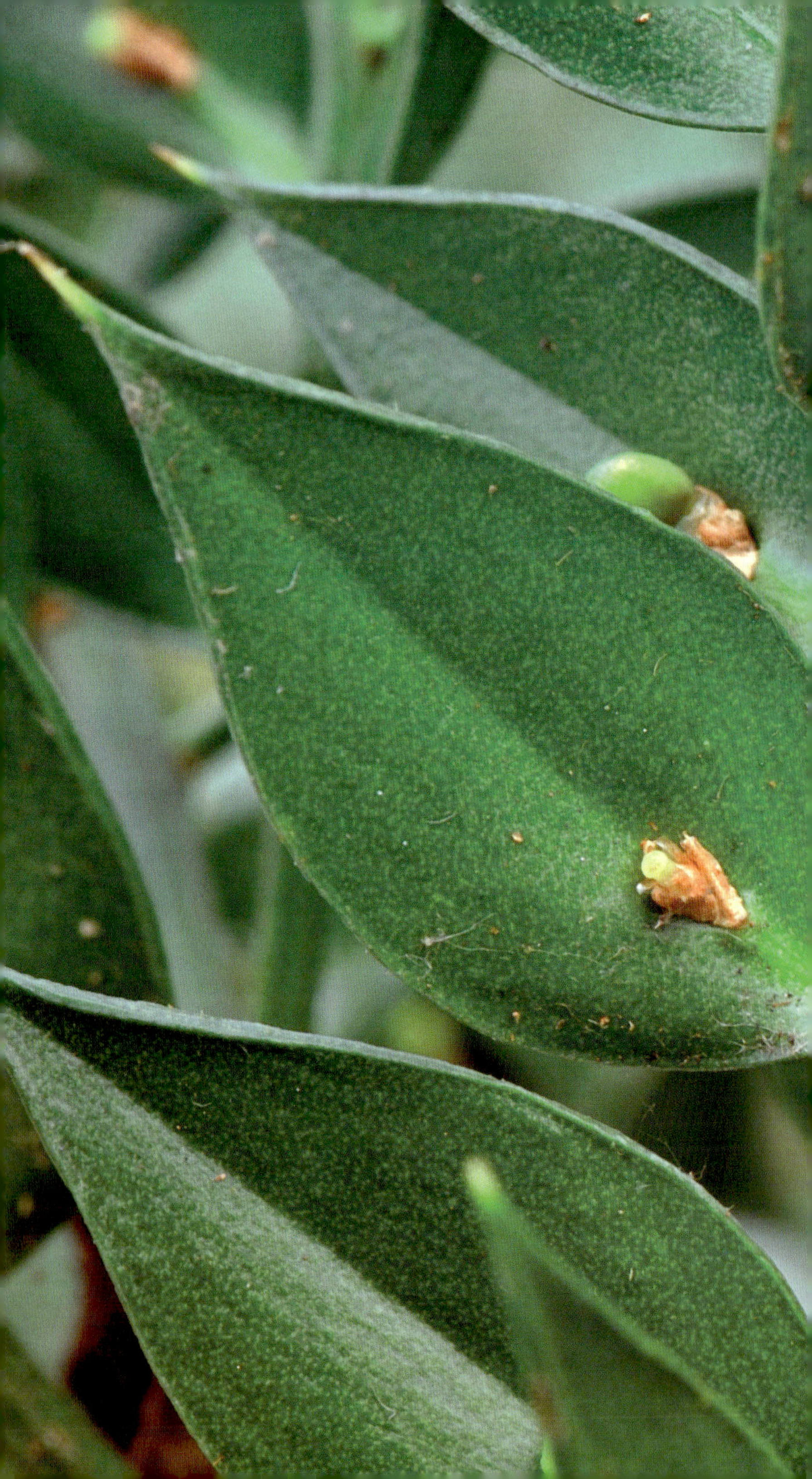

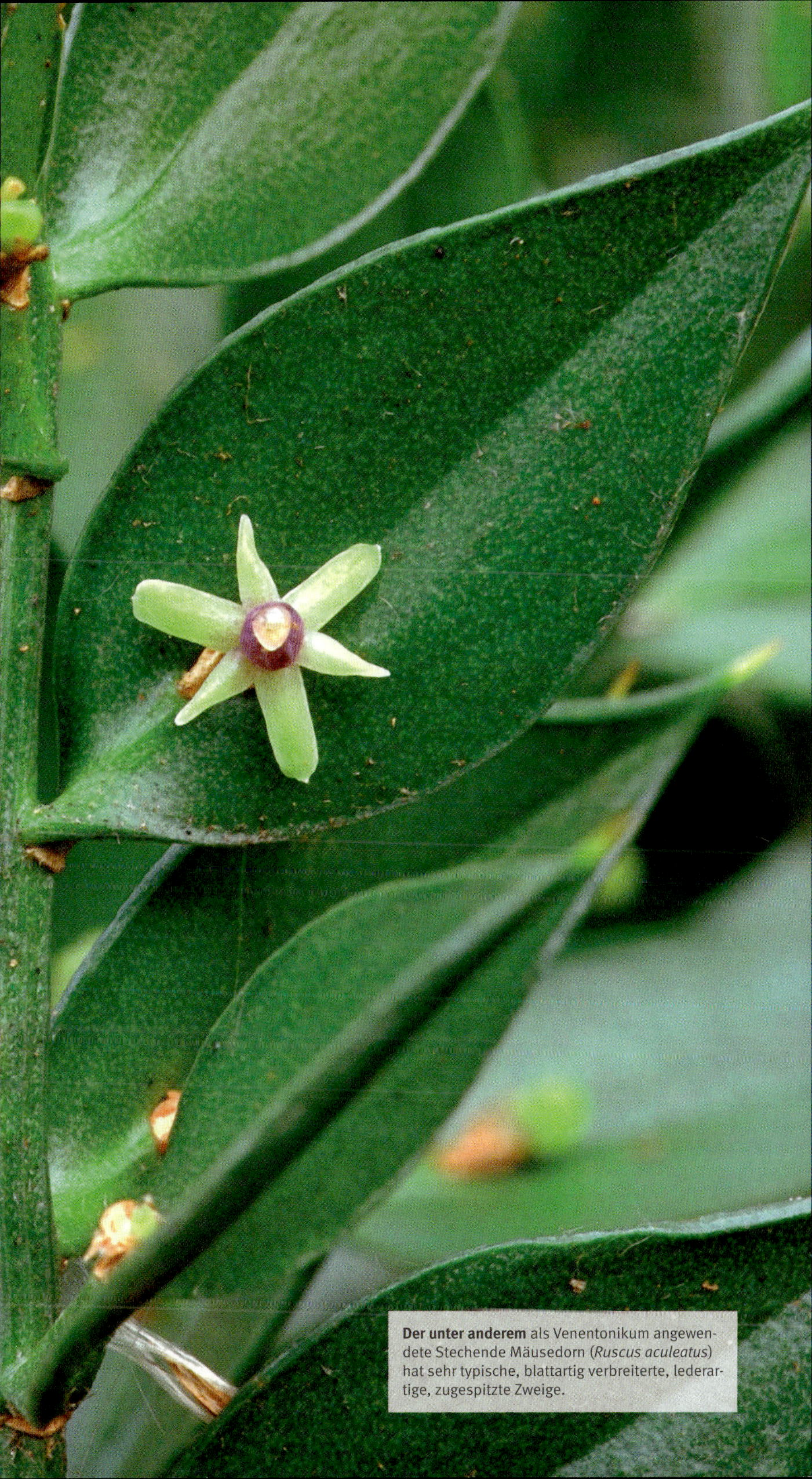

Der unter anderem als Venentonikum angewendete Stechende Mäusedorn (*Ruscus aculeatus*) hat sehr typische, blattartig verbreiterte, lederartige, zugespitzte Zweige.

Kleiner Sauerampfer

Rumex acetosella

Diese kleine Ampferart wird selten allein angewendet, aber sie ist ein wichtiger Bestandteil der traditionellen indianischen Kräutermischung Flor Essence (Essiac).

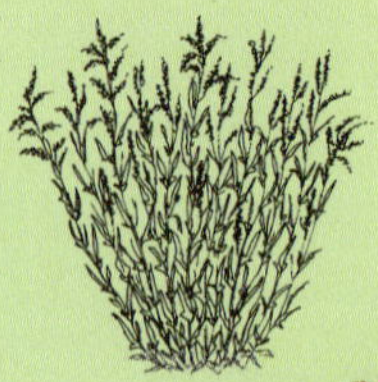

THERAPEUTISCHE ANWENDUNG

Verwendete Teile Gesamte Pflanze

Hauptwirkung Entzündungshemmend • Harntreibend • Abführend

Angebliches Krebsmittel Die Flor Essence, die in den 20er-Jahren des letzten Jahrhunderts durch die kanadische Krankenschwester René Caisse als Krebsmittel empfohlen wurde, geht auf ein Rezept der Ojibwa-Indianer zurück. Zur Mischung gehören neben dem Kleinen Sauerampfer noch Große Klette, Rotulme und Rhabarber. Über eine tatsächliche Wirkung liegen bisher keine detaillierten Untersuchungen vor, und vom Kleinen Sauerampfer selbst ist auch keine Antikrebswirkung bekannt.

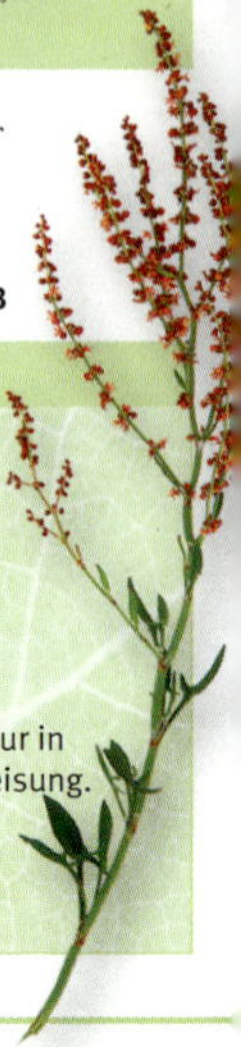

BLÜHENDER TRIEB

AUF EINEN BLICK

SICHERHEIT ★★⯪☆☆
TRADITION ★★⯪☆☆
FORSCHUNG ★⯪☆☆☆
EMPFOHLENE ANWENDUNG
Aufguss ✓✓✓ Tinktur ✓✓
DOSIERUNG C (*siehe S. 44–45*)
WARNUNG Für Kinder ungeeignet. Nur in empfohlener Dosis auf ärztliche Anweisung. Kann u. U. Verdauungsbeschwerden oder Hautprobleme verursachen. Siehe auch S. 42–51.

Stechender Mäusedorn

Ruscus aculeatus

Die in Europa heimische Pflanze, die wegen ihrer typischen blattartigen Triebe recht leicht zu erkennen ist, gilt als gutes Mittel gegen Venenbeschwerden.

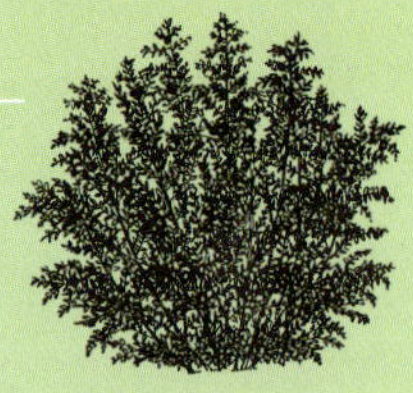

THERAPEUTISCHE ANWENDUNG

Verwendete Teile Wurzel

Hauptwirkung Entzündungshemmend • Abführend • Venentonikum

AUF EINEN BLICK

SICHERHEIT ★★★★⯪
TRADITION ★★★⯪☆
FORSCHUNG ★★★★☆
EMPFOHLENE ANWENDUNG
Kapseln ✓✓✓ Tabletten ✓✓✓ Tinktur ✓
DOSIERUNG M (*siehe S. 44–45*)
WARNUNG Kann u. U. Verdauungsbeschwerden verursachen. Siehe auch S. 42–51.

Veneninsuffizienz Die Pflanze zieht die Venenwände zusammen, sodass weniger Flüssigkeit in das umliegende Gewebe gelangt. Langfristig kann man sie bei Krampfadern anwenden und um Flüssigkeitsansammlungen in den Beinen zu verringern; auf Arterien hat die Pflanze nur eine geringe Wirkung.

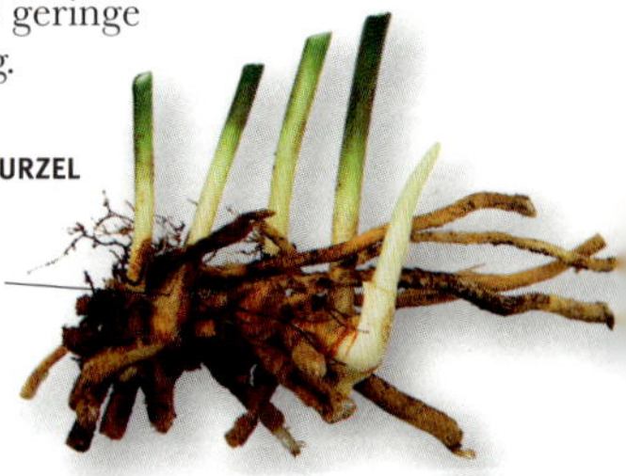

FRISCHE WURZEL

Die Wurzel hilft bei Venenbeschwerden

Krauser Ampfer

Rumex crispus

Diese sehr weit verbreitete Pflanze besitzt eine lange Pfahlwurzel, die viel Eisen und andere Mineralstoffe aus dem Boden aufnehmen kann. Daher wird der Krause Ampfer auch bei Eisenmangelanämie angewendet. Am häufigsten nimmt man ihn aber bei Darmträgheit und leichter Verstopfung.

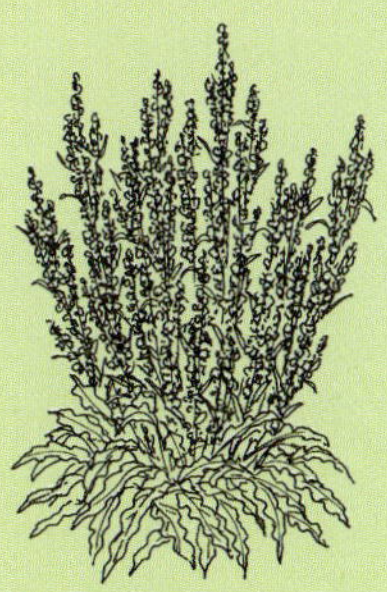

THERAPEUTISCHE ANWENDUNG

Verwendete Teile Wurzel • Blätter

Hauptwirkung Entgiftend • Abführend

Chronische Hautbeschwerden Die Pflanze wird am besten zusammen mit anderen Kräutern angewendet. So kann man sie gut mit blutreinigenden Kräutern wie der Großen Klette (*Arctium lappa*) zur Darmreinigung und Leberentgiftung nutzen. Man nimmt sie aber auch bei Hautproblemen wie Akne, Furunkeln, Ekzemen oder Schuppenflechte. Am besten ist es, regelmäßig kleine Dosen über mehrere Monate zu nehmen, um so die allmähliche Entgiftung zu fördern. Aber auch andere mit einer mangelhaften Entgiftung verbundene chronische Beschwerden können von dem Kraut profitieren, etwa geschwollene Drüsen oder Atemwegsinfektionen.

Weitere Anwendungen Die Pflanze lässt sich bei allergischen und rheumatischen Erkrankungen gut mit der Brennnessel kombinieren. Beide Kräuter enthalten beträchtliche Eisenmengen und können daher bei leichter Anämie als natürliche Eisenquelle benutzt werden.

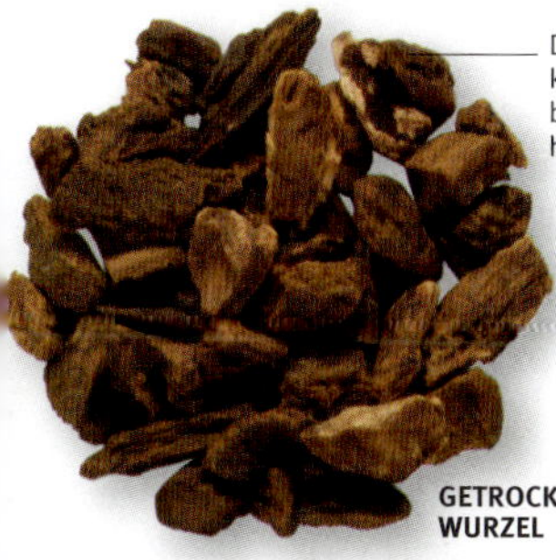

Die Wurzel kann bei Hautbeschwerden helfen

GETROCKNETE WURZEL

AUF EINEN BLICK

SICHERHEIT ★★★★☆
TRADITION ★★★★☆
FORSCHUNG ★⯪☆☆☆
EMPFOHLENE ANWENDUNG Tinktur ✓✓✓ Aufkochung ✓✓
DOSIERUNG C (*siehe S. 44–45*)
OFT MIT Klette (*Arctium lappa*)
WARNUNG Nicht während der Schwangerschaft; Wurzel: Dosis nicht überschreiten; Blätter: nur äußerlich. Siehe auch S. 42–51.

Nesselverbrennungen werden gelindert, wenn man sie mit frischen Ampferblättern einreibt (die Blätter sind giftig, sodass man sie nicht innerlich anwenden darf).

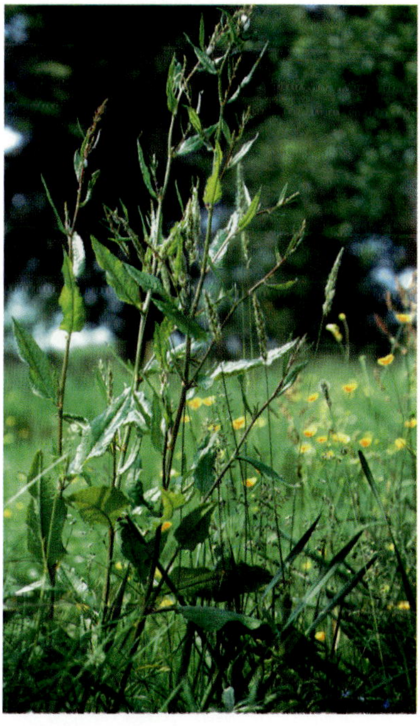

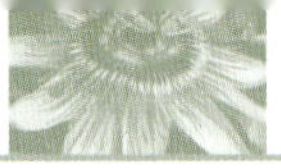

Silberweide

Salix alba

Weidenrinde ist ein uraltes Mittel zur Behandlung von Schmerzen, Fieber und rheumatischen Beschwerden. Da sie aspirinähnliche Substanzen aufweist, hält man sie oft für eine Alternative zu Aspirin (ASS), aber die Mittel sind nicht völlig identisch und daher nicht ohne Weiteres austauschbar.

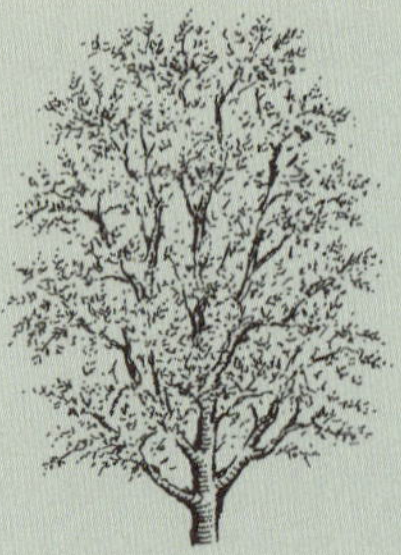

THERAPEUTISCHE ANWENDUNG

Verwendete Teile Rinde

Hauptwirkung Schmerzstillend • Entzündungshemmend • Adstringierend • Fiebersenkend

Schmerzen Die Rinde kann als Erste-Hilfe-Mittel gegen Kopf-, Zahn- und Rückenschmerzen verwendet werden. Noch häufiger nimmt man sie aber bei entzündeten oder schmerzenden Muskeln bzw. Gelenken sowie bei Sportverletzungen und Gicht. Die Rinde verursacht kaum Nebenwirkungen, sodass sie bei einer langfristigen Anwendung oft herkömmlichen ASS-Arzneien vorgezogen wird.

Fieber Zur Fiebersenkung trinkt man einen Aufguss, der oft auch noch ein mögliches Unwohlsein lindert. Bei einer Temperatur über 39 °C sollten Sie aber besser einen Arzt aufsuchen.

AUF EINEN BLICK

SICHERHEIT ★★★★☆
TRADITION ★★★★★
FORSCHUNG ★★★½☆
EMPFOHLENE ANWENDUNG
Tinktur ✓✓✓ Kapseln ✓✓ Aufguss ✓
DOSIERUNG A (*siehe S. 44–45*)
OFT IN KOMBINATION MIT Teufelskralle (*Harpagophytum procumbens*)
WARNUNG Nicht bei Aspirinallergie oder beim Stillen anwenden. Für Kinder mit Virusinfektion ungeeignet. Kann allergische Reaktionen und u. U. Verdauungsbeschwerden verursachen. Siehe auch S. 42–51.

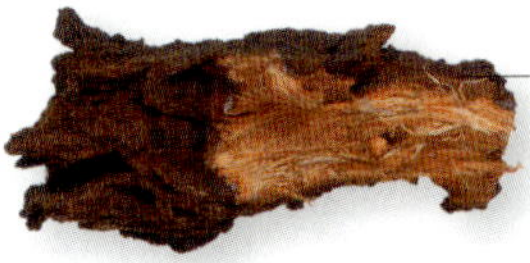

Die Rinde lindert Gelenkschmerzen

FRISCHE RINDE

Die in weiten Teilen Europas heimische Weide kommt an feuchten Standorten vor. Daher gilt sie auch als Mittel gegen »feuchte« Beschwerden.

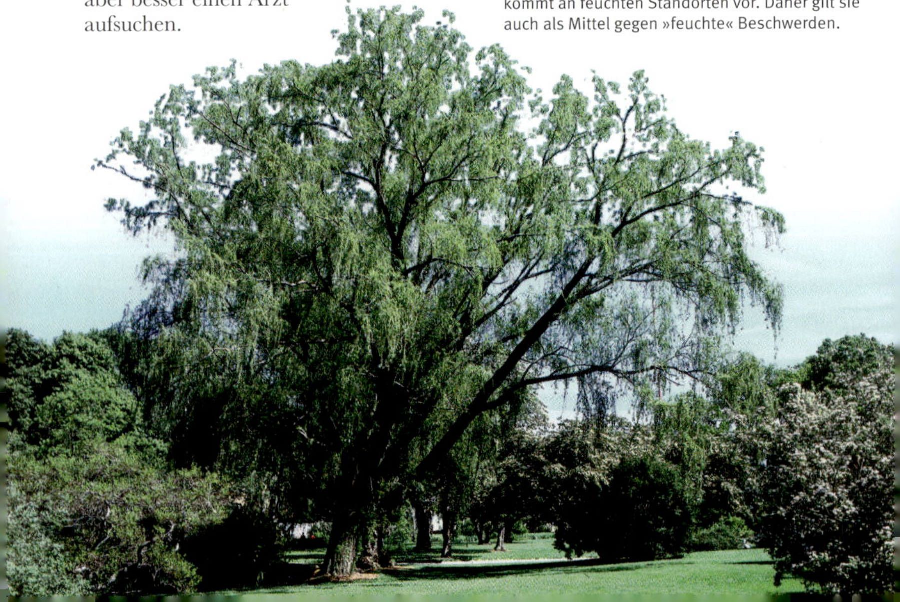

Rotwurzelsalbei, Dan shen

Salvia miltiorrhiza

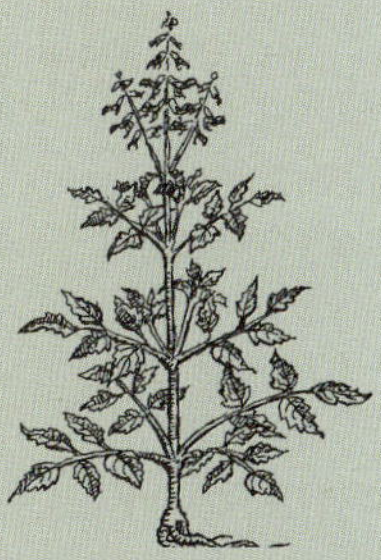

Die auch Chinesischer Salbei genannte Pflanze ist in China seit über 2.000 Jahren das beliebteste Mittel zur Behandlung von Herz- und Kreislaufbeschwerden. Sie kann beispielsweise bei Bluthochdruck oder peripheren Durchblutungsstörungen, aber auch bei schwachem Herzen angewendet werden.

THERAPEUTISCHE ANWENDUNG

Verwendete Teile Wurzel

Hauptwirkung Gerinnungshemmend • Herz- und Kreislauftonikum • Blutdrucksenkend • Beruhigend

Herztonikum Die in ihrer Wirkung dem Weißdorn (*Crataegus* spp.) nicht unähnliche Art erhöht den Blutfluss in den Herzkranzgefäßen und hat dadurch eine entspannende Wirkung auf Herz und Kreislauf. Daher kann man das Mittel sehr gut bei Angina pectoris oder schwacher Herztätigkeit einsetzen (nur nach ärztlicher Konsultation).

Hoher Blutdruck und schlechte periphere Durchblutung Die Wurzel verbessert nicht nur den arteriellen Blutfluss, sondern verdünnt auch das Blut, was zu einem niedrigeren Blutdruck und verbesserter Durchblutung in Händen und Füßen führt.

Weitere Anwendungen Wegen der gerinnungshemmenden Wirkung muss bei Einnahme blutverdünnender Medikamente oder bei erhöhter Blutungsneigung ein Arzt konsultiert werden.

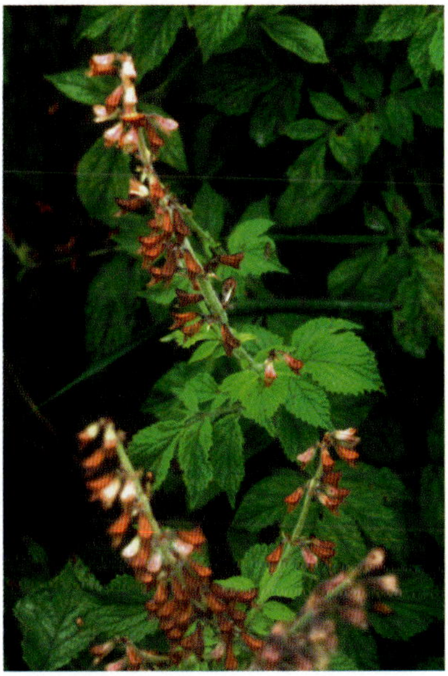

Die aus China stammende Pflanze wird im Nordosten des Landes und in der Inneren Mongolei für den Verkauf auf Kräutermärkten auch kultiviert.

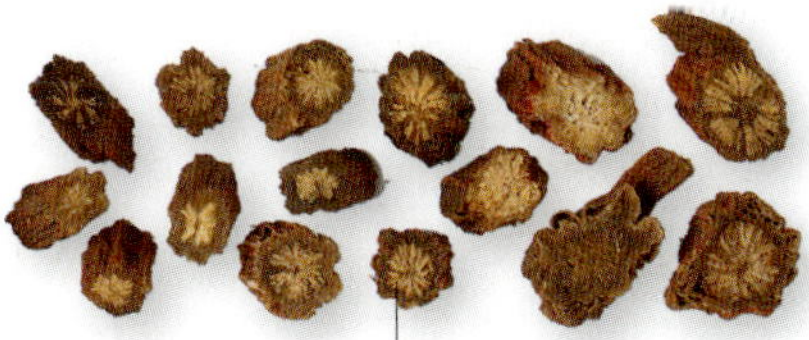

GETROCKNETE WURZELSTÜCKE

Die Wurzel wirkt gerinnungshemmend

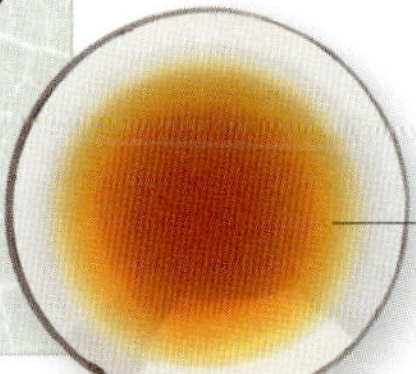

Tinkturen können bei Angina pectoris helfen

TINKTUR

AUF EINEN BLICK

SICHERHEIT ★★★½☆
TRADITION ★★★★½
FORSCHUNG ★★★☆☆
EMPFOHLENE ANWENDUNG
Abkochung ✓✓✓ Tinktur ✓✓ Tabletten ✓
DOSIERUNG C (*siehe S. 44–45*)
WARNUNG Nicht während der Schwangerschaft oder bei Einnahme blutverdünnender Medikamente. Kann gelegentlich Verdauungsbeschwerden verursachen. Siehe auch S. 42–51.

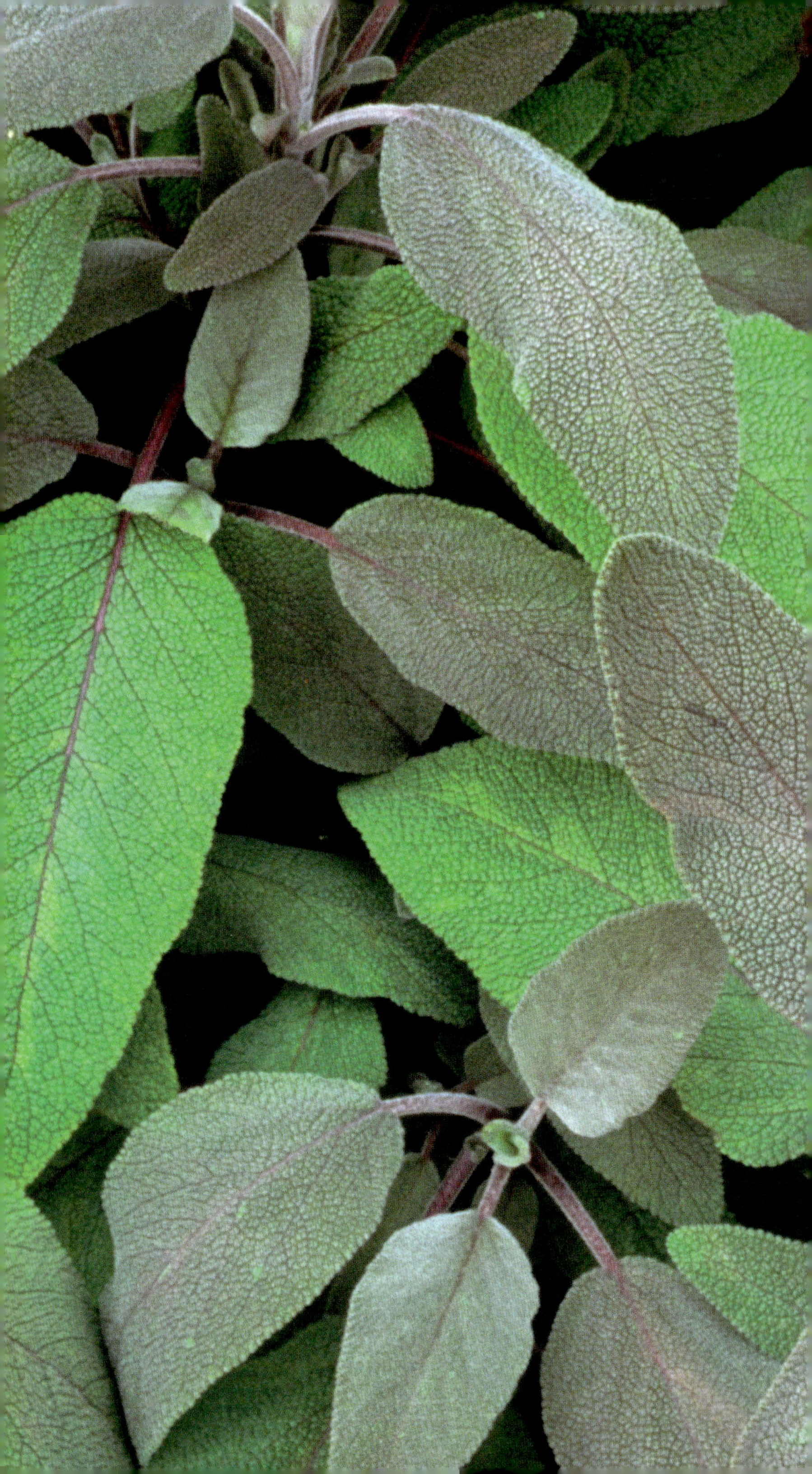

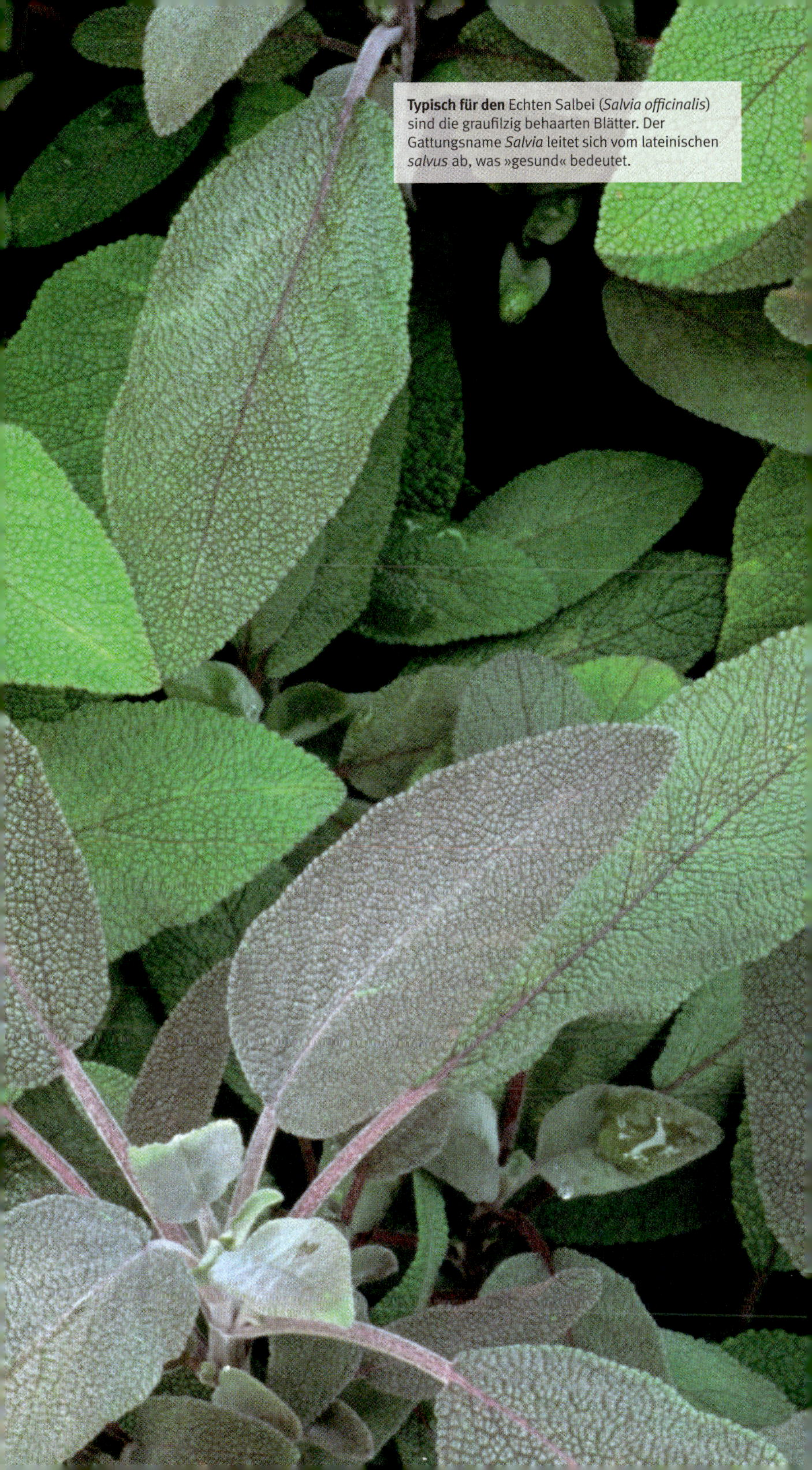

Typisch für den Echten Salbei (*Salvia officinalis*) sind die graufilzig behaarten Blätter. Der Gattungsname *Salvia* leitet sich vom lateinischen *salvus* ab, was »gesund« bedeutet.

Echter Salbei

Salvia officinalis

Im Jahr 1551 schrieb der englische Kräuterkundler William Turner, Salbei würde »die natürliche Hitze wiederherstellen (…), die Lebensgeister beflügeln (…), das Gedächtnis unterstützen und die Sinne anregen«. Und dieses Lob ist nicht einmal übertrieben.

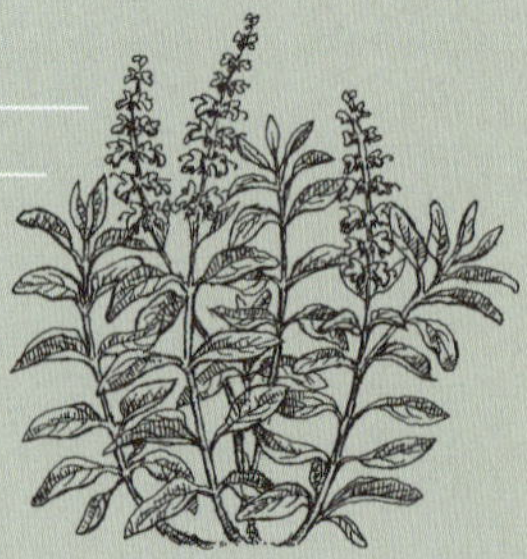

THERAPEUTISCHE ANWENDUNG

Verwendete Teile Blätter

Hauptwirkung Antimikrobiell • Antioxidativ • Adstringierend • Verdauungstonikum • Östrogenartig • Allgemeines Tonikum • Verringert die Schweißbildung

Mundgeschwüre, Halsentzündung, Katarrh Wegen seiner adstringierenden Eigenschaften kann man Salbei bei Entzündungen im Mund- und Halsbereich einsetzen, etwa in Form von Aufgüssen als Mundwasser oder Gurgelmittel für lokale Infektionen. Kombinieren lässt sich die Pflanze mit Kräutern wie Sonnenhut.

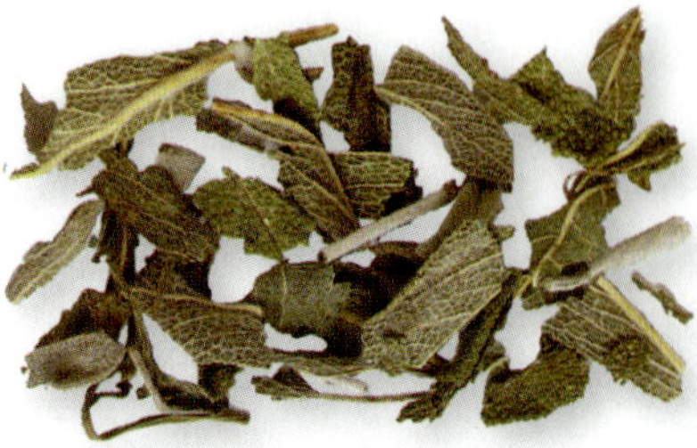

GETROCKNETE BLÄTTER

Menopause Kalter, in kleinen Schlucken getrunkener Salbeitee ist ein traditionelles Mittel bei klimakterischen Beschwerden.

Gedächtnisschwäche, Stress, Ängste Nach neueren Untersuchungen eignet sich Salbei zur Behandlung von Demenz im Frühstadium. Dank der beruhigenden Eigenschaften können aber auch Stress oder Angstgefühle gelindert werden. Der Spanische Salbei (*S. lavandulifolia*) eignet sich wegen des geringeren Thujon-Gehaltes besonders zur langfristigen Anwendung.

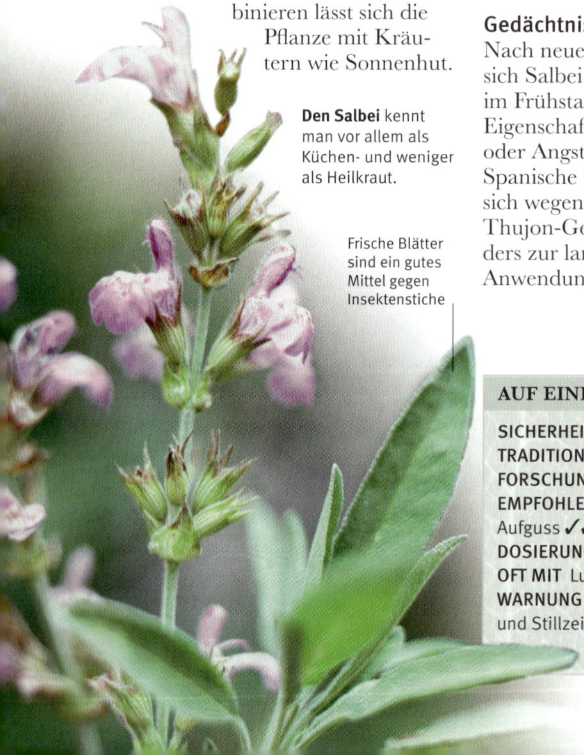

Den Salbei kennt man vor allem als Küchen- und weniger als Heilkraut.

Frische Blätter sind ein gutes Mittel gegen Insektenstiche

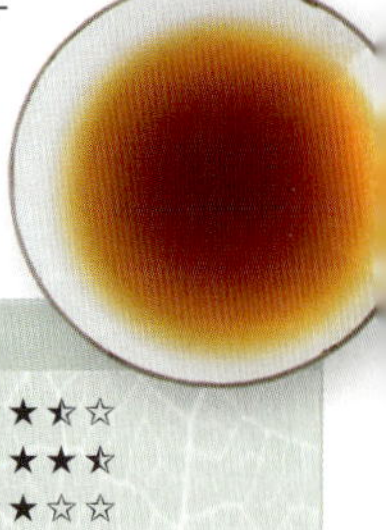

TINKTUR

AUF EINEN BLICK

SICHERHEIT ★★★½☆
TRADITION ★★★★½
FORSCHUNG ★★★☆☆
EMPFOHLENE ANWENDUNG
Aufguss ✓✓✓ Tinktur ✓✓ Kapsel ✓
DOSIERUNG C (*siehe S. 44–45*)
OFT MIT Luzerne (*Medicago sativa*)
WARNUNG Nicht während Schwangerschaft und Stillzeit. Kann in zu hoher Dosierung giftig sein. Siehe auch S. 42–51.

Chinesisches Spaltkölbchen

Schisandra chinensis

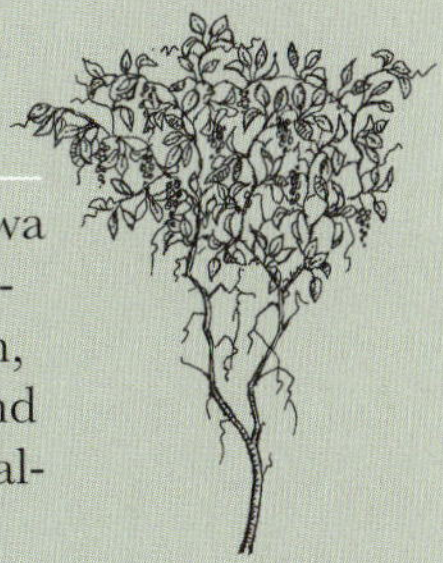

In China heißt diese Pflanze Wu Wei Zi, also in etwa »Kraut der fünf Geschmacksrichtungen«. Die Beeren, die ein saures und leicht salziges Aroma haben, gelten traditionell als Sexualtonikum für Frauen und Männer; sie sollen aber auch die Nieren und Sexualorgane stärken und die Leber schützen.

THERAPEUTISCHE ANWENDUNG

Verwendete Teile Früchte

Hauptwirkung Adaptogen • Antioxidativ • Leichtes Antidepressivum • Schützt die Leber • Tonisch

Mangelnde Vitalität Durch tägliche Einnahme einiger Beeren kann man die körperliche und geistige Vitalität erhöhen und die Stressanfälligkeit verringern (zur Verbesserung der Gedächtnisleistung und Konzentration wird die Pflanze oft mit Ginkgo kombiniert). Wegen der leicht beruhigenden und antidepressiven Wirkung kann man sie außerdem bei depressiven Schüben aufgrund von Stressbelastung sowie als Tonikum bei mangelnder Libido einsetzen.

Leberbeschwerden Die Pflanze schützt die Leber und unterstützt eine effektive Entgiftung, sodass es zu einer Verbesserung bei chronischen Leberbeschwerden kommen kann, etwa bei chronischer Virushepatitis. Allerdings sollte dies nur auf ärztliche Anordnung geschehen.

Weitere Anwendungen Die Pflanze lässt sich zur Behandlung von Atemwegsinfektionen wie chronischem Husten oder Kurzatmigkeit verwenden. Außerdem nimmt man sie bei Diarrhö und Bakterienruhr, Sehschwäche oder Hautprobleme wie Nesselausschlag und Ekzemen.

TROCKENFRÜCHTE

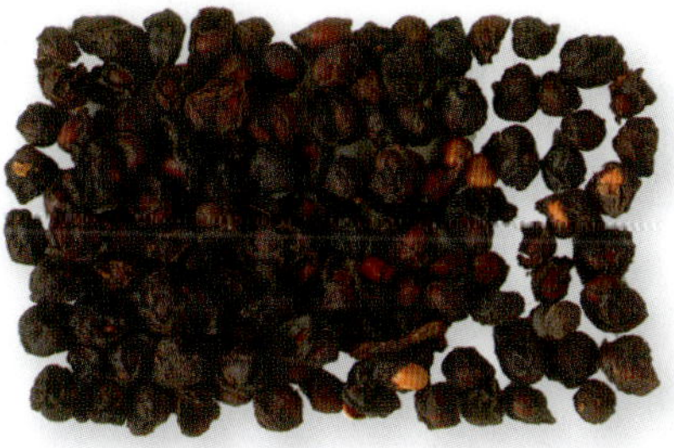

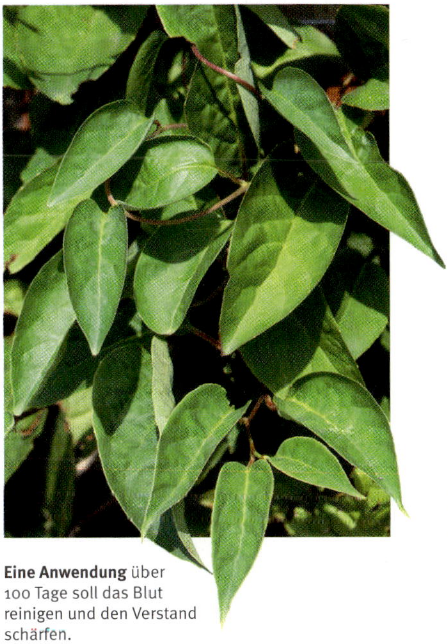

Eine Anwendung über 100 Tage soll das Blut reinigen und den Verstand schärfen.

AUF EINEN BLICK

SICHERHEIT ★★★★☆
TRADITION ★★★★½
FORSCHUNG ★★★☆☆
EMPFOHLENE ANWENDUNG Trockenfrüchte oder Pulver ✓✓✓ Tinktur ✓✓
DOSIERUNG C (*siehe S. 44–45*)
OFT IN KOMBINATION MIT Mongolischem Tragant (*Astragalus membranaceus*)
WARNUNG Nicht während der Schwangerschaft. Kann leichte Magen-Darm-Probleme verursachen. Siehe auch S. 42–51.

Schwarzer Holunder

Sambucus nigra

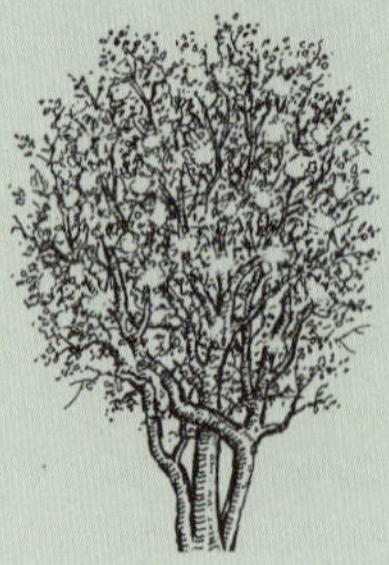

Der in Europa schon seit prähistorischer Zeit genutzte Holunder ist wissenschaftlich zwar kaum untersucht, gilt aber dennoch als gutes Hausmittel bei Ohren-, Nasen- und Halsbeschwerden. Aus den Blüten lässt sich Wein herstellen, therapeutisch wirksamer sind aber Tinkturen oder Tees.

THERAPEUTISCHE ANWENDUNG

Verwendete Teile Blüten • Früchte

Hauptwirkung Antikatarrhalisch • Entzündungshemmend • Antioxidativ • Antiviral • Schweißtreibend

Erkältung, Grippe und Fieber Blütenaufgüsse (Fliedertees) eignen sich ausgezeichnet zur Behandlung von Erkältungen, grippeartigen Symptomen und leichtem Fieber, wobei nicht nur die Beschwerden gelindert, sondern auch die Infektionen bekämpft werden. Tee sollte man heiß und mit Honig gesüßt trinken; eine Kombination mit Schafgarbe ist empfehlenswert. Reife Holunderbeeren enthalten sehr viel Vitamin C und sind stark antioxidativ. Daher kann man mit Holunderbeersirup oder Holunderextrakten, die auch für Kinder geeignet sind, Infektionen bekämpfen und die Genesung beschleunigen. Letzteres konnte in klinischen Tests mit Grippepatienten bestätigt werden. Die Beeren lassen sich aber auch vorbeugend gegen Infektionen, vor allem Erkältung, Halsentzündungen oder Husten nutzen.

Ohren-, Nasen- und Halsbeschwerden Holunderblüten machen die Schleimhäute von Nase und Hals widerstandsfähiger und können so Nies- oder Juckreiz und eine ständig »laufende Nase« bei Beschwerden wie allergischer Rhinitis und Heuschnupfen lindern. Die Wirkung lässt sich in Kombination mit Brennnesselarzneien noch verstärken. Die Blüten nimmt man aber auch bei chronischen Schleimhautentzündungen der Nebenhöhlen und des Mittelohrs, und zusammen mit anderen Mitteln können sie außerdem bei Bronchitis oder Brustfellentzündung helfen.

AUF EINEN BLICK

SICHERHEIT ★★★★½

TRADITION ★★★★☆

FORSCHUNG ★★★☆☆

EMPFOHLENE ANWENDUNG

Blüten: Aufguss, Tinktur ✓✓✓

Früchte: Tinktur, Extrakt ✓✓✓

DOSIERUNG A (*siehe S. 44–45*)

OFT IN KOMBINATION MIT

Schafgarbe (*Achillea millefolium*)

WARNUNG Keine unreifen Beeren essen.

Siehe auch S. 42–51.

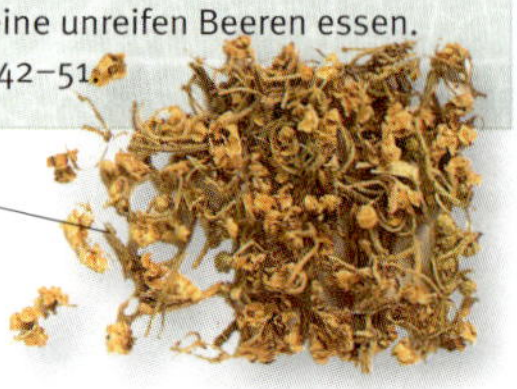

Blüten helfen bei Erkältung und Grippe

GETROCKNETE BLÜTEN

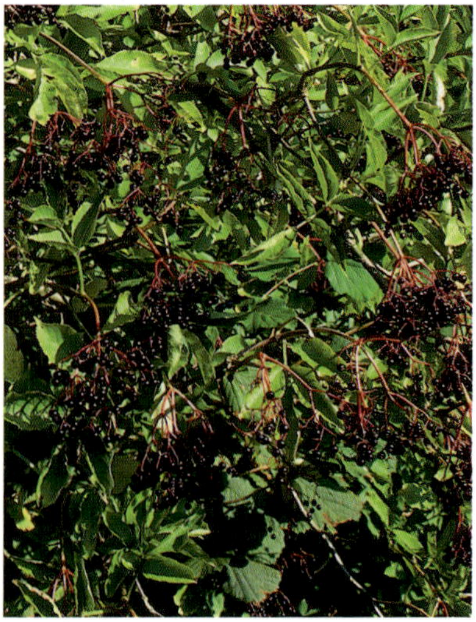

Die ursprünglich aus Europa stammende Art findet man heute fast überall in den gemäßigten Regionen der Erde an Waldrändern und auf Kahlschlägen.

SAGENHAFTER HOLUNDER

Schon der griechische Gelehrte Hippokrates (um 460–370 v. Chr.) lobte den Holunder als abführendes und harntreibendes Mittel, während ihn sein Landsmann Dioskurides (1. Jh. n. Chr.) zum Abführen von Schleim und Galle empfiehlt. Aber nicht nur als Heilpflanze spielte der Holunder in der Vergangenheit eine wichtige Rolle, sondern es hieß auch, er könne vor Feuer und bösem Zauber schützen, sodass man ihn gern in Hausnähe anpflanzte.

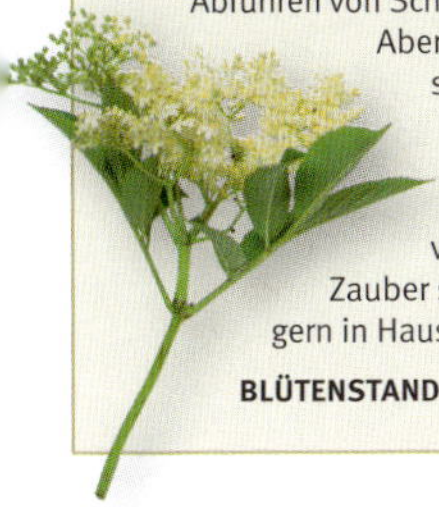

BLÜTENSTAND

Weitere Anwendungen Kalter Fliedertee gilt als harntreibendes Mittel, das traditionell vor allem zur Linderung rheumatischer Schmerzen verwendet wird. Ein erkalteter Aufguss kann aber auch zum Auswaschen der Augen verwendet werden, etwa bei Bindehautentzündung. Wegen der leicht adstringierenden Wirkung soll Holunder außerdem bei Akne, Ekzemen und Schuppenflechte helfen.

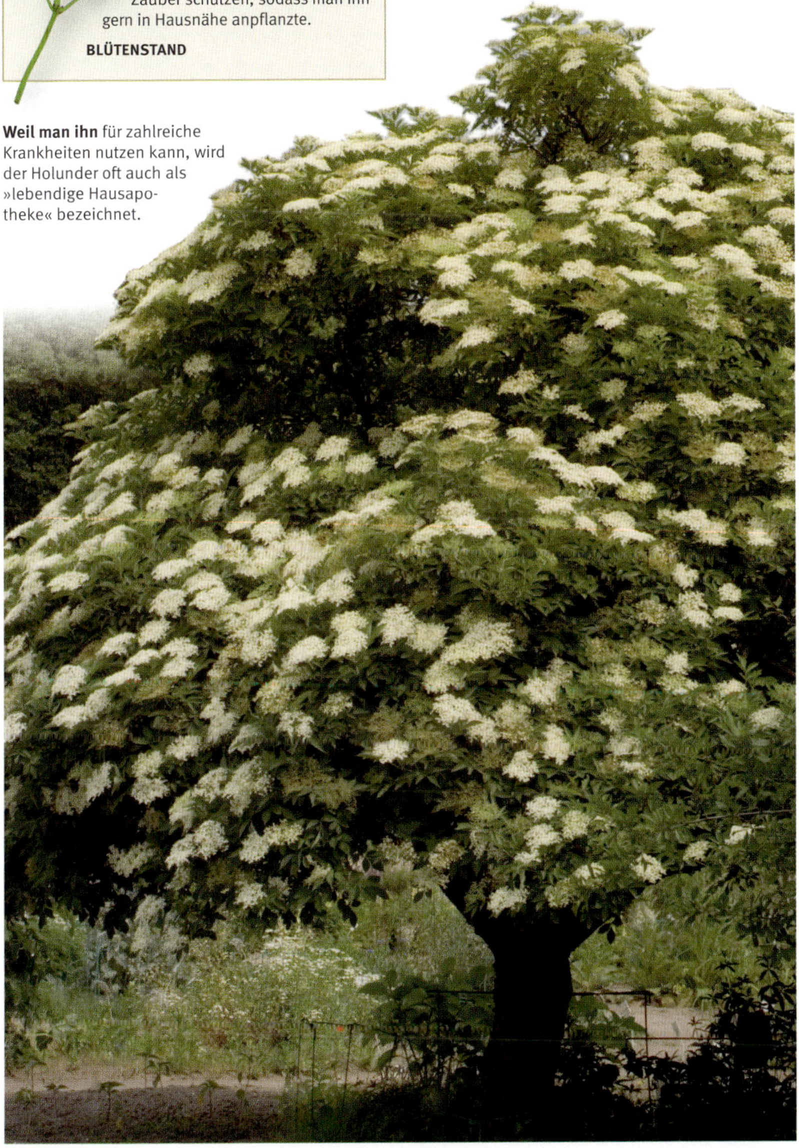

Weil man ihn für zahlreiche Krankheiten nutzen kann, wird der Holunder oft auch als »lebendige Hausapotheke« bezeichnet.

Baikal-Helmkraut

Scutellaria baicalensis

Traditionell setzt man dieses Kraut in der chinesischen und japanischen Pflanzenheilkunde bei »heißen und feuchten« Beschwerden, also z. B. bei Fieber und Ruhr, aber auch bei Allergien und Entzündungen ein. Im Westen nimmt man es häufig bei Asthma, Heuschnupfen und Allergien.

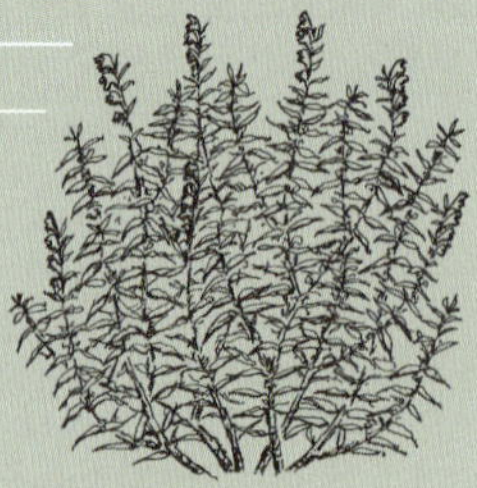

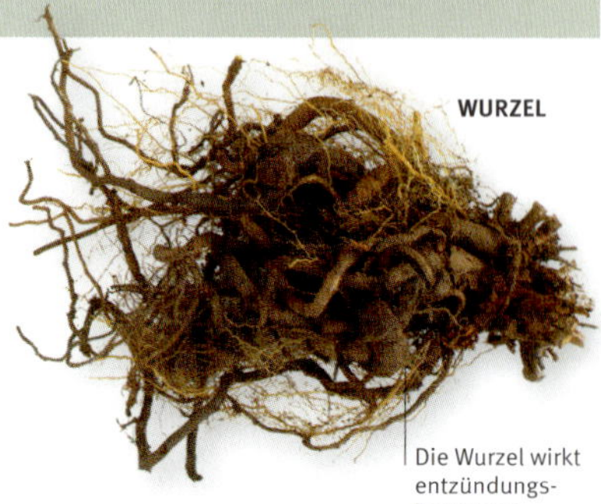

WURZEL

Die Wurzel wirkt entzündungshemmend

THERAPEUTISCHE ANWENDUNG

Verwendete Teile Wurzel

Hauptwirkung Antiallergen • Antibakteriell • Entzündungshemmend

Allergien Das Kraut kann die Heftigkeit allergischer Reaktionen bei Asthma, Ekzemen, Heuschnupfen und Nesselausschlag lindern (normalerweise in Kombination mit anderen Mitteln). Zuvor sollte allerdings ein Arzt konsultiert werden.

Magen-Darm-Probleme Helmkraut ist ein nützliches Mittel gegen Diarrhö und Magen-Darm-Infekte, kann aber auch hilfreich sein bei Übelkeit und Erbrechen.

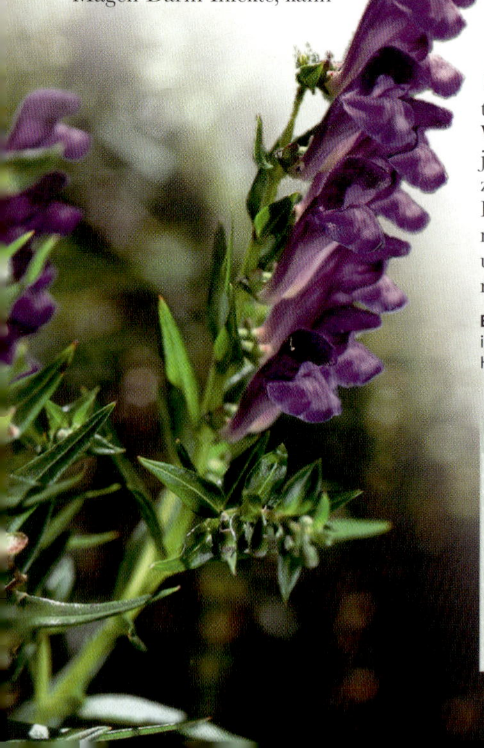

Weitere Anwendungen In China nimmt man das Kraut bei Atemwegsinfektionen wie Erkältung oder Bronchitis, es ist aber auch in vielen Arzneien zur Behandlung von Bluthochdruck enthalten. Zudem soll es eine antikarzinogene Wirkung haben, sodass die traditionelle japanische Pflanzenheilkunde (Kampo) es z. B. zur Stärkung des Immunsystems bei Krebserkrankungen einsetzt. Im Westen nimmt man die Art bei Bluthochdruck und chronischen Entzündungen wie rheumatoider Arthritis.

Eine Abkochung der Wurzel ist häufig bei tief sitzendem Husten hilfreich.

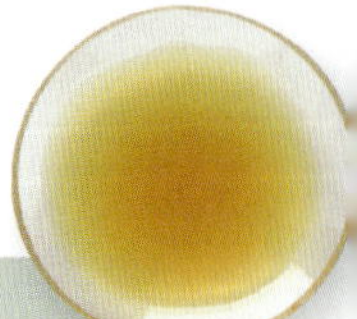

TINKTUR

AUF EINEN BLICK

SICHERHEIT ★★★★☆
TRADITION ★★★★½
FORSCHUNG ★★★☆☆
EMPFOHLENE ANWENDUNG
Tinktur ✓✓✓ Kapseln ✓✓ Abkochung ✓
DOSIERUNG B (*siehe S. 44–45*)
WARNUNG Hat in sehr seltenen Fällen Nebenwirkungen. Siehe auch S. 42–51.

Virginia-Helmkraut

Scutellaria lateriflora

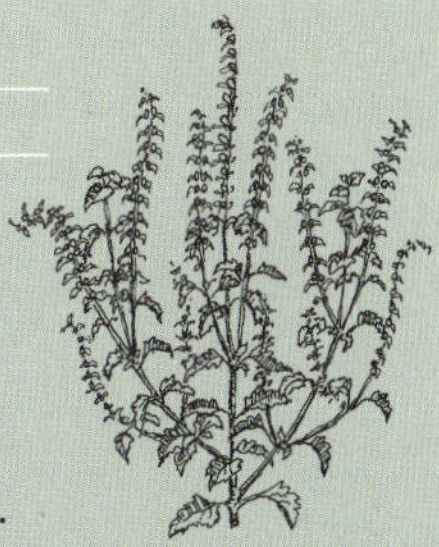

Dieser Art sagt man als Nerventonikum eine »tiefere« Wirkung nach als allen vergleichbaren Kräutern. Und obwohl es kaum untersucht ist, gilt es dennoch als Standardarznei bei Ängsten oder nervöser Erschöpfung und als Mittel bei Schlafstörungen, schlechter Stimmung oder Kopfschmerzen.

THERAPEUTISCHE ANWENDUNG

Verwendete Teile Oberirdische Teile

Hauptwirkung Krampflösend • Leichtes Bittermittel • Nerventonikum • Beruhigend

Nervöse Spannungen und Ängste Das Kraut wird vor allem als Nerventonikum genutzt. So hat es allein oder in Kombination mit anderen Kräutern eine beruhigende Wirkung auf strapazierte Nerven, kann aber auch Kopfschmerzen oder Migräne lindern und für besseren Schlaf sorgen. Häufig erweist sich die Pflanze außerdem bei Nervenproblemen aufgrund längerer Stressbelastung, Schlaflosigkeit oder chronischen Schmerzen als hilfreich, und sie lässt sich oft erfolgreich bei Schock, Schwindelanfällen, Tinnitus und chronischer Erschöpfung anwenden. Wegen der krampflösenden Wirkung kann sie zudem Muskelverspannungen lösen, wenn diese auf Angstgefühle zurückzuführen sind. Helmkraut ist häufig auch in handelsüblichen Schlafmitteln enthalten.

Prämenstruelles Syndrom (PMS) Vor allem in Kombination mit Mönchspfeffer kann die Pflanze (wenn sie in geringer Dosis während des gesamten Menstruationszyklus genommen wird) Beschwerden wie Überempfindlichkeit, nervöse Reizbarkeit, Brustschmerzen und oft auch Menstruationskrämpfe lindern.

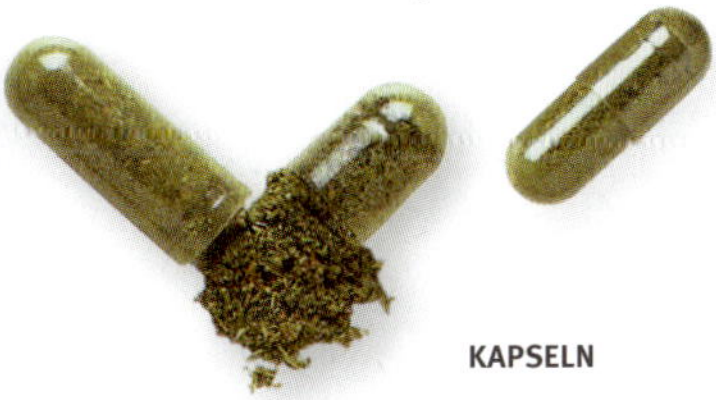

KAPSELN

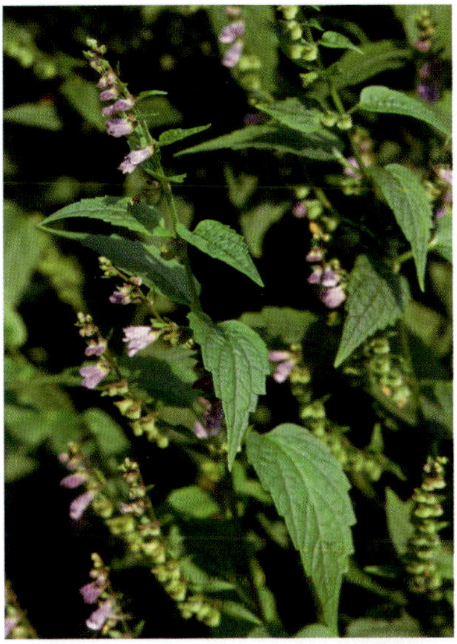

Die in den USA und Kanada heimische Art lässt sich leicht an den rosa bis blauen Blüten und den sehr typischen Samenkapseln erkennen.

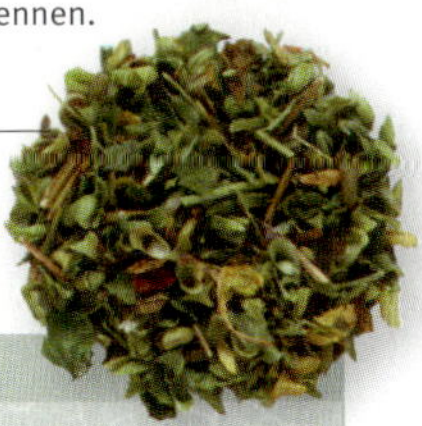

Die krautigen Teile fördern den Schlaf

GETROCKNETES KRAUT

AUF EINEN BLICK

SICHERHEIT ★★★★☆
TRADITION ★★★★½
FORSCHUNG ★½☆☆☆
EMPFOHLENE ANWENDUNG Tinktur ✓✓✓ Kapseln ✓✓ Tabletten ✓
DOSIERUNG C (*siehe S. 44–45*)
OFT IN KOMBINATION MIT Baldrian (*Valeriana officinalis*)
WARNUNG Bei normaler Dosis kennt man keine Nebenwirkungen. Siehe auch S. 42–51.

Sägepalme

Serenoa serrulata Syn. *S. repens*

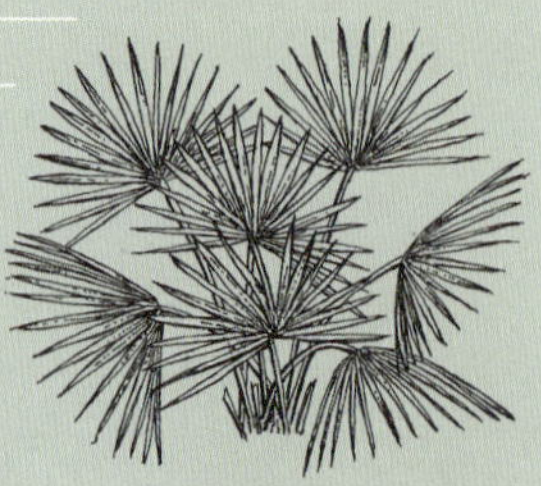

In vielen europäischen Ländern ist die Sägepalme ein Standardmittel zur Behandlung der benignen Prostatahyperplasie (BPH). Neuere Untersuchungen belegen die Wirksamkeit bei dieser Erkrankung und den Problemen, die mit ihr einhergehen.

THERAPEUTISCHE ANWENDUNG

Verwendete Teile Früchte

Hauptwirkung Entzündungshemmend • Prostatamittel • Aphrodisiakum

Prostata- und Harnwegsbeschwerden In Form von Standardextrakten angewendet, erweist sich die Pflanze häufig als hilfreich bei weniger schwerwiegenden BPH-Symptomen. So verbessert sie beispielsweise den Urinfluss. Wegen der entzündungshemmenden Eigenschaften lässt sie sich aber auch bei Prostataentzündung (Prostatitis) einsetzen, und man nimmt sie schon lange bei chronischen Harnwegsproblemen wie Blasenentzündung und Harnröhrenentzündung.

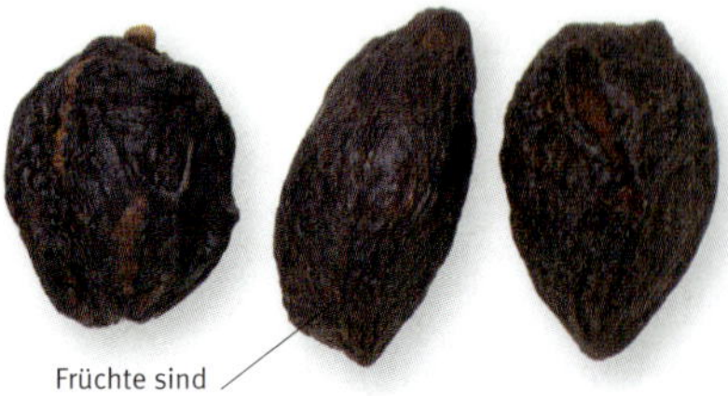

Früchte sind harntreibend und tonisch

TROCKENFRÜCHTE

Sexualtonikum Weil die hormonalen Wirkstoffe die Libido bei Frauen und Männern verbessern sollen, gilt die Sägepalme als Aphrodisiakum.

Ovarialsyndrom Da man Sägepalmenextrakt eine antiandrogene Wirkung nachsagt, wird dieser beim polyzystischen Ovarsyndrom angewendet, wenn männliche Hormone bei einer Frau stark erhöht sind.

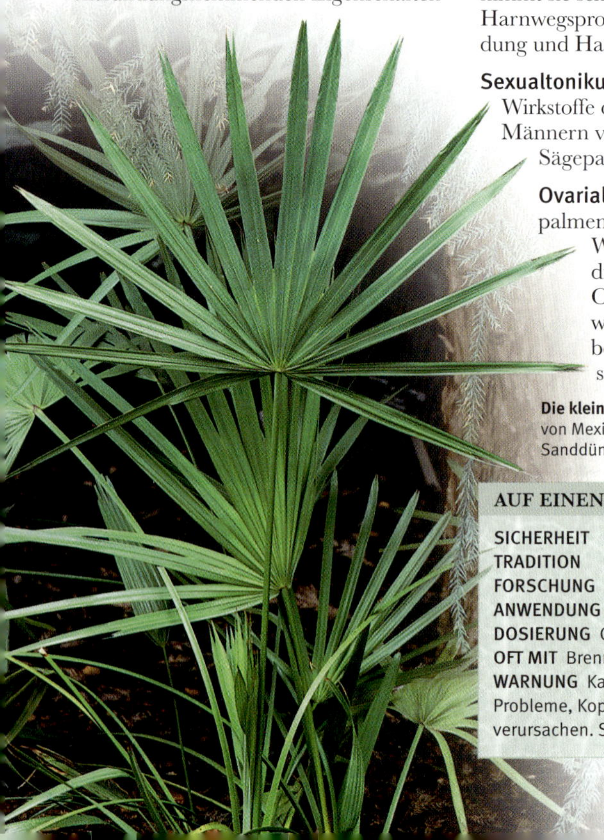

Die kleine Palme ist in Florida und am Golf von Mexiko heimisch, wo man sie häufig in Sanddünen entlang der Küste findet.

AUF EINEN BLICK

SICHERHEIT ★★★★☆
TRADITION ★★★★☆
FORSCHUNG ★★★★☆
ANWENDUNG Standardextrakt ✓✓✓
DOSIERUNG C (*siehe S. 44–45*)
OFT MIT Brennnessel (*Urtica dioica*)
WARNUNG Kann gelegentlich Magen-Darm-Probleme, Kopfschmerzen oder Schwindel verursachen. Siehe auch S. 42–51.

Mariendistel

Silybum marianum Syn. *Carduus marianus*

Die Mariendistel, die während der letzten 30 Jahre gründlich wissenschaftlich untersucht wurde, gilt als ausgezeichnetes Mittel zum Schutz der Leber. So unterstürzt sie die Regeneration dieses Organs, verhindert Entzündungen als Folge von Infektionen und fördert eine wirksame Entgiftung.

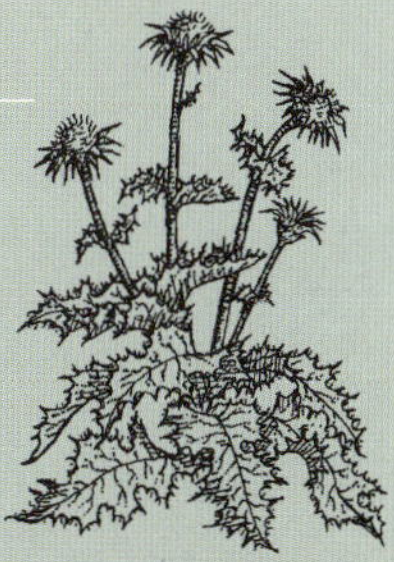

THERAPEUTISCHE ANWENDUNG

Verwendete Teile Samen

Hauptwirkung Antioxidativ • Schützt die Leber • Regt die Muttermilchbildung an

Leberkrankheiten Die Samen der Mariendistel enthalten Silymarin, eine Substanz, die die Leber gegen Vergiftung schützt – wobei dies u. U. sogar gilt, wenn versehentlich lebensgefährliche Knollenblätterpilze gegessen wurden. Anwenden lässt sich die Art bei starker Stressbelastung der Leber, was sich zumeist an einem hohen Enzymspiegel erkennen lässt. Weitere Einsatzgebiete sind: erhöhter Cholesterinspiegel, akute oder chronische Virushepatitis, chronische Leberkrankheit und durch Alkoholmissbrauch verursachte Leberzirrhose. Außerdem soll die Mariendistel zum Schutz der Leber bei einer Chemotherapie beitragen (zuvor unbedingt einen Arzt konsultieren). Mariendistelarzneien nimmt man am besten in Form von Standardextrakten.

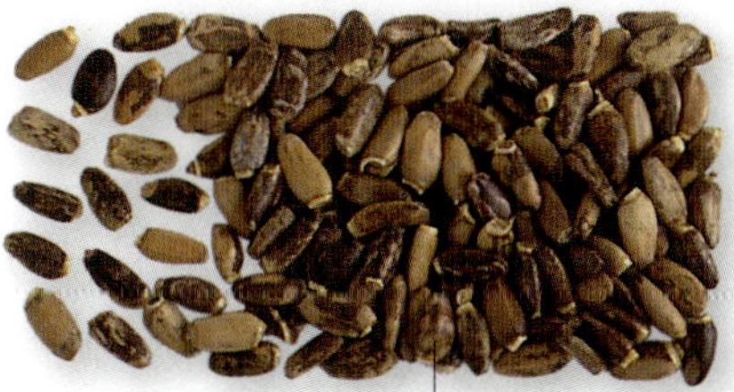

SAMEN

Samen stärken die Leberfunktion

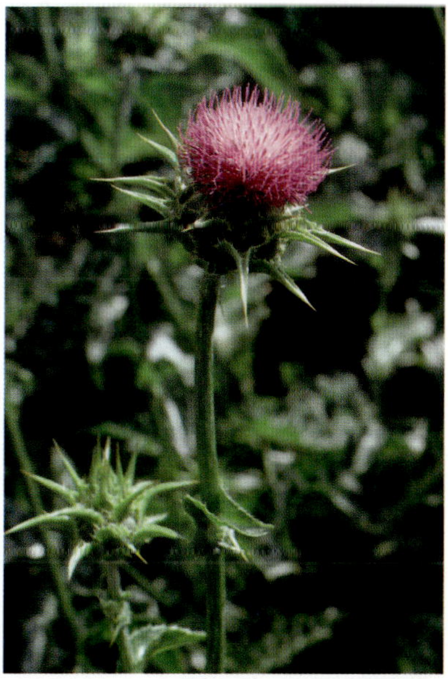

AUF EINEN BLICK

SICHERHEIT ★★★★½
TRADITION ★★★★★
FORSCHUNG ★★★★½
EMPFOHLENE ANWENDUNG Standardextrakt (standardisiert auf 140 mg Silymarin) ✓✓✓
DOSIERUNG M, B (*siehe S. 44–45*)
WARNUNG Kann u. U. Magen-Darm-Probleme und allergische Reaktionen verursachen. Siehe S. 42–51.

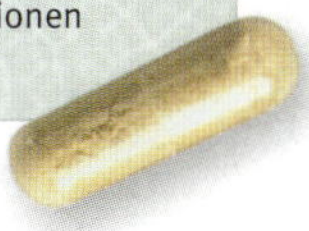

KAPSELN

Weitere Anwendungen Die Samen wurden und werden immer noch benutzt, um den Milchfluss bei stillenden Müttern zu verbessern. Außerdem soll die Pflanze ein ausgezeichnetes Mittel gegen depressive Verstimmungen sein.

Die aus dem Mittelmeerraum stammende Mariendistel kommt inzwischen auch in Mitteleuropa vor; außerdem wird sie gern als Zierpflanze kultiviert.

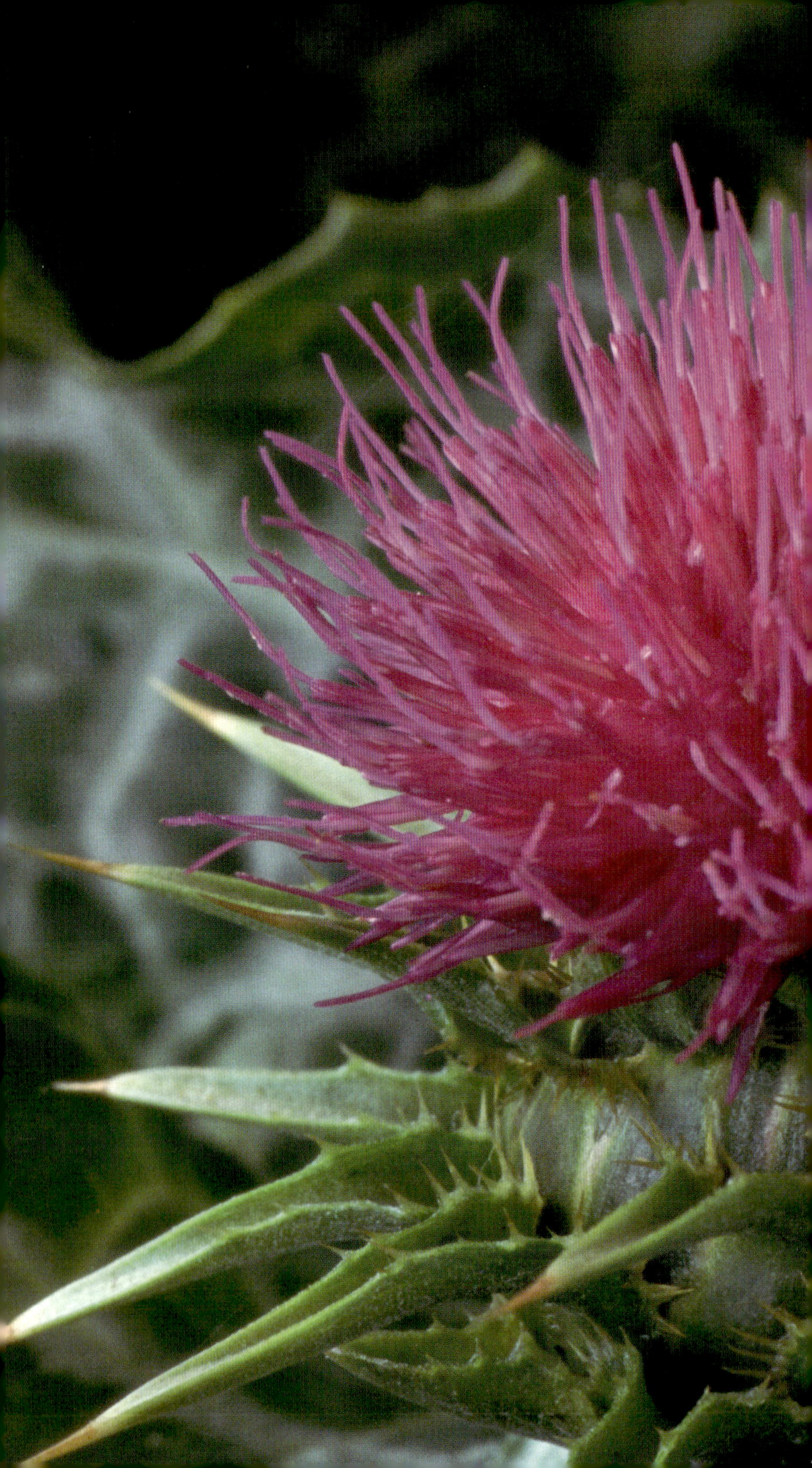

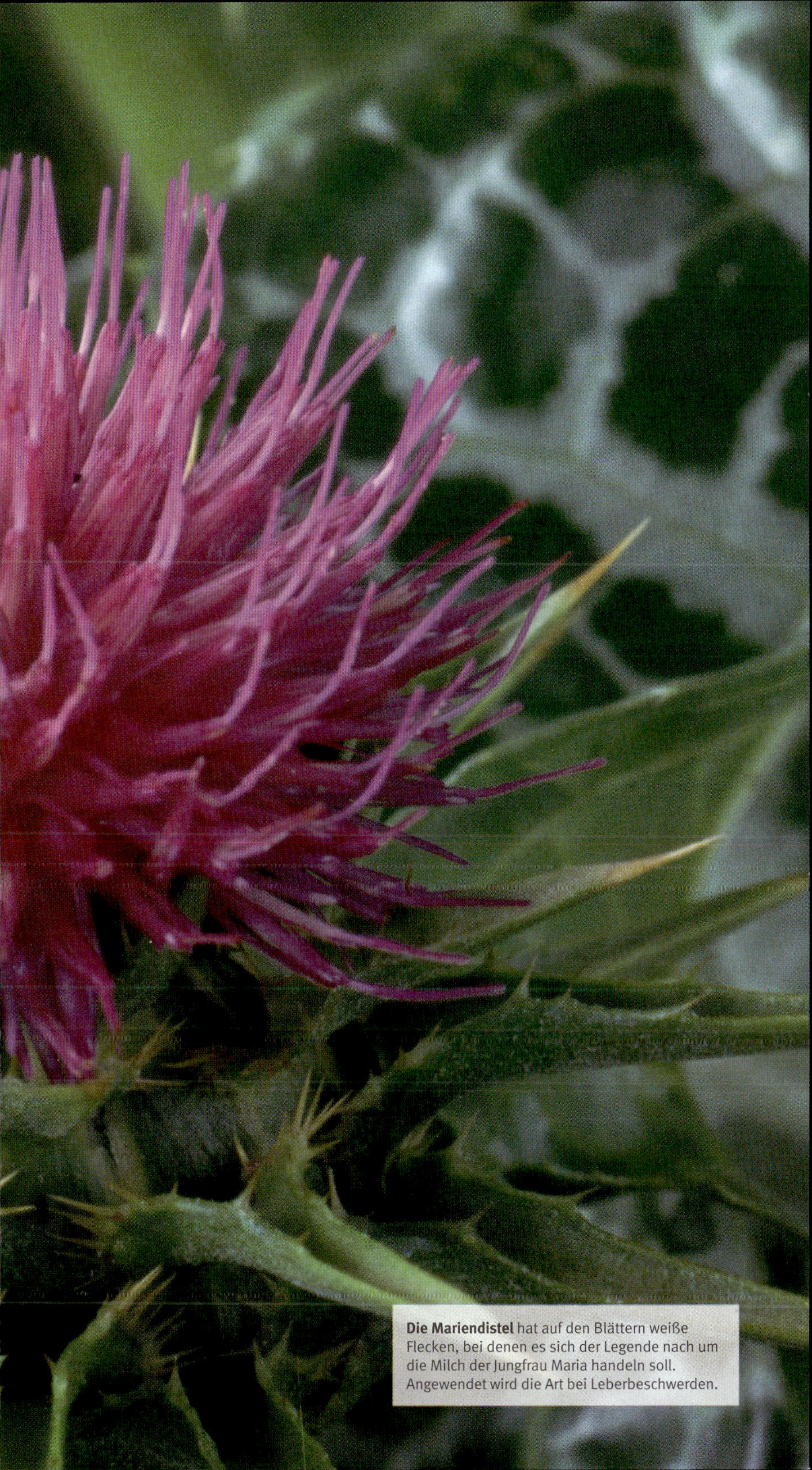

Die Mariendistel hat auf den Blättern weiße Flecken, bei denen es sich der Legende nach um die Milch der Jungfrau Maria handeln soll. Angewendet wird die Art bei Leberbeschwerden.

Sarsaparille

Smilax spp.

In Europa und Amerika gilt die Sarsaparille schon lange als wertvolles Mittel bei chronischen Infektionen und Entzündungen sowie Wechseljahresbeschwerden.

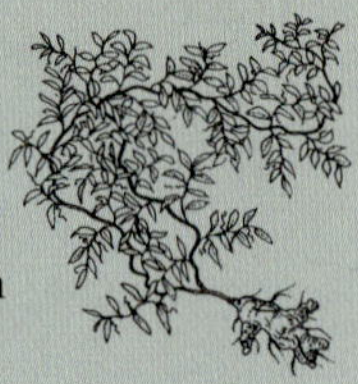

THERAPEUTISCHE ANWENDUNG

Verwendete Teile Wurzel

Hauptwirkung Entzündungshemmend • Antirheumatisch • Entgiftend • Harntreibend • Tonisch

Hautbeschwerden Die Art lässt sich bei Schuppenflechte und Ekzemen anwenden (oft zusammen mit anderen Kräutern, etwa Krausem Ampfer).

FRISCHE BLÄTTER

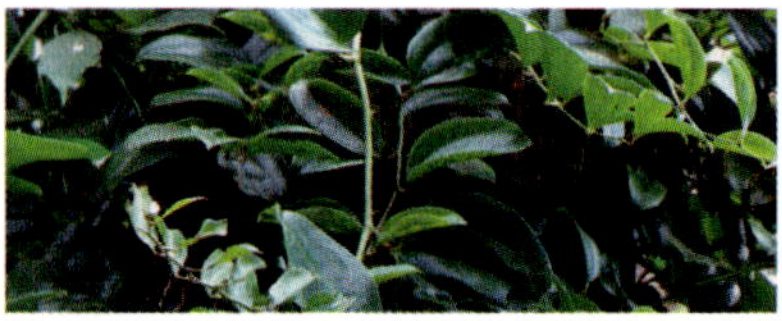

Menopause Die Pflanze kann in den Wechseljahren bei Auftreten von arthritischen oder Hautproblemen helfen.

AUF EINEN BLICK

SICHERHEIT ★★★★☆
TRADITION ★★★★☆
FORSCHUNG ★★☆☆☆
ANWENDUNG Abkochung ✓✓✓ Tinktur ✓✓
DOSIERUNG C (*siehe S. 44–45*)
WARNUNG Kann in hoher Dosierung Nebenwirkungen verursachen. Bei Einnahme anderer Medikamente nur auf ärztliche Anordnung. Siehe auch S. 42–51.

Echter Ziest

Stachys officinalis Syn. *Betonica officinalis*

Die wissenschaftlich bisher kaum untersuchte Art wird schon seit der Antike für die unterschiedlichsten Krankheiten und Beschwerden angewendet.

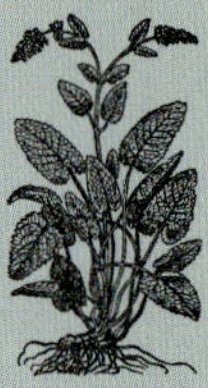

THERAPEUTISCHE ANWENDUNG

Verwendete Teile Oberirdische Teile

Hauptwirkung Adstringierend • Nerventonikum • Bitter- und Beruhigungsmittel

AUF EINEN BLICK

SICHERHEIT ★★★★☆
TRADITION ★★★½☆
FORSCHUNG ★½☆☆☆
EMPFOHLENE ANWENDUNG Aufguss ✓✓✓ Tinktur ✓✓ Tabletten ✓
DOSIERUNG C (*siehe S. 44–45*)
WARNUNG Nicht während der Schwangerschaft anwenden. Siehe auch S. 42–51.

Ängste, nervöse Erschöpfung und Kopfschmerzen Ziesttinkturen oder -aufgüsse gelten als gute Mittel bei chronischen Nervenbeschwerden, darunter Überaktivität. Sie können aber auch bei Ängsten, ständiger Sorge und Reizbarkeit hilfreich sein sowie bei Konzentrationsschwäche oder Kopf- und Nervenschmerzen.

BLÜTEN

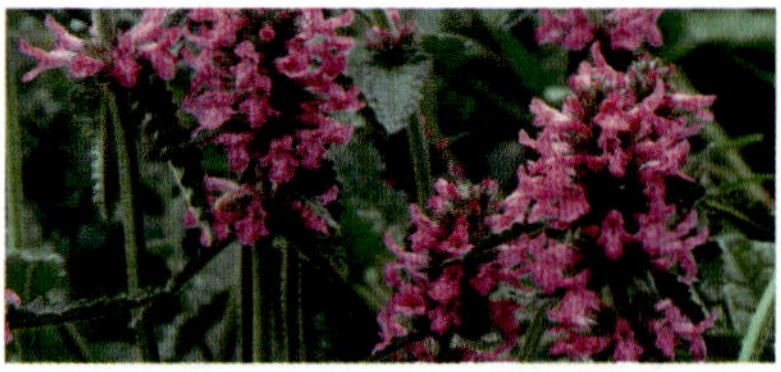

Gewöhnlicher Beinwell

Symphytum officinale

Die Beinwellwurzel gilt als ausgezeichnetes Mittel zur Geweberegeneration, sodass man sie bei Verstauchungen, Quetschungen, Sportverletzungen und Operationsnarben anwenden kann, um die Heilung zu beschleunigen. Daher sollte Beinwellsalbe oder -creme auch in keiner Hausapotheke fehlen.

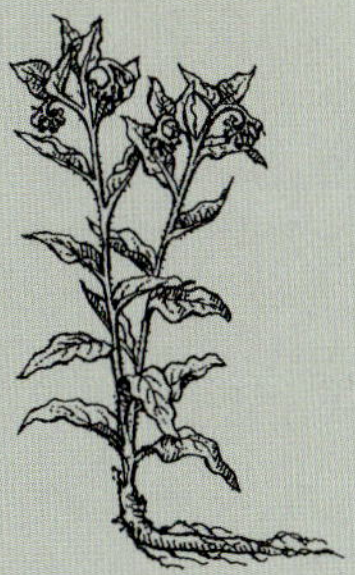

THERAPEUTISCHE ANWENDUNG

Verwendete Teile Blätter • Wurzel

Hauptwirkung Entzündungshemmend • Adstringierend • Einhüllend • Wundheilend

Quetschungen, Verstauchungen und Gewebereparatur Beinwellcreme oder -salbe sollte schnell auf Quetschungen, Verstauchungen oder einfache Frakturen aufbracht werden, um ein Anschwellen des Gewebes zu verringern und die Heilung anzuregen (bei offenen Wunden nur vorsichtig am Rand auftragen). Anschließend setzt man die Behandlung mit Salbe, Creme oder Breiumschlägen aus Blättern und Wurzeln fort, bis sich das Gewebe regeneriert hat. Beinwell kann aber auch bei Krampfadern sowie schlecht heilenden Wunden und Geschwüren helfen.

AUF EINEN BLICK

SICHERHEIT ★★★★☆
TRADITION ★★★★★
FORSCHUNG ★★★☆☆
EMPFOHLENE ANWENDUNG Salbe ✓✓✓ Blätter, Creme, Lotion ✓✓
DOSIERUNG T, Blätter: C (*siehe S. 44–45*)
OFT IN KOMBINATION MIT Schafgarbe (*Achillea millefolium*)
WARNUNG Die Wurzel nicht innerlich anwenden, die Blätter innerlich höchstens sechs Wochen lang und nicht während der Schwangerschaft. Darf nicht in offene Wunden gelangen. Unterliegt in einigen Ländern gesetzlichen Auflagen. Siehe auch S. 41–52.

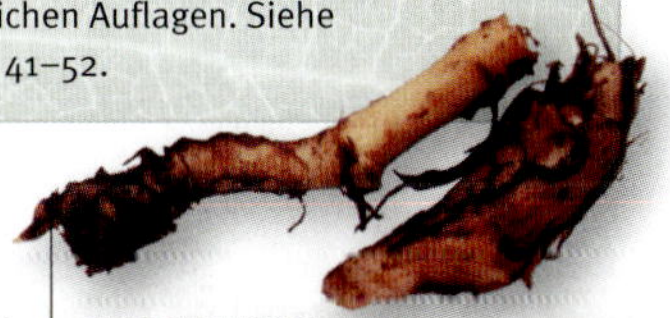

Die Wurzel hilft bei Quetschungen

FRISCHE WURZEL

Der Name Beinwell bezieht sich auf die Knochen (Bein) heilenden Eigenschaften.

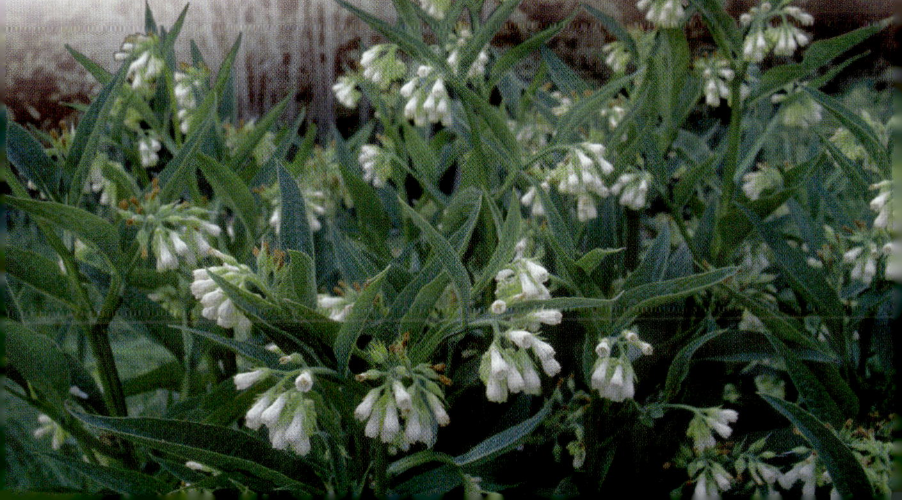

Gewöhnliche Vogelmiere

Stellaria media

Das Kraut ist besonders als Mittel gegen juckende Haut bekannt, kann aber auch bei Ekzemen, Nesselausschlag und gereizten Krampfadern helfen.

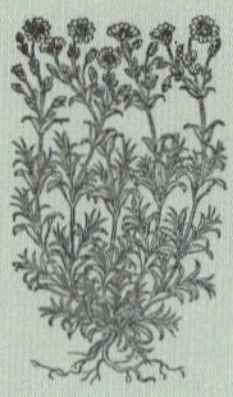

THERAPEUTISCHE ANWENDUNG

Verwendete Teile Gesamte Pflanze

Hauptwirkung Adstringierend • Kühlend (äußerlich) • Einhüllend • Lindert Juckreiz

AUF EINEN BLICK

SICHERHEIT ★★★½☆
TRADITION ★★★★☆
FORSCHUNG ★☆☆☆☆
EMPFOHLENE ANWENDUNG Creme ✓✓✓ Saft ✓✓
DOSIERUNG T (*siehe S. 44–45*)
WARNUNG Kann allergische Hautreaktionen verursachen (mit geringer Dosis beginnen). Siehe auch S. 42–51.

Juckende Haut Cremes oder frisch gepresster Saft kühlen die Haut und können so oft wie gewünscht auf gereizte und juckende Stellen aufgetragen werden. Bei Krampfadern kann man dem Bad einen Aufguss hinzufügen.

NIEDERLIEGENDE PFLANZE

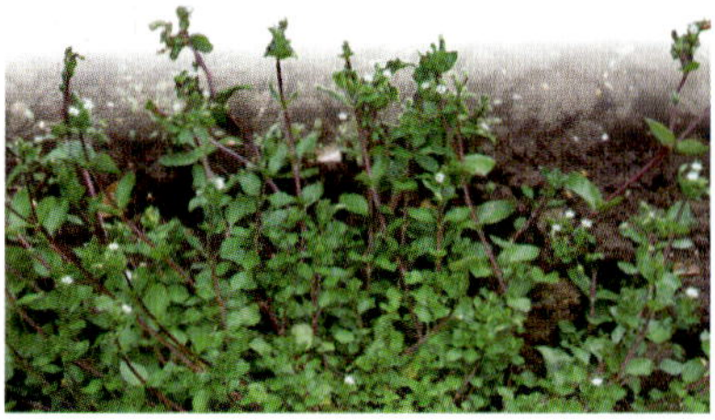

Süßstoffpflanze, Honigkraut

Stevia rebaudiana

Die Art lässt sich als zuckerfreies Süßungsmittel, zur Senkung des Blutzuckerspiegels oder als Ersatz für Zucker und künstliche Süßstoffe verwenden.

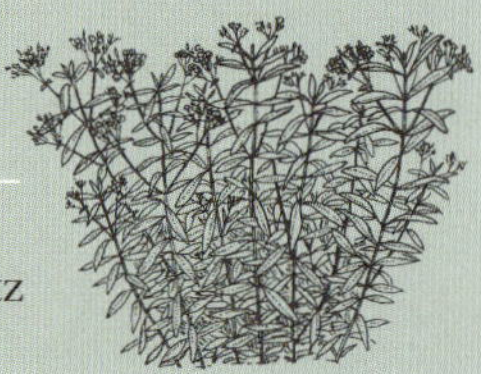

THERAPEUTISCHE ANWENDUNG

Verwendete Teile Blätter

Hauptwirkung Senkt den Blutzuckerspiegel • Antimikrobiell • Blutdrucksenkend

Zuckerersatz Man kann die Pflanze zum Süßen und zur Senkung des Blutzuckers im Frühstadium von Diabetes nutzen, außerdem kann sie zur Gewichtsreduzierung beitragen und die Widerstandskraft gegenüber Hefeinfektionen erhöhen. Das Mittel kann direkt eingenommen oder Getränken hinzugefügt werden (¼ Teelöffel zerriebener Blätter entspricht etwa einem Teelöffel Zucker).

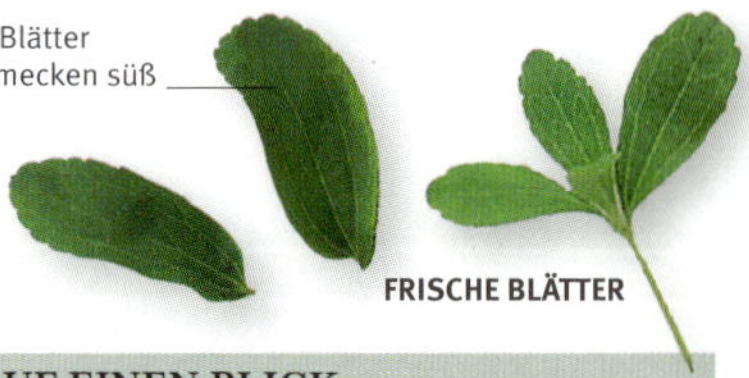

FRISCHE BLÄTTER

AUF EINEN BLICK

SICHERHEIT ★★★★½
TRADITION ★★★★☆
FORSCHUNG ★★★★☆
EMPFOHLENE ANWENDUNG Aufguss ✓✓✓
DOSIERUNG Nahrung, C (*siehe S. 44–45*)
WARNUNG Nicht während der Schwangerschaft. Kann Magen-Darm-Probleme oder Kopfschmerzen verursachen. Siehe S. 42–51.

Mutterkraut

Tanacetum parthenium

Das kühlende, bittere Kraut wurde früher vor allem zur Fiebersenkung verwendet, während man es heute oft als Mittel gegen Spannungskopfschmerzen und Migräne benutzt. Untersuchungen haben die Wirkung der Pflanze im Großen und Ganzen bestätigt.

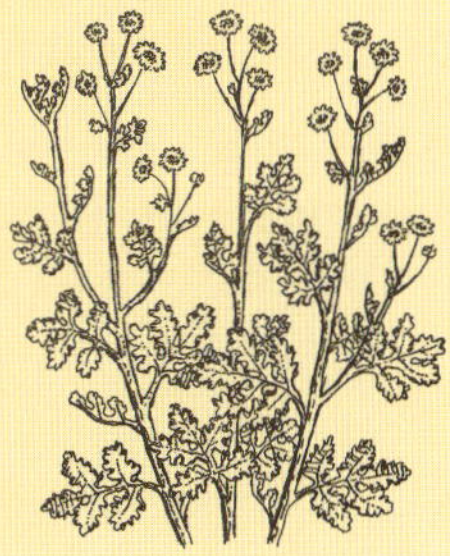

THERAPEUTISCHE ANWENDUNG

Verwendete Teile Blätter

Hauptwirkung Entzündungshemmend • Bittermittel

Kopfschmerzen und Migräne Bei Migräne sollte das Kraut eingenommen werden, sobald die ersten Anzeichen eines bevorstehenden Anfalls erkennbar werden. Grundsätzlich kann man die Blätter symptomatisch anwenden, z. B. bei Spannungskopfschmerzen, aber sinnvoller ist es, das Mittel mehrere Monate lang regelmäßig einzunehmen. Wegen der starken Wirkung und weil es potenziell giftig ist, muss man unbedingt auf die Dosierung achten (ein kleines, frisches Blatt oder eine Tablette bzw. Kapsel mit Standardextrakt zum Essen).

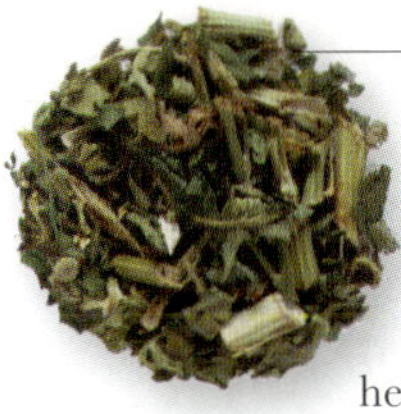

Auch getrocknete Blätter werden verwendet

TROCKENE BLÄTTER

Arthritische Schmerzen Dank der entzündungshemmenden Wirkung kann die Art auch bei arthritischen Schmerzen helfen. Dazu sollte man sie aber mit anderen Kräutern kombinieren, etwa Teufelskralle oder Weidenrinde.

AUF EINEN BLICK

SICHERHEIT ★★★½☆
TRADITION ★★★★☆
FORSCHUNG ★★★½☆
EMPFOHLENE ANWENDUNG Tabletten ✓✓✓ Kapseln ✓✓ Frische Blätter ✓
DOSIERUNG Tabletten, Kapseln: M (*siehe S. 44–45*); ein kleines, frisches Blatt täglich.
WARNUNG Nicht während der Schwangerschaft oder beim Stillen; bei Einnahme blutverdünnender Mittel nur auf ärztlichen Rat. Kann allergische Reaktionen, Mundgeschwüre und Magen-Darm-Beschwerden verursachen. Siehe auch S. 42–51.

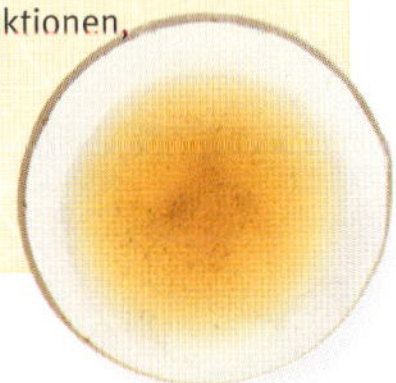

ABKOCHUNG

Weitere Anwendungen Die Pflanze wurde früher zur Fiebersenkung eingesetzt. Sie ist auch ein gutes Bittermittel, das den Appetit und die Verdauung anregt. Zudem gilt sie als Wurmmittel und die Blätter können helfen, die Menstruation auszulösen und oft auch die Schmerzen zu lindern.

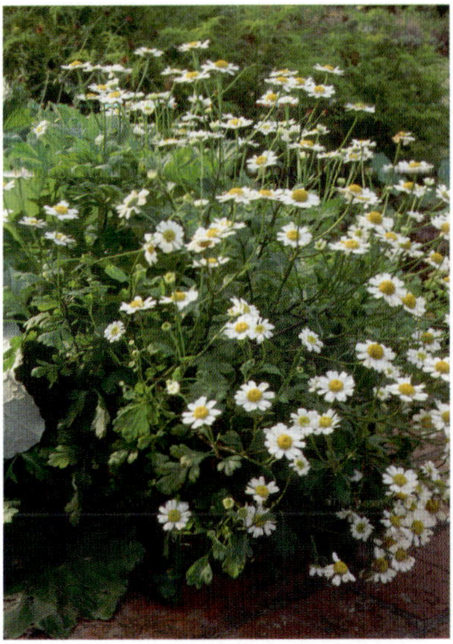

Die potenziell giftige Pflanze erinnert wegen ihrer weißgelben Korbblüten an Kamille (*Chamomilla recutita*), mit der man sie aber keinesfalls verwechseln darf.

Lapachobaum

Tabebuia spp.

Dieser Baum aus Südamerika ist eine spezielle Arznei für Probleme wie Hefeinfektionen bzw. Candidamykosen. Anwenden kann man sie innerlich oder äußerlich.

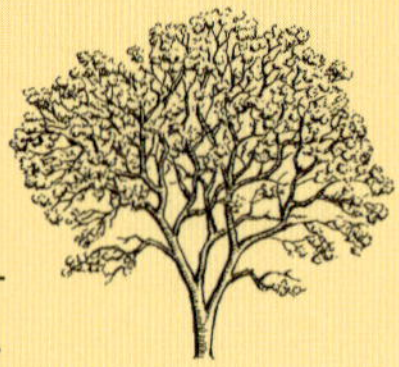

THERAPEUTISCHE ANWENDUNG

Verwendete Teile Rinde

Hauptwirkung Antibakteriell • Antimykotisch • Adstringierend • Regt das Immunsystem an • Antikarzinogen

Infektionen Man kombiniert die Pflanze am besten mit Kräutern wie Sonnenhut oder Kanadischer Gelbwurz, wenn Verdauungstraktinfektionen, Mandelentzündung oder Candidamykose behandelt werden sollen. In Brasilien nimmt man es zur Krebsvorsorge (nicht durch Studien bestätigt).

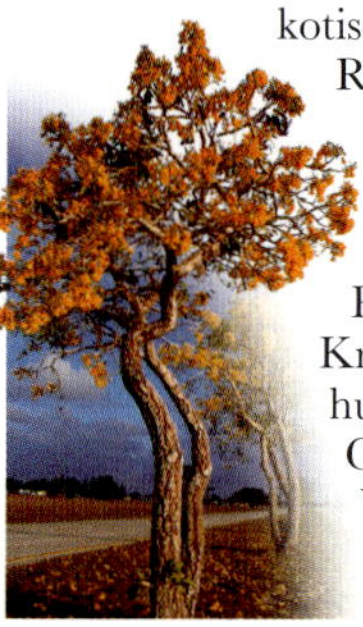

LAPACHOBAUM

AUF EINEN BLICK

SICHERHEIT ★★★½☆
TRADITION ★★★★★
FORSCHUNG ★★★☆☆
EMPFOHLENE ANWENDUNG
Abkochung ✓✓✓ Tinktur ✓✓ Kapsel ✓
DOSIERUNG C (*siehe S. 44–45*)
WARNUNG Nicht während der Schwangerschaft anwenden; bei Einnahme gerinnungshemmender Mittel nur nach ärztlicher Konsultation. Siehe auch S. 42–51.

Tamarinde

Tamarindus indica

Wegen des leicht säuerlichen Aromas gern für Chutneys und Saucen verwendet, eignen sich die Früchte aber auch als sanftes Abführmittel für Kinder.

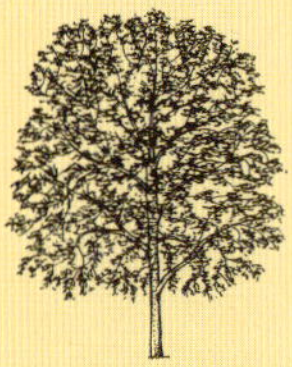

THERAPEUTISCHE ANWENDUNG

Verwendete Teile Früchte

Hauptwirkung Abführend • Nahrhaft

Verstopfung Aus frischen oder getrockneten Früchten lässt sich ein wohlschmeckendes Getränk herstellen, das man bei Verstopfung anwenden kann.

Weitere Anwendungen Forschungen haben gezeigt, dass die Früchte sich eventuell anwenden lassen, um bei Arthritis die Einnahme von Schmerzmitteln wie Ibuprofen zu reduzieren.

AUF EINEN BLICK

SICHERHEIT ★★★★½
TRADITION ★★½☆☆
FORSCHUNG ★★☆☆☆
EMPFOHLENE ANWENDUNG Früchte ✓✓✓
DOSIERUNG Nahrung, M (*siehe S. 44–45*)
WARNUNG Kann mit Schmerzmitteln interagieren. Siehe auch S. 42–51.

TAMARINDE

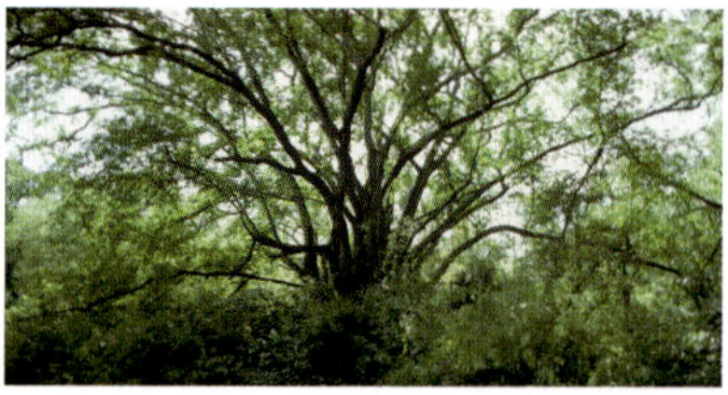

Gewöhnlicher Löwenzahn

Taraxacum officinale

Diese vielseitige Pflanze kann man nicht nur für Salate nutzen, sondern auch zur Entgiftung von Leber und Nieren. Heilpraktiker verschreiben die wegen ihrer reinigenden Wirkung hoch geschätzte Wurzel gern bei chronischen Hautbeschwerden und häufig wiederkehrenden Infektionen.

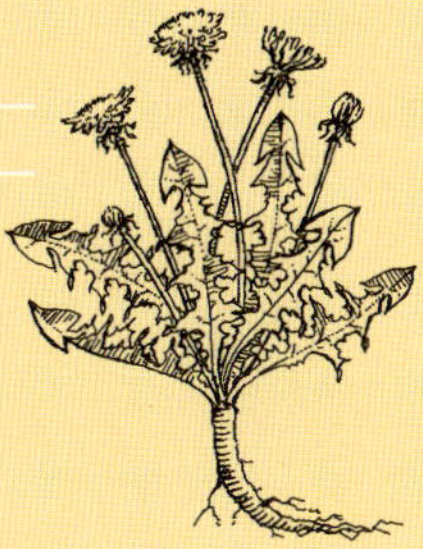

THERAPEUTISCHE ANWENDUNG

Verwendete Teile Wurzel • Blätter

Hauptwirkung Bittertonikum • Harntreibend • Reinigt die Leber • Sanftes Abführmittel

Appetitmangel, schlechte Verdauung und Leberfunktionen Als leichtes Bittermittel unterstützt die Wurzel Magen, Leber und Bauchspeicheldrüse, denn sie regt die Verdauung an, fördert die Leberentgiftung und kann helfen, den Blutzuckerspiegel zu regulieren.

Harnwegsprobleme, hoher Blutdruck Die harntreibenden Blätter nimmt man, um die Flüssigkeitsausscheidung zu erhöhen und das Körpergewicht zu verringern. Außerdem kann man sie wegen des hohen Kaliumgehalts zur Senkung des Blutdrucks nutzen.

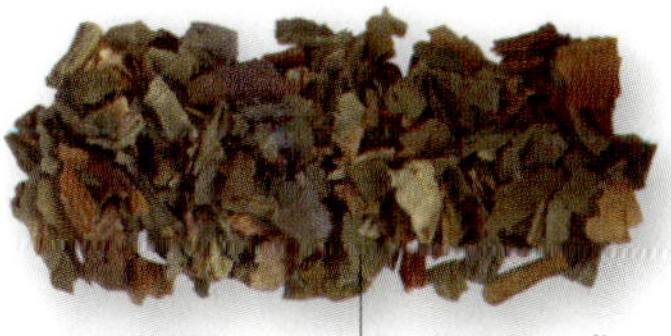

GETROCKNETE WURZEL

Die Wurzel regt die Verdauung an

Hautbeschwerden Da die Wurzel als sanftes Blutreinigungsmittel gilt, erweist sie sich besonders bei einer Reihe von Hautbeschwerden als hilfreich, etwa bei Akne, Furunkeln und Ekzemen, besonders wenn sie mit Kräutern wie Klette und Sonnenhut kombiniert wird. Da die Blätter nahrhaft sind, lassen sie sich auch gut für Salate nutzen.

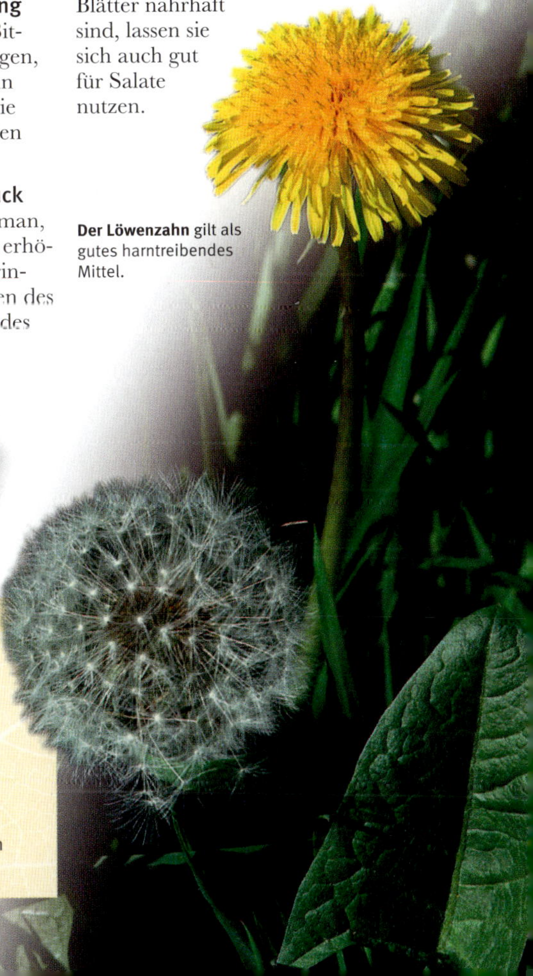

Der Löwenzahn gilt als gutes harntreibendes Mittel.

AUF EINEN BLICK

SICHERHEIT ★★★★★
TRADITION ★★★★★
FORSCHUNG ★★★☆☆
EMPFOHLENE ANWENDUNG
Wurzel: Tinktur ✓✓✓
Blätter: Aufguss ✓✓✓ Tinktur ✓✓
DOSIERUNG A (*siehe S. 44–45*)
OFT MIT Großer Klette (*Arctium lappa*)
WARNUNG Kann allergische Reaktionen verursachen. Siehe auch S. 42–51.

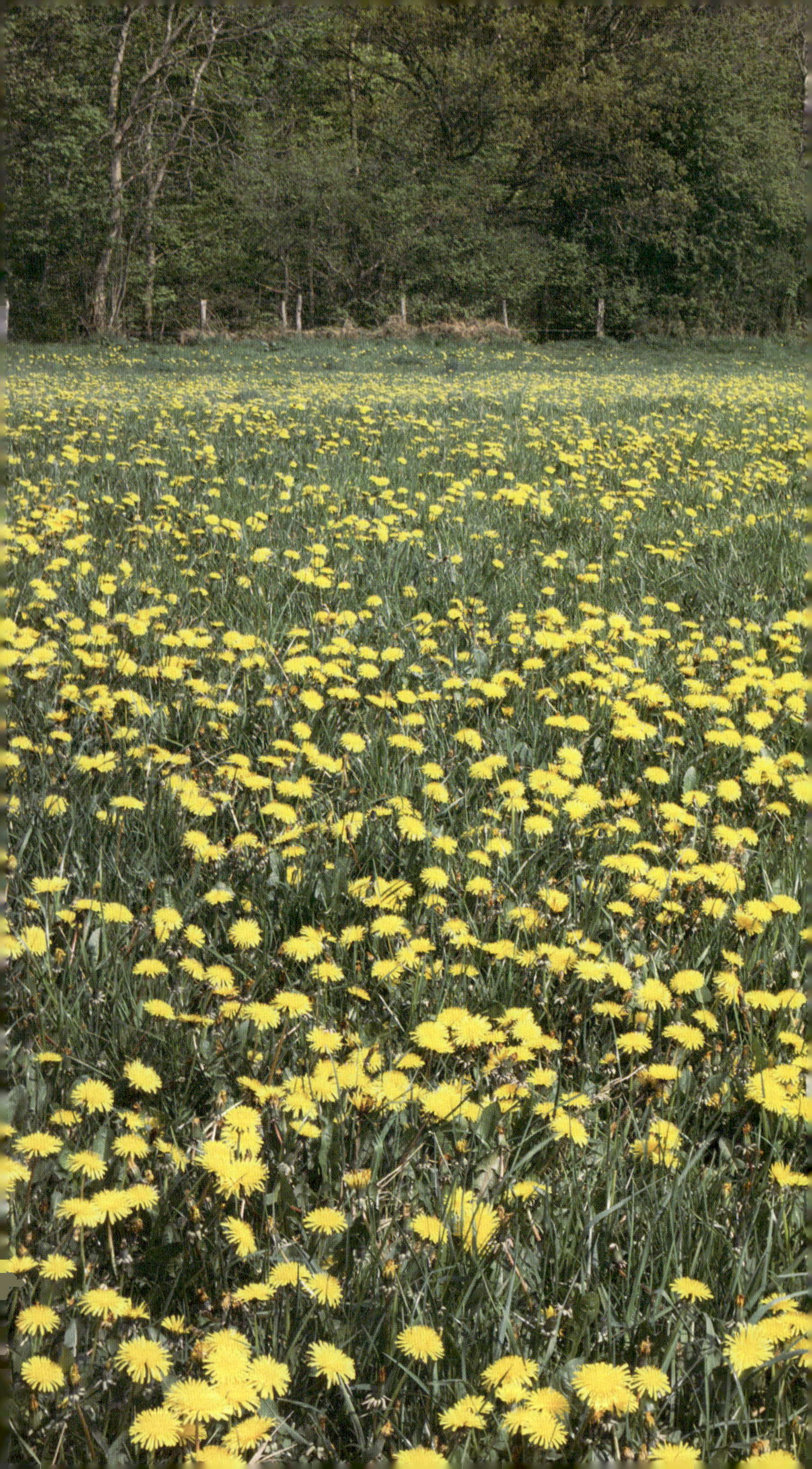

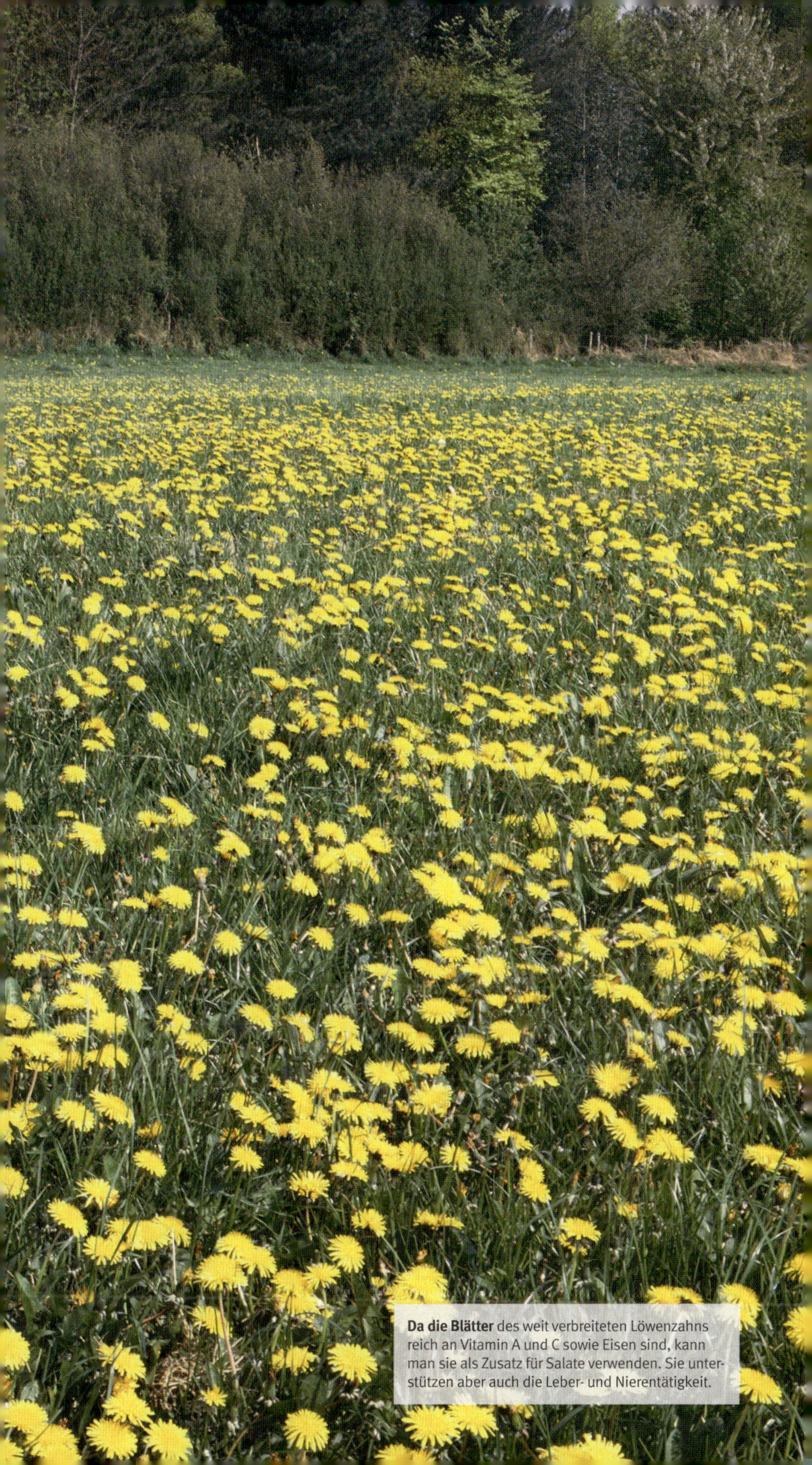

Da die Blätter des weit verbreiteten Löwenzahns reich an Vitamin A und C sowie Eisen sind, kann man sie als Zusatz für Salate verwenden. Sie unterstützen aber auch die Leber- und Nierentätigkeit.

Kakaobaum

Theobroma cacao

Der Kakao, den die Mayas als »Nahrung der Götter« bezeichneten, kann nicht nur als Nahrungsmittel, sondern auch therapeutisch genutzt werden. Früher geschah das vor allem als Herz- und Nierentonikum, heute nimmt man ihn oft, um die Gefäße gesund zu erhalten.

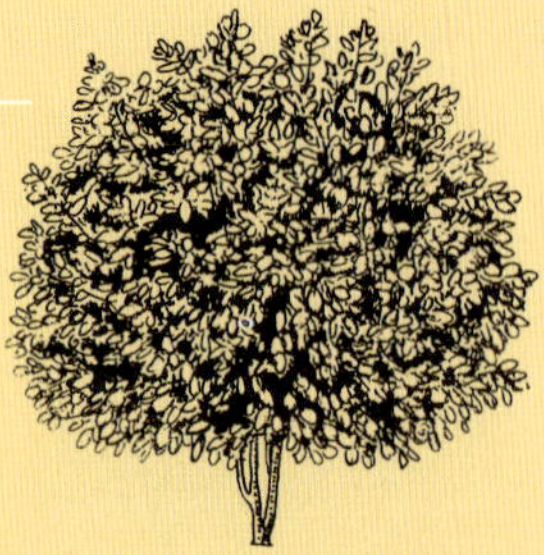

THERAPEUTISCHE ANWENDUNG

Verwendete Teile Samen

Hauptwirkung Antioxidativ • Harntreibend • Mildes Bittermittel • Nahrhaft • Anregend

Stimmungsverbesserung Nicht zuletzt wegen des enthaltenen Serotonins und Endorphins beeinflusst der Kakao das Gehirn und die emotionale Verfassung, wobei sich die Wachsamkeit erhöht, der Körper aber auch beruhigt und entspannt wird. In Maßen genossene Schokolade kann die Stimmung verbessern und das Wohlgefühl steigern, sodass man sie einsetzen kann, um Stimmungstiefs zu überwinden. Bei bestimmten Problemen, etwa übermäßigem prämenstruellen Zuckerverlangen, kann es sinnvoller sein, Kräuter wie Damiana oder Johanniskraut zu verwenden.

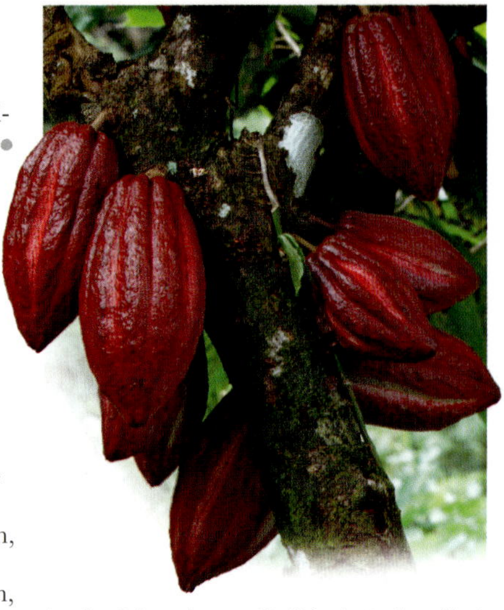

Aus den Bohnen hergestellte Kakaobutter kann Haut und Schleimhäute schützen.

Weitere Anwendungen Kakao oder dunkle Schokolade kann man als Nahrungsergänzung zur Verbesserung der kardiovaskulären Gesundheit einsetzen, aber auch um die Verdauung nach dem Essen anzuregen. Die enthaltenen Polyphenole haben eine antioxidative Wirkung auf den Magen. Kakao kann zudem, wie Untersuchungen gezeigt haben, Bakterien bekämpfen, die Blutvergiftung und Furunkel verursachen.

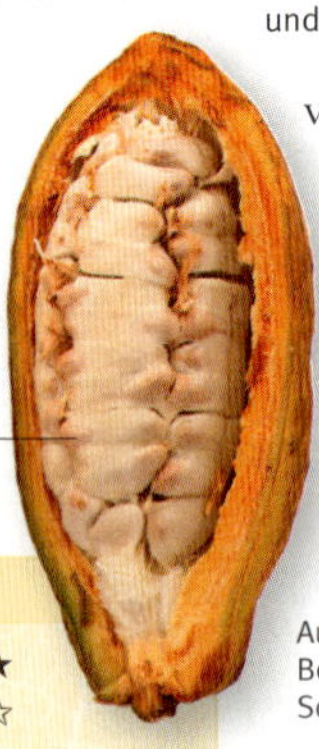

HÜLSE MIT BOHNEN

AUF EINEN BLICK

SICHERHEIT ★★★★★
TRADITION ★★★★☆
FORSCHUNG ★★★★☆
EMPFOHLENE ANWENDUNG
Aufguss ✓✓✓ Schokolade ✓✓
DOSIERUNG Nahrung
WARNUNG Kann Migräne und Magen-Darm-Probleme verursachen. Siehe auch S. 42–51.

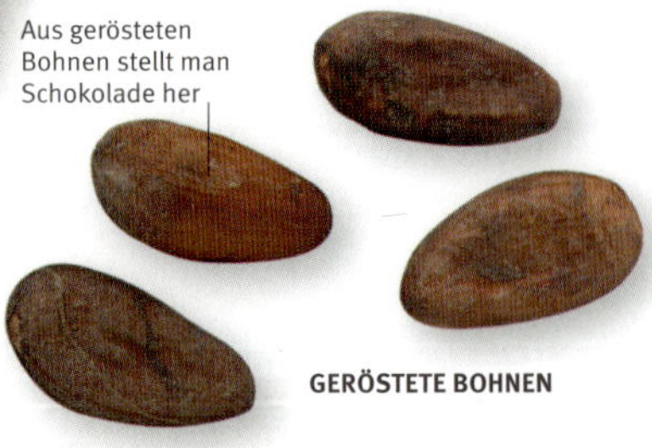

GERÖSTETE BOHNEN

Abendländischer Lebensbaum

Thuja occidentalis

Die amerikanischen Ureinwohner verwendeten die Blätter bei Kopfschmerzen, Fieber, Rheumatismus und als reinigendes Rauchfeuer. Heute nutzt man die Pflanze vor allem zur Behandlung von Warzen oder auch bei Stirnhöhlenkatarrh, Zahnabszessen, Bronchitis, Blasenentzündung und Pilzbefall.

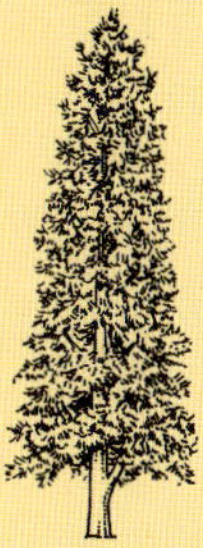

THERAPEUTISCHE ANWENDUNG

Verwendete Teile Blätter

Hauptwirkung Antimykotisch • Antimikrobiell • Antiviral • Blutreinigend

Äußere Anwendung Ein sicheres Mittel zum Entfernen von Warzen gibt es nicht, aber diese Pflanze verspricht immerhin bessere Erfolge als viele andere. Behandeln Sie Warzen bis zu zehn Tage lang zweimal täglich äußerlich mit Tinktur.

Infektionen Normalerweise kombiniert man Lebensbaumarzneien mit anderen antimikrobiellen und das Immunsystem stärkenden Mitteln, besonders Sonnenhut (*Echinacea* spp.) und Thymian (*Thymus vulgaris*). Die beste antiseptische Wirkung erzielt man bei Virus- und Bakterieninfektionen der Schleimhäute, vor allem in Ohren, Nase, Hals und Harntrakt. Innerlich sollte man die potenziell giftige Art aber nur nach ärztlicher Rücksprache anwenden.

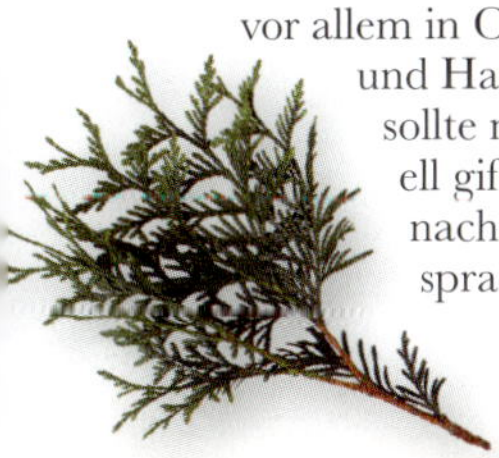

BLÄTTER

Weitere Anwendungen Thuja wird bei einer Vielzahl von Beschwerden genutzt, darunter Schuppenflechte und Bettnässen bei Kindern. Außerdem wurde er schon zur Behandlung von Gebärmutterpolypen und Gebärmutterkrebs angewendet, die durch bestimmte Warzenviren verursacht werden. Bei rheumatischen Muskelschmerzen kann man eine Lotion auftragen.

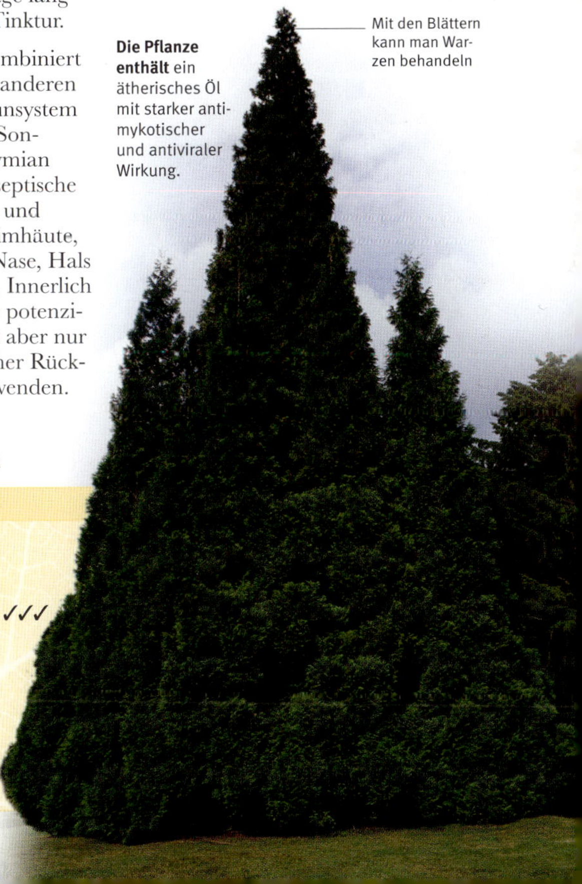

Die Pflanze enthält ein ätherisches Öl mit starker antimykotischer und antiviraler Wirkung.

Mit den Blättern kann man Warzen behandeln

AUF EINEN BLICK

SICHERHEIT ★★★☆☆
TRADITION ★★★★☆
FORSCHUNG ★★★☆☆
EMPFOHLENE ANWENDUNG Tinktur ✓✓✓
DOSIERUNG D (*siehe S. 44–45*)
OFT IN KOMBINATION MIT
Sonnenhut (*Echinacea* spp.)
WARNUNG Darf nicht während der Schwangerschaft und beim Stillen angewendet werden. Siehe auch S. 42–51.

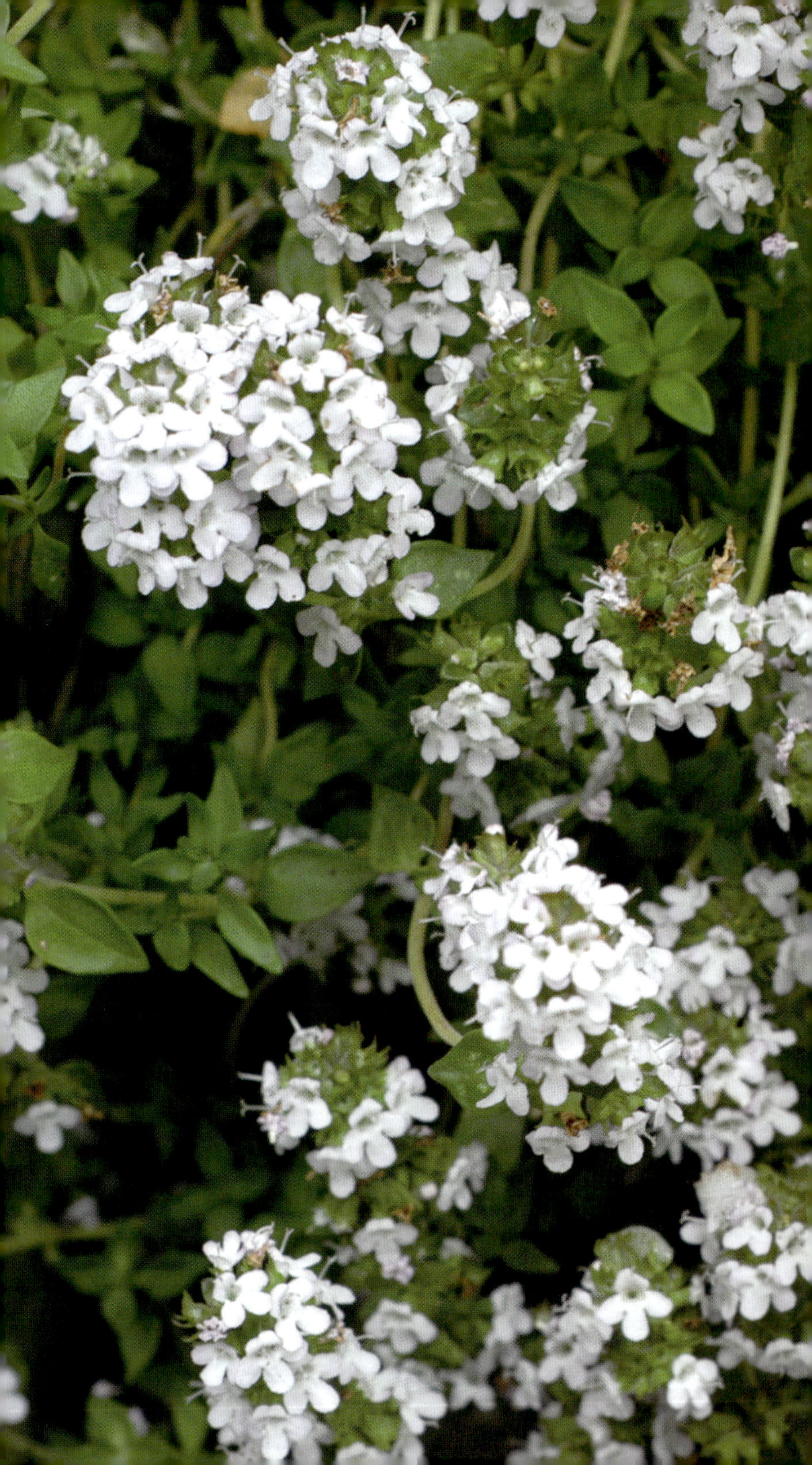

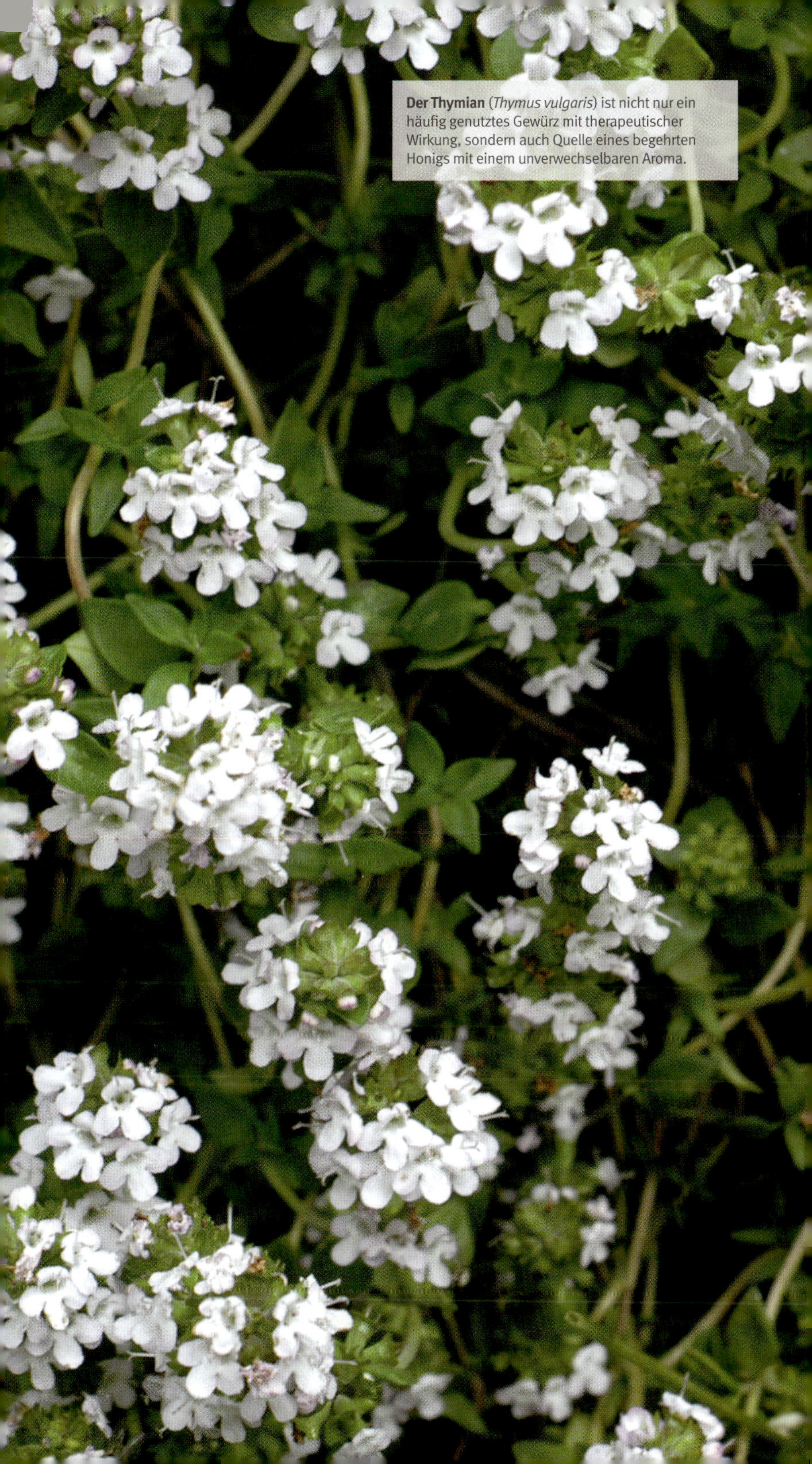

Der Thymian (*Thymus vulgaris*) ist nicht nur ein häufig genutztes Gewürz mit therapeutischer Wirkung, sondern auch Quelle eines begehrten Honigs mit einem unverwechselbaren Aroma.

Echter Thymian

Thymus vulgaris

Thymian kennt man vor allem als Gewürz, er lässt sich aber auch zur Herstellung eines erfrischenden Tees nutzen, der die Atemwege stärkt und gleichzeitig Infektionen bekämpft. Daher ist das Kraut bei vielen Problemen hilfreich, die Ohren, Nase und Hals betreffen.

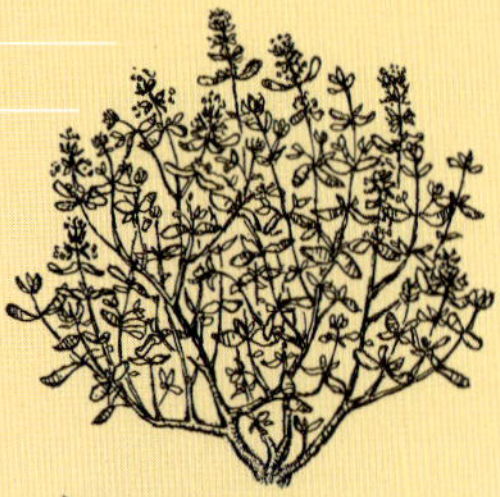

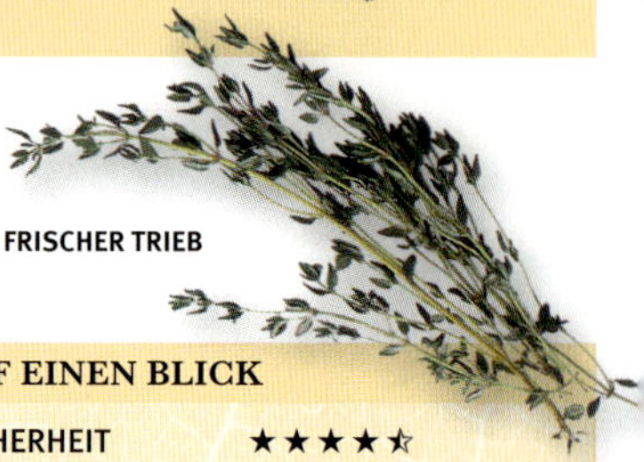

FRISCHER TRIEB

THERAPEUTISCHE ANWENDUNG

Verwendete Teile Oberirdische Teile

Hauptwirkung Antibakteriell • Antimykotisch • Antioxidativ • Schleimlösend • Krampflösend • Tonisch

Probleme mit Hals, Nase, Ohren Thymiantee, der mit einem Löffel Honig gesüßt werden kann, ist ein ausgezeichnetes Hausmittel bei Erkältung, Katarrh, Schnupfen und Hals- oder Mandelentzündung. Der Tee wird zuerst zum Gurgeln verwendet und dann geschluckt.

Atemwege Thymian kann Linderung bei Atemwegsbeschwerden bringen, darunter auch Asthma und Keuchhusten. Dazu kombiniert man ihn häufig mit Süßholz und Sonnenhut.

Weitere Anwendungen Thymiantee wird oft als ein allgemeines Tonikum benutzt, aber auch um Magenverstimmungen und Blähungen zu lindern oder als Wurmmittel. Bei arthritischen und rheumatischen Beschwerden kann man dem Badewasser einen Aufguss hinzufügen. Bei verpilzten Nägeln benutzt man unverdünntes ätherisches Öl, von dem zweimal täglich ein Tropfen auf den Nagel aufgetragen wird (unverdünntes Öl keinesfalls innerlich anwenden).

AUF EINEN BLICK

SICHERHEIT ★★★★½
TRADITION ★★★★½
FORSCHUNG ★★★☆☆
ANWENDUNG Aufguss ✓✓✓ Tinktur ✓✓
DOSIERUNG C (*siehe S. 44–45*)
OFT IN KOMBINATION MIT Süßholz (*Glycyrrhiza glabra*)
WARNUNG Verursacht u. U. Allergien oder Magen-Darm-Probleme.
Siehe auch S. 42–51.

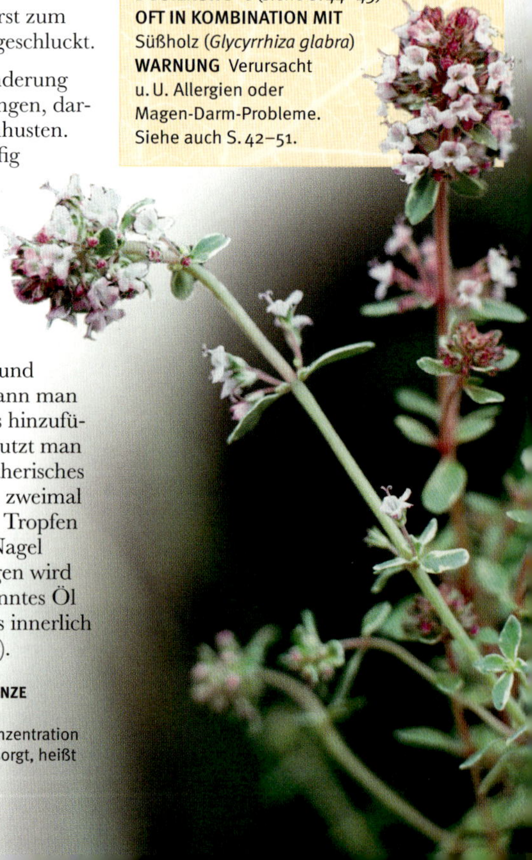

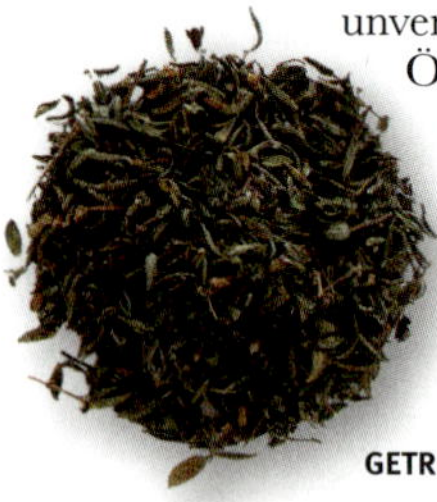

GETROCKNETE PFLANZE

Da Thymian angeblich für eine hohe Konzentration von essenziellen Fettsäuren im Gehirn sorgt, heißt es, er würde das Leben verlängern.

Erd-Burzeldorn, Erdsternchen

Tribulus terrestris

Diese Pflanze wird schon seit mindestens 2.000 Jahren bei Blasen- und Nierenbeschwerden, besonders Nierensteinen, angewendet – und zwar sowohl in der westlichen als auch in der östlichen Heilkunde. Zudem gilt sie als Tonikum und Aphrodisiakum.

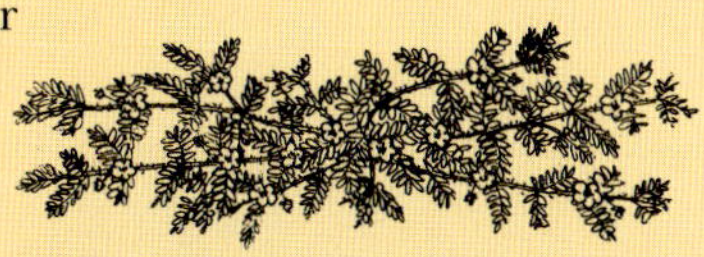

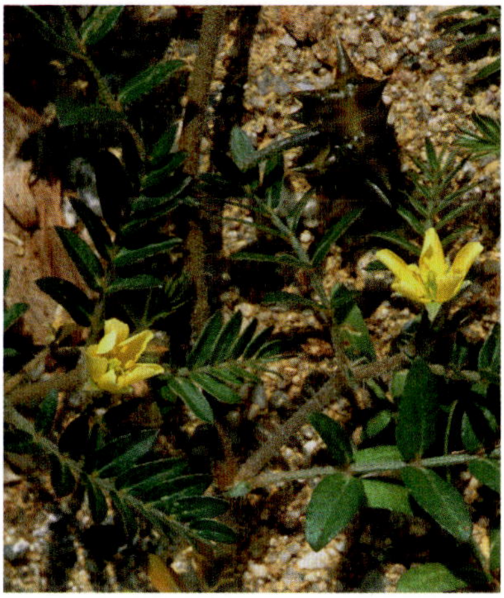

Die kleine, niederliegend wachsende, dornige Pflanze kommt auf Brachflächen von Südosteuropa bis China vor.

THERAPEUTISCHE ANWENDUNG

Verwendete Teile Blätter • Früchte • Wurzel

Hauptwirkung Entzündungshemmend • Östrogen • Aphrodisiakum • Regt die Menstruation an

Nieren- und Harnwegsbeschwerden Die Pflanze gilt als gutes Mittel für Harnwegsbeschwerden, etwa Blasen- und Harnröhrenentzündung. Sie soll auch bei chronischer Harnröhrenreizung, die bei sinkendem Östrogenspiegel während der Wechseljahre häufig auftritt, besonders hilfreich sein. Zusammen mit anderen Arzneien kann man das Kraut außerdem zur Behandlung von Nieren- und Blasensteinen nutzen – allerdings nur auf ärztliche Anweisung.

Sexualtonikum Die Pflanze wird von Frauen und Männern als Tonikum bei nachlassender Libido angewendet. Dabei kann sie für Frauen besonders während der Wechseljahre hilfreich sein; Männern soll sie bei Erektionsstörungen und niedrigem Testosteronspiegel helfen.

Muskelaufbau Da das Kraut Steroidsaponine enthält und deswegen (ähnlich wie Testosteron) den Aufbau von Muskelmasse unterstützen soll, wird es inzwischen auch als Nahrungsergänzung eingesetzt. Allerdings muss man dazu wissen, dass die hormonähnlichen Substanzen, die in Wurzeln und Blättern zweifellos vorhanden sind, nur bei niedrigem Testosteronspiegel zu einem verstärkten Muskelaufbau führen.

AUF EINEN BLICK

SICHERHEIT ★★★½☆
TRADITION ★★★★☆
FORSCHUNG ★★☆☆☆
EMPFOHLENE ANWENDUNG
Tabletten ✓✓✓ Kapseln ✓✓
DOSIERUNG M (*siehe S. 44–45*)
WARNUNG Nicht während der Schwangerschaft; Dosierung beachten. Siehe S. 42–51.

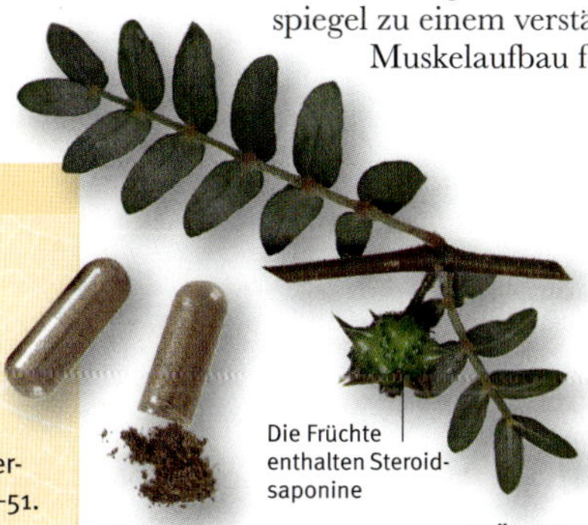

Linde

Tilia spp.

Linden sind beliebte Garten- und Parkbäume, nicht zuletzt wegen ihrer angenehm duftenden Blüten. Aus diesen Blüten kann man einen Tee herstellen, der sich zur Linderung von Spannungskopfschmerzen, Migräne, Erkältungskrankheiten und zur Stimmungsaufhellung anwenden lässt.

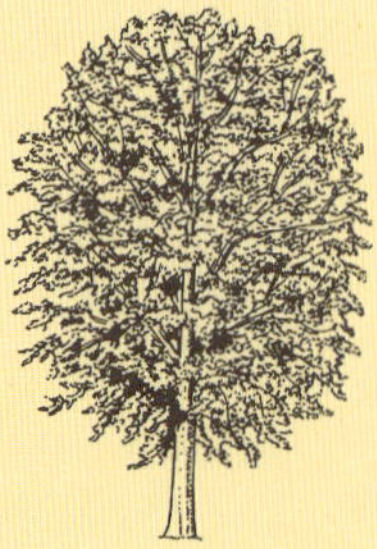

THERAPEUTISCHE ANWENDUNG

Verwendete Teile Blüten

Hauptwirkung Entspannend • Schweißtreibend • Leichtes Beruhigungsmittel • Nerventonikum

Erkältungen, Katarrh und Fieber Lindenblütentee gilt, in kleineren Mengen über den Tag verteilt getrunken, als erstklassiges Mittel gegen Erkältungen, leichtes Fieber oder Schnupfen. Er eignet sich auch für Kinder, wobei er mit etwas Apfelsaft gemischt werden sollte, um den Geschmack zu verbessern. Einen Aufguss der Blüten kann man zur Dampfinhalation bei Erkältungskopfschmerzen oder Schnupfen nehmen. Lindenblüten lassen sich gut mit Holunder (*Sambucus nigra*) kombinieren.

Linden kommen in Europa auch wild wachsend vor. Typisch für die bis zu 30 Meter hohen Bäume sind die herzförmigen Blätter und die gelben Blüten.

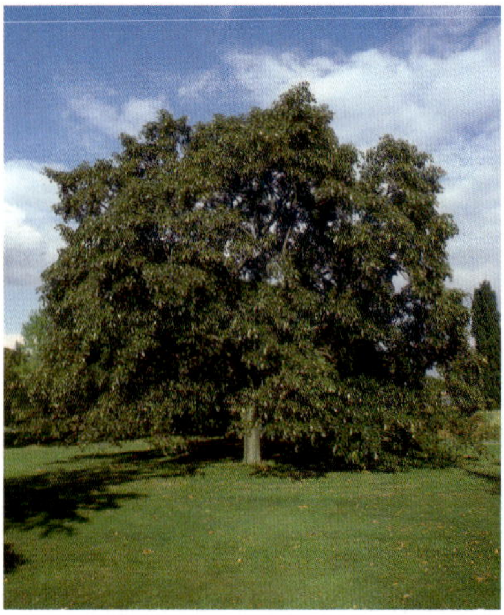

Angst und Anspannung Als Beruhigungsmittel wird die Linde oft unterschätzt, was vielleicht an ihrer sanften Wirkung liegt. Dennoch besitzt sie Inhaltsstoffe, die in gewisser Weise Benzodiazepinen ähneln. Als Aufguss oder Tinktur angewendet, können die Blüten Angstgefühle verringern, besonders wenn damit Verspannungen im Nacken, Herzklopfen und Schweißausbrüche verbunden sind. Wegen der sanften Wirkung kann man Lindenblütentee auch unruhigen Kindern geben; außerdem lässt er sich bei emotionalen Schockerlebnissen anwenden, häufig in Kombination mit Hafer.

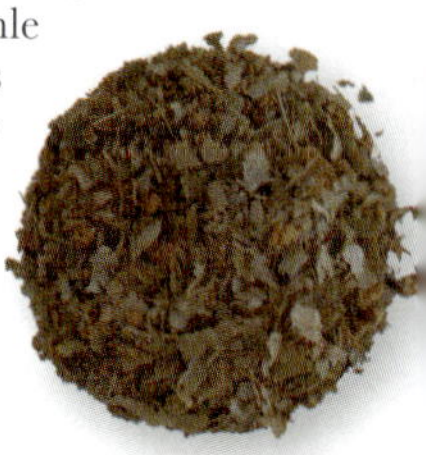

GETROCKNETE BLÜTEN

Schlechter Schlaf Lindenblütentee ist ein gutes Getränk zum Einschlafen. Er ist auch für Kinder geeignet, weil er nur entspannend wirkt und nicht ruhig stellt. Soll die beruhigende Wirkung erhöht werden, kann man ihn mit Passionsblume kombinieren. Bei nervöser Anspannung und Schlafstörungen

AUF EINEN BLICK

SICHERHEIT ★★★★½
TRADITION ★★★★☆
FORSCHUNG ★★★☆☆
EMPFOHLENE ANWENDUNG Aufguss ✓✓✓
DOSIERUNG B (*siehe S. 44–45*)
OFT IN KOMBINATION MIT
Weißdorn (*Crataegus* spp.)
WARNUNG Kann allergische Reaktionen verursachen, die Pollen z. B. Heuschnupfen. Siehe auch S. 42–51.

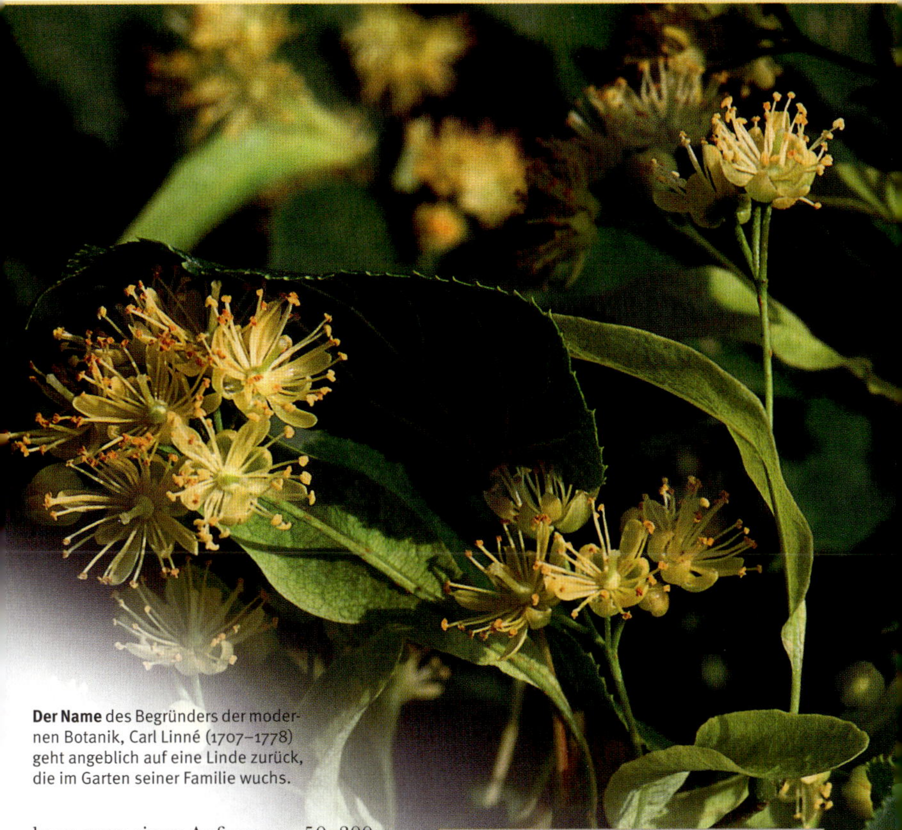

Der Name des Begründers der modernen Botanik, Carl Linné (1707–1778) geht angeblich auf eine Linde zurück, die im Garten seiner Familie wuchs.

kann man einen Aufguss aus 50–300 g Lindenblüten etwa 20 Minuten ziehen lassen und dann einem Bad hinzufügen, das man erst kurz vor dem Schlafengehen nimmt.

Herzklopfen und hoher Blutdruck

Lindenblüten gelten als gutes Mittel, um nervöses Herzklopfen zu lindern, denn es heißt, sie würden den Herzschlag verlangsamen und stabilisieren. Die Blüten werden aber auch zur Behandlung von hohem Blutdruck eingesetzt, besonders wenn dieser auf Arteriosklerose oder nervöse Anspannung zurückgeht. Über längere Zeit angewendet, können Lindenblüten aufgrund des hohen Gehaltes an Bioflavonoiden zur Gesundheit der Arterien beitragen; werden sie mit Weißdorn kombiniert, unterstützen sie die Herztätigkeit und den Kreislauf.

Weitere Anwendungen Lindenblüten regen den Blutfluss zu den Kapillargefäßen und zur Körperoberfläche an. Dadurch kommt es zu einer erhöhten Schweißbildung und zur Abkühlung des Körpers. Aus diesem Grunde lassen sich die Blüten bei Fieber oder großer Hitze verwenden. Zusammen mit Mitteln, die den Kreislauf anregen, etwa Ginkgo oder Engelwurz, verbessern Lindenblüten außerdem oft auch die periphere Blutzirkulation, was beispielsweise bei ständig kalten Füßen hilfreich sein kann.

LINDENBLÜTENHONIG

»Bienen fliegen gern die honigreichen Blüten der Linde an, und sie sammeln sogar manchmal den süßen ‚Honigtau' der Blattläuse, der die Blätter des Baumes im Sommer bedeckt. In Litauen schlägt man Löcher in Bäume, damit die Bienen dort ihr Nest anlegen, dem man dann die gefüllten Waben entnehmen kann. In Polen gilt dieser Honig als wertvolles Mittel bei Lungenbeschwerden, sodass man einen hohen Preis dafür zahlen muss.«
C. Pierpoint Johnson, 1875

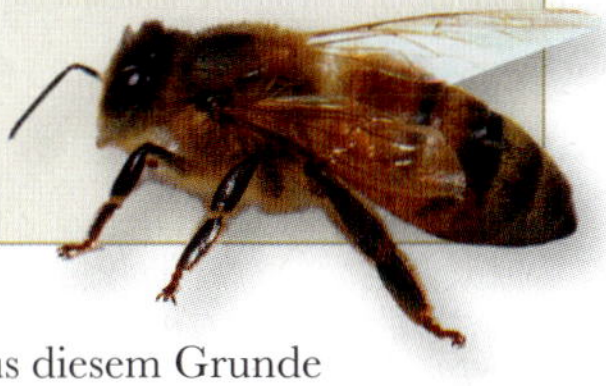

HONIGBIENE

Wiesenklee, Rotklee

Trifolium pratense

Der Klee gilt traditionell als »heißes« und »trockenes« Kraut; im Mittelalter nahm man ihn wegen der roten Blütenstände als Mittel zur Blutreinigung. Heute ist er wichtig bei der Behandlung von Hautbeschwerden wie Akne, Furunkeln, Ekzemen und Schuppenflechte.

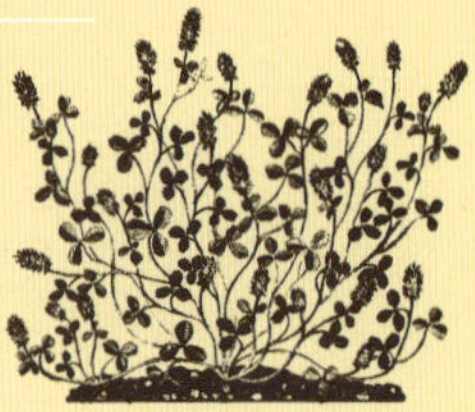

THERAPEUTISCHE ANWENDUNG

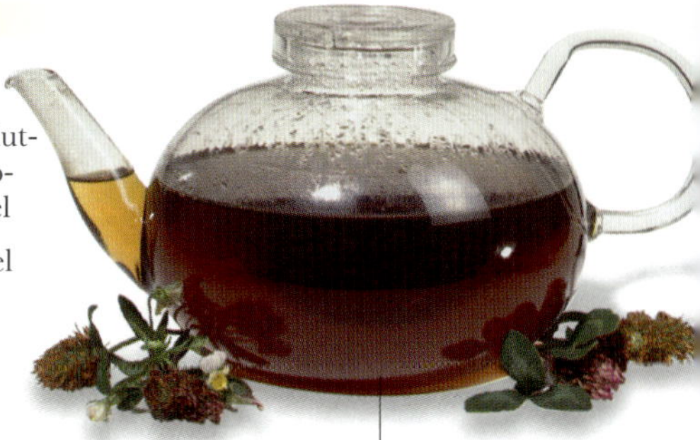

AUFGUSS

Aufgüsse halten die Haut gesund

Verwendete Teile Blüten

Hauptwirkung Krampflösend • Blutreinigend • Schleimlösend • Phytoöstrogen • Angebliches Krebsmittel

Entgiftung Als sanftes Abführmittel kann Wiesenklee zur Entgiftung beitragen, wenn es aufgrund chronischer Verstopfung zu Haut- und Drüsenproblemen kommt. Die Art lässt sich auch sicher bei Kindern anwenden, die an leichteren Hautbeschwerden oder aufgrund einer Halsentzündung geschwollenen Drüsen leiden. Die Arznei wird anfangs am besten in kleinen Dosen verabreicht, die dann langsam erhöht werden. Wiesenklee kann gut mit anderen Hautmitteln kombiniert werden, etwa Sonnenhut. Als Krebsmittel ist er ungeeignet; in Kombination mit Kräutern wie dem Krausen Ampfer soll er jedoch zur Reinigung des Lymphsystems beitragen können. Klee lässt sich zusammen mit Kräutern wie der Ringelblume gut bei geschwollenen und schmerzhaften Brüsten anwenden (jedoch nicht während der Schwangerschaft und in der Stillzeit).

Atemwegsbeschwerden Wiesenklee gibt man Kindern traditionell bei Husten, er kann sich aber auch bei anderen Atemwegsbeschwerden als nützlich erweisen, besonders wenn man ihn mit Thymian kombiniert. Ein heißer, mit Honig gesüßter Tee aus solchen Kräutern kann bei chronischem oder Reizhusten helfen, aber auch zur Unterstützung verschreibungspflichtiger Medikamente dienen, die zur Behandlung von Bronchitis und Bronchialasthma eingesetzt werden.

AUF EINEN BLICK

SICHERHEIT ★★★★⯪
TRADITION ★★★★☆
FORSCHUNG ★★☆☆☆
EMPFOHLENE ANWENDUNG Tinktur ✓✓✓ Aufguss ✓✓ Kapseln, Tabletten ✓
DOSIERUNG A *(siehe S. 44–45)*
OFT IN KOMBINATION MIT Krausem Ampfer *(Rumex crispus)*
WARNUNG Kann u. U. Kopfschmerzen oder Hautausschlag verursachen. Konzentrierte Extrakte nicht während der Schwangerschaft und beim Stillen. Siehe auch S. 41–52.

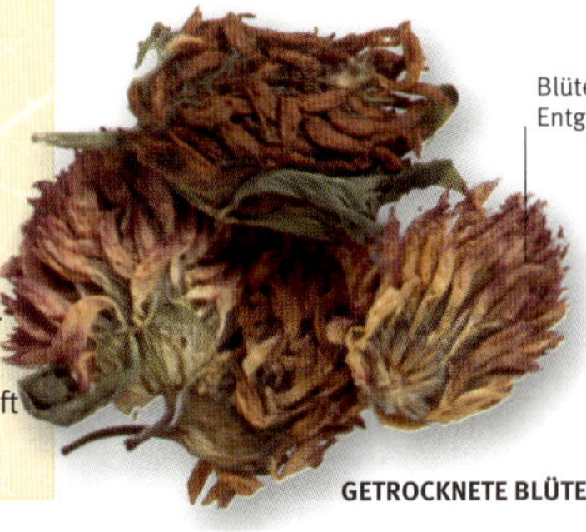

Blüten fördern die Entgiftung

GETROCKNETE BLÜTEN

DAS KLEEBLATT

Um den Klee ranken sich zahlreiche Geschichten und Mythen. So soll das Symbol der Spielkartenfarbe »Kreuz« angeblich einem Kleeblatt nachempfunden sein, aber auch die Keule des Herkules, auf lateinisch *clava trinodis* genannt, erinnert entfernt an ein Kleeblatt.

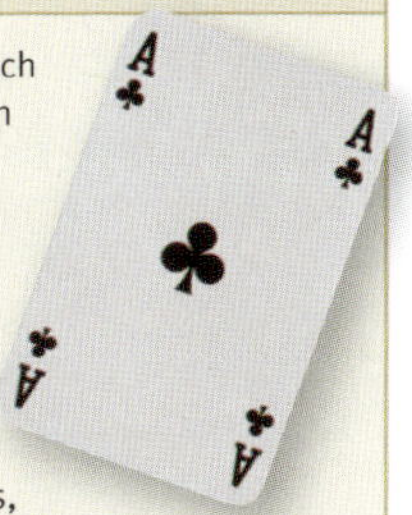

KREUZ-ASS

Menopause Konzentrierte, stark östrogenhaltige Isoflavonextrakte sind eine gute, frei verkäufliche Alternative zu einer Hormonersatztherapie. Sie können sich als hilfreich bei Wechseljahresbeschwerden wie fliegender Hitze, Nachtschweiß, Kopfschmerzen und schlechtem Schlaf erweisen, wenn diese auf einen niedrigen Östrogenspiegel zurückzuführen sind. Wegen der hohen Konzentration an Isoflavonen haben konzentrierte Extrakte außerdem eine entzündungshemmende Wirkung und sie fördern die Gesundheit von Herz und Kreislauf. Allerdings unterscheiden sich solche konzentrierten Extrakte deutlich von herkömmlichen Kräuterarzneien, sodass man sie als gesonderte Produkte mit ganz anderer Wirkung betrachten muss. Wegen des hohen Gehalts an Phytoöstrogenen ist es ratsam, konzentrierte Isoflavonextrakte ohne ärztliche Anordnung nicht länger als drei Monate zu nehmen.

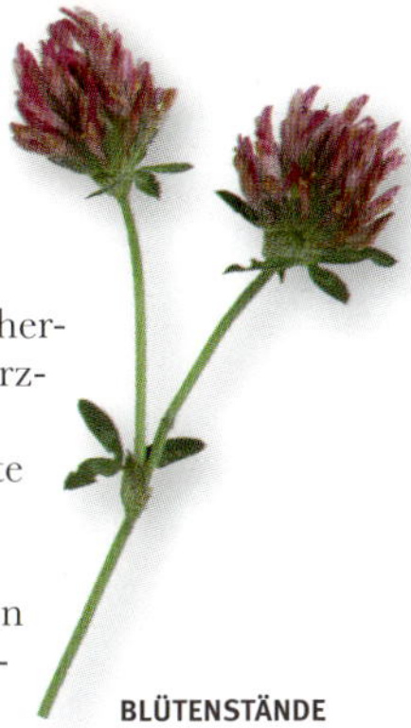

BLÜTENSTÄNDE

Weitere Anwendungen Eine aus Tee hergestellte Lotion lässt sich zum Auswaschen schlecht heilender Wunden, von entzündeter Haut und Insektenstichen benutzen. Für geschwollene Drüsen stellt man aus einer gefilterten Abkochung einen warmen Breiumschlag her.

In Spanien wurde Klee früher bei Grauem Star angewendet, weil die helle, sichelförmige Zeichnung auf den Blättern angeblich dem Krankheitsbild ähnelt.

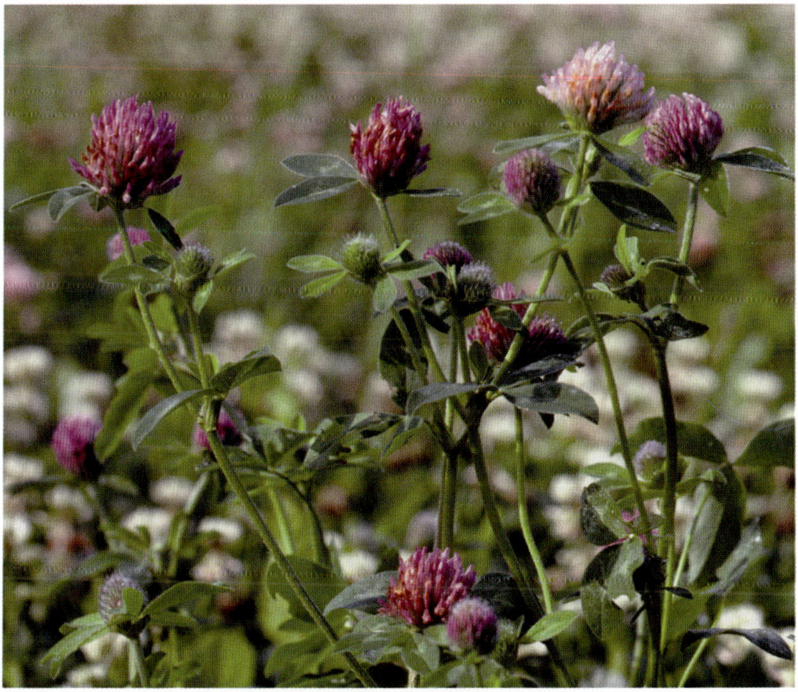

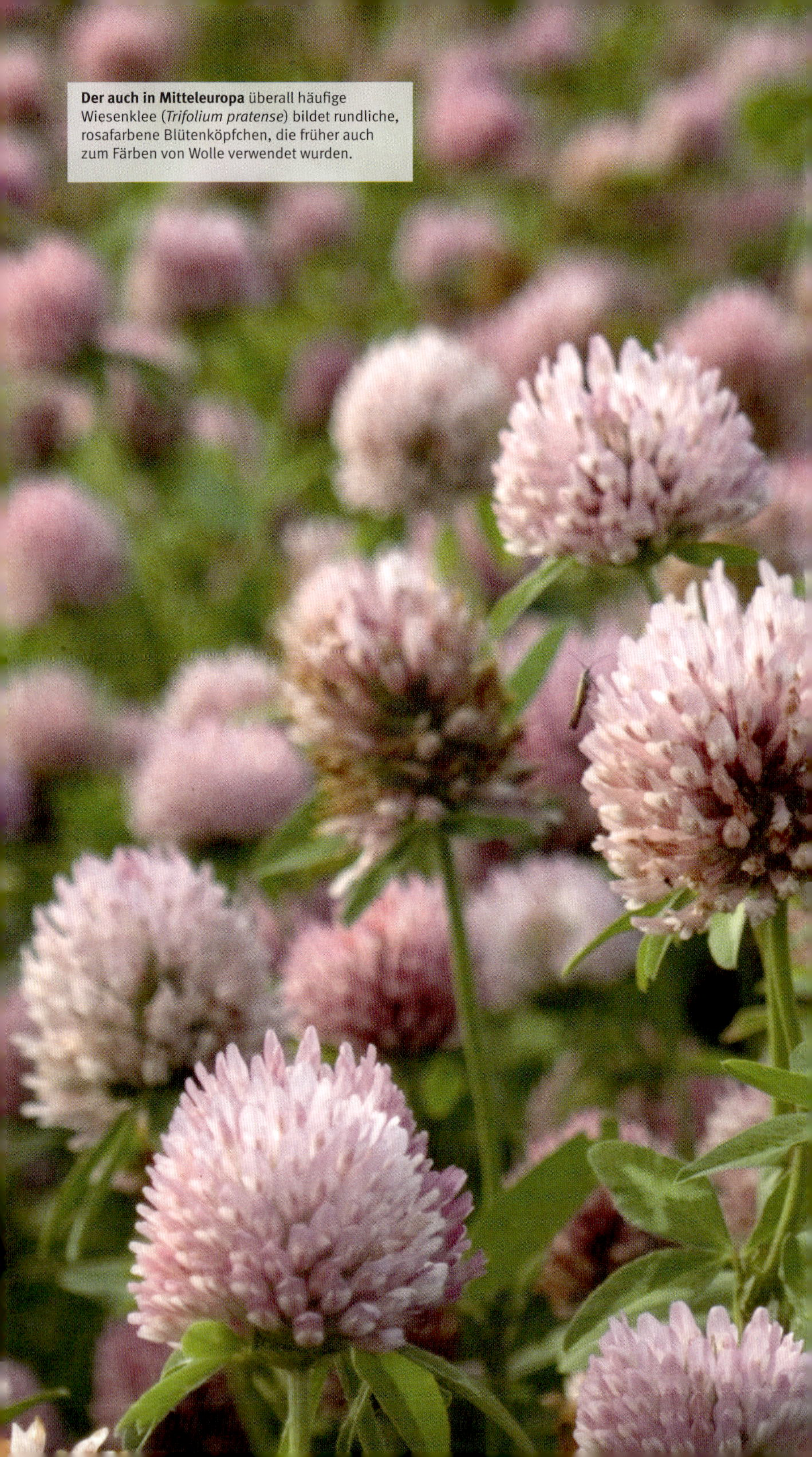

Der auch in Mitteleuropa überall häufige Wiesenklee (*Trifolium pratense*) bildet rundliche, rosafarbene Blütenköpfchen, die früher auch zum Färben von Wolle verwendet wurden.

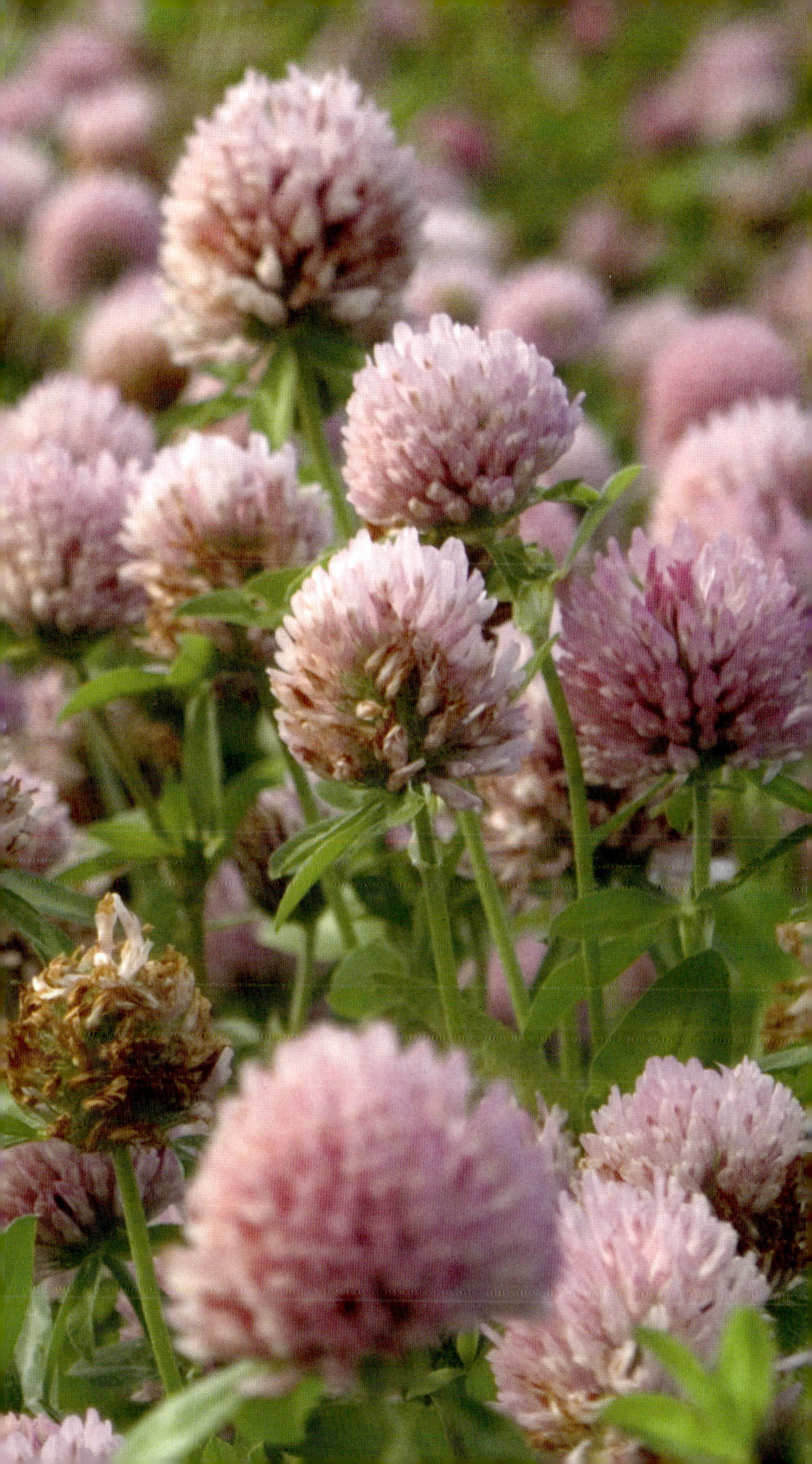

Griechischer Bockshornklee

Trigonella foenum-graecum

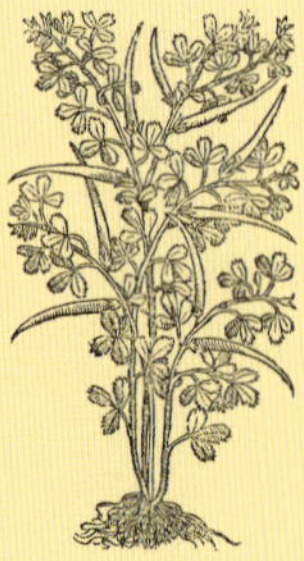

Die Pflanze lässt sich zur Wundheilung einsetzen, aber auch bei Entzündungen im Magen-Darm-Bereich. Klinische Tests haben außerdem gezeigt, dass sie die Konzentration an »schlechten« Fetten wie Cholesterin, LDL oder VLDL im Blut senkt und die Blutzuckerkontrolle und Insulinwirkung bei Diabetes verbessern kann.

THERAPEUTISCHE ANWENDUNG

Verwendete Teile Samen • Keime

Hauptwirkung Entzündungshemmend • Einhüllend • Schleimlösend • Abführend • Senkt den Cholesterin- und Blutzuckerspiegel

Magen-Darm-Probleme Entzündungen im Verdauungstrakt, etwa Gastritis und Reizdarm, können von der Schutzwirkung der Samen profitieren, die man vor der Nutzung in Wasser einweichen sollte.

Cholesterin und Blutzucker Nach klinischen Tests kann die Pflanze auch bei erhöhtem Cholesterinspiegel helfen. Allerdings wurden dabei hohe Dosen (5–100 g pro Tag) eingesetzt. Bei täglicher Anwendung können die Samen auch helfen, den Blutzuckerspiegel zu senken, denn bestimmte Wirkstoffe regen nicht nur die Insulinproduktion an, sondern verzögern auch die Glukoseaufnahme.

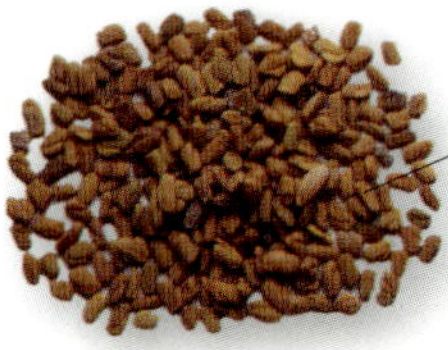

Bockshornkleesamen haben eine einhüllende Wirkung

SAMEN

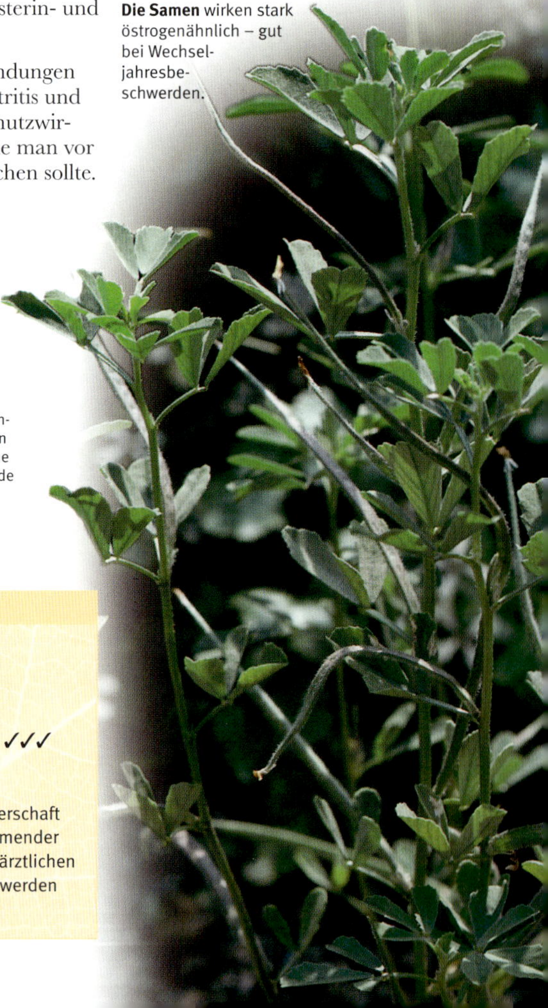

Die Samen wirken stark östrogenähnlich – gut bei Wechseljahresbeschwerden.

AUF EINEN BLICK

SICHERHEIT ★★★★½
TRADITION ★★★★☆
FORSCHUNG ★★★½☆
EMPFOHLENE ANWENDUNG
Gemahlene oder keimende Samen ✓✓✓
Abkochung ✓✓ Kapseln ✓
DOSIERUNG A (*siehe S. 44–45*)
WARNUNG Während der Schwangerschaft und bei Einnahme gerinnungshemmender Medikamente oder Insulin nur auf ärztlichen Rat. Kann u. U. Magen-Darm-Beschwerden verursachen. Siehe auch S. 42–51.

Damiana

Turnera diffusa Syn. *T. aphrodisiaca*

Der Strauch gilt als Tonikum zur Verbesserung der Vitalität und der Stimmung, er soll aber auch die Libido bei Frauen und Männern stärken.

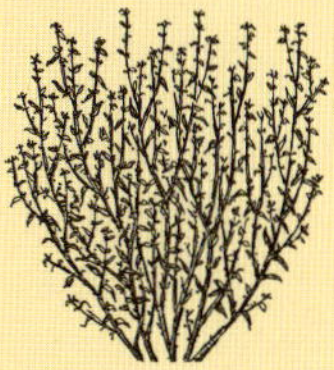

THERAPEUTISCHE ANWENDUNG

Verwendete Teile Blätter

Hauptwirkung Leichtes Antidepressivum • Nerventonikum • Angebliches Aphrodisiakum • Harnwegsantiseptikum

AUF EINEN BLICK

SICHERHEIT ★★★★☆
TRADITION ★★★★☆
FORSCHUNG ★★½☆☆
EMPFOHLENE ANWENDUNG
Aufguss ✓✓✓ Tinktur ✓✓ Kapseln ✓
DOSIERUNG B (*siehe S. 44–45*)
WARNUNG Keine. Siehe auch S. 42–51.

Nervöse Erschöpfung, leichte Depression Bei regelmäßiger Einnahme verbessert Damiana die Stimmung und stärkt die Nerven. Am besten nimmt man es in Kombination mit Kräutern wie Helm- oder Johanniskraut.

Sexualtonikum Damiana gilt als gutes und sanftes Stärkungsmittel, das angeblich auch die Libido bei Frauen und bei Männern verbessert.

BLÜTE

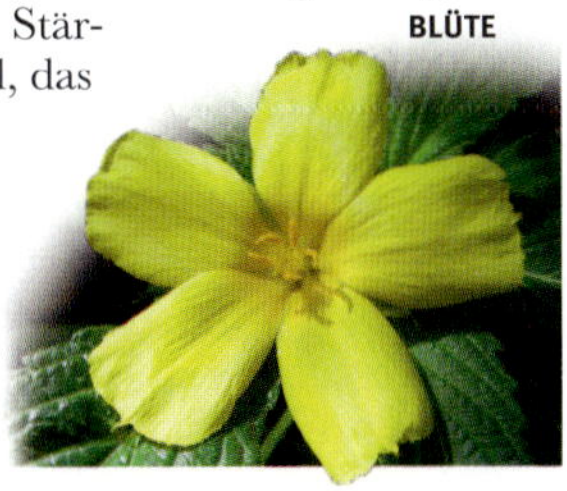

Huflattich

Tussilago farfara

Die Pflanze ist ein gutes Mittel gegen Reizhusten und Katarrh, denn sie entspannt die Atemwege und erleichtert so die Atmung und den Schleimauswurf.

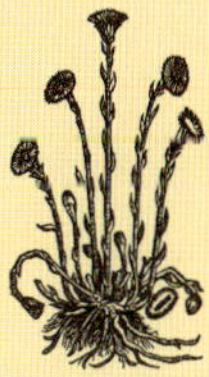

THERAPEUTISCHE ANWENDUNG

Verwendete Teile Blätter

Hauptwirkung Lindert Katarrh • Einhüllend • Schleimlösend

BLÜTEN

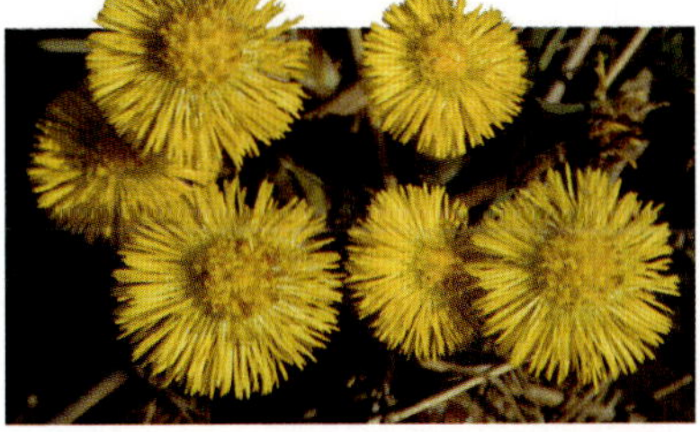

Atemwegsbeschwerden Da Huflattich Entzündungen entgegenwirkt und den Auswurf fördert, verwendet man ihn bei schmerzhaftem Husten und chronischer Bronchitis.

AUF EINEN BLICK

SICHERHEIT ★★★★☆
TRADITION ★★★½☆
FORSCHUNG ★★☆☆☆
ANWENDUNG Standardextrakt ✓✓✓
DOSIERUNG M (*siehe S. 44–45*)
WARNUNG Nicht während Schwangerschaft und Stillzeit. Nur standardisierte Produkte anwenden. Unterliegt oft gesetzlichen Auflagen. Siehe auch S. 42–51.

Rotulme

Ulmus rubra Syn. *U. fulva*

Die Rotulme ist vor allem in der angloamerikanischen Pflanzenheilkunde eine beliebte Arznei. Normalerweise wird die leicht verdauliche, pulverisierte Rinde mit Wasser gemischt und der Brei dann bei Hautproblemen äußerlich und bei Magen-Darm-Beschwerden innerlich angewendet.

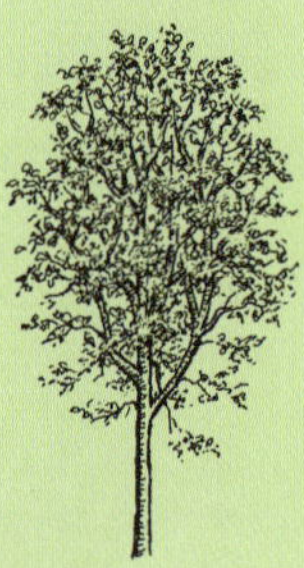

THERAPEUTISCHE ANWENDUNG

Verwendete Teile Wurzel (pulverisiert)

Hauptwirkung Antioxidativ • Einhüllend • Lindernd • Nahrhaft

Verdauungs- und Atemwegsprobleme Die Ulme wird gern bei Sodbrennen, Reizdarm und Bronchitis angewendet. Dazu rührt man 1–2 Teelöffel Pulver mit Wasser an (eventuell auch mit einer Prise Zimtpulver) und lässt es dann vor dem Trinken etwa fünf Minuten ziehen (die Einnahme kann bei Bedarf wiederholt werden). Erwerben Sie nur reines, unvermischtes Ulmenwurzelpulver und nehmen Sie es nicht zusammen mit anderen Medikamenten, weil deren Absorption sich verschlechtern könnte.

Weitere Anwendungen Furunkel und Geschwüre behandelt man mit einer dicken Paste aus Ulmenpulver und Sonnenhuttinktur oder -aufguss. Der Brei wird nach 24 Stunden entfernt; ggf. kann die Prozedur wiederholt werden.

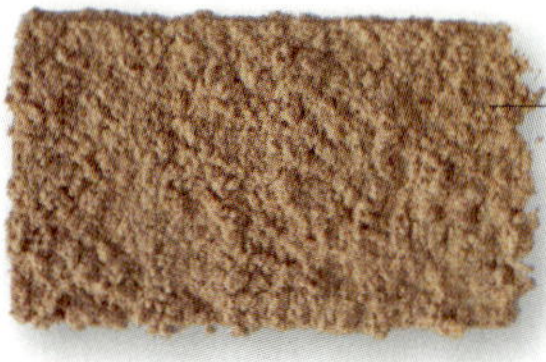

Wurzelpulver hilft bei Entzündungen

PULVERISIERTE WURZEL

AUF EINEN BLICK

SICHERHEIT ★★★★★
TRADITION ★★★★★
FORSCHUNG ★★★☆☆
EMPFOHLENE ANWENDUNG Pulverisierte Wurzel (mit Wasser gemischt) ✓✓✓
DOSIERUNG A (*siehe S. 44–45*)
OFT IN KOMBINATION MIT Sonnenhut (*Echinacea purpurea*)
WARNUNG Verwenden Sie nur die innere Rinde mit reichlich Wasser. Kann u. U. lokale Reizungen verursachen. Siehe auch S. 42–51.

Rotulme schützt die Schleimhäute des Magen-Darm-Trakts und wirkt so Reizungen, Entzündungen und übermäßiger Säureproduktion entgegen.

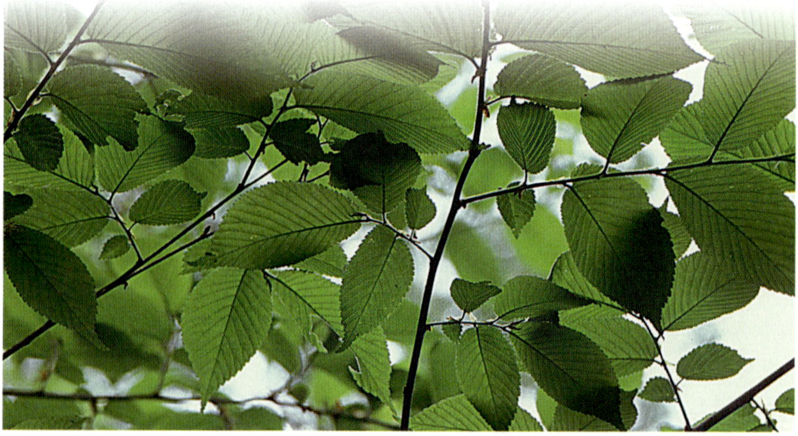

Katzenkralle, Uña de Gato

Uncaria tomentosa

Diese Liane aus dem Amazonasregenwald genießt in ihrer Heimat großes Ansehen, denn sie wird dort als eine Art Allheilmittel genutzt – von Asthma und Arthritis über Diabetes bis zur Krebsbehandlung. Da die Art gefährdet ist, sollte man ökologisch angebaute Produkte kaufen.

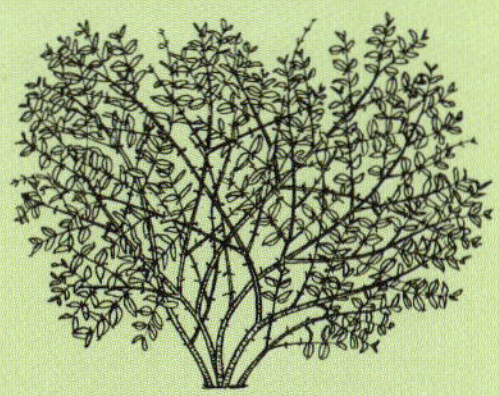

THERAPEUTISCHE ANWENDUNG

Verwendete Teile Stammrinde

Hauptwirkung Entzündungshemmend • Antioxidativ • Stärkt das Immunsystem

Chronische Infektionen Die tonische Wirkung auf das Immunsystem macht die Pflanze zu einem wertvollen Mittel bei chronischen Infektionen und Degenerationskrankheiten. So kann man damit – am besten in Kombination mit anderen, das Immunsystem anregenden Kräutern – chronische Erschöpfung, Fibromyalgie-Syndrom, Drüsenfieber und Herpesinfektionen behandeln. Außerdem lassen klinische Tests in Peru den Schluss zu, dass das Kraut bei HIV-Infektionen hilfreich sein kann.

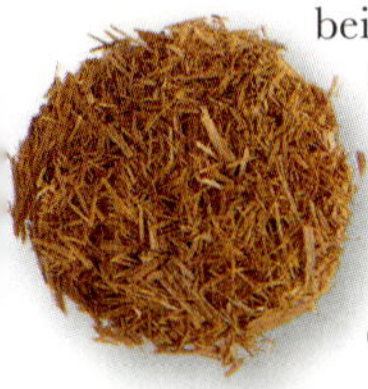

GETROCKNETE RINDE

Entzündungen Die Pflanze hat eine stark entzündungshemmende Wirkung, sodass sie sich bei Magengeschwüren, aber auch bei rheumatoider Arthritis und Gelenkarthrose einsetzen lässt.

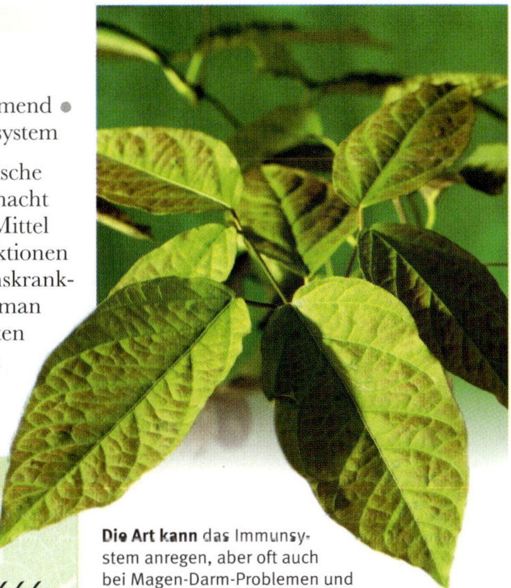

Die Art kann das Immunsystem anregen, aber oft auch bei Magen-Darm-Problemen und Entzündungen helfen.

Krebsmittel Der traditionellen südamerikanischen Anwendung folgend, wird die Art auch zur Behandlung von Krebs angewendet. Allerdings sollte dies ausschließlich nach ärztlicher Konsultation erfolgen.

DIE »KATZENKRALLEN«

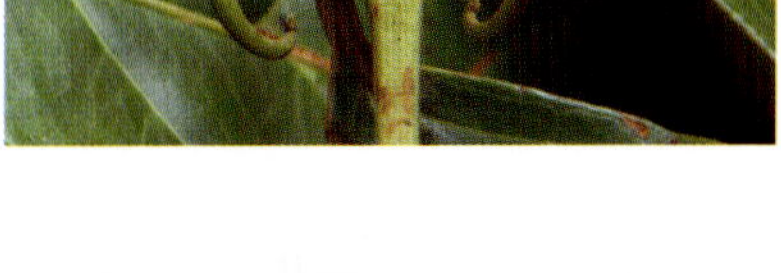

AUF EINEN BLICK

SICHERHEIT ★★★½☆
TRADITION ★★★★★
FORSCHUNG ★★★☆☆
EMPFOHLENE ANWENDUNG Tinktur ✓✓✓ Tabletten ✓✓
DOSIERUNG B (*siehe S. 44–45*)
OFT IN KOMBINATION MIT Sonnenhut (*Echinacea purpurea*)
WARNUNG Nicht während Schwangerschaft und Stillzeit. Kann empfängnisverhütend wirken und Übelkeit oder Kopfschmerzen verursachen. Zusammen mit Blutverdünnungsmitteln oder Immunsuppressiva nur auf Anraten eines Arztes. Siehe auch S. 42–51.

Brennnessel

Urtica dioica, U. urens

Diese unbeliebte Pflanze ist ein gutes Beispiel dafür, dass auch Unkräuter wertvolle Nahrungsmittel und Arzneien sein können. So lässt sich die an Eisen, Kalzium und Kieselsäure reiche Pflanze bei Anämie und rheumatischen Problemen nutzen (als Tee oder Suppe), kann aber auch bei Allergien helfen.

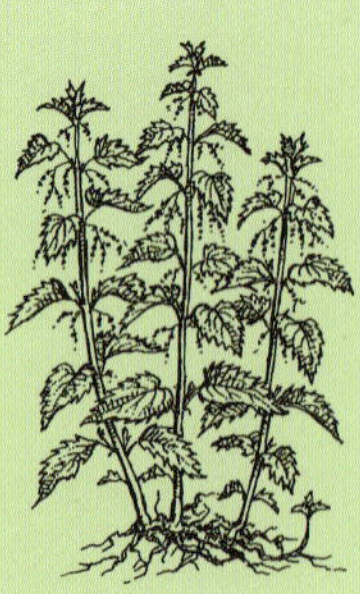

THERAPEUTISCHE ANWENDUNG

Verwendete Teile Kraut • Wurzel

Hauptwirkung Antiallergen • Entzündungshemmend • Krampflösend (Wurzel) • Blutreinigend • Harntreibend • Tonisch (Blätter)

Arthritis und Rheuma Die Brennnessel lässt sich bei steifen oder entzündeten Gelenken einsetzen, etwa bei Gicht, sie kann aber auch die Schmerzen bei arthritischen oder rheumatischen Beschwerden lindern und die Zellerneuerung unterstützen. Dazu ist jedoch eine langfristige Anwendung notwendig. Tees oder Suppen aus Blättern kann man auch in größeren Mengen nehmen, um die entzündungshemmende Wirkung zu erhöhen. Wie klinische Tests in Deutschland gezeigt haben, war es an Gelenkarthrose leidenden Patienten möglich, bei Einnahme der Blätter die Anwendung von Schmerzmitteln stark zu reduzieren. Früher war es üblich, schmerzende Gelenke mit frischen Brennnesseltrieben zu »geißeln«. Diese Wirkung, die in Doppelblindversuchen tatsächlich bestätigt wurde, lässt sich vermutlich durch den hohen Histamin- und Serotoningehalt in den Brennhaaren erklären.

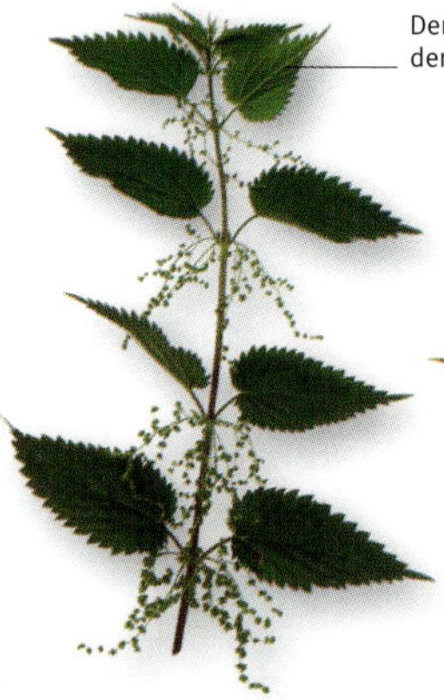

Der Saft der Blätter lindert »Verbrennungen«

FRISCHE PFLANZE

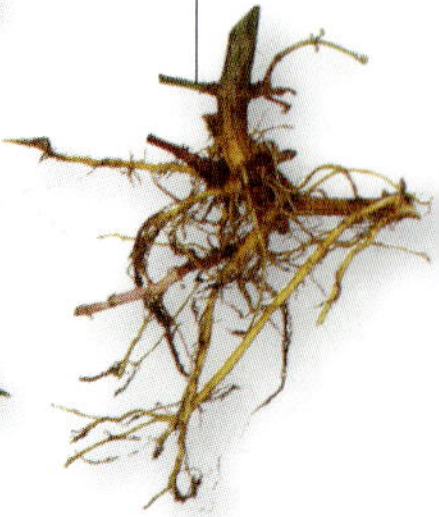

Die Wurzel wirkt harntreibend

FRISCHE WURZEL

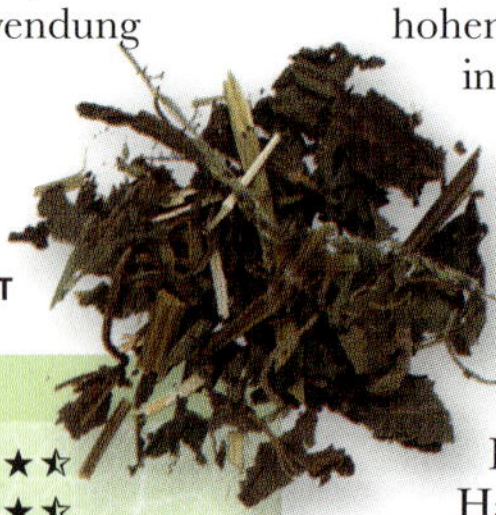

GETROCKNETES KRAUT

Hautprobleme Zur Entgiftung bei Ekzemen, Schuppenflechte und Nesselausschlag kombiniert man Brennnesselblätter am besten mit Kräutern wie Ringelblume oder Krausem Ampfer. Entzündete Haut oder Krampfadern behandelt man mit Aufgüssen oder Lotionen.

Prostatabeschwerden Wie klinische Studien gezeigt haben, lässt sich die Wurzel auch bei Beschwerden im Zusammenhang mit Prostatavergrößerungen einsetzen, z. B. bei Schmerzen während des Urinierens. Dabei kann man die Wurzel sowohl allein (als Tinktur) nehmen oder mit Sägepalme kombinieren.

AUF EINEN BLICK

SICHERHEIT ★★★★✫
TRADITION ★★★★✫
FORSCHUNG ★★★✫☆
EMPFOHLENE ANWENDUNG
Blätter: Aufguss ✓✓✓ Suppe ✓✓ Tinktur ✓
Wurzel: Tinktur ✓✓✓ Tabletten ✓✓
DOSIERUNG A (*siehe S. 44–45*)
OFT IN KOMBINATION MIT Ringelblume (*Calendula officinalis*)
WARNUNG Kann u. U. allergische Hautreaktionen verursachen. Wurzel nicht während der Schwangerschaft. Siehe auch S. 42–51.

DIE BRENNNESSEL ALS GEMÜSE

Verwenden Sie Schösslinge oder frische, junge Nesseln von unbelasteten Standorten. Entfernen Sie dicke oder alte Stängel, waschen Sie das Material gründlich und lassen Sie es in einem abgedeckten Topf (kein Aluminium) etwa 5 Minuten (ohne zusätzliches Wasser) köcheln. Verfeinern Sie die Nesseln vor dem Servieren mit Butter oder Margarine, Salz und Pfeffer oder verwenden Sie sie als Basis für eine Brennnesselsuppe.

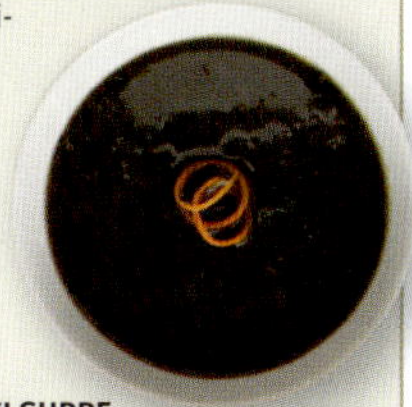

BRENNNESSELSUPPE

Die weltweit in den gemäßigten Zonen vorkommende Brennnessel wird therapeutisch schon seit Jahrhunderten genutzt. Die Schösslinge erntet man im Frühjahr, größere Pflanzen im Sommer.

Weitere Anwendungen Bei innerlicher Anwendung kann die Brennnessel Blutungen von Wunden und aus der Nase lindern. Sie gilt aber auch als wertvolles Mittel bei schweren Menstruationsblutungen, weil sie nicht nur den Blutverlust verringert, sondern wegen ihres beträchtlichen Eisengehaltes auch einer Anämie entgegenwirkt. Außerdem werden die Blätter wegen ihrer antiallergenen Wirkung häufig in Heuschnupfen- und Asthmamitteln verarbeitet. Brennnesseltee kann gut als Haarwasser dienen.

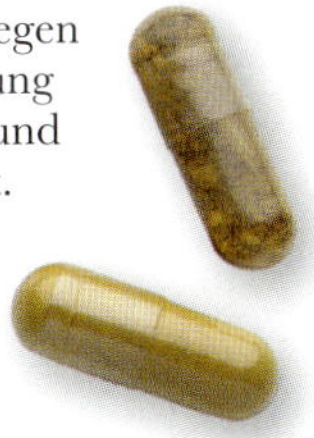

KAPSELN

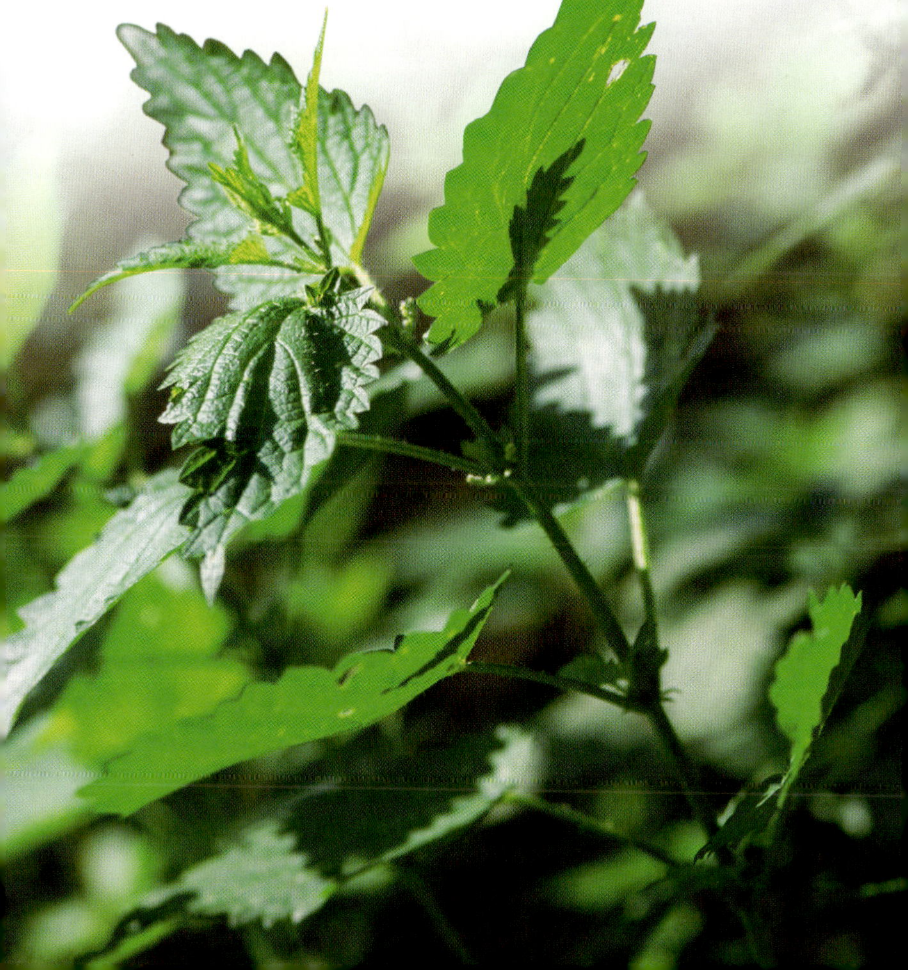

Großfrüchtige Moosbeere

Vaccinium macrocarpon

Die angenehm säuerlich schmeckende Moosbeere ist ein beliebtes Hausmittel bei Blasen- und Harnröhrenentzündung, denn sie hat eine stark desinfizierende Wirkung auf die Harnwege und den Magen-Darm-Trakt. Außerdem ist sie reich an Vitamin C.

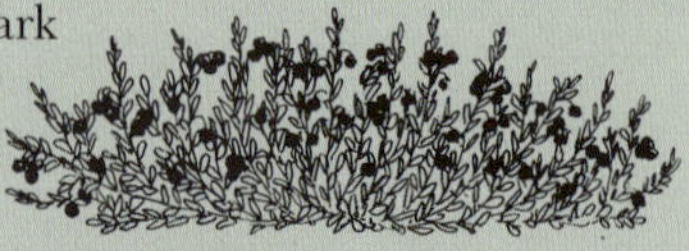

THERAPEUTISCHE ANWENDUNG

Verwendete Teile Früchte • Saft

Hauptwirkung Antioxidativ • Antiseptisch

Blasen- und Harnröhrenentzündung
Die Moosbeere wirkt Entzündungen entgegen, denn sie enthält Substanzen, die es Bakterien erschweren, sich an den Wänden von Harnröhre und Darm einzunisten. Die Anwendung erfolgt am besten in Form von ungesüßtem Saft oder konzentriertem Extrakt, wobei man die Mittel durch Mischen mit anderen Säften schmackhafter machen kann. Vermeiden Sie mit viel Zucker angereicherte Säfte, um das Immunsystem nicht zu schwächen. Besonders bei akuten Infektionen sollte man sehr viel Saft trinken – mehrere Tage lang bis zu ¾ Liter täglich mit viel Wasser; bei langfristiger Anwendung darf es nicht mehr als knapp die halbe Dosis sein.

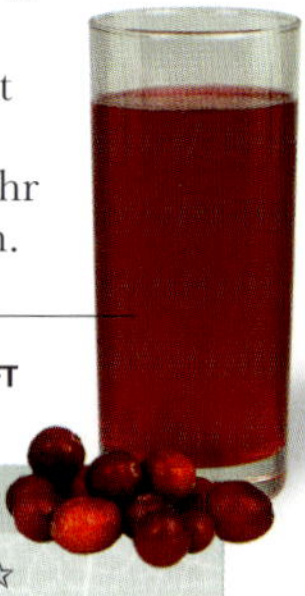
Der Saft »spült« Bakterien aus
SAFT

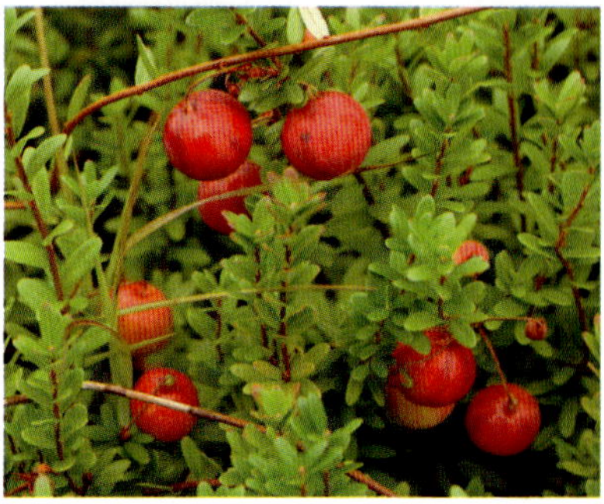

Die in Nordamerika heimische, gut untersuchte Moosbeere gilt als sichere und wirksame Arznei bei leichten Harnwegsinfektionen.

Prostatabeschwerden Die tonische und antiseptische Wirkung auf den Harntrakt macht die Früchte zu einem guten Mittel bei Prostataproblemen, denn bei regelmäßiger Anwendung treten Beschwerden, die mit einer vergrößerten Prostata zusammenhängen, seltener auf. Auch Probleme wie chronische Prostatitis können langfristig davon profitieren.

Weitere Anwendungen Die Art kann außerdem bei Magen-Darm-Infekten, Diarrhö und allergischen Beschwerden von Darm und Atemwegen hilfreich sein.

AUF EINEN BLICK

SICHERHEIT ★★★★½
TRADITION ★★★½☆
FORSCHUNG ★★★★☆
EMPFOHLENE ANWENDUNG Ungesüßter Saft ✓✓✓ Früchte ✓✓ Tabletten ✓
DOSIERUNG A (*siehe S. 44–45*)
OFT IN KOMBINATION MIT Buccostrauch (*Barosma betulina*)
WARNUNG Sehr hohe Dosen können die Wirkung von gerinnungshemmenden Mitteln erhöhen und Magen-Darm-Beschwerden verursachen. Siehe auch S. 42–51.

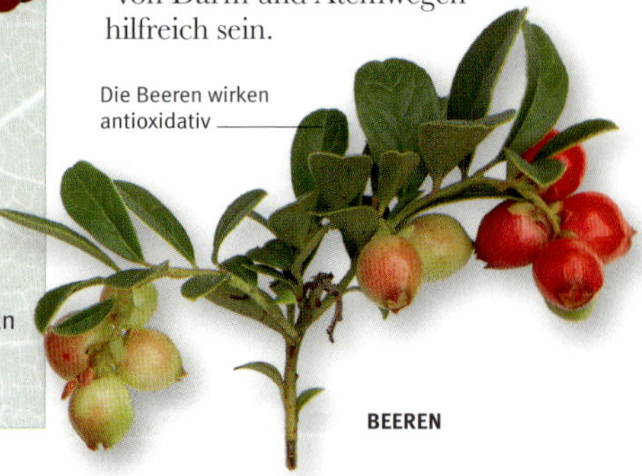
Die Beeren wirken antioxidativ
BEEREN

Heidelbeere, Blaubeere

Vaccinium myrtillus

Die Heidelbeere hat eine kräftigende Wirkung auf kleine Blutgefäße, besonders auf die Kapillaren. Das gilt auch für die Blutgefäße des Auges, sodass sie helfen kann, die Sehkraft oder auch die Nachtsicht zu verbessern.

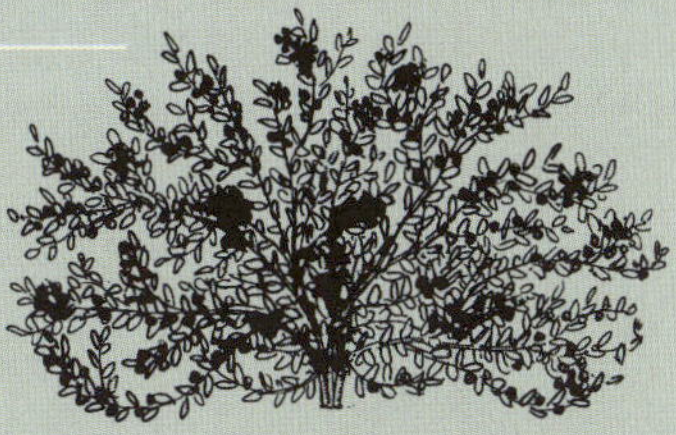

THERAPEUTISCHE ANWENDUNG

Verwendete Teile Früchte • Saft • Blätter

Hauptwirkung Entzündungshemmend • Verhindert Flüssigkeitsansammlungen im Gewebe • Antioxidativ • Adstringierend • Kreislauftonikum (Früchte) • Harntraktantiseptikum (Blätter)

Augengesundheit Langfristig angewendet, verbessern Heidelbeeren die Augengesundheit, weil sie vor Schädigungen durch Bluthochdruck oder Diabetes schützen. Außerdem sollen sie bei Kurzsichtigkeit helfen und Star vorbeugen.

Weitere Anwendungen Die Art kann die periphere Blutzirkulation verbessern und den Flüssigkeitsaustritt aus Blutgefäßen verringern, sodass man sie bei Hämorriden, Krampfadern, Frostbeulen, Raynaud-Krankheit, Schaufensterkrankheit und leichten Quetschungen nimmt. Die Früchte gelten außerdem als gutes Mittel gegen Diarrhö oder Verstopfung und die Blätter als Antiseptikum für die Harnwege.

AUF EINEN BLICK

SICHERHEIT ★★★★½
TRADITION ★★★★☆
FORSCHUNG ★★★½☆
EMPFOHLENE ANWENDUNG Früchte ✓✓✓ Tinktur ✓✓ Tabletten ✓
DOSIERUNG A (*siehe S. 44–45*)
OFT IN KOMBINATION MIT Weißdorn (*Crataegus* spp.)
WARNUNG Sehr hohe Dosen können die Wirkung blutverdünnender Medikamente verstärken. Siehe auch S. 42–51.

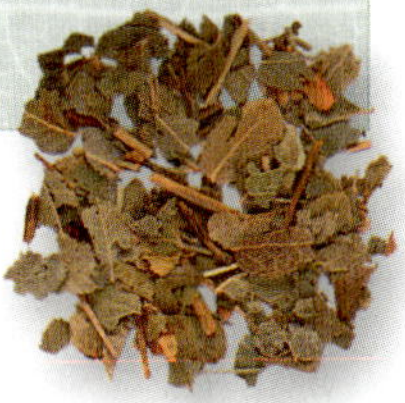

GETROCKNETE BLÄTTER

Die stark antioxidative Wirkung macht die Pflanze zu einem nützlichen Mittel bei vielen chronischen Beschwerden, besonders Kreislaufproblemen.

Die Beeren stärken die Kapillargefäße

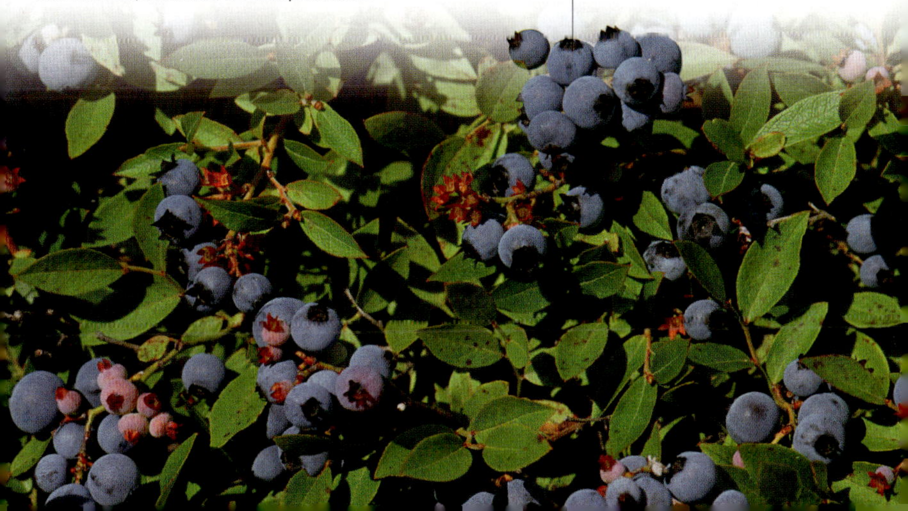

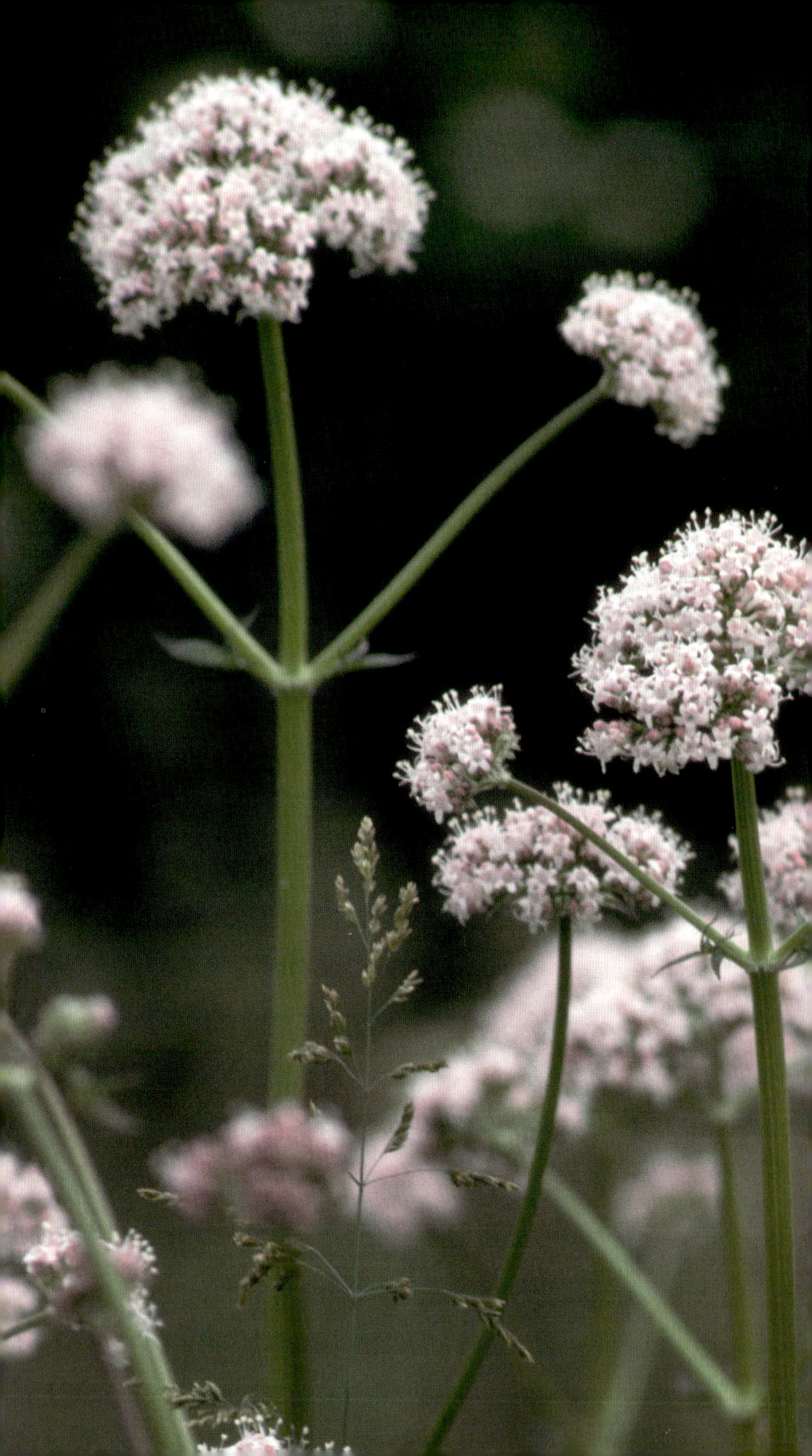

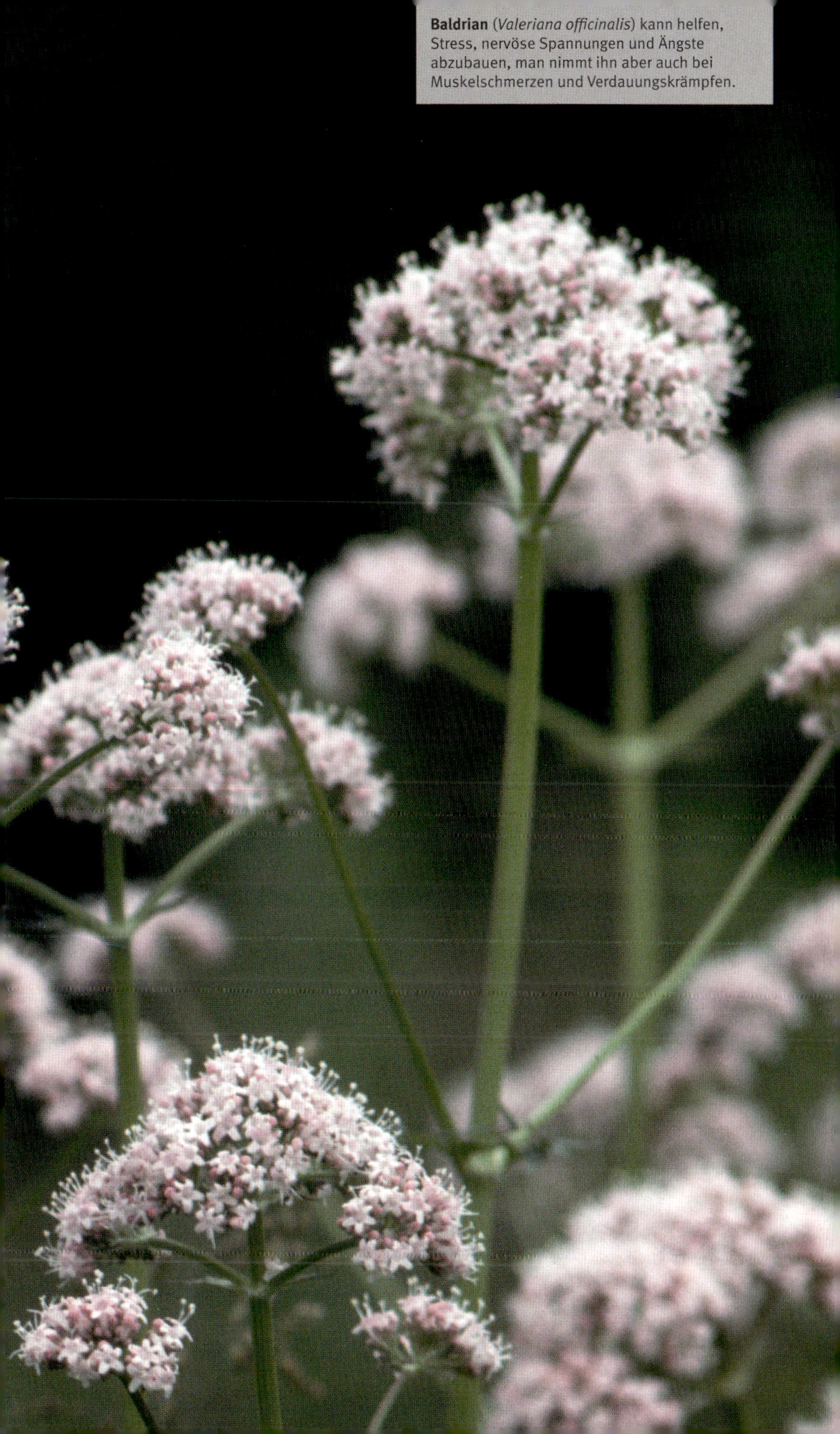

Baldrian (*Valeriana officinalis*) kann helfen, Stress, nervöse Spannungen und Ängste abzubauen, man nimmt ihn aber auch bei Muskelschmerzen und Verdauungskrämpfen.

Großer Baldrian

Valeriana officinalis

Dieses Kraut setzt man wegen seiner beruhigenden Wirkung häufig bei nervösen Spannungen und Überaktivität ein oder wenn das Abschalten schwerfällt. Aber auch, wenn ein Mittel gebraucht wird, um Angstgefühle und Panikattacken zu verringern, ist der Baldrian eine gute Wahl.

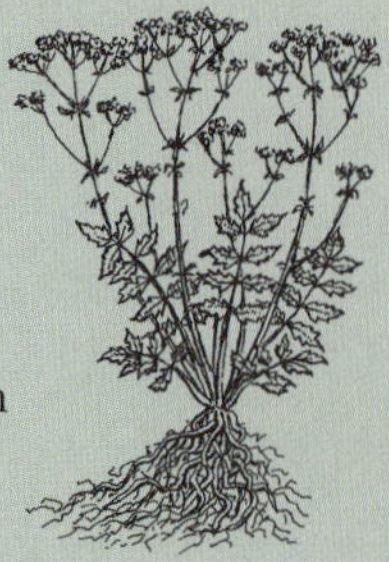

THERAPEUTISCHE ANWENDUNG

Verwendete Teile Wurzel

Hauptwirkung Krampflösend • Schmerzlindernd • Beruhigend • Bittermittel

Ängste, nervöse Spannungen Der nicht süchtig machende Baldrian kann Angstsymptome wie Spannungskopfschmerzen, Herzklopfen und Muskelverspannungen lindern, wobei man ihn allein oder zusammen mit Kräutern wie Hafer oder Virginia-Helmkraut nehmen kann. Allerdings reagieren verschiedene Menschen auf Baldrian recht unterschiedlich. So kann er in Einzelfällen auch eine anregende Wirkung haben. Daher sollten Sie zunächst eine sehr kleine Dosis nehmen und diese dann langsam erhöhen.

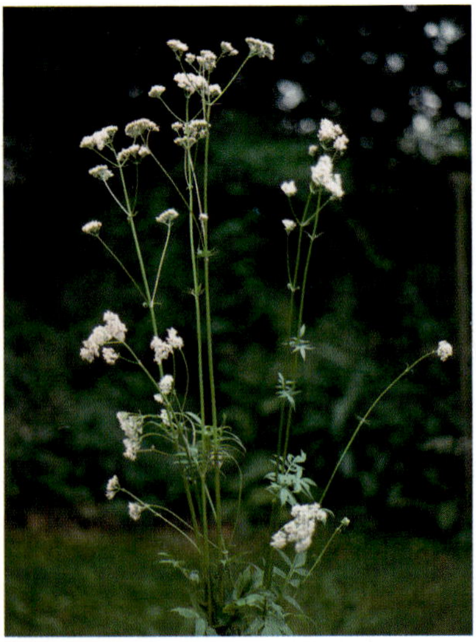

AUF EINEN BLICK

SICHERHEIT ★★★★½
TRADITION ★★★★½
FORSCHUNG ★★★★☆
EMPFOHLENE ANWENDUNG
Tabletten, Kapseln ✓✓✓ Tinktur ✓✓
DOSIERUNG B (*siehe S. 44–45*)
OFT IN KOMBINATION MIT Virginia-Helmkraut (*Scutellaria lateriflora*).
WARNUNG Kann schläfrig machen (Autofahren!). Verursacht in seltenen Fällen Kopfschmerzen, Magen-Darm-Probleme oder verstärkt u. U. auch die bekämpften Symptome.
Siehe auch S. 42–51.

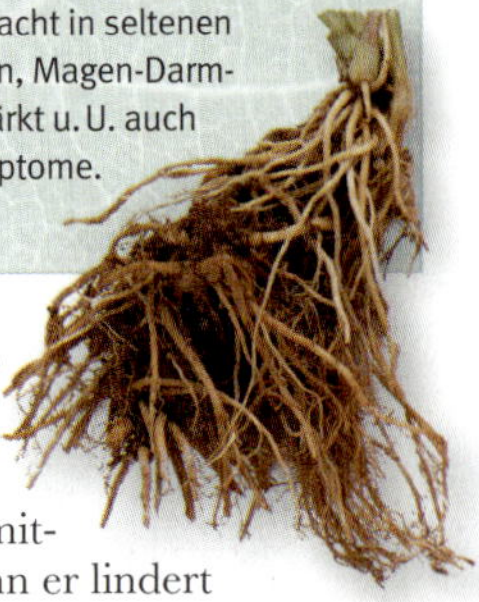

FRISCHE WURZEL

Schlechter Schlaf Baldrian ist in vielen Kräuterschlafmitteln enthalten, denn er lindert Schlafstörungen, die durch Angstzustände oder Überreizung verursacht werden; zusammen mit Johanniskraut kann er außerdem für einen besseren Schlaf bei depressiver Verstimmung sorgen.

Weitere Anwendungen Baldrian lässt sich auch bei Muskelschmerzen, Menstruationskrämpfen, rheumatischen Schmerzen und Reizdarm einsetzen.

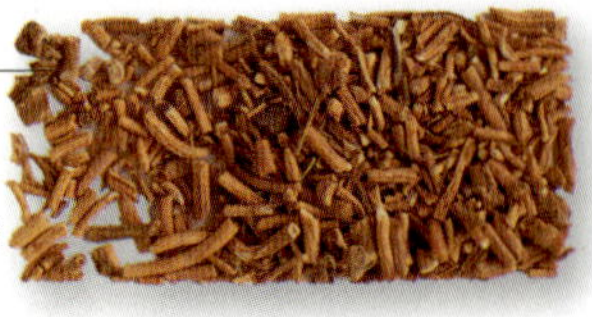

Die Wurzel lindert Ängste

GETROCKNETE WURZEL

Die in Europa und Nordasien heimische Pflanze kommt an feuchten Standorten vor. Der Name geht vermutlich auf das lateinische *valere* zurück, was in etwa »wohlauf sein« bedeutet.

Gewöhnliches Eisenkraut

Verbena officinalis

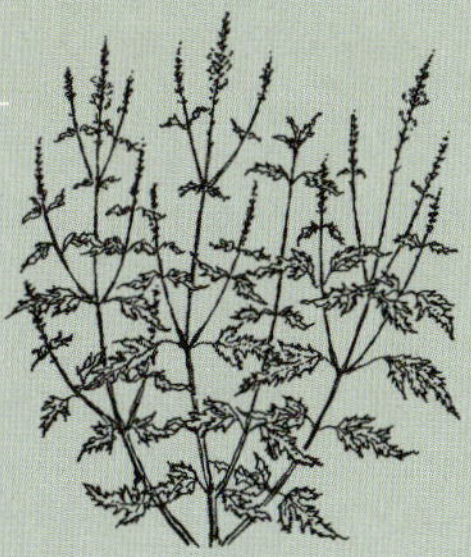

In der westlichen und chinesischen Kräuterheilkunde wird die Pflanze vor allem als aufbauendes Mittel bei Nerven- und Verdauungsbeschwerden genutzt, z. B. nervöser Erschöpfung, Kopfschmerzen, Menstruationsproblemen, schlechter Verdauung und Harnwegsinfekten.

THERAPEUTISCHE ANWENDUNG

Verwendete Teile Oberirdische Teile

Hauptwirkung Leichtes Antidepressivum • Nerventonikum • Entspannend • Verdauungstonikum

Ängste und nervöse Spannungen Eisenkraut stärkt die Nerven, sodass man es über mehrere Wochen anwenden kann, wenn andauernder Stress oder Ängste zu nervöser Erschöpfung geführt haben, aber auch bei Migräne und stressbedingten Kopfschmerzen.

Prämenstruelle Probleme Da Eisenkraut eine leicht proöstrogene Wirkung besitzt, ist es ein wertvolles Mittel bei prämenstruellen Spannungen und Menstruationskopfschmerzen, besonders wenn man es mit Mönchspfeffer kombiniert.

Weitere Anwendungen Das Kraut ist hilfreich bei Appetitmangel, vor allem wenn emotionale Ursachen dafür verantwortlich sind. So wendet man es bei Anorexie an, wobei es am besten als Tinktur vor den Mahlzeiten genommen wird – wenn notwendig, mit Wasser oder Obstsaft vermischt. In China nimmt man Eisenkraut zur Fiebersenkung und gegen Malaria; außerdem soll es die Leber schützen und die Muttermilchproduktion steigern.

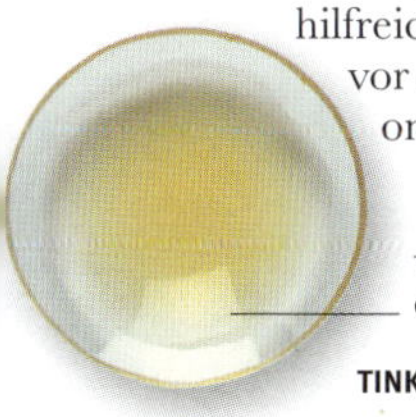

Tinkturen regen den Appetit an

TINKTUR

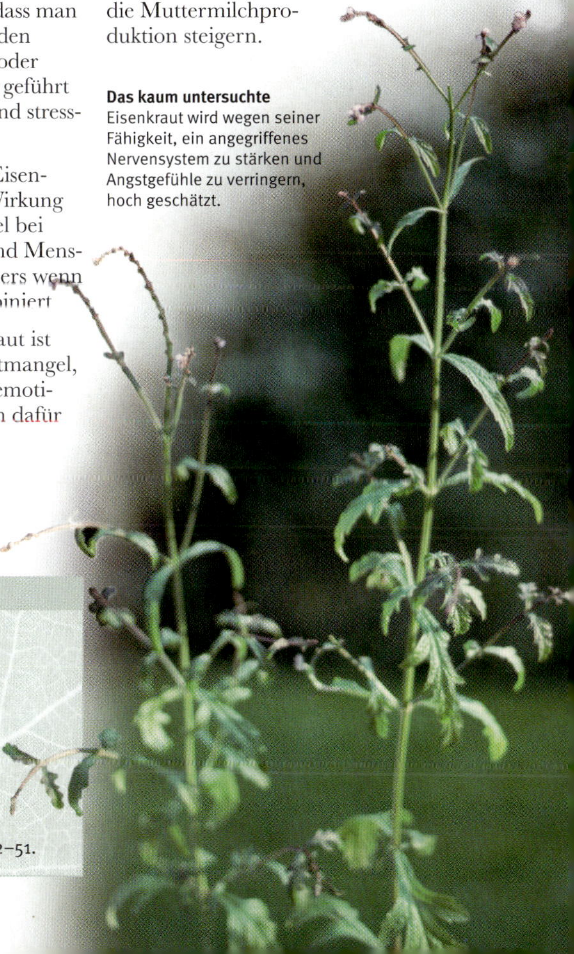

Das kaum untersuchte Eisenkraut wird wegen seiner Fähigkeit, ein angegriffenes Nervensystem zu stärken und Angstgefühle zu verringern, hoch geschätzt.

AUF EINEN BLICK

SICHERHEIT ★★★★½
TRADITION ★★★★☆
FORSCHUNG ★½☆☆☆
EMPFOHLENE ANWENDUNG
Aufguss ✓✓✓ Tinktur ✓✓
DOSIERUNG B (*siehe* S. 44–45)
OFT IN KOMBINATION MIT Johanniskraut (*Hypericum perforatum*)
WARNUNG Kann u. U. Hautausschlag verursachen. Siehe auch S. 42–51.

Gewöhnlicher Schneeball

Viburnum opulus Syn. *V. prunifolium*

Diesen Strauch, der als wirksames krampflösendes Mittel gilt, setzt man besonders häufig bei Problemen mit der Skelettmuskulatur oder mit inneren Organen ein. In der westlichen Heilkunde benutzt man ihn vor allem zur Entspannung verkrampfter Muskeln.

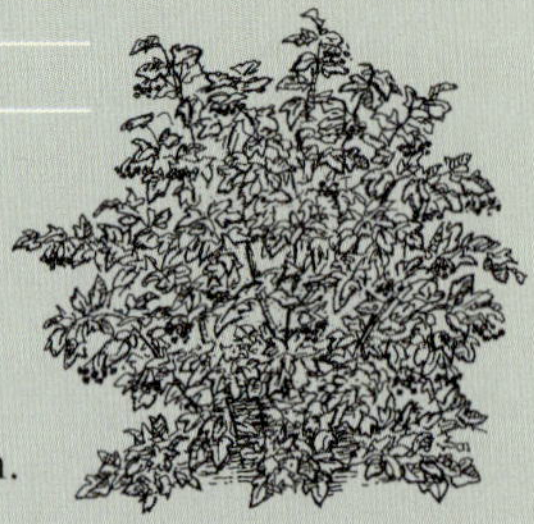

THERAPEUTISCHE ANWENDUNG

Verwendete Teile Rinde

Hauptwirkung Krampflösend • Adstringierend • Blutdrucksenkend

Krämpfe und Schmerzen Rheumatische Schmerzen können nicht nur durch Entzündungen, sondern auch durch steife Muskeln hervorgerufen werden. In solchen Fällen kann Schneeballrinde Linderung bringen, denn sie entspannt die Muskeln und erleichtert so den Blutfluss und den Abtransport von Giftstoffen – oft eine entscheidende Ursache für die Schmerzen. Außerdem lässt sie sich wegen der krampflösenden Wirkung auch bei Beinkrämpfen und krampfartigen Periodenschmerzen anwenden. Die Rinde kann symptomatische Beschwerden allein oder kombiniert mit Mitteln wie Weidenrinde und Stachelesche (*Zanthoxylum* spp.) lindern – bei Problemen wie Fibromyalgie-Syndrom aber auch mit entzündungshemmenden und den Kreislauf anregenden Kräutern. Bei Periodenschmerzen muss die Arznei genommen werden, bevor der Schmerz beginnt.

Magen-Darm-Krämpfe Die Rinde kann auch bei Darmkrämpfen wirksam sein, einschließlich Reizdarm. Bei Beschwerden dieser Art kann man sie gut mit Kamille kombinieren.

Weitere Anwendungen Schneeball wird oft in Arzneien gegen Bluthochdruck verwendet, v. a. wenn damit Muskelverspannungen verbunden sind.

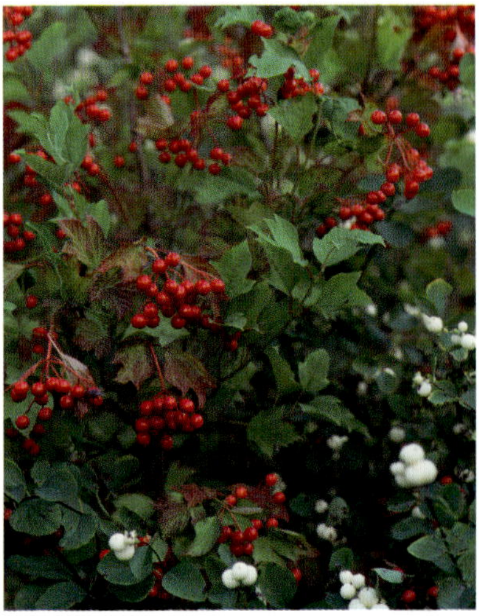

Der Schneeball mit seinen charakteristischen roten Beeren wächst in Hecken, Dickichten und Wäldern. Er ist in Europa und Nordostamerika beheimatet.

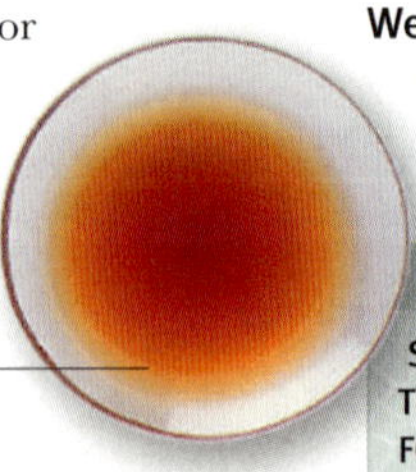

Tinkturen können Muskelverspannungen lindern

TINKTUR

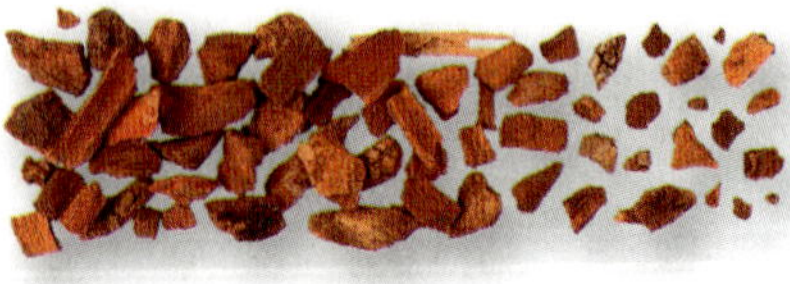

GETROCKNETE RINDE

AUF EINEN BLICK

SICHERHEIT ★★★★★
TRADITION ★★★★☆
FORSCHUNG ★★☆☆☆
EMPFOHLENE ANWENDUNG
Abkochung ✓✓✓ Tinktur ✓✓ Kapseln ✓
DOSIERUNG B (*siehe* S. 44–45)
OFT IN KOMBINATION MIT Baldrian (*Valeriana officinalis*)
WARNUNG Keine. Siehe auch S. 42–51.

Wildes Stiefmütterchen

Viola tricolor

Stiefmütterchen sind nicht nur beliebte Gartenpflanzen, sondern auch geschätzte Kräuter gegen Haut- und Atemwegsbeschwerden.

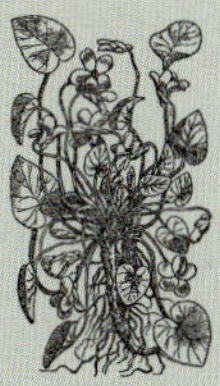

THERAPEUTISCHE ANWENDUNG

Verwendete Teile Sprossteile

Hauptwirkung Entzündungshemmend • Harntreibend • Auswurffördernd

Haut- und Atemwegsprobleme Diese Pflanze wird gern bei Hautbeschwerden und zur Entgiftung genutzt, wobei man sie oft mit Kräutern wie Brennnessel oder Wiesenklee kombiniert. Bei Beschwerden wie Ekzemen oder juckender Haut kann man sie als Tinktur innerlich anwenden (gilt auch für Kinder) oder Aufgüsse auf juckende Stellen auftragen. Bei Bronchitis wird das Kraut häufig mit Thymian kombiniert.

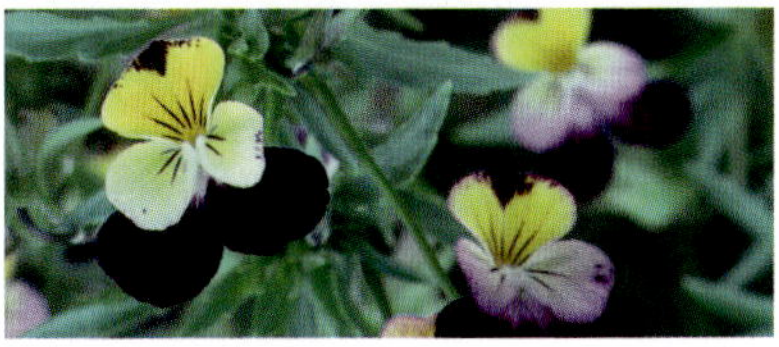

BLÜTEN UND BLÄTTER

AUF EINEN BLICK

SICHERHEIT ★★★★☆
TRADITION ★★★☆☆
FORSCHUNG ★⯪☆☆☆
ANWENDUNG Aufguss ✓✓✓ Tinktur ✓✓
DOSIERUNG B (*siehe S. 44–45*)
WARNUNG Keine. Siehe auch S. 42–51.

Mistel

Viscum album

Die Mistel wurde früher bei Epilepsie, Schlaflosigkeit und Tinnitus eingesetzt, während man sie heute vor allem bei Bluthochdruck anwendet.

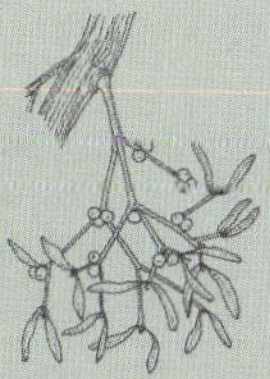

THERAPEUTISCHE ANWENDUNG

Verwendete Teile Blätter und Zweige (nicht die Früchte)

Hauptwirkung Blutdrucksenkend • Leichtes Beruhigungsmittel

Herz-Kreislauf Als leichtes Beruhigungsmittel kann die Mistel Überaktivität verringern, Blutgefäße entspannen und Panikattacken verhindern (nur auf ärztliche Anweisung). Sie gilt traditionell aber auch als Herztonikum und wird zudem oft in Arzneien zur Behandlung von Bluthochdruck verarbeitet.

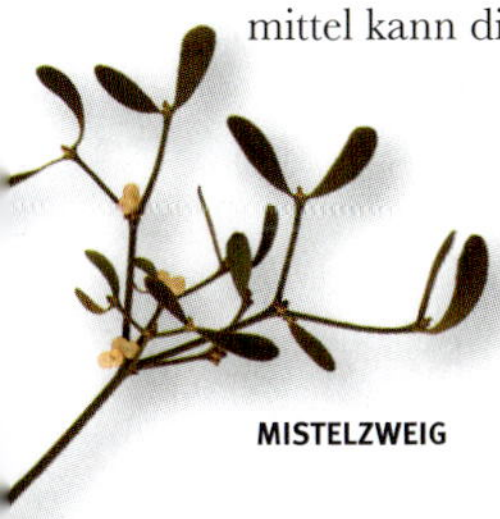

MISTELZWEIG

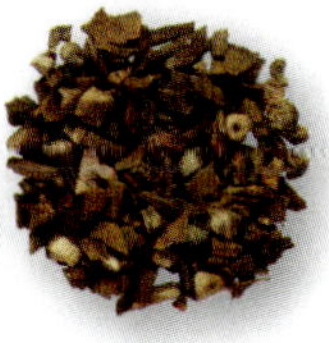

TROCKENMATERIAL

AUF EINEN BLICK

SICHERHEIT ★★★⯪☆
TRADITION ★★★⯪☆
FORSCHUNG ★★☆☆☆
EMPFOHLENE ANWENDUNG
Tinktur ✓✓✓ Kapseln ✓✓ Tabletten ✓
DOSIERUNG M, C (*siehe S. 44–45*)
WARNUNG Nicht in der Schwangerschaft; hochdosiert potenziell giftig. Siehe S. 42–51.

Mönchspfeffer

Vitex agnus-castus

Diese Pflanze gehört zu den wenigen Kräutern, die eine progesteronähnliche Wirkung haben. Daher setzt man sie bei Problemen während der Menstruation und Perimenopause sowie zur Behandlung von Zyklusunregelmäßigkeiten ein.

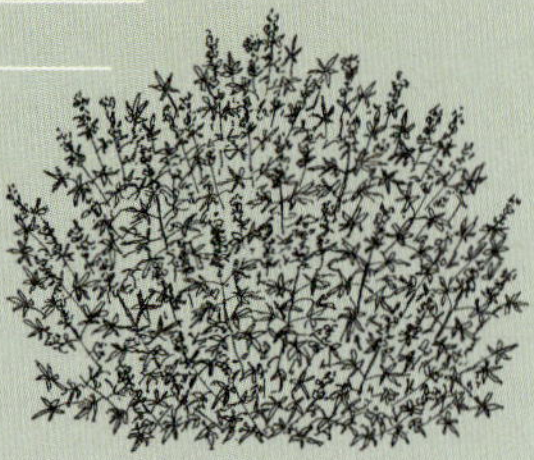

THERAPEUTISCHE ANWENDUNG

Verwendete Teile Früchte

Hauptwirkung Hormonregulierend • Regt die Muttermilchproduktion an

Menstruationsbeschwerden Mönchspfeffer gilt als gute Arznei bei Menstruationsproblemen, er ist aber nicht für alle Beschwerden dieser Art geeignet. Einsetzen kann man ihn bei unregelmäßiger Periode und Prämenstruellem Syndrom sowie bei empfindlichen Brüsten, Flüssigkeitsretention und Kopfschmerzen. Die Symptome werden zumeist erst nach mehrmonatiger Anwendung gelindert. Tinkturen oder Extrakte nimmt man möglichst am frühen Morgen, wenn die Hirnanhangsdrüse besonders aktiv ist. Weitere Anwendungsmöglichkeiten sind starke Menstruationsblutungen und Periodenschmerzen, wobei man die Art oft mit anderen Arzneien kombiniert (fragen Sie dazu Ihren Therapeuten).

Polyzystisches Ovarsyndrom Die Kräuterkunde kann selbst bei diesem schwierigen Problem hilfreich sein. Zwar muss die Krankheit unbedingt auch ärztlich behandelt werden, aber durch die Selbstbehandlung mit Mönchspfeffer lässt sich oft ebenfalls eine deutliche Besserung der Beschwerden erreichen. Die Arznei muss mindestens 3–4 Monate genommen werden, bevor Erfolge sichtbar werden.

Unfruchtbarkeit Da Mönchspfeffer einen Einfluss auf die Ausschüttung von Östrogen und Progesteron während des Menstruationszyklus haben soll, sagt man ihm nach, er könne die Fruchtbarkeit verbessern und die Chancen einer Empfängnis erhöhen.

Menopause Am wertvollsten ist diese Pflanze, wenn sie etwa ein Jahr vor der Menopause eingesetzt wird, denn sie kann für

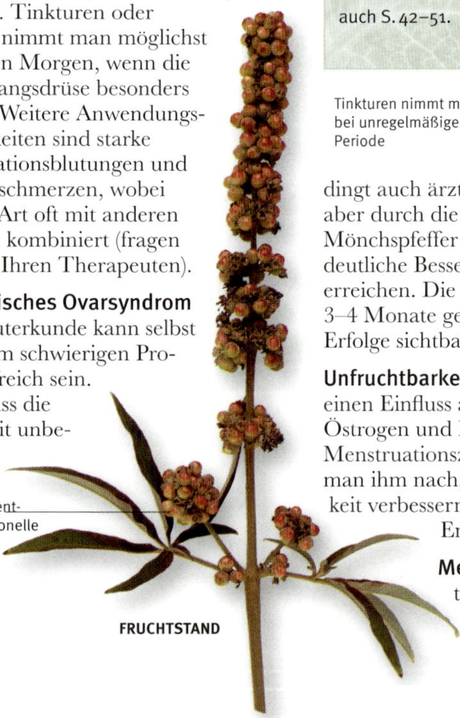

Die Früchte enthalten hormonelle Substanzen

FRUCHTSTAND

AUF EINEN BLICK

SICHERHEIT ★★★★½
TRADITION ★★★★★
FORSCHUNG ★★★★☆
EMPFOHLENE ANWENDUNG Tinktur ✓✓✓ Tabletten ✓✓ Kapseln ✓
DOSIERUNG M (*siehe S. 44–45*). Täglich vor dem Frühstück einnehmen
OFT IN KOMBINATION MIT Traubensilberkerze (*Cimicifuga racemosa*)
WARNUNG Nicht zusammen mit der Pille, bei Fertilitäts- oder Hormonersatztherapien und in der Schwangerschaft anwenden. Kann u. U. Magen-Darm-Probleme oder Kopfschmerzen verursachen. Siehe auch S. 42–51.

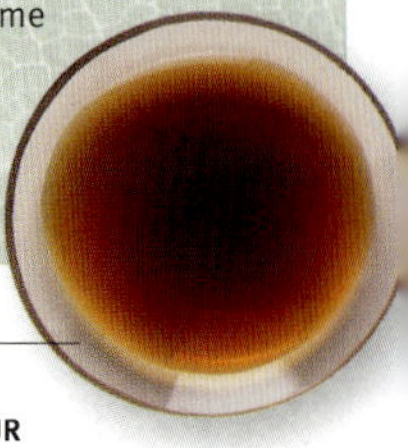

Tinkturen nimmt man bei unregelmäßiger Periode

TINKTUR

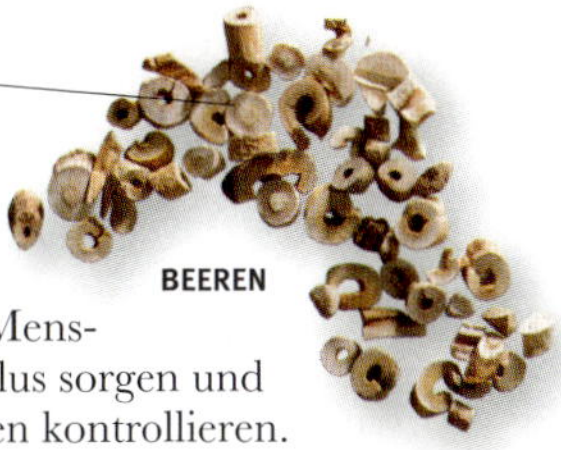

einen regelmäßigeren Menstruationszyklus sorgen und die Blutungen kontrollieren. Man verwendet sie aber auch – zumeist mit Mitteln wie Traubensilberkerze und Salbei – um klimakterische Beschwerden wie Kopfschmerzen, fliegende Hitze und Nachtschweiß zu lindern.

Weitere Anwendungen Man verwendet Mönchspfeffer außerdem bei Akne, die oft mit einer erhöhten Konzentration männlicher Hormone zusammenhängt, und um die Muttermilchproduktion in der Stillzeit zu steigern.

Arznei für Mönche

Im Mittelalter sollen Mönche die Beeren dieser Pflanze gekaut haben, um ihre sexuellen Begierden zu zügeln. So schrieb der englische Naturheilkundler Gerard im 16. Jahrhundert: »Agnus castus ist ein einzigartiges Kraut für alle, die in Keuschheit leben möchten, denn es bekämpft unkeusche Gelüste und Begierden (...), in welcher Form man es auch nimmt (...), weswegen es auch castus genannt wird, was so viel wie keusch, sauber und rein bedeutet.«

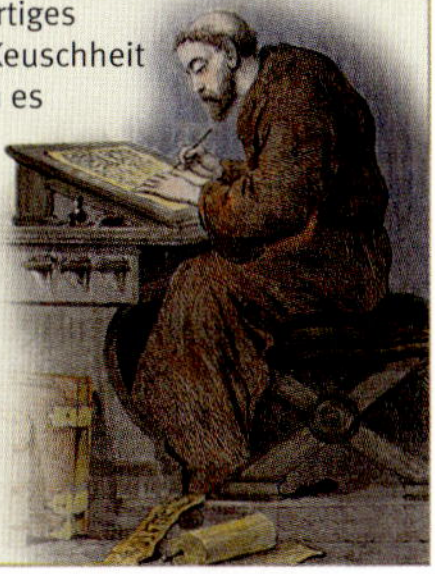

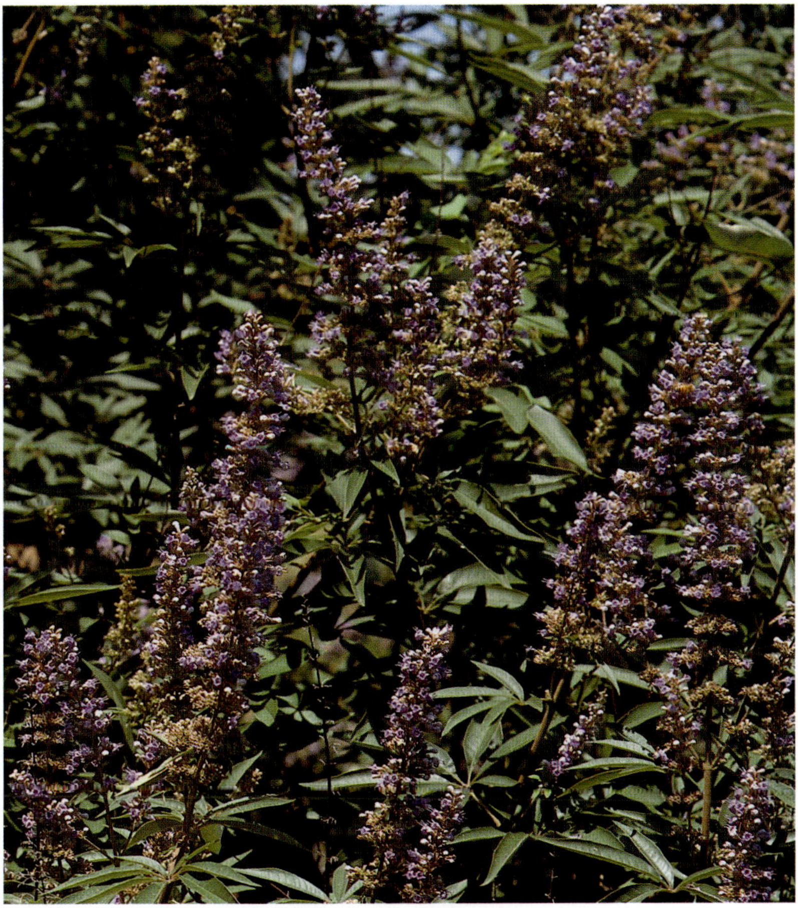

Der Mönchspfeffer ist eine sehr alte Heilpflanze, die schon von Homer in seiner *Ilias* als ein Mittel gelobt wird, das alle mögliche Übel bekämpfen kann.

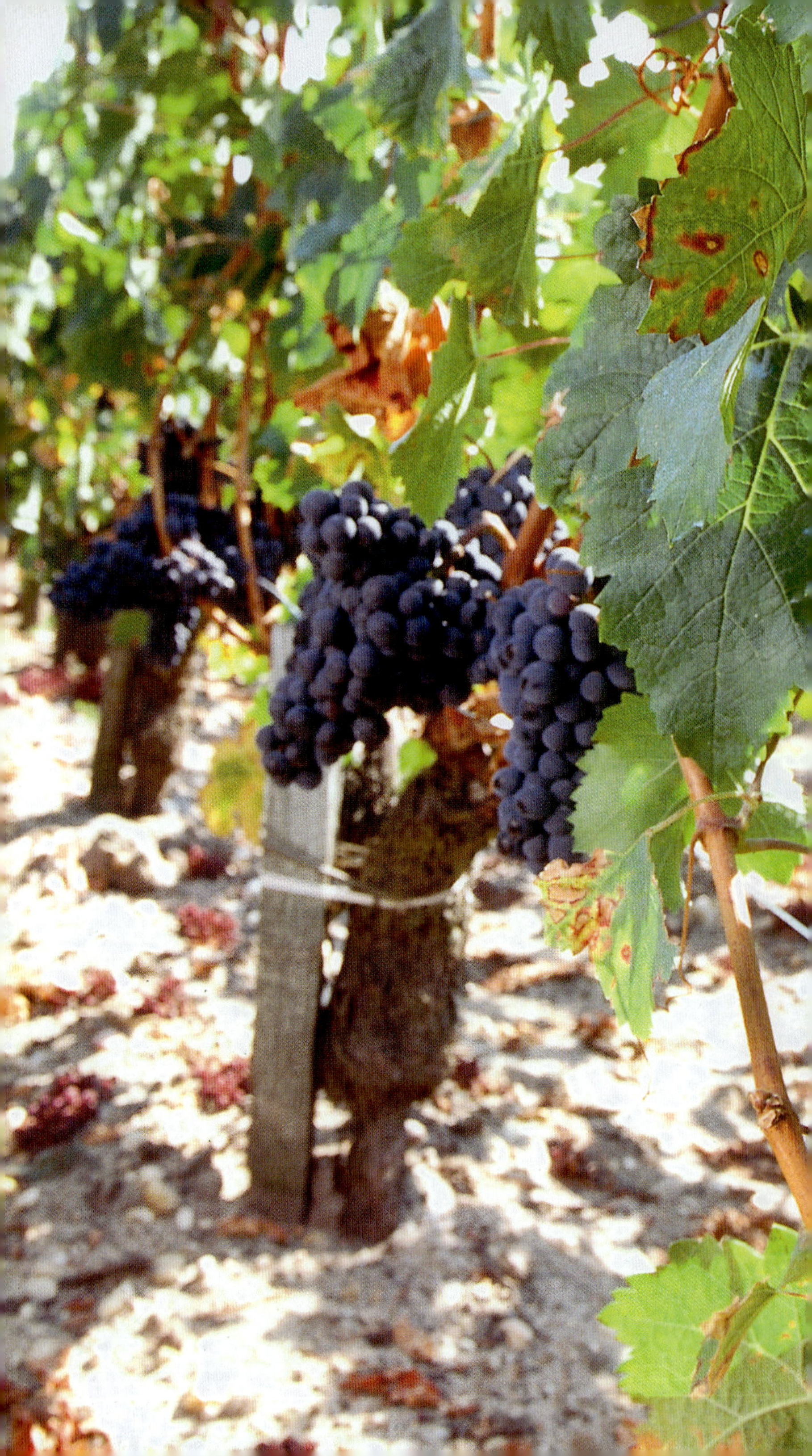

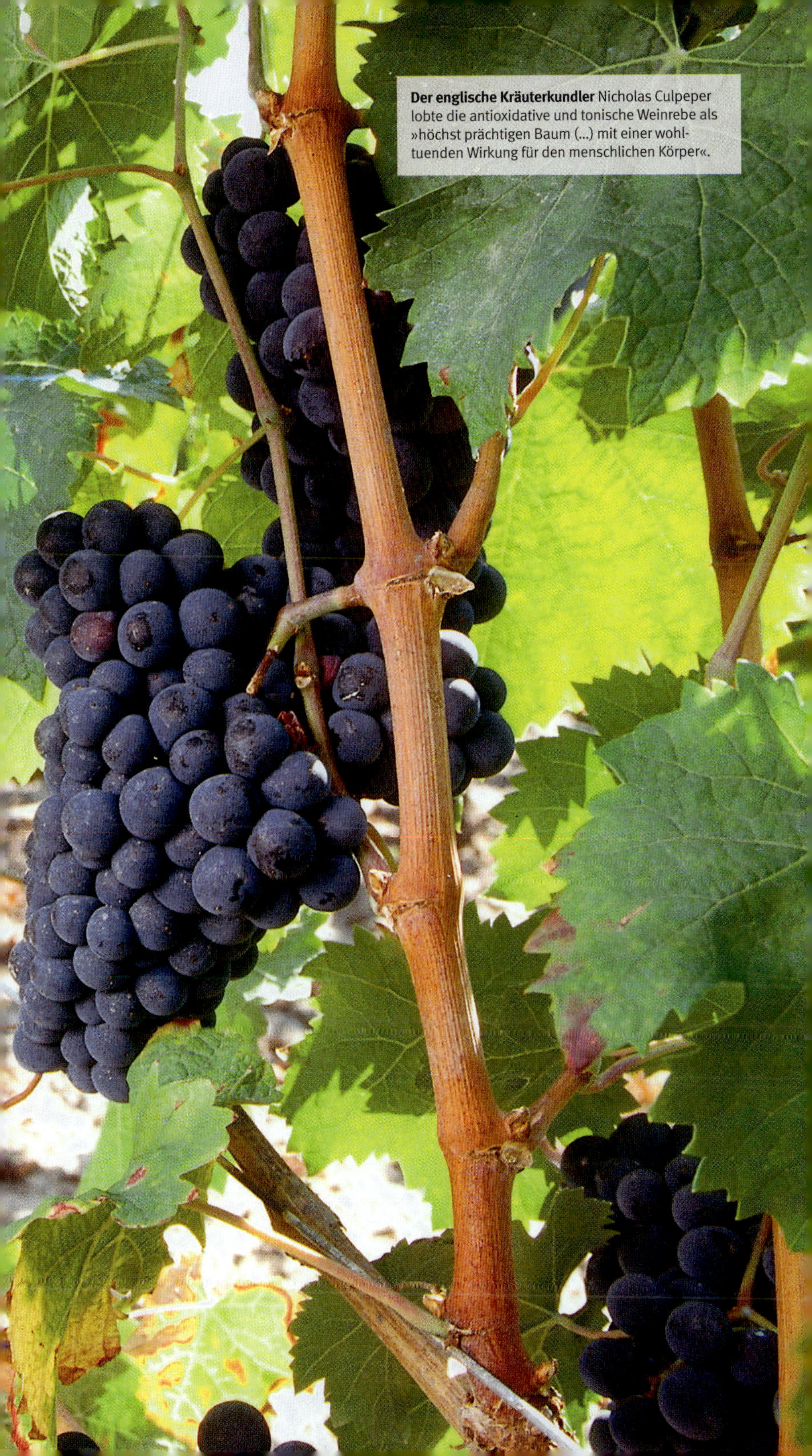

Der englische Kräuterkundler Nicholas Culpeper lobte die antioxidative und tonische Weinrebe als »höchst prächtigen Baum (...) mit einer wohltuenden Wirkung für den menschlichen Körper«.

Weinrebe

Vitis vinifera

Weintrauben haben adstringierende, abführende und tonische Eigenschaften, sodass sie sich gut zur Rekonvaleszenz einsetzen lassen (darum nimmt man sie auch zu Krankenbesuchen mit). Außerdem verwendet man sie traditionell um Fieber zu senken und zum Entschlacken bei einer Traubenkur.

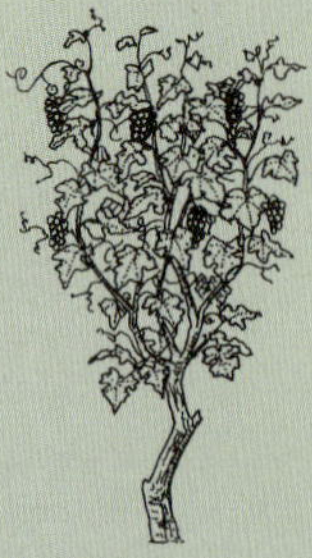

THERAPEUTISCHE ANWENDUNG

Verwendete Teile Frische oder getrocknete Trauben • Blätter • Samen • Samenöl

Hauptwirkung Antioxidativ • Nahrhaft • Tonisch

Kreislauftonikum Die nützliche Wirkung von Rotwein auf Herz und Kreislauf ist allgemein bekannt, wobei roter Traubensaft aber vermutlich ebenso gut, wenn nicht besser ist (die Forschung hat die antioxidativen Eigenschaften des roten Weintraubenpigments übrigens bestätigt). In den Kernextrakten findet man Antioxidanzien, die denen von Heidelbeere und Strandkiefer (*Pinus maritima*) nicht unähnlich sind. Daher lassen sie sich gut zur Gewebeunterstützung bei Stressbelastung einsetzen, denn sie erhöhen die Vitamin-C-Konzentration in den Zellen und stärken die Gefäße, besonders kleine Arterien. Sie können aber auch bei chronischen, den Kreislauf beeinträchtigenden Beschwerden hilfreich sein, etwa bei Atherosklerose oder bei peripherer Neuropathie und Krampfadern aufgrund von Diabetes.

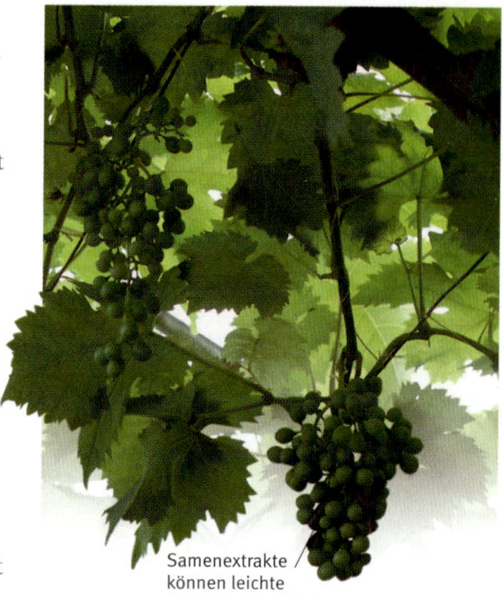
Samenextrakte können leichte Quetschungen lindern

Die aus Südeuropa und Westasien stammende Weinrebe wird heute in vielen Regionen der Erde zur Obstgewinnung und Weinherstellung kultiviert.

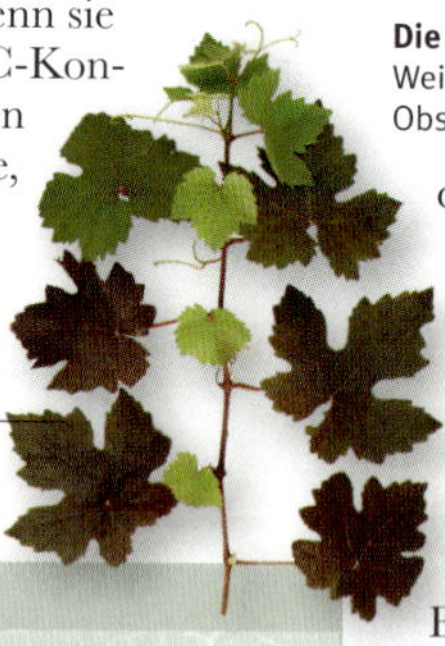
Die Blätter sind adstringierend
WEINREBE

Leber und Nieren Bei Traubenkuren werden über mehrere Tage nur Weintrauben gegessen, um die Entschlackung zu fördern. Zwar sind solche Kuren nicht für jeden geeignet (fragen Sie zuvor unbedingt Ihren Arzt), aber bei vielen Menschen können sie durchaus helfen, die Gesundheit und Vitalität zu verbessern.

Weitere Anwendungen Samen und Blätter wurden auch schon bei Diarrhö eingesetzt; Rosinen sind nahrhaft und haben eine leicht abführende Wirkung.

AUF EINEN BLICK

SICHERHEIT ★★★★★
TRADITION ★★★½☆
FORSCHUNG ★★★½☆
EMPFOHLENE ANWENDUNG Früchte ✓✓✓ Samenextrakte ✓✓✓ Saft ✓✓
DOSIERUNG Nahrung, M (*siehe S. 44–45*)
OFT IN KOMBINATION MIT Heidelbeere (*Vaccinium myrtillus*)
WARNUNG Keine. Siehe auch S. 42–51.

Withania, Ashwagandha

Withania somniferum

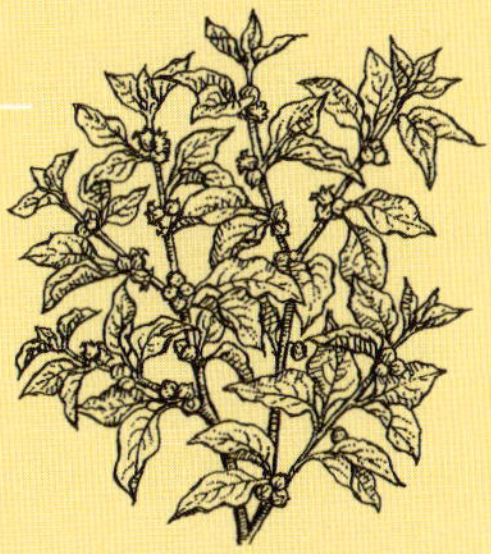

Die im Westen noch relativ unbekannte Art setzt man in der ayurvedischen Heilkunde schon seit über 4.000 Jahren ein. Sie wird oft mit Ginseng verglichen, ist aber eher ein beruhigendes und kein anregendes Mittel, das bei Stress und Erschöpfung helfen kann.

THERAPEUTISCHE ANWENDUNG

Verwendete Teile Wurzel • Früchte

Hauptwirkung Adaptogen • Entzündungshemmend • Beruhigend • Tonisch

Erschöpfung und Nervenschwäche Withania ist ein gutes tonisches und aufbauendes Kraut, das für kränkliche und nervlich angeschlagene Menschen hilfreich sein kann. So nimmt man es bei Angstzuständen und Überaktivität, es ist aber auch ein ausgezeichnetes Stärkungsmittel für das Alter und während der Rekonvaleszenz. Die besten Ergebnisse erzielt man, wenn die Pflanze über mehrere Monate genommen wird.

Immunsystem Langfristig angewendet, stärkt die Pflanze das Bindegewebe, sorgt für ein ausgewogenes Immunsystem und für eine höhere Zahl weißer Blutkörperchen. Daher kann man es auch bei zahlreichen chronischen Krankheiten anwenden, besonders wenn diese mit Entzündungen einhergehen (aber nur auf ärztliche Anweisung).

Weitere Anwendungen Withania wird wegen seiner aphrodisischen Eigenschaften geschätzt. So kann man die Pflanze bei Erektionsstörungen einsetzen und um die Fruchtbarkeit von Frauen und Männern zu erhöhen. Die ayurvedische Heilkunde wendet Wurzel und Früchte oft bei Atemwegsbeschwerden wie Asthma und Bronchitis an.

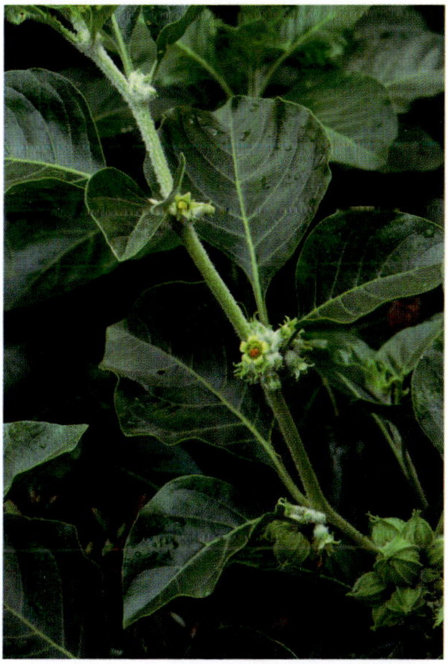

AUF EINEN BLICK

SICHERHEIT ★★★★½
TRADITION ★★★★★
FORSCHUNG ★★★★☆
EMPFOHLENE ANWENDUNG
Tabletten ✓✓✓ Tinktur ✓✓ Abkochung ✓
DOSIERUNG B (*siehe S. 44–45*)
OFT IN KOMBINATION MIT Taigawurzel (*Eleutherococcus senticosus*)
WARNUNG Nicht in der Schwangerschaft. Siehe auch S. 42–51.

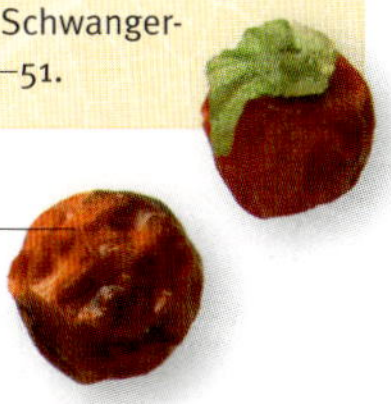

Die Früchte können die Genesung beschleunigen

BEEREN

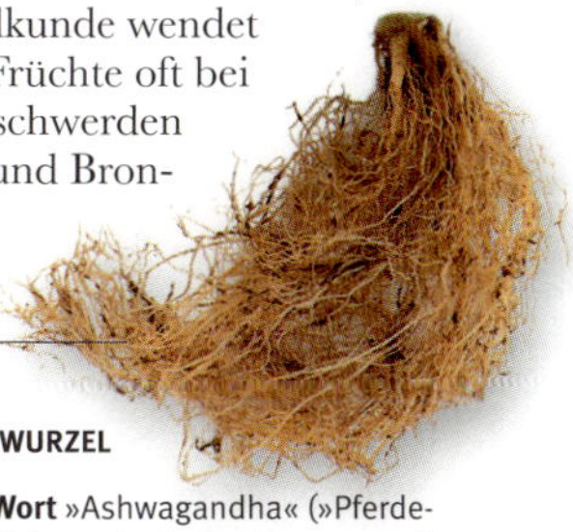

Die Wurzel ist hilfreich bei Anämie

WURZEL

Das altindische Wort »Ashwagandha« (»Pferdegeruch«) ist möglicherweise in Anlehnung an die sprichwörtliche Stärke des Krautes entstanden.

Amerikanische Stachelesche

Zanthoxylum americanum Syn. *Z. fraxineum*

Dieses Kraut wurde in seiner nordamerikanischen Heimat früher für zahlreiche Beschwerden angewendet – von Zahn- und Rheumaschmerzen bis zu Krämpfen oder Durchblutungsstörungen. Und obwohl die Rinde einen bitteren Geschmack hat, nahm man sie auch zum Reinigen der Zähne.

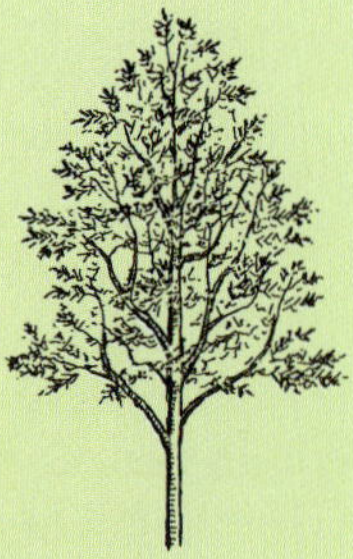

THERAPEUTISCHE ANWENDUNG

Verwendete Teile Rinde • Früchte

Hauptwirkung Schmerzlindernd • Antirheumatisch • Regt den Kreislauf an • Schweißtreibend

Rheuma und Arthritis Da die Pflanze die lokale Durchblutung anregt und so für die Entfernung von Stoffwechselendprodukten sorgt, kann man sie einsetzen, wenn Muskelverspannungen oder Kreislaufprobleme zu rheumatischen Beschwerden geführt haben, oder auch bei chronischen Problemen wie Fibromyalgie-Syndrom. Normalerweise wird sie mit entzündungshemmenden oder antirheumatischen Mitteln kombiniert.

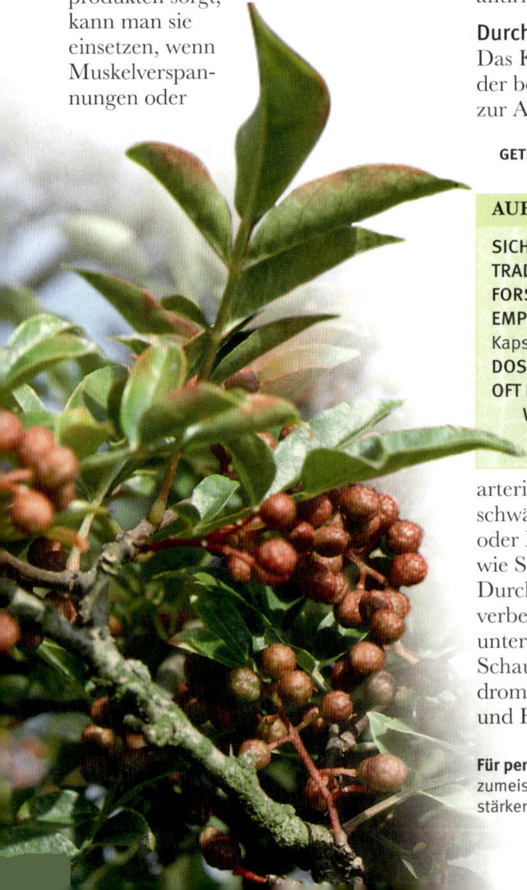

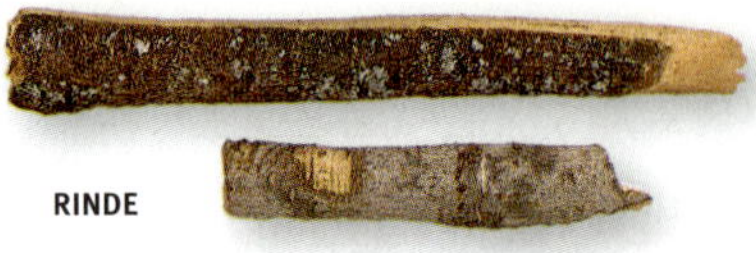

RINDE

Durchblutungsstörungen Das Kraut gilt als eines der besten Mittel zur Anregung der arteriellen Durchblutung bei Kreislaufschwäche. Nimmt man es über Wochen oder Monate zusammen mit Mitteln wie Schneeball, kann es die periphere Durchblutung von Händen und Füßen verbessern. Außerdem wird es bei so unterschiedlichen Beschwerden wie Schaufensterkrankheit, Karpaltunnelsyndrom, Raynaud-Syndrom, Krampfadern und Hämorriden eingesetzt.

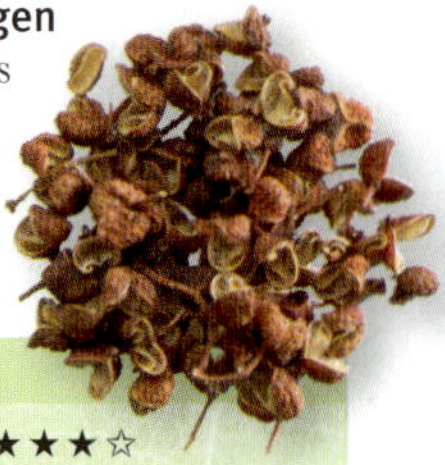

GETROCKNETE FRÜCHTE

AUF EINEN BLICK

SICHERHEIT ★★★★☆
TRADITION ★★★★☆
FORSCHUNG ★☆☆☆☆
EMPFOHLENE ANWENDUNG Tinktur ✓✓✓ Kapseln ✓✓ Tabletten ✓
DOSIERUNG C (*siehe S. 44–45*)
OFT IN KOMBINATION MIT Weide (*Salix alba*)
WARNUNG Nicht in der Schwangerschaft und Stillzeit. Siehe auch S. 42–51.

Für periphere Durchblutungsstörungen nimmt man zumeist die Rinde des Baumes, denn sie hat eine stärkere Wirkung als die Früchte.

Mais

Zea mays

Mais gehört zu den wichtigsten Nahrungsmitteln der Erde, aber vor allem die braunen, aus den Kolben heraushängenden Griffel lassen sich auch therapeutisch nutzen. So kann man sie z. B. als Aufguss bei Harnwegsbeschwerden anwenden, denn sie beruhigen und schützen Nieren, Blase und Harntrakt.

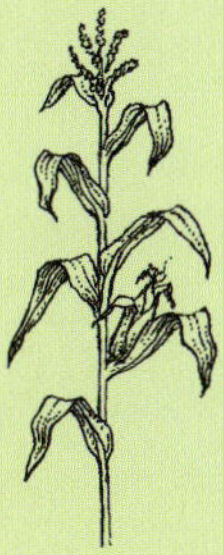

THERAPEUTISCHE ANWENDUNG

Verwendete Teile Maisgriffel

Hauptwirkung Einhüllend • Harntreibend • Leichtes Harnwegsantiseptikum • Wundheilend

Harnwegsprobleme Wegen der harntreibenden, einhüllenden und leicht antiseptischen Wirkung gehören Maisgriffel zu den Mitteln, die man schon bei den ersten Anzeichen einer Harnwegsinfektion nehmen sollte, um Entzündungen oder Reizungen zu lindern und Infektionen herauszuspülen. Außerdem lassen sich Aufgüsse zur Unterstützung der Nierenfunktion, zur Gesunderhaltung des Harntrakts, zur Rekonvaleszenz nach einer Blasenentzündung und zur Vorbeugung gegen häufig auftretende Infektionen einsetzen. Sie sollen auch bei Reizblase und schwachem Urinfluss helfen. (Pro Tasse ein Dessertlöffel gehackte Maisgriffel, den Sud 15 Minuten ziehen lassen. Falls nötig, bis zu fünf Tassen täglich trinken). Aber auch bei Beschwerden wie chronischer Harnröhrenentzündung und vergrößerter Prostata kann das Kraut hilfreich sein. Bei Nierenkrankheiten (auch Nierensteinen) sollte es nur auf ärztlichen Rat angewendet werden.

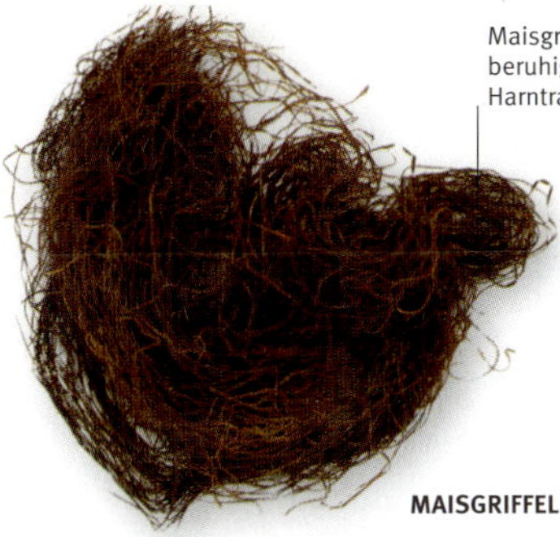

Maisgriffel beruhigen den Harntrakt

MAISGRIFFEL

Weitere Anwendungen Maisgriffel können bei Bluthochdruck und Flüssigkeitsansammlungen im Gewebe helfen, man kann sie (trotz ihrer harntreibenden Wirkung) aber auch einmal bei Stressinkontinenz oder Bettnässen ausprobieren.

Zum Entfernen von tief sitzenden und schmerzhaften Splittern kann man einen Breiumschlag aus Maismehl mit ein wenig Wasser aufbringen.

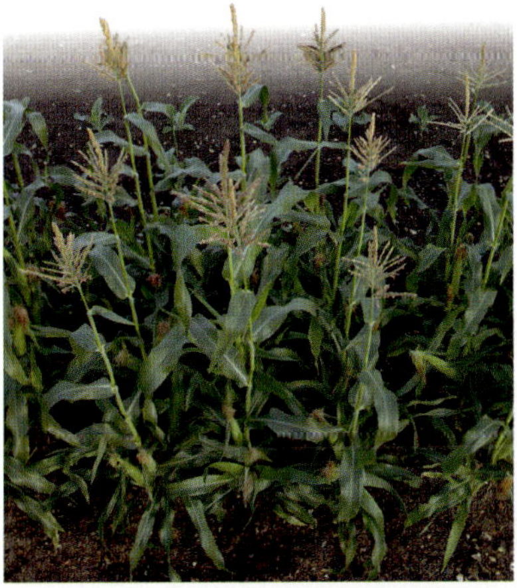

AUF EINEN BLICK

SICHERHEIT ★★★★★
TRADITION ★★★★☆
FORSCHUNG ★★☆☆☆
EMPFOHLENE ANWENDUNG Aufguss ✓✓✓ Tinktur ✓✓
DOSIERUNG A (*siehe S. 44–45*)
OFT IN KOMBINATION MIT Moosbeere (*Vaccinium macrocarpon*)
WARNUNG Bei normaler Dosierung ohne Nebenwirkung. Siehe auch S. 42–51.

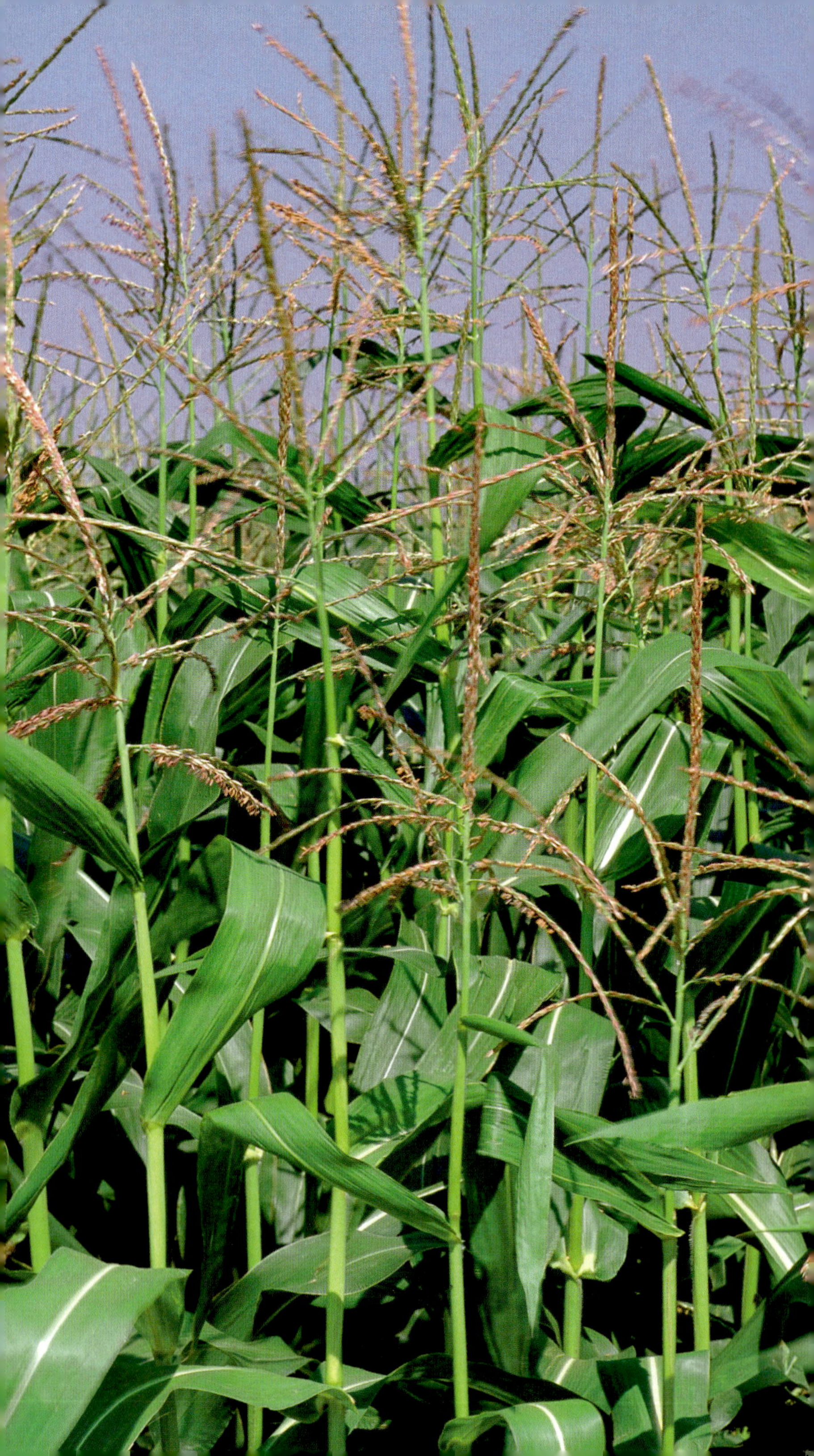

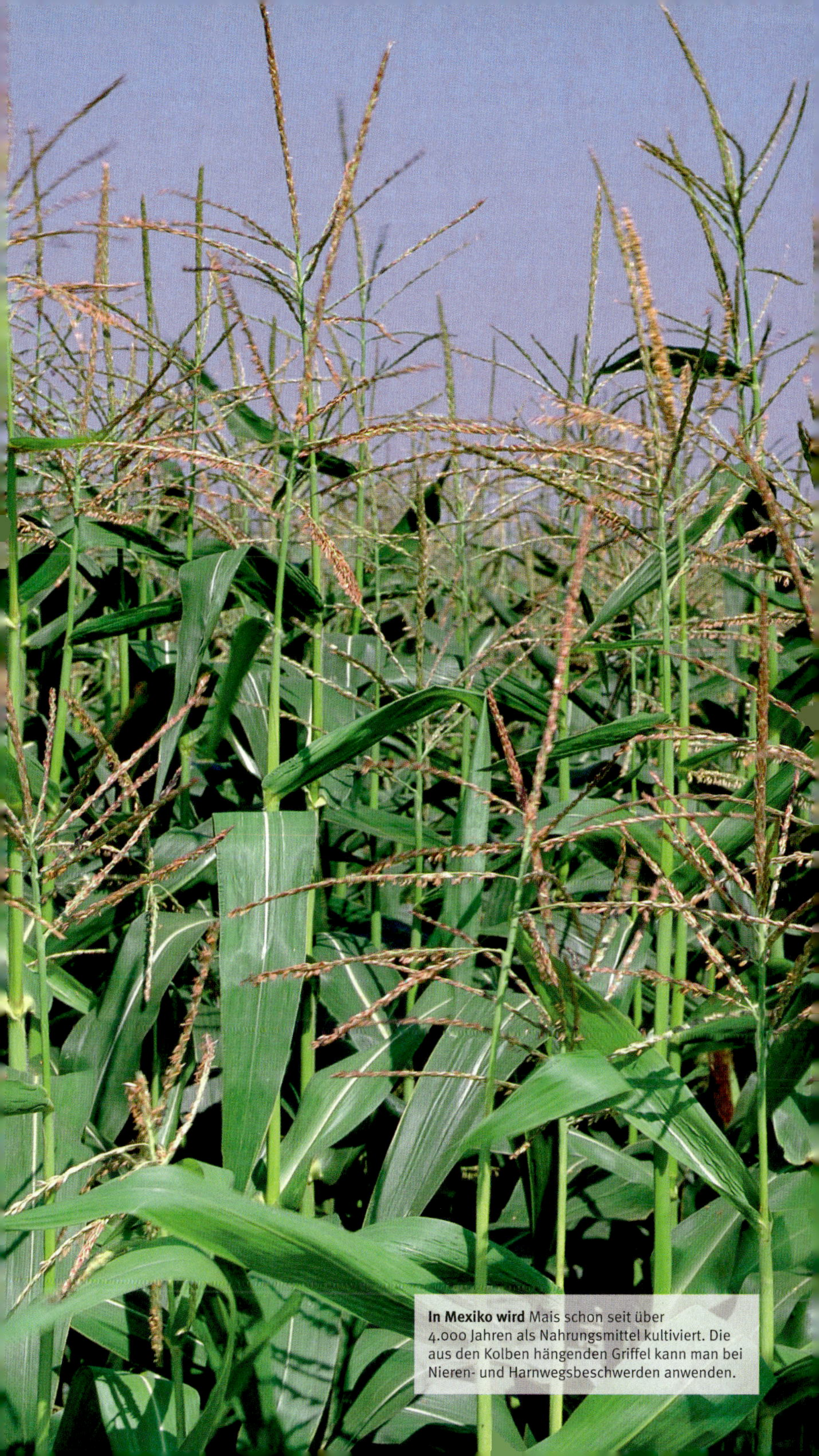

In Mexiko wird Mais schon seit über 4.000 Jahren als Nahrungsmittel kultiviert. Die aus den Kolben hängenden Griffel kann man bei Nieren- und Harnwegsbeschwerden anwenden.

Ingwer

Zingiber officinale

Das warme Aroma des Ingwers kann den Geschmack von Kräuteraufgüssen verbessern, man nimmt ihn aber auch, um die Schweißbildung anzuregen oder gegen Übelkeit. Bei Erkältung, Grippe und Magenverstimmung mischt man am besten eine frische Wurzel mit Knoblauch und Honig.

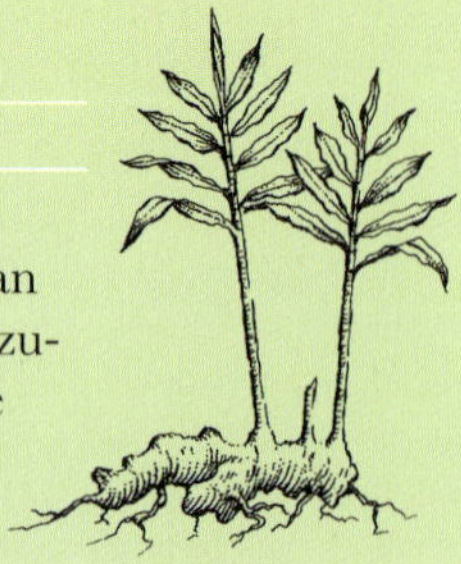

THERAPEUTISCHE ANWENDUNG

Verwendete Teile Wurzel

Hauptwirkung Lindert Brechreiz • Entzündungshemmend • Antioxidativ • Regt den Kreislauf an • Verdauungstonikum • Schweißtreibend

Schwacher Kreislauf Allein oder in Kombination mit Kreislaufmitteln wie Ginkgo kann Ingwer die Kapillaren stärken und bei den unterschiedlichsten Problemen helfen, die mit einem schwachen Kreislauf zusammenhängen – besonders wenn sich diese auf den Kopf oder die Gliedmaßen auswirken. Eine regelmäßige Einnahme in Form von Aufgüssen, Tinkturen oder Kapseln hat aber oft auch eine positive Wirkung auf die periphere Durchblutung, wenn sie mit einer schlechten Verdauung einhergeht. Bei gleichzeitiger Einnahme von gerinnungshemmenden Medikamenten darf man nicht mehr als zwei Gramm getrocknete Wurzel einnehmen.

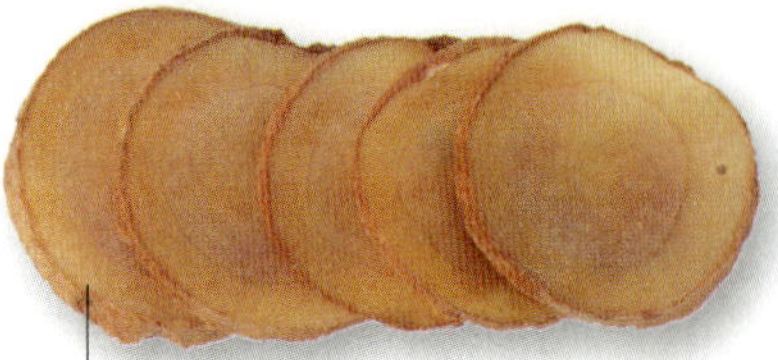

Die Wurzel wirkt entzündungshemmend

WURZELSCHEIBEN

Übelkeit und Erbrechen Die vermutlich wertvollste Eigenschaft des Ingwers, die auch von zahlreichen Untersuchungen bestätigt wird, ist ihre Wirksamkeit bei Übelkeit und Erbrechen (auch während der Schwangerschaft). Verwenden Sie

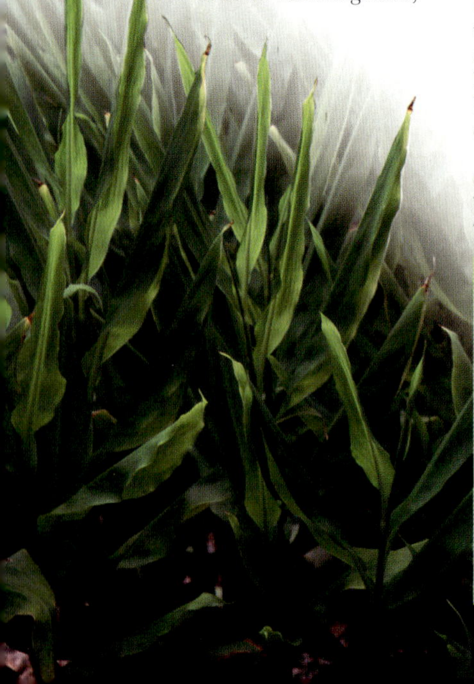

Da sich der scharf schmeckende Ingwer sehr vielfältig anwenden lässt, wird er oft auch als „beste Arznei der Erde“ bezeichnet.

AUF EINEN BLICK

SICHERHEIT ★★★★⯪
TRADITION ★★★★★
FORSCHUNG ★★★⯪☆
EMPFOHLENE ANWENDUNG
Aufguss ✓✓✓ Kapseln ✓✓ Tinktur ✓
DOSIERUNG Frische Wurzel: C; getrocknete Wurzel: D (*siehe S. 44–45*)
WARNUNG Maximaldosis in der Schwangerschaft oder bei Anwendung gerinnungshemmender Mittel: 2 g getrocknete oder 4 g frische Wurzel täglich. Kann Übelkeit oder Sodbrennen verursachen. Siehe auch S. 42–51.

Ingwertee oder Standardextrakt, sobald die ersten Symptome spürbar werden (bei Reisekrankheit vor der Abfahrt). Ingwer ist ein gutes Mittel gegen Darmkoliken und Blähungen sowie gastroenterale Infektionen und kann daher Linderung bei Beschwerden wie Magenverstimmung oder Diarrhö bringen.

Entzündungen Untersuchungen haben gezeigt, dass die Wurzel eine stark entzündungshemmende Wirkung hat, sodass sie zu einer möglichen Alternative zu Schmerzmitteln bei der Behandlung arthritischer Schmerzen werden könnte. Allerdings sollte das nur auf ärztliche Anweisung geschehen.

Virusinfektionen Wenn Erkältung, Grippe, Husten oder eine Atemwegsinfektion drohen, erhöht Ingwerwurzeltee oft die Abwehrkräfte. Mischen lässt er sich dazu mit Zimt, Knoblauch und Süßholz.

VERDAUUNGSARZNEI

Vor allem die positive Wirkung des Ingwers auf das Verdauungssystem wurde sehr gut untersucht. So haben mehrere klinische Tests gezeigt, dass Ingwerextrakte postoperative Übelkeit und Erbrechen lindern können, nur selten treten Nebenwirkungen auf. Auch Reisekrankheit und Schwangerschaftsübelkeit oder -erbrechen werden gebessert. Außerdem soll Ingwer die Magentätigkeit anregen und krampflindernd wirken, was bei gastroenteralen Beschwerden wie Koliken und Diarrhö hilfreich sein kann.

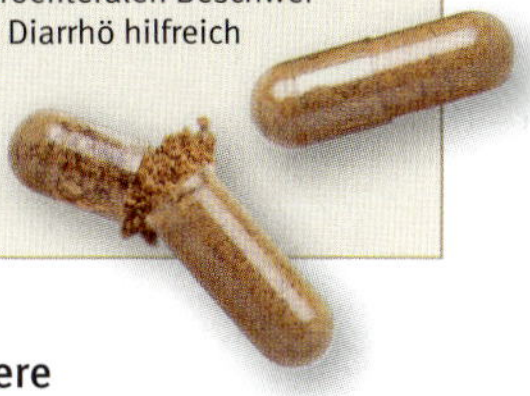

KAPSELN

Weitere Anwendungen Ingwer ist in zahlreichen Kräuterarzneien enthalten, wobei man ihn mit nahezu jedem anderen Mittel kombinieren kann. Zu den Beschwerden, die sich mit solchen Arzneien behandeln lassen, gehören: Periodenschmerzen (symptomatisch mit Mitteln wie Schneeball anwenden), unregelmäßige Menstruation, Anämie, mangelnde Vitalität (oft zusammen mit Withania) sowie Kopfschmerzen und Migräne. Außerdem gibt es Hinweise darauf, dass die Wurzel Cholesterin senken und vor Magengeschwüren schützen kann.

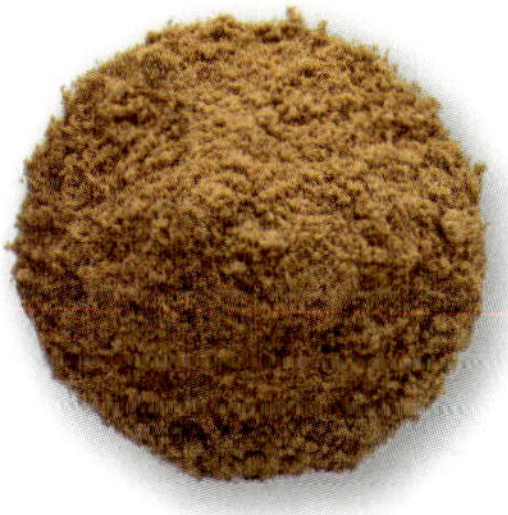

WURZELPULVER

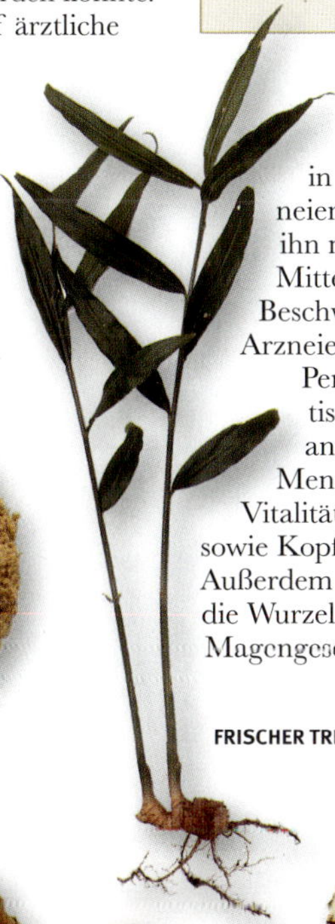

FRISCHER TRIEB

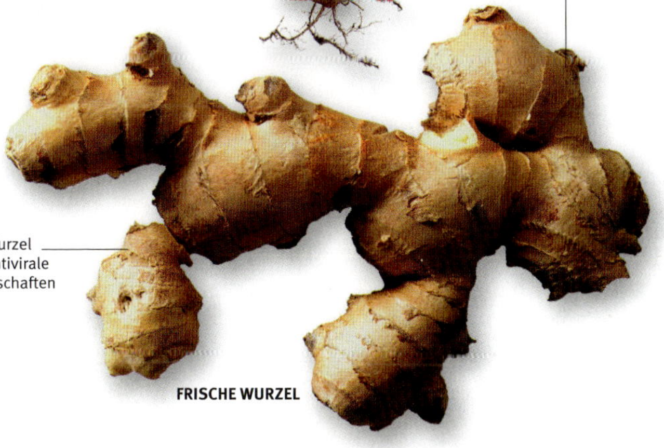
Die Wurzel regt die periphere Durchblutung an
Die Wurzel hat antivirale Eigenschaften

FRISCHE WURZEL

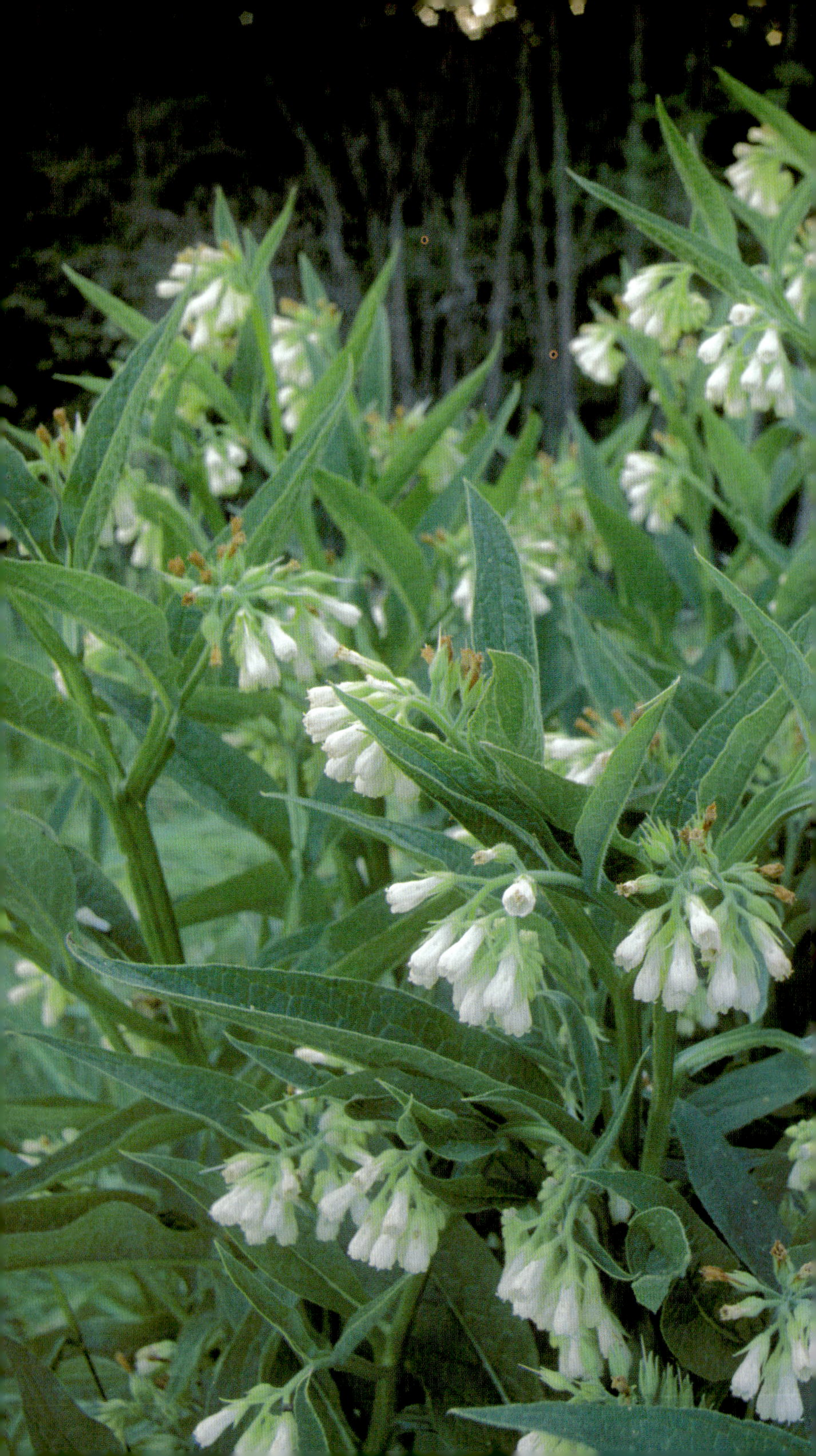

HÄUFIGE BESCHWERDEN

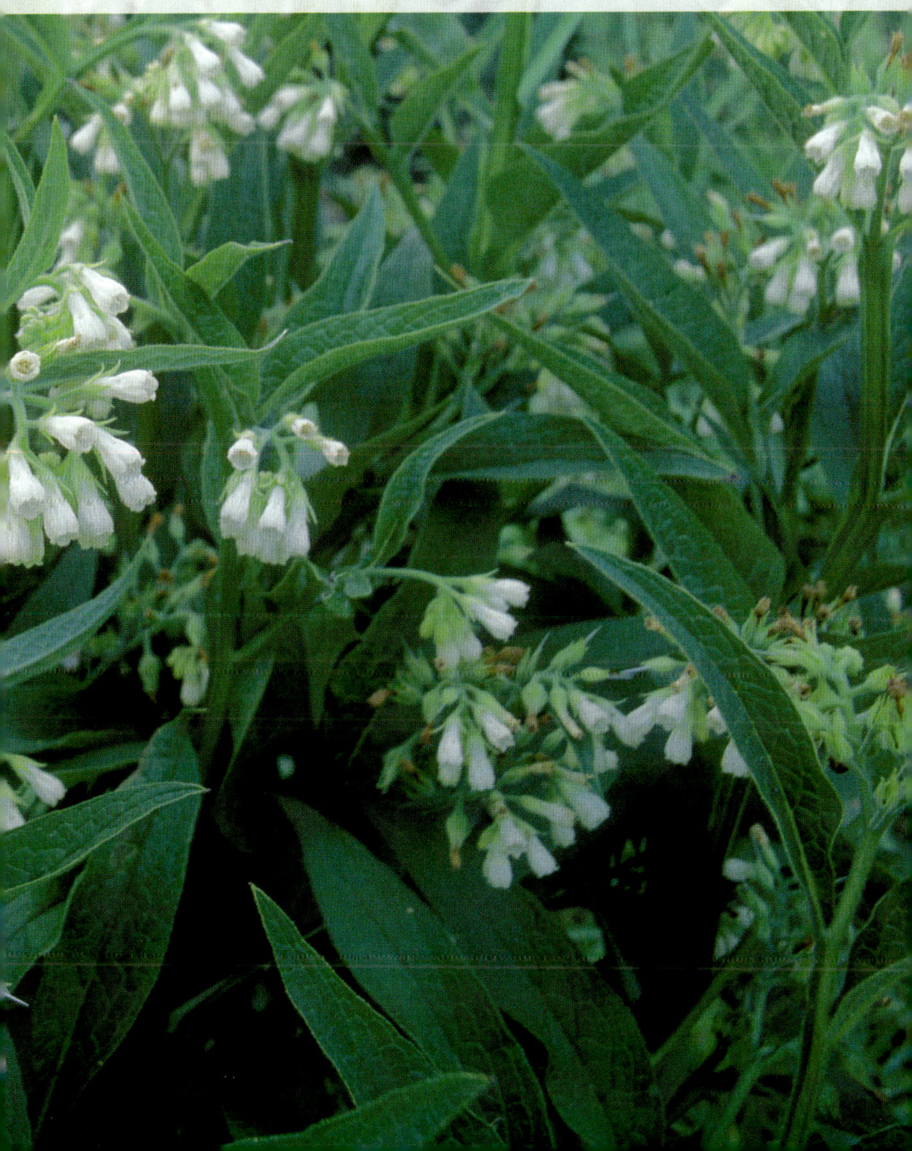

BEWÄHRTE HEILPFLANZEN

Auf den folgenden Seiten finden Sie bewährte Kräuterarzneien, mit denen sich im alltäglichen Gebrauch zahlreiche Beschwerden sicher behandeln lassen. Sind mehrere Mittel für ein Problem aufgeführt, kann man diese allein oder in Kombination anwenden.

Zur Benutzung dieses Kapitels

ALLGEMEINE HINWEISE

1. Stellen Sie eine möglichst genaue Diagnose. Wenn Sie sich nicht sicher sind, sollten Sie unbedingt fachmännischen Rat suchen.
2. Wählen Sie eine Heilpflanze aus der Liste und schlagen Sie im Teil »Heilpflanzen von A–Z« nach. Beachten Sie die dortigen Hinweise im Kasten (*siehe auch S. 45*).
3. Entscheiden Sie, wie Sie die Arznei anwenden wollen, z. B. als Aufguss.
4. Legen Sie die Dosierung genau fest (*siehe auch S. 44–45*): Nehmen Sie einzelne Arzneien wie empfohlen; bei Mischungen ist die Pflanze mit der niedrigsten Dosierung maßgeblich. Hoch oder mittelstark dosierte Mittel können bis zu vier Tage angewendet werden; bei längerer Einnahme muss man niedriger dosieren.
5. Tees und Abkochungen: Die Dosierung bezieht sich auf getrocknetes Kräutermaterial; bei frischen Kräutern nimmt man das 1 ½- bis 2–Fache der empfohlenen Menge.
6. Tinkturen: Wegen der unterschiedlichen Stärke sind generelle Hinweise nicht möglich. Erfragen Sie daher schon beim Kauf genaue Dosierungsangaben. In der Regel gelten für Tinkturen, die im Verhältnis 1:3 angesetzt wurden, die Angaben, wie sie im Kasten (*links*) angegeben sind (allerdings in Millilitern und nicht in Gramm). Bei A wären das für eine 1:3-Tinktur also 5–15 ml täglich.
7. Pulver: Nehmen Sie die minimale tägliche Dosis.
8. Tabletten und Kapseln: Halten Sie sich an die empfohlenen Dosierungsangaben des Herstellers.

DOSIERUNG FÜR ERWACHSENE

Siehe auch S. 44–45 (wenn Sie älter als 70 sind, vor allem S. 45); für Kinder gelten die Hinweise auf S. 44, 47 und 273–275. Beachten Sie unbedingt die Dosierung für jede Arznei.

A	5–15 g oder max. 100 g pro Woche
B	3–7,5 g täglich oder max. 50 g pro Woche
C	2–4 g oder max. 30 g pro Woche
D	1–2 g täglich oder max. 15 g pro Woche
M	Richten Sie sich nach den Angaben des Markenherstellers
T	Nur äußerlich (topisch) anwenden (keinesfalls einnehmen)

ABKÜRZUNGEN AUF DEN SEITEN 259–275

T	TEE ODER AUFGUSS (*S. 31, 34*)
A	ABKOCHUNG (*S. 31, 34*)
Tr	TINKTUR (*S. 32, 35*)
K	KAPSELN ODER TABLETTEN (*S. 32*)
S	SIRUP (*S. 32*)
G	GURGELMITTEL
Ö	ÄTHERISCHES ÖL, nur äußerlich (*S. 33*)
L	LOKALE ANWENDUNG, Creme, Salbe, Lotion; Weitere in Klammern (*S. 33*)

KOPF

ANWENDUNGSGEBIET	HEILPFLANZE	ZUBEREITUNG
Spannungskopfschmerzen	Lindenblüten (S. 224 f.)	T, Tr, K
	Lavendel (S. 152 f.)	L (Ö)
	Virginia-Helmkraut (S. 205)	T, Tr, K
	Guaranastrauch (S. 172)	T, K
Migräne	Mutterkraut (S. 213)	Tr, K
	Pestwurz (S. 178)	K
	Lavendel (S. 152 f.)	L (Ö)
Periodenkopfschmerzen	Mönchspfeffer (S. 244)	Tr, K
	Virginia-Helmkraut (S. 205)	T, Tr, K
	Mutterkraut (S. 213)	Tr, K
Schwindel	Traubensilberkerze (S. 100)	Tr
	Ginkgo (S. 138 f.)	Tr, K
	Rosmarin (S. 190)	T, Tr, K
Tinnitus	Ginkgo (S. 138 f.)	Tr, K
	Mistel (S. 243)	Tr, K
	Traubensilberkerze (S. 100)	Tr, K
Ohrenschmerzen	Knoblauch (S. 60 f.)	L (Ö)
	Holunderblüten (S. 202 f.)	T, Tr, K, S
	Kanad. Gelbwurz (S. 147)	Tr, K
	Lavendel (S. 152 f.)	L (Ö)
Infektion der Ohren, Nebenhöhlen und Nase	Holunderbeeren (S. 202 f.)	S, Tr, K
	Sonnenhut (S. 118 f.)	T, Tr, K
	Kalmegh (S. 55)	Tr, K
	Thymian (S. 222)	T, Tr, K
Katarrh und verstopfte Nase	Holunderbeeren (S. 202 f.)	T, Tr, K
	Wegerich (S. 181)	T, Tr, K
	Kanad. Gelbwurz (S. 147)	Tr, K
	Salbei (S. 200)	T, Tr, K
Heuschnupfen/Allergien	Augentrost (S. 129)	T, Tr, K
	Baikal-Helmkraut (S. 204)	T, Tr, K
	Pestwurz (S. 178)	K
	Holunderblüten (S. 202 f.)	T, Tr, K
Nasenbluten	Schafgarbe (S. 54)	T, Tr, K
	Brennnessel (S. 234 f.)	T, Tr, K
	Kanad. Gelbwurz (S. 147)	Tr, K

KOPF (FORTSETZUNG)

ANWENDUNGSGEBIET	HEILPFLANZE	ZUBEREITUNG
Gerstenkorn	Ringelblume (S. 86) Kamille (S. 98 f.) Kanad. Gelbwurz (S. 147)	L (Salbe) L (Lotion) L (Salbe)
Bindehautentzündung	Augentrost (S. 129) Sonnenhut (S. 118 f.) Zaubernuss (S. 144)	L (Lotion) T, Tr, K T, Tr, K L (Dest. Wasser)
Entzündete Augen oder Augenlider	Zaubernuss (S. 144) Kamille (S. 98 f.)	L (Dest. Wasser) L (T)
Verminderte Sehkraft	Heidelbeere (S. 237) Ginkgo (S. 138 f.) Augentrost (S. 129)	T, Tr, K, S Tr, K T, Tr, K
Zahnschmerzen	Gewürznelke (S. 37, 123)	L (1 Nelke oder 1 Tropfen Öl)
Zahnbehandlung	Johanniskraut (S. 148 f.)	L (Öl)
Mundgeschwüre	Myrrhe (S. 107) Süßholz (S. 140 f.) Sonnenhut (S. 118 f.)	L (verdünnte Tr) L (unverdünnte Tr) L (verdünnte Tr)
Gaumenbeschwerden	Heidelbeere (S. 237) Myrrhe (S. 107) Schafgarbe (S. 54)	L (T oder Tr) L (verdünnte Tr) L (T oder Tr)
Mundsoor	Katzenkralle (S. 233) Lapachobaum (S. 214)	Tr, K, L (verdünnte Tr) Tr, K, L (verdünnte Tr)

WICHTIGE HINWEISE FÜR DIE BEHANDLUNG DER OBEN GENANNTEN BESCHWERDEN

Suchen Sie sofort einen Arzt auf bei:

- Ansteigen des Fiebers über 39 °C
- Nasenbluten, das auch nach einer Stunde noch nicht aufgehört hat
- Nicht nachlassenden einseitigen Kopfschmerzen
- Kopfschmerzen, die auch 48 Stunden nach einer Selbstbehandlung noch nicht aufgehört haben
- Doppeltsehen/Sehstörungen
- Unerklärlichem Schwindel
- Plötzlichen oder schweren Allergien

HALS, BRUST UND LUNGE

ANWENDUNGSGEBIET	HEILPFLANZE	ZUBEREITUNG
Erkältungskrankheiten	Ingwer (S. 254 f.)	T, Tr, K
	Kalmegh (S. 55)	Tr, K
	Sonnenhut (S. 118 f.)	T, Tr, K
	Zimt (S. 97)	T, Tr, K
	Schafgarbe (S. 54)	T, Tr
	Holunder (S. 202 f.)	T, Tr, S
Halsentzündung/ Heiserkeit	Salbei (S. 200)	G, T, Tr
	Sonnenhut (S. 118 f.)	G, T, Tr
	Wegerich (S. 181)	G, T, Tr
Katarrh und verstopfte Nase	Holunderblüten (S. 202 f.)	T, Tr, K
	Thymian (S. 222)	T, Tr, K
	Alant (S. 150)	T, Tr, K
	Knoblauch (S. 60 f.)	K oder im Essen
Husten	Thymian (S. 222)	T, Tr, K
	Süßholz (S. 140 f.)	T, Tr, K
	Alant (S. 150)	T, Tr, K
	Kümmel (S. 94)	T, Tr, K
Kurzatmigkeit	Baikal-Helmkraut (S. 204)	T, Tr, K
	Echte Engelwurz (S. 67)	T, Tr, K
	Thymian (S. 222)	T, Tr, K
	Lobelie (S. 157)	K
Bronchitis	Alant (S. 150)	T, Tr, K
	Thymian (S. 222)	T, Tr, K
	Kümmel (S. 94)	T, Tr, K
	Lobelie (S. 157)	K
Infektionsvorbeugung	Holunderbeeren (S. 202 f.)	T, Tr, S, K
	Sanddorn (S. 146)	T, S, K
	Thymian (S. 222)	T, Tr, K
	Sonnenhut (S. 118 f.)	T, Tr, K

WICHTIGE HINWEISE FÜR DIE BEHANDLUNG DER OBEN GENANNTEN BESCHWERDEN

Suchen Sie einen Arzt auf bei:

- Ansteigen des Fiebers über 39 °C
- Allergischen Reaktionen, einschließlich Asthma
- Allergien, die sich nach der Einnahme von Kräuterarzneien verschlimmern
- Anhaltender Heiserkeit, Halsentzündung oder anhaltendem Husten
- Brustschmerzen oder Kurzatmigkeit
- Blutigem Auswurf

VERDAUUNG

ANWENDUNGSGEBIET	HEILPFLANZE	ZUBEREITUNG
Appetitlosigkeit	Gelber Enzian (S. 136)	Tr,
	Luzerne (S. 162)	Tr, K
	Echte Engelwurz (S. 67)	Tr
Reflux/erhöhte Magensäureproduktion	Mädesüß (S. 130)	T, Tr
	Eibisch (S. 66)	T, Tr
	Süßholz (S. 140 f.)	T, Tr
	Kamille (S. 98 f.)	T, Tr
Übelkeit/Reisekrankheit	Ingwer (S. 254 f.)	T, Tr, K
	Kamille (S. 98 f.)	T, Tr, K
	Zitronenmelisse (S. 164)	T, Tr
Magenverstimmung, Blähungen	Gartenfenchel (S. 131)	T, Tr, K
	Kardamon (S. 122)	T, Tr, K
	Pfefferminze (S. 165)	T, Tr, K
	Majoran (S. 171)	T, Tr, K
Magen-Darm-Infekte	Knoblauch (S. 60 f.)	K oder im Essen
	Katzenkralle (S. 233)	Tr, K
	Kanad. Gelbwurz (S. 147)	Tr, K
	Ringelblume (S. 86)	T, Tr, K
	Zimt (S. 97)	T, Tr, K
Würmer	Gartenkürbissamen (S. 109)	Gemahlene Samen
	Thymian (S. 222)	T, Tr, K
	Knoblauch (S. 60 f.)	K oder im Essen
Krämpfe und Schmerzen	Schneeball (S. 242)	T, Tr, K
	Kamille (S. 98 f.)	T, Tr, K
	Ingwer (S. 254 f.)	T, Tr, K
Durchfall	Wegerich (S. 181)	T, Tr, K
	Rotulme (S. 232)	T, K
	Himbeerblätter (S. 191)	T, Tr, K
Verstopfung	Lein (S. 158 f.)	T
	Rhabarberwurzel (S. 185)	Tr, K
	Kassie (S. 87)	T, K
Reizdarm	Pfefferminze (S. 165)	T, Tr, K
	Baldrian (S. 240)	T, Tr, K
	Gewürznelke (S. 123)	T, Tr, K
	Aloe vera (S. 62 f.)	Saft oder K

VERDAUUNG (FORTSETZUNG)

ANWENDUNGSGEBIET	HEILPFLANZE	ZUBEREITUNG
Unterstützung von Leber oder Gallenblase	Mariendistel (S. 207)	K
	Löwenzahn (S. 215)	T, Tr, K
	Hasenohr (S. 83)	K, Tr
	Spaltkölbchen (S. 201)	T, Tr, K
Übergewicht	Blasentang (S. 134)	K, Tr
	Artischocke (S. 113)	K, Tr
Untergewicht	Luzerne (S. 162)	T oder als Nahrung

WICHTIGE HINWEISE FÜR DIE BEHANDLUNG DER OBEN GENANNTEN BESCHWERDEN

Suchen Sie sofort einen Arzt auf bei:
- Starken Schluckbeschwerden
- Anhaltenden Rückenschmerzen oder Verdauungsstörungen
- Sich verändernder Darmtätigkeit
- Blutigem Stuhl
- Permanentem Gewichtsverlust

HERZ UND KREISLAUF

ANWENDUNGSGEBIET	HEILPFLANZE	ZUBEREITUNG
Bluthochdruck	Weißdorn (S. 110 f.)	K, Tr, T
	Rotwurzelsalbei (S. 197)	T, Tr, K
	Löwenzahn (S. 215)	T, Tr, K
	Schafgarbe (S. 54)	T, Tr, K
Niedriger Blutdruck	Rosmarin (S. 190)	T, Tr, K
	Süßholz (S. 140 f.)	Tr, K
	Brennnesselblätter (S. 234)	T, Tr, K
Herzklopfen	Herzgespann (S. 156)	T, Tr, K
	Lindenblüten (S. 224 f.)	T, Tr, K
	Zitronenmelisse (S. 164)	T, Tr, K
Periphere Durchblutungsstörungen	Ginkgo (S. 138 f.)	Tr, K
	Zimt (S. 97)	T, Tr, K
	Cayennepfeffer (S. 90 f.)	K

HERZ UND KREISLAUF (FORTSETZUNG)

ANWENDUNGSGEBIET	HEILPFLANZE	ZUBEREITUNG
Krampfadern/ Hämorriden	Rosskastanie (S. 56 f.)	K, Tr
	Sauerampfer (S. 194)	K, Tr
	Zaubernuss (S. 144)	L (Dest. Wasser)
	Wassernabel (S. 95)	Tr, K
	Heidelbeere (S. 237)	T, Tr, K
Schlechte Gewebe- und Gefäßheilung	Wassernabel (S. 95)	Tr, K
	Schafgarbe (S. 54)	T, Tr, K
	Wegerich (S. 181)	T, Tr, K
	Beinwell (S. 211)	L
Unterstützung von Herz und Kreislauf	Herzgespann (S. 156)	T, Tr, K
	Knoblauch (S. 60 f.)	K oder im Essen

WICHTIGE HINWEISE FÜR DIE BEHANDLUNG DER OBEN GENANNTEN BESCHWERDEN

Suchen Sie sofort einen Arzt auf bei:
- Brustschmerzen oder Kurzatmigkeit
- Plötzlichem Schwindel
- Heißen, geschwollenen oder geschwürigen Venen

BLUT UND STOFFWECHSEL

ANWENDUNGSGEBIET	HEILPFLANZE	ZUBEREITUNG
Anämie	Brennnessel (S. 234 f.)	T, Tr, K
	Petersilie (S. 179)	T oder als Nahrung
	Gelber Enzian (S. 136)	Tr
Erhöhter Cholesterinspiegel	Myrrhe (S. 107)	K
	Kurkuma (S. 112)	K
	Luzerne (S. 162)	T oder als Nahrung
	Artischocke (S. 113)	K
Schwankender Blutzuckerspiegel	Basilikum (S. 167)	T, Tr, K
	Gurmar (S. 136)	Tr, K
	Zimt (S. 97)	T, Tr, K

BLUT UND STOFFWECHSEL (FORTSETZUNG)

ANWENDUNGSGEBIET	HEILPFLANZE	ZUBEREITUNG
Schilddrüsen-überfunktion	Herzgespann (S. 156)	T, Tr, K
	Zitronenmelisse (S. 164)	T, Tr, K
	Withania (S. 249)	Tr, K
Schilddrüsen-unterfunktion	Blasentang (S. 134)	K
	Cayennepfeffer (S. 90 f.)	K
	Taigawurzel (S. 124)	Tr, K

WICHTIGE HINWEISE FÜR DIE BEHANDLUNG DER OBEN GENANNTEN BESCHWERDEN

Suchen Sie sofort einen Arzt auf bei:
- Permanentem Gewichtsverlust
- Häufigem und reichlichem Urinieren

BLASE UND HARNTRAKT

ANWENDUNGSGEBIET	HEILPFLANZE	ZUBEREITUNG
Blasenentzündung	Moosbeere (S. 236)	Saft, Tr, K
	Buccostrauch (S. 80)	T, Tr, K
	Varunabaum (S. 108)	T, Tr, K
	Mais (S. 251)	T, Tr, K
Harnröhrenentzündung	Moosbeere (S. 236)	Saft, Tr, K
	Mais (S. 251)	T, Tr, K
	Erd-Burzeldorn (S. 223)	Tr, K
Häufiger Harndrang, Reizblase	Mais (S. 251)	T, Tr, K
	Schneeball (S. 242)	T, Tr, K
	Passionsblume (S. 173)	T, Tr, K

WICHTIGE HINWEISE FÜR DIE BEHANDLUNG DER OBEN GENANNTEN BESCHWERDEN

Suchen Sie sofort einen Arzt auf bei:
- Blut im Urin
- Nierenschmerzen
- Ansteigen des Fiebers über 39 °C
- Infekten, die sich trotz Einnahme einer Kräuterarznei verschlimmern

GELENKE, MUSKELN UND KNOCHEN

ANWENDUNGSGEBIET	HEILPFLANZE	ZUBEREITUNG
Verstauchungen, Quetschungen und Sportverletzungen	Beinwell (S. 211)	L
	Arnika (S. 66)	L
	Wassernabel (S. 95)	Tr, K
Knochenbrüche	Beinwell (S. 211)	L
	Wegerich (S. 181)	L, Tr, K
	Schafgarbe (S. 54)	L, Tr, K
Muskelschmerzen	Hängebirke (S. 81)	T, Tr, K
	Stachelesche (S. 250)	Tr, K
	Fieberklee (S. 166)	Tr, K
	Mädesüß (S. 130)	T, Tr, K
Steife und schmerzende Gelenke	Teufelskralle (S. 145)	K, Tr
	Weihrauchbaum (S. 82)	K
	Weide (S. 196)	K, Tr
	Sellerie (S. 69)	K, Tr
Chronische Entzündungen	Weihrauchbaum (S. 82)	K
	Weide (S. 196)	K, Tr
	Rosenwurz (S. 186)	K, Tr
	Kurkuma (S. 112)	K, Tr
Rückenprobleme	Schneeball (S. 242)	Tr, K
	Johanniskraut (S. 148 f.)	T, Tr, K, L (Ö)
	Stachelesche (S. 250)	Tr, K
	Weihrauchbaum (S. 82)	K
»Unruhige Beine« (Restless-Legs-Syndrom)	Schneeball (S. 242)	Tr, K
	Kamille (S. 98 f.)	T, Tr, K
	Stachelesche (S. 250)	Tr, K
	Lavendel (S. 152 f.)	L (Ö)
Unterstützung der Gesundheit des Bewegungsapparats durch Nahrung	Luzerne (S. 162)	T oder als Nahrung
	Lein (S. 158 f.)	Gemahlene Samen
	Mädesüß (S. 130)	T, Tr, K

WICHTIGE HINWEISE FÜR DIE BEHANDLUNG DER OBEN GENANNTEN BESCHWERDEN

Suchen Sie sofort einen Arzt auf bei:

- Häufigen und anhaltenden Rückenschmerzen
- Unerklärlichen Schmerzen in den Beinen und Schwellungen
- Knochenbrüchen (auch vermeintlichen)
- Allen Verletzungen, die eventuell geröntgt werden müssen

HAUT

ANWENDUNGSGEBIET	HEILPFLANZE	ZUBEREITUNG
Akne und Furunkel	Klette (S. 72)	A, Tr, K
	Krauser Ampfer (S. 195)	A, Tr, K
	Wiesenklee (S. 226 f.)	T, Tr, K
	Sonnenhut (S. 118 f.)	T, Tr, K
	Teebaum (S. 163)	L (Ö)
Nesselfieber	Brennnesselblätter (S. 234)	T, Tr, K
	Baikal-Helmkraut (S. 204)	T, Tr, K
	Kamille (S. 98 f.)	T, Tr, K
	Aloe vera (S. 62 f.)	L (Saft/Gel)
Juckreiz	Vogelmiere (S. 212)	L
	Zaubernuss (S. 144)	L
	Nachtkerze (Öl, S. 170)	L
	Borretsch (Öl, S. 80)	L
Ekzeme	Mahonie (S. 77)	A, Tr, K
	Ringelblume (S. 86)	T, Tr, K
	Klette (S. 72)	A, Tr, K
	Wassernabel (S. 95)	T, Tr, K
Pilzinfektionen	Kanad. Gelbwurz (S. 147)	Tr, K
	Sonnenhut (S. 118 f.)	Tr, K
	Thymian (S. 222)	T, Tr, K
	Teebaum (S. 163)	L (Ö)
Herpes/Gürtelrose	Sonnenhut (S. 118–119)	Tr, K
	Passionsblume (S. 173)	T, Tr, K
	Johanniskraut (S. 148 f.)	T, Tr, K
	Lapachobaum (S. 214)	A, Tr, K
Warzen	Lebensbaum (S. 219)	Tr
	Knoblauch (S. 60 f.)	L
Abschürfungen, Schnitt- und andere kleine Wunden	Ringelblume (S. 86)	L
	Aloe vera (S. 62 f.)	Saft/Gel
	Schafgarbe (S. 54)	L
Quetschungen	Arnika (S. 66)	L
	Beinwell (S. 211)	L
	Wegerich (S. 181)	T, Tr, K, L
	Wassernabel (S. 95)	T, Tr, K, L

HAUT (FORTSETZUNG)

ANWENDUNGSGEBIET	HEILPFLANZE	ZUBEREITUNG
Geringfügige Verbrennungen	Aloe vera (S. 62 f.)	Saft/Gel
	Ringelblume (S. 86)	L (Lotion oder Creme)
	Johanniskraut (S. 148 f.)	L (Öl)
	Zaubernuss (S. 144)	L (Dest. Wasser)
Sonnenbrand	Aloe vera (S. 62 f.)	Saft/Gel
	Ringelblume (S. 86)	L
Kopfläuse	Niembaum (S. 75)	L
Entgiftung/ Haut gesund erhalten	Löwenzahnwurzel (S. 215)	A, Tr, K
	Brennnessel (S. 234 f.)	T, Tr, K
	Wiesenklee (S. 226 f.)	T, Tr, K
	Krauser Ampfer (S. 195)	A, Tr, K

WICHTIGE HINWEISE FÜR DIE BEHANDLUNG DER OBEN GENANNTEN BESCHWERDEN

Suchen Sie sofort einen Arzt auf bei:
- Schwereren Wunden, Quetschungen, Bissen und Stichen
- Plötzlich auftretenden Schwellungen oder allergischen Reaktionen
- Stärkeren Verbrennungen, einschließlich Sonnenbrand
- Muttermalen, die ihre Form, Größe oder Farbe verändern (oder bluten)
- Nicht heilenden Wunden oder unerklärlichen Schwellungen unter der Haut
- Gürtelrose oder Verdacht auf Gürtelrose

FRAUENBESCHWERDEN

ANWENDUNGSGEBIET	HEILPFLANZE	ZUBEREITUNG
Prämenstruelles Syndrom (PMS)	Mönchspfeffer (S. 244 f.)	Tr, K
	Traubensilberkerze (S. 100)	Tr, K
	Virginia-Helmkraut (S. 205)	T, Tr, K
	Nachtkerze (Öl, S. 170)	K
Schmerzen/Krämpfe	Schneeball (S. 242)	T, Tr, K
	Pfingstrose (S. 172)	T, Tr, K
	Virginia-Helmkraut (S. 205)	T, Tr, K
	Herzgespann (S. 156)	T, Tr, K
Starke Blutungen	Himbeerblätter (S. 191)	T, Tr, K
	Brennnessel (S. 234 f.)	T, Tr, K
	Schafgarbe (S. 54)	T, Tr, K

FRAUENBESCHWERDEN (FORTSETZUNG)

ANWENDUNGSGEBIET	HEILPFLANZE	ZUBEREITUNG
Zu schwache Blutungen	Chin. Engelwurz (S. 68)	A, Tr, K
	Pfingstrose (S. 172)	T, Tr, K
	Traubensilberkerze (S. 100)	Tr, K
	Herzgespann (S. 156)	T, Tr, K
Unregelmäßiger Zyklus	Mönchspfeffer (S. 244 f.)	Tr, K
	Pfingstrose (S. 172)	T, Tr, K
	Traubensilberkerze (S. 100)	Tr, K
Förderung der Fruchtbarkeit	Mönchspfeffer (S. 244 f.)	Tr, K
	Herzgespann (S. 156)	T, Tr, K
Brustdrüsenentzündung	Ringelblume (S. 86)	T, Tr, K
	Wiesenklee (S. 226 f.)	T, Tr, K
	Sonnenhut (S. 118 f.)	T, Tr, K
Pilzinfektionen	Katzenkralle (S. 233)	Tr, K
	Majoran (S. 171)	T, Tr, K
	Teebaum (S. 163)	L (Tampon)
Wechseljahres-beschwerden	Traubensilberkerze (S. 100)	Tr, K
	Salbei (S. 200)	T (kalt), Tr, K
	Luzerne (S. 162)	K oder als Nahrung
	Erd-Burzeldorn (S. 223)	Tr, K
	Süßholz (S. 140 f.)	Tr, K
	Yamswurzel (S. 116)	Tr, K
Osteoporose	Traubensilberkerze (S. 100)	Tr, K
	Withania (S. 249)	Tr, K
	Luzerne (S. 162)	T, K oder Nahrung

WICHTIGE HINWEISE FÜR DIE BEHANDLUNG DER OBEN GENANNTEN BESCHWERDEN

Suchen Sie sofort einen Arzt auf bei:

- Andauernden Schmerzen in Unterleib oder Hüfte
- Vaginalblutungen außerhalb der Periode oder nach dem Geschlechtsverkehr
- Ungewöhnlichem Vaginalausfluss
- Schwellungen, Knoten oder Vergrößerung der Brust
- Ausfluss aus der Brustwarze

SCHWANGERSCHAFT

ANWENDUNGSGEBIET	HEILPFLANZE	ZUBEREITUNG
Morgenübelkeit	Ingwer (S. 254 f.)	T, K
	Kamille (S. 98 f.)	T, K
	Rotulme (S. 232)	T
Verstopfung	Lein (S. 158 f.)	Nahrung
	Löwenzahnwurzel (S. 215)	A, K
	Kassie (S. 87)	K
Krampfadern/Hämorriden	Zaubernuss (S. 144)	L (Dest. Wasser)
Erkältungskrankheiten	Holunder (S. 202 f.)	T, S, K
	Sanddorn (S. 146)	T, S, K
	Sonnenhut (S. 118 f.)	T, K
	Wegerich (S. 181)	T, K
Schlafstörungen	Passionsblume (S. 173)	T, K
	Baldrian (S. 240)	T, K
	Virginia-Helmkraut (S. 205)	T, K
	Zitronenmelisse (S. 164)	T

WICHTIGE HINWEISE FÜR DIE BEHANDLUNG DER OBEN GENANNTEN BESCHWERDEN

Suchen Sie sofort einen Arzt auf bei:
- Anhaltender Übelkeit und damit verbundenen Essproblemen
- Häufigem Erbrechen
- Erhöhtem Harndrang über mehr als drei Tage
- Brustschmerzen mit geschwollenen Drüsen unter den Armen oder Fieber
- Flüssigkeitsansammlungen, die auch nach drei Tagen nicht zurückgehen

Siehe auch: Schwangerschaft und Stillzeit, S. 46–47

MÄNNERBESCHWERDEN

ANWENDUNGSGEBIET	HEILPFLANZE	ZUBEREITUNG
Erektionsstörungen	Ginseng (S. 176 f.)	Tr, K
	Ginkgo (S. 138 f.)	Tr, K
	Sägepalme (S. 206)	K
	Erd-Burzeldorn (S. 223)	Tr, K
Unfruchtbarkeit	Gartenkürbissamen (S. 109)	Nahrung
	Ginseng (S. 176 f.)	Tr, K
	Rosenwurz (S. 186)	Tr, K

MÄNNERBESCHWERDEN (FORTSETZUNG)

ANWENDUNGSGEBIET	HEILPFLANZE	ZUBEREITUNG
Prostataprobleme	Sägepalme (S. 206)	K
	Brennnesselwurzel (S. 234)	K
	Gartenkürbissamen (S. 109)	Nahrung

WICHTIGE HINWEISE FÜR DIE BEHANDLUNG DER OBEN GENANNTEN BESCHWERDEN

Suchen Sie sofort einen Arzt auf bei:
- Geschwollenen Hoden oder knotigen Veränderungen
- Veränderung der Hoden in Form oder Größe
- Dauerhaften oder länger anhaltenden Erektionsstörungen

MENTALE UND EMOTIONALE PROBLEME

ANWENDUNGSGEBIET	HEILPFLANZE	ZUBEREITUNG
Angstgefühle/Nervosität	Baldrian (S. 240)	A, Tr, K
	Zitronenmelisse (S. 164)	T, Tr, K
	Lindenblüten (S. 224 f.)	T, Tr, K
	Herzgespann (S. 156)	T, Tr, K
Depressive Verstimmung	Johanniskraut (S. 148 f.)	Tr, K
	Damiana (S. 231)	T, Tr, K
	Rosenwurz (S. 186)	Tr, K
	Rosmarin (S. 190)	T, Tr, K
Chronischer Stress	Taigawurzel (S. 124)	Tr, K
	Ginseng (S. 176 f.)	Tr, K
	Withania (S. 249)	Tr, K
	Süßholz (S. 140 f.)	T, Tr, K
Saisonal abhängige Depression (SAD)	Johanniskraut (S. 148 f.)	Tr, K
	Rosenwurz (S. 186)	Tr, K
	Rosmarin (S. 190)	T, Tr, K
Schlafstörungen	Passionsblume (S. 173)	T, Tr, K
	Baldrian (S. 240)	A, Tr, K
	Kalifornischer Mohn (S. 128)	T, Tr, K
	Hopfen (S. 147)	Tr, K
Nervöse Erschöpfung	Virginia-Helmkraut (S. 205)	T, Tr, K
	Eisenkraut (S. 241)	T, Tr, K
	Saat-Hafer (S. 74)	T, Tr, K
	Taigawurzel (S. 124)	Tr, K

MENTALE UND EMOTIONALE PROBLEME (FORTSETZUNG)

ANWENDUNGSGEBIET	HEILPFLANZE	ZUBEREITUNG
Gedächtnis- oder Konzentrationsprobleme	Ginkgo (S. 138 f.)	Tr, K
	Rosmarin (S. 190)	T, Tr, K
	Salbei (S. 200)	T, Tr, K
	Spaltkölbchen (S. 201)	T, Tr, K

WICHTIGE HINWEISE FÜR DIE BEHANDLUNG OBEN GENANNTER BESCHWERDEN

Suchen Sie bei schweren oder andauernden emotionalen und nervlichen Problemen unbedingt einen Arzt auf.

FÖRDERUNG DER GESUNDHEIT UND LEISTUNGSFÄHIGKEIT

ANWENDUNGSGEBIET	HEILPFLANZE	ZUBEREITUNG
Stärkung der körperlichen Ausdauer	Ginseng (S. 176 f.)	Tr, K
	Taigawurzel (S. 124)	Tr, K
	Rosenwurz (S. 186)	Tr, K
	Ginkgo (S. 138 f.)	Tr, K
Vor Prüfungen	Rosmarin (S. 190)	T, Tr, K
	Ginkgo (S. 138 f.)	Tr, K
	Taigawurzel (S. 124)	Tr, K
	Spaltkölbchen (S. 201)	T, Tr, K

STÄRKUNG DES IMMUNSYSTEMS

ANWENDUNGSGEBIET	HEILPFLANZE	ZUBEREITUNG
Chronische Infektionen	Tragant (S. 73)	Tr, K
	Sonnenhut (S. 118 f.)	Tr, K
	Katzenkralle (S. 233)	Tr, K
	Taigawurzel (S. 124)	Tr, K
Geschwächtes Immunsystem	Lackporling (S. 135)	K
	Shiitake (S. 151)	K oder als Nahrung
	Tragant (S. 73)	Tr, K
	Rosenwurz (S. 186)	Tr, K

Häufige Beschwerden bei Kindern

Die Empfehlungen der nachfolgenden Seiten gelten für Kinder zwischen sechs Monaten und zwölf Jahren. Wollen Sie Säuglingen unter einem halben Jahr Kräuterarzneien verabreichen, müssen Sie vorher stets einen Arzt konsultieren.

Berücksichtigt sind ausschließlich bei Kindern häufig auftretende Beschwerden, die sich sicher mit Kräutermitteln behandeln lassen. In allen anderen Fällen muss ein Arzt aufgesucht werden, ebenso wie bei den Beschwerden, die in den Kästen aufgeführt sind. Das ist besonders wichtig, weil Kinder mit schwerer wiegenden Erkrankungen so schnell wie möglich in ärztliche Behandlung gelangen müssen, wobei Sie sich im Zweifelsfall immer für einen Arztbesuch entscheiden sollten.

DOSIERUNG BEI KINDERN

Geben Sie Säuglingen bis sechs Monate Kräutermittel nur auf ärztliche Anweisung. Passen Sie die Dosis eventuell an, je nachdem, ob die Kinder sehr klein oder groß für ihr Alter sind.

Sechs Monate bis zu einem Jahr
1/10 der Minimaldosis für Erwachsene

Ein bis sechs Jahre
1/3 der Minimaldosis für Erwachsene

Sieben bis elf Jahre
½ der Minimaldosis für Erwachsene

12 bis 16 Jahre
Minimaldosis für Erwachsene

Beachten Sie auch die allgemeinen Hinweise auf S. 44–45 und S. 47.

KOPF UND ATEMWEGE

ANWENDUNGSGEBIET	HEILPFLANZE	ZUBEREITUNG
Spannungskopfschmerzen und Migräne	Lindenblüten (S. 224 f.)	T, Tr, K
	Zitronenmelisse (S. 164)	T, Tr, K
	Lavendel (S. 152 f.)	L (verdünntes Öl)
Ohrenschmerzen	Knoblauch (S. 60 f.)	L (Öl), K
	Holunderblüten (S. 202 f.)	T, Tr, K, S
	Lavendel (S. 152 f.)	L (verdünntes Öl)
Gerstenkorn	Ringelblume (S. 86)	L (Salbe)
	Kanad. Gelbwurz (S. 147)	L (Salbe)
Bindehautentzündung	Augentrost (S. 129)	L (Lotion), T, Tr, K
	Sonnenhut (S. 118 f.)	T, Tr, K
	Zaubernuss (S. 144)	L (Dest. Wasser)
Entzündete Augen oder Augenlider	Zaubernuss (S. 144)	L (Dest. Wasser)
	Kamille (S. 98 f.)	L (T)
Zahnschmerzen	Gewürznelke (S. 123)	L (1 Gewürznelke oder 1 Tropfen Öl)

KOPF UND ATEMWEGE (FORTSETZUNG)

ANWENDUNGSGEBIET	HEILPFLANZE	ZUBEREITUNG
Mundgeschwüre/ Mundsoor	Süßholz (S. 140 f.)	L (unverdünnte Tr)
	Sonnenhut (S. 118 f.)	L (verdünnte Tr)
Nasenbluten	Brennnessel (S. 234 f.)	T, Tr, K
Heuschnupfen/ Allergien	Augentrost (S. 129)	T, Tr, K
	Baikal-Helmkraut (S. 204)	T, Tr, K
	Holunderblüten (S. 202 f.)	T, Tr, K
Fiebrige Erkrankungen	Holunderblüten (S. 202 f.)	T
	Mädesüß (S. 130)	T
	Lindenblüten (S. 224 f.)	T
Erkältungskrankheiten	Holunderblüten (S. 202 f.)	T, Tr, S
	Sonnenhut (S. 118 f.)	T, Tr, K
	Zimt (S. 97)	T, Tr, K
	Thymian (S. 222)	T, Tr, K, S
Halsentzündung	Sonnenhut (S. 118 f.)	G T, Tr
	Wegerich (S. 181)	G T, Tr
	Süßholz (S. 140 f.)	G T, Tr
Husten, Katarrh, verstopfte Nase	Holunderblüten (S. 202 f.)	T, Tr, K
	Thymian (S. 222)	T, Tr, K
	Knoblauch (S. 60 f.)	K oder im Essen
Infektionsvorbeugung	Holunderbeeren (S. 202 f.)	T, Tr, S
	Sanddorn (S. 146)	S
	Schw. Johannisbeere (S. 187)	Saft, S

WICHTIGE HINWEISE FÜR DIE BEHANDLUNG DER OBEN GENANNTEN BESCHWERDEN

Suchen Sie sofort einen Arzt auf bei:

- Ansteigen des Fiebers über 39 °C
- Starkem Nasenbluten, das auch nach einer Stunde nicht aufgehört hat
- Andauernden Kopf- oder anderen Schmerzen, die trotz Einnahme frei verkäuflicher Arzneien auch nach 48 Stunden nicht nachgelassen haben
- Doppeltsehen/Sehstörungen
- Unerklärlichem Schwindel
- Plötzlichen oder schweren Allergien
- Allergischen Reaktionen, einschließlich Asthma
- Allergien, die sich nach Einnahme von Kräutermitteln verschlimmern
- Anhaltender Heiserkeit, Halsentzündung oder anhaltendem Husten
- Brustschmerzen oder Kurzatmigkeit
- Blutigem Auswurf beim Husten

VERDAUUNG

ANWENDUNGSGEBIET	HEILPFLANZE	ZUBEREITUNG
Appetitlosigkeit	Löwenzahnwurzel (S. 215)	Tr
	Luzerne (S. 162)	T oder als Nahrung
Magenschmerzen	Mädesüß (S. 130)	T, Tr
	Eibisch (S. 66)	T, Tr
	Kamille (S. 98 f.)	T, Tr
Übelkeit/Reisekrankheit	Ingwer (S. 254 f.)	T, K
	Kamille (S. 98 f.)	T, Tr, K
Verdauungsstörungen und Blähungen	Fenchel (S. 131)	T, Tr, K
	Kümmel (S. 94)	T, Tr, K
Magen-Darm-Infekte	Knoblauch (S. 60 f.)	K oder im Essen
	Sonnenhut (S. 118 f.)	Tr, K
	Zimt (S. 97)	T, Tr, K
Würmer	Gartenkürbissamen (S. 109)	Gemahlene Samen
	Thymian (S. 222)	T, Tr, K
	Knoblauch (S. 60 f.)	K oder im Essen
Krämpfe und Schmerzen	Schneeball (S. 242)	T, Tr, K
	Kamille (S. 98 f.)	T, Tr, K
	Ingwer (S. 60 f.)	T, K
Durchfall	Wegerich (S. 181)	T, Tr, K
	Himbeerblätter (S. 191)	T, Tr, K
	Rotulme (S. 232)	T, K
Verstopfung	Lein (S. 158 f.)	T
	Rotulme (S. 232)	T

WICHTIGE HINWEISE FÜR DIE BEHANDLUNG DER OBEN GENANNTEN BESCHWERDEN

Suchen Sie sofort einen Arzt auf bei:

- Schwierigkeiten beim Schlucken
- Anhaltenden Unterleibsschmerzen oder Magenverstimmung
- Blutigem Stuhl
- Gewichtsverlust oder Entwicklungsstörungen

Glossar

A

Abkochung (Dekokt) Heißwasserauszug aus Wurzeln, Rinde, Beeren oder Samen, der längere Zeit (normalerweise 15–20 Minuten) köcheln muss.

Adaptogene Mittel, die dem Körper helfen, sich Stresssituationen besser anzupassen

Adstringierend Mit zusammenziehender Wirkung auf Schleimhäute und Wunden; verringert Sekretionen und Blutungen bei Abschürfungen

Antiallergika Mittel gegen allergische Erkrankungen

Antibakteriell Gegen Bakterien wirkend

Antibiotika Arzneien, die krankheitserregende Mikroorganismen abtöten oder im Wachstum hemmen

Antikatarrhalisch Gegen Husten und Schnupfen wirksam

Antimikrobiell Mit wachstumshemmender Wirkung auf Mikroorganismen

Antimykotisch Bekämpft Pilzinfektionen

Antioxidativ Oxidationshemmend; wirkt Zellschädigungen entgegen

Antiseptisch Tötet Krankheitserreger ab

Antispasmodisch Lindert Muskelkrämpfe, verringert den Muskeltonus

Antiviral Bekämpft Virusinfektionen

Aphrodisiakum Mittel zur Anregung und Stärkung des Geschlechtstriebes

Ätherisches Öl Aromatisches Öl, das aus bestimmten Pflanzen gewonnen wird

Aufguss (Infus) Heißwasserauszug aus Blüten, Blättern oder Stängeln, der ähnlich wie ein Tee zubereitet wird

Autoimmunkrankheit Akute oder chronische Erkrankung, bei der Antikörper gegen körpereigene Substanzen/Gewebe gebildet werden

Ayurveda Traditionelle Heilkunst in Indien und Sri Lanka

Azidose Störung des Säure-Basen-Haushaltes (»Übersäuerung«)

B

Bitterstoffe Bitter schmeckende, den Speichelfluss und die Verdauungssäfte anregende und somit den Appetit fördernde Substanzen

Breiumschlag Umschlag aus Wärme speichernden pflanzlichen Stoffen, um Schmerzen oder Schwellungen zu lindern

C

CITES Abkürzung für »Convention on International Trade in Endangered Species of Wild Fauna and Flora«, auch »Washingtoner Artenschutzübereinkommen« genannt

Creme Mischung aus Wasser und Fett oder Öl, die auf die Haut aufgetragen wird

D

Dekokt siehe Abkochung

Detoxikation Entfernung von Giften und Abfallprodukten aus dem Körper, vor allem über Leber und Nieren

Diabetes (Diabetes mellitus, Zuckerkrankheit) Chronische Stoffwechselerkrankung, die zu erhöhten Blutzuckerwerten führt

Dosierung Mengenmäßig und zeitlich abgestimmte Einnahme von Arzneien

E

Emollienzien Erweichende Mittel; führen der Haut Feuchtigkeit zu

Expektoranzien Auswurffördernde Mittel, die den Abtransport des Sekrets aus den Atemwegen erleichtern

F

Fette Öle Pflanzenöle mit fester Konsistenz (werden durch heiße oder kalte Pressung gewonnen)

Flüssigkeitsretention Ansammlung von Flüssigkeit im Gewebe durch Störung des Wasser-Elektrolyt-Haushaltes

Fruchtkörper Aus verflochtenen Pilzfäden (Hyphen) aufgebaute Struktur der Pilze, in denen sich die Fortpflanzungsorgane (Sporen) entwickeln.

G

Gastroenteral Die Schleimhäute des Magen-Darm-Trakts betreffend

H

Hautreizende Mittel Arzneien, die auf die Haut aufgetragen werden, um tiefer sitzende Schmerzen zu lindern

I

Infus siehe Aufguss

Immunstimulanzien Mittel zur Anregung des körpereigenen Immunsystems zur Abwehr von Infektionen

Immunsuppressiva Mittel zur Abschwächung oder Hemmung des körpereigenen Immunsystems

Inhalation Form der Behandlung, bei der flüchtige therapeutische Substanzen über die Atemwege aufgenommen werden

K

Knolle Fleischig verdickter, zumeist unterirdischer Pflanzenteil, z. B. Kartoffeln

Kreislaufmittel Den Blutfluss anregende Mittel; werden zumeist verwendet, um die Zirkulation in bestimmten Körperteilen anzuregen, etwa Händen und Füßen

M

Milchsaft Weißer oder gelber Saft, der bei Verletzung bestimmter Pflanzenteile austritt, z. B. aus den Blättern des Löwenzahns (*Taraxacum officinale*)

N

Neuralgie Durch Nervenreizungen oder Nervenschädigungen verursachter Schmerz

O

Östrogen(artig) Mit ähnlicher Hormonaktivität wie weibliche Geschlechtshormone

P

Placebo Ein wirkstoffloses Produkt, das beim Testen neuer Medikamente als Kontrolle eingesetzt wird

R

Relaxanzien Entspannungsfördernde Mittel, z. B. Mittel, die eine Muskelentspannung bewirken

S

Salbe Mischung aus Fetten oder Ölen, die eine Schutzschicht auf der Haut bildet

Sedativa Beruhigend wirkende Mittel

Signaturenlehre Auf Paracelsus zurückgehende Lehre, nach der die äußere Form einer Pflanze ihre therapeutischen Eigenschaften widerspiegelt

Standardisierter Extrakt Kräuterextrakt mit einem genau festgelegten Anteil an Wirkstoffen

Stimulanzien Mittel zur Steigerung der Erregbarkeit des Nervensystems

Synergie Die sich gegenseitig verstärkende Wirkungen von zwei gleichzeitig eingenommenen Kräuterarzneien

Synthetische Medikamente Arzneien, die nicht aus natürlichen Substanzen, sondern künstlich in einem Labor hergestellt werden

Systemisch Das gesamte Organsystem oder auch mehrere Organe in der gleichen Weise betreffend

T

Tinktur Flüssige Kräuterarznei, die durch Kaltextraktion mit Wasser und Alkohol hergestellt wird

TCM Häufig benutzte Abkürzung für die »Traditionelle Chinesische Medizin«, also die alte chinesische Heilkunst

Tonikum Mittel mit stärkender oder anregender Wirkung auf den Körper

W

Wechselwirkung Gegenseitige Beeinflussung von Medikamenten

Nützliche Adressen

DEN RICHTIGEN THERAPEUTEN FINDEN

Wenn Sie sich für einen natürlichen Ansatz zur Erhaltung Ihrer Gesundheit entschlossen haben, wird es in vielen Fällen notwendig sein, fachlich fundierte Hilfe in Anspruch zu nehmen. Bei einem Arzt mit der Zusatzbezeichnung Naturheilverfahren oder einem Heilpraktiker sind Sie an der richtigen Adresse. Falls es in Ihrer Familie oder Ihrem Freundeskreis niemanden gibt, der Ihnen einen solchen Spezialisten empfehlen kann, sollten Sie sich bei der Suche an die Ärztekammern oder einen der größeren Heilpraktikerverbände wenden, oder Sie nutzen eine der Suchmaschinen auf den jeweiligen Internetseiten.

DEUTSCHLAND

Fachverband Deutscher Heilpraktiker e. V.
Maarweg 10
53123 Bonn
Tel.: (02 28) 61 10 49
Fax: (02 28) 62 73 59
E-Mail: fdh-bonn@t–online.de
www.heilpraktiker.org
Der Fachverband Deutscher Heilpraktiker (FDH) ist die älteste deutsche Standesvertretung praktizierender Heilpraktikerinnen und Heilpraktiker mit über 6.000 Mitgliedern. Auf der Internetseite des Verbandes finden Sie u. a. Gesundheitstipps und Infos über die wichtigsten alternativen Therapiemethoden, aber auch Tipps zur Heilpraktikersuche sowie wichtige Informationen, z. B. zur rechtlichen Situation der naturheilkundlichen Arzneimittel in Deutschland und Europa. Mit anderen großen Heilpraktikerverbänden, die einen ähnlichen Service bieten, ist der FDH in der Gemeinschaftsinitiative »Die Deutschen Heilpraktikerverbände« zusammengeschlossen (www.ddh–online.de). Die übrigen Verbände sind:

Bund Deutscher Heilpraktiker (BDH) e. V.
www.bdh-online.de

Freie Heilpraktiker (FH) e. V.
www.freieheilpraktiker.com

Freier Verband Deutscher Heilpraktiker e. V.
www.fvdh.de

Union Deutscher Heilpraktiker e. V.
www.udh-bundesverband.de

Verband Deutscher Heilpraktiker e. V.
www.heilpraktiker-vdh.de

Weitere nützliche Informationen und Adressen von Fachleuten finden Sie bei folgenden Kammern und Verbänden:

Bundesärztekammer
Herbert-Lewin-Platz 1 (Wegelystraße)
10623 Berlin
Tel.: (0 30) 40 04 56-0
Online-Arztsuche der Bundesärztekammer:
www.arzt.de/Arztsuche/

Zentralverband der Ärzte für Naturheilverfahren und Regulationsmedizin (ZAEN) e. V.
Promenadenplatz 1
72250 Freudenstadt
Tel.: (0 74 41) 91 85 80
Fax: (0 74 41) 9 18 58 22
E-Mail: info@zaen.org
www.zaen.org

Arbeitsgemeinschaft für Klassische Akupunktur und Traditionelle Chinesische Medizin e. V.
Jägersberg 18
24103 Kiel
Tel.: (0 69) 53 05 66 30 (1. Vorsitzender)
Fax: (0 69) 53 05 43 61
E-Mail: below@agtcm.de
www.agtcm.de

ÖSTERREICH

In Österreich ist weder die Ausübung der Heilpraktikertätigkeit noch die Ausbildung zum Heilpraktiker erlaubt. Daher muss man sich dort an einen Arzt wenden, zu dessen Behandlungsschwerpunkten die Phytotherapie gehört. Informationen erhalten Sie unter anderem bei den Landesärztekammern, die zum Teil auch eine Online-Ärztesuche nach Spezialgebieten anbieten. Ein Verzeichnis der Landesärztekammern gibt es hier:

Österreichische Ärztekammer
Weihburggasse 10–12
1010 Wien
Tel.: (01) 514 06-0
Internet: www.aerztekammer.at

Weitere interessante Informationen bietet unter anderem der folgende Verband:

Dachverband der österreichischen Ärzte für Ganzheitsmedizin
Präsident: Univ.-Prof. Dr. Michael Frass
Sporkenbühelgasse 2
1090 Wien
Tel.: (06 64) 545 30 40
www.ganzheitsmed.at

SCHWEIZ

In der Schweiz ist die offizielle Bezeichnung und Zulassung für Heilpraktiker nach Kantonen unterschiedlich geregelt. Wichtige Informationen und Therapeutenadressen erhalten Sie zum Beispiel bei den folgenden Institutionen:

Naturärzte-Vereinigung der Schweiz (NVS)
Postfach 9101
9101 Herisau
Tel.: (071) 352 58 80
Fax: (071) 352 58 81
E-Mail: nvs@naturaerzte.ch
www.naturaerzte.ch

Schweizerische Ärztegesellschaft für Akupunktur – Traditionelle Chinesische Medizin
Postfach 2003
8021 Zürich
E-Mail: info@sacam.ch
www.sacam.ch

INTERESSANTE LINKS

Komitee Forschung Naturmedizin (KFN) e.V.
www.phytotherapie-komitee.de
Informationen über Forschungsergebnisse im Bereich der Phytotherapie

Gesellschaft für Phytotherapie e.V.
www.phytotherapy.org
Homepage der Gesellschaft mit vielfältigen Informationen, unter anderem über Publikationen, Kongresse sowie über häufige Krankheitsbilder und deren phytotherapeutische Behandlung

Österreichische Gesellschaft für Phytotherapie e.V.
www.phytotherapie.at
Homepage der Gesellschaft mit Informationen über Kongresse, Arbeitsgruppen und einigen aktuellen Hinweisen

Schweizerische Medizinische Gesellschaft für Phytotherapie (SMGP)
www.smgp.de
Homepage der SMGP mit Informationen über Tagungen, Weiterbildungsangebote, Exkursionen etc., außerdem ein Verzeichnis der Phytotherapeutika der Schweizer Spezialitätenliste

PhytoDoc Ltd. Deutschland
www.phytodoc.de
Informationen einer interdisziplinären Gruppe von Fachleuten über die Herstellung von Phytotherapeutika, Wirksubstanzen, empfohlene Dosierungen, Therapieformen und neueste wissenschaftliche Erkenntnisse im Bereich Pflanzenheilkunde

Heilpflanzen-Welt
www.Heilpflanzen-Welt.de
Interessante Website mit Informationen über Naturheilkunde allgemein, Heilpflanzen und Homöopathie, außerdem mit einer ausführlichen Datenbank zu Herstellern von Phytopharmaka und vielen Produkten

Heilpflanzengartenführer
www.tee.org/kgarten/index.html
Detaillierte Informationen zu rund 50 Heilpflanzengärten in Deutschland, nach Bundesländern geordnet

Kräuterbuch von 1625
www.kraeuter.ch
Private Website eines Schweizer Apothekers, der Originaltexte und -abbildungen zu rund 200 Heilpflanzen aus dem Kräuterbuch von Jacobus Theodorus *Tabernaemontanus* (1625) online zur Verfügung stellt

Register

A

B

Danksagungen

Danksagungen des Autors
Der Autor bedankt sich bei Anne Stobart und Rowan Hamilton für das Lesen des ersten Entwurfs und wichtige Verbesserungsvorschläge, bei Dr. David Keifer für seine Vorschläge zu den Sicherheitshinweisen, bei Maria Chevallier für ihre Unterstützung und dafür, dass sie stets für gute Stimmung gesorgt hat und natürlich bei den Mitarbeitern von DK, mit denen zu arbeiten ein reines Vergnügen war, nicht nur wegen ihrer professionellen Unterstützung, sondern auch, weil sie zahlreiche Vorschläge zum Erscheinungsbild und zur Handhabung des Buches beigetragen haben.

Danksagungen des Verlages
Dorling Kindersley bedankt sich bei der Fotografin Sian Irvine und ihrem Mitarbeiter Byll Pullman, den Zeichnerinnen Karen Gavin and Gillie Newman, Diana Vowles, Hilary Mandleberg, Andrea Bagg und Tara Woolnough für ihre redaktionelle Hilfe, Sara Noonan für ihre Unterstützung beim Design sowie Lynn Bresler für die Erstellung des Registers.

Bildnachweis
Der Verlag bedankt sich bei folgenden Personen und Institutionen für die freundliche Genehmigung zum Abdruck ihrer Fotos:

(Abkürzungen: o = oben; u = unten; r = rechts; l = links; m = Mitte)

akg-images: 18ul; Alamy Images: AEP 11; Amazon-Images 233ur; Arco Images 191u, 214mlo; bildagentur-online.com / th-foto 40–41, 66ml; Blickwinkel 132–133, 231mro; Richard Broadwell 126–127; ephotocorp 82ul; Garden World Images 4, 218mro; Holt Studios International Ltd 160–161; ImageDJ 167ul; Mark Leo Lacey 64–65; Carole Lloyd 70–71; Robert Harding Picture Library Ltd 104mro; Stock Connection Distribution 290; Carrie Webb 174–175; Maciej Wojtkowiak 77u, 203u; Worldwide Picture Library 172mru; Ardea: 195ur; Jean–Paul Ferrero 20u; Bill Beatty / Wild & Natural: 147u; Andrew Chevallier: 81u; Corbis: Bettmann 1010r; Owen Franken 150r, 27ur; DK Images: British Museum 1410r; Stephen Hayward 94ur; Judith Miller / Woolley and Wallis 890r; FLPA: Nigel Cattlin 54ul; Bob Gibbons 141u; GAP Photos Ltd: John Glover 165ul; Garden Picture Library: Chris Burrows 208–209; J. S. Sira 58–59; Garden World Images: Deni Brown 63u; S. Chesterman 6–70, 220–221; Trevor Sims 228–229; The Garden Collection: Liz Eddison; 198–199; Andrew Lawson 168–169; Derek St Romaine 84–85; Getty Images: National Geographic / Darlyne A. Murawski 151ur; Henriette Kress: 73u, 197mro, 236cra; Natural Visions: 214ur; Colin Paterson-Jones 145u; naturepl.com: Philippe Clément 188–189; Georgette Douwma 42ul; Photolibrary: Botanica 61u; Linda Burgess 134ul; Ricardo De Vicq de Cumptich 233mro; Roddy Scheer: 230r; Science Photo Library: Diccon Alexander 106u; Bildagentur–Online / Th_Foto 178br; Mark de Fraeye 19ur; Jennifer Fry 97ur; Bob Gibbons 223mro; Geoff Kidd 192–193; Laguna Design 117ur; Will & Deni McIntyre 22ul; David Nunuk 154–155; Sylvia O'Toole 137u; Ann Pickford 231ul; Dan Sams 125r; Bjorn Svensson 252–253; Andy Williams 216–217; Irene Windridge 129u; Dr. Mark J. Winter 159mro; Smithsonian Institution, Department of Botany: William S. Justice Image Collection of the Smithsonian Institution / USDA-NRCS PLANTS Database 1170; Steven Foster Group Inc.: 68u, 176mro, 177u; Still Pictures: BIOS Bringard Denis 26; Tang's Photo Memories: 149u; USDA-NRCS PLANTS Database: Jim Stasz 96mro; Martin Wall: 55ul, 83ul, 163ur, 232u; Kazuo Yamasaki: 107u, 136ur

Umschlagabbildungen: Vorderseite: The Garden Collection (hinten): Andrew Lawson m; Science Photo Library: David Nunuk o

Alle anderen Bilder © Dorling Kindersley
Weiter Informationen unter:
www.dkimages.com